筋膜释放技术

——身体结构平衡调整

作者 [英] 詹姆斯·厄尔斯（James Earls）

[美] 托马斯·梅尔斯（Thomas Myers）

主译 瓮长水 张丹玥

译者 王 娜 王 灿 李圣节 李 军

李 晨 张 丽 张少强 高月明

郭燕梅 蔡静娴 黎发根 瓮士雄

北京科学技术出版社

筋膜释放技术——身体结构平衡调整
ISBN: 978-7-5304-9452-3

注 意

相关从业及研究人员必须凭借其自身经验和知识对文中描述的信息数据、方法策略、搭配组合、实验操作进行评估和使用。由于医学科学发展迅速，临床诊断和给药剂量尤其需要经过独立验证。在法律允许的最大范围内，出版社、译文的原文作者、原文编辑及原文内容提供者均不对译文或因产品责任、疏忽或其他操作造成的人身及/或财产伤害及/或损失承担责任，亦不对由于使用文中提到的方法、产品、说明或思想而导致的人身及/或财产伤害及/或损失承担责任。

Published by agreement with North Atlantic Books through the Chinese Connection Agency, a division of The Yao Enterprises, LLC.
（北大西洋图书通过姚氏顾问社中国分社联系出版）

著作权合同登记：图字 01-2016-7757

图书在版编目（CIP）数据

筋膜释放技术：身体结构平衡调整 /（英）詹姆斯·厄尔斯（James Earls），（美）托马斯·梅尔斯（Thomas Myers）著；瓮长水，张丹玥主译. — 北京：北京科学技术出版社，2018.4（2023.1重印）
书名原文：Fascial Release for Structural Balance

ISBN 978-7-5304-9452-3

Ⅰ. ①筋… Ⅱ. ①詹… ②托… ③瓮… ④张… Ⅲ. ①筋膜-松解术 Ⅳ. ①R686.3

中国版本图书馆CIP数据核字（2018）第032109号

责任编辑：于庆兰
责任印制：吕 越
图文制作：北京永诚天地艺术设计有限公司
出 版 人：曾庆宇
出版发行：北京科学技术出版社
社 址：北京西直门南大街16号
邮政编码：100035
电话传真：0086-10-66135495（总编室）
0086-10-66113227（发行部）
0086-10-66161952（发行部传真）
电子信箱：bjkj@bjkjpress.com
网 址：www.bkydw.cn
经 销：新华书店
印 刷：北京捷迅佳彩印刷有限公司
开 本：889mm × 1194mm 1/16
字 数：377千字
印 张：17.5
版 次：2018年4月第1版
印 次：2023年1月第5次印刷
ISBN 978-7-5304-9452-3

定 价：198.00元

如何使用本书

每个人的结构模式都是独一无二的——众多的变量组合在一起，创造了我们特有的形体。所以，任何的结构分析都必然是有限的。通过有意识或无意识的选择、先天遗传或后天培养、外伤或心灵创伤，我们形成了现有的身体，形成了支持它的组织，形成了你或你的客户这样的70亿分之一的可能性。如果详述每一个特有的形体，那可需要一本大部头的书，比本书要厚许多倍。

所以在本书中，我们引导你去观察那些常见的结构模式，并尽可能提供视图范例。在每一章中，我们将先介绍身体局部的解剖结构，再告诉你分析客户身体结构时的观察要点，最后讲述处理筋膜层和筋膜条索的策略和工具。

由于人体结构功能的整体性，逐一系统直接地分析每一种可能性是很困难的，这也会让读者觉得乏味。在解剖结构或身体解读介绍中，如果没有对治疗技术背后的逻辑进行详述，那么在该技术旁边将会补充结构范例。

本书在某些情况下只提供一个范例，因为假如总是提醒读者“如果相反的模式出现，则组织关系也会反过来”，会让人觉得乏味。我们默认大家已经了解一些肌肉的拮抗关系。虽然本书可以独自使用，但书中的众多技术源于解剖列车理论，该理论详见于《解剖列车：手法与运动治疗的肌筋膜经线》一书，并且我们不会重复讲述每一条肌筋膜经线的所有细节。虽然附录中有每一条肌筋膜经线的简要介绍，但是如果你希望深入研究的话，请参考其他相关书籍。然而，那些不熟悉“解剖列车”的读者仍然可以在本书中发现许多必要的工具和所需的知识，进而改变客户的姿势和动作。

我们是根据身体部位，而不是依据解剖列车图谱来为大家演示治疗技术的；如果目标治疗区确实属于某一趟解剖列车，我们则会注明以方便阅读。这方便治疗师利用筋膜的连续性，通过处理同一条肌筋膜经线的毗邻要素来扩展释放效果。例如，如果腘绳肌的释放或牵长较为困难，我们可以通过治疗后表线与其毗邻的腓肠肌或骶结节韧带，甚至是枕下肌来获得进一步的释放。本节末尾附有肌筋膜经线的缩写。

身体解读技巧的确需要很多练习才能掌握，如果你希望进一步学习，我们有许多资料可以帮助你；欲知更多详情，请参考附录中的资源库。同样地，我们在全球开设了许多培训课程，大家可以从中学到解剖列车理论、身体解读技巧和肌筋膜释放技术。

书中所列举的技术并不全面。我们有意未提及身体的某些区域，因为如果没有培训课上的现场指导，个中精妙之处是无法体会的。更何况书中的治疗技术可以有多种不同的应用变化。我们鼓励大家用手指、手掌、指关节或肘作为工具，依据身体姿势的形态和筋膜的方向与深度，创造性地用于个体的结构模式。重点是，你要理解治疗的目的和治疗区域的筋膜特性。该技术需要依赖触诊的反馈，这只有通过练习和一定的指导才能学会。

对于善于反思的治疗师来说，读完本书的多个章节后，可以自信地应对大量客户。我们希望鼓励读者将这些技术视为范本和理念，它们可以灵活地适应客户和其身体组织的需求。我们秉持这样的理念：每一次治疗干预都是“两个智能系统之间的交流”，这需要通过有效推按组织、保持组织锁定的方式达到。抽点时间读完本书的介绍性章节，即使是有经验的治疗师也将从中受益。

当今，大部分解剖学科所教授的依然是传统的人体局部解剖，通常会忽视筋膜网的重要性，尤其是本书所强调的具有连续性的肌筋膜网。使用单块肌肉的名称会给人一种印象，即这些肌肉各自独立、毫无联系，但当代许多研究表明，这样的思考方式存在局限性（Franklin-Miller et al. 2009, Huijing & Baan, 2008; Myers, 2014; Stecco et al. 2009; Van der Wal, 2009; Wilke et al. 2016）。虽然我们也采用了类似的肌肉术语来描述书中每项释放技术的机制，但我们希望大家牢记一个概念：收缩性肌细胞被包裹在连续性鞘膜层与强有力的弹性组织网中。当我们在文中提到任何一块肌肉时，希望你意识到该肌肉在身体内具有超越其传统起止点的更为广泛的连接。换句话说，在本书中，肌肉名称可以被视为该部位肌肉组织和相关筋膜的“邮政编码”。

这本书更重要的意义在于鼓励你从不同的角度进行思考和分析：不要被客户口中所描述的疼痛干扰而试图去寻找单一的元凶，要往远处看，建立起完整身体结构的联系。拟定一个整体解决方案，利用筋膜释放技术逐渐呈现出结构性策略，并且与客户一起探寻他们的身体模式。持久的疗效和对于身体模式关联性的意外发现会是你和客户所获得的奖励。本书介绍了这一令人兴奋而又收获颇丰的体疗方法。我们鼓励你进一步学习，参加我们在全球各地举办的多种培训课程。我们期待有一天可以见到你本人。

祝你成功！

托马斯·梅尔斯（Thomas Myers）
詹姆斯·厄尔斯（James Earls）

解剖列车中的主要缩略语

SFL —— Superficial Front Line 前表线

DFAL —— Deep Front Arm Line 臂前深线

SBL —— Superficial Back Line 后表线

SBAL —— Superficial Back Arm Line 臂后表线

LTL —— Lateral Line 体侧线

DBAL —— Deep Back Arm Line 臂后深线

SPL —— Spiral Line 螺旋线

FFL —— Front Functional Line 前功能线

DFL —— Deep Front Line 前深线

BFL —— Back Functional Line 后功能线

SFAL —— Superficial Front Arm Line 臂前表线

目　录

1

筋膜释放技术介绍

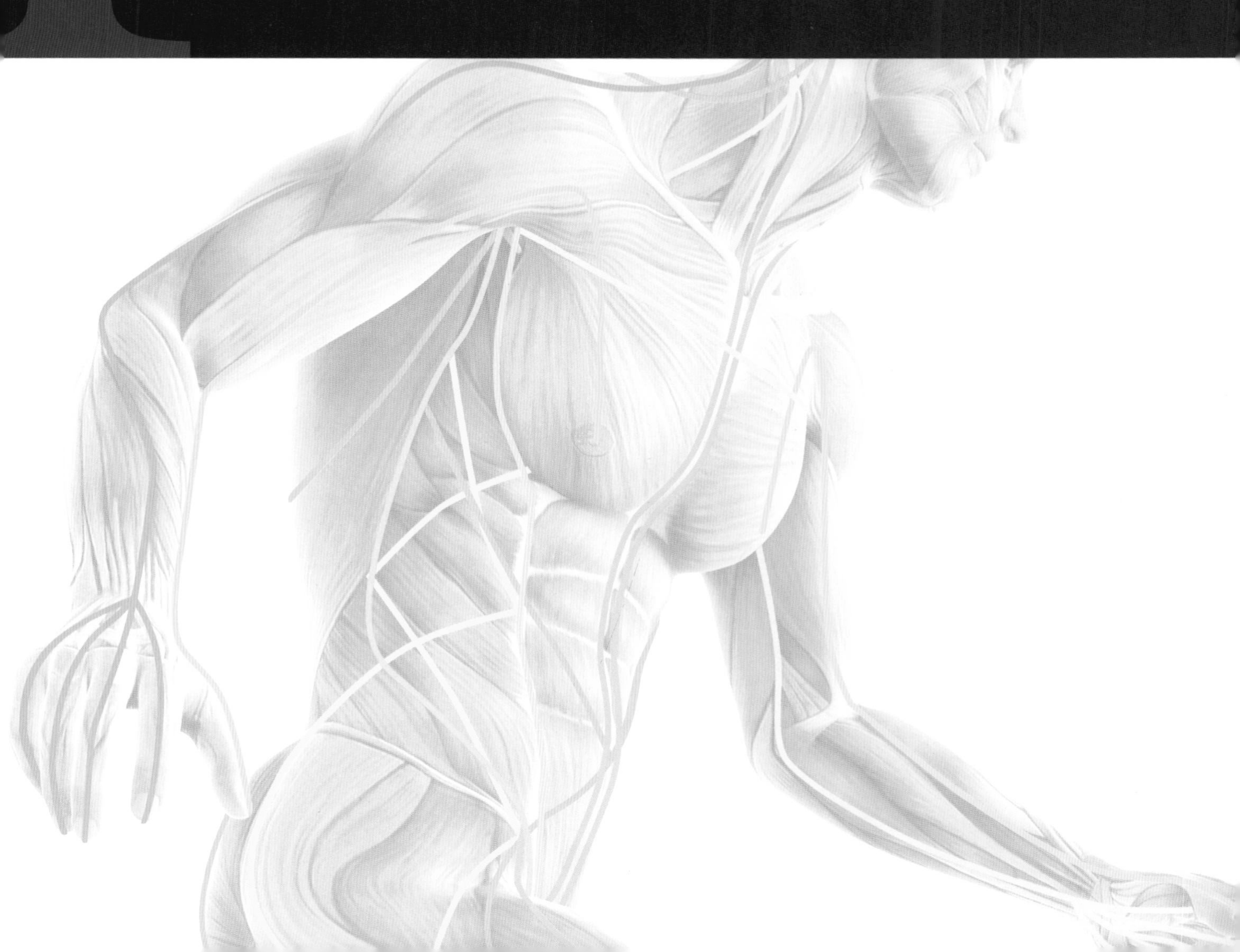

人体模式

所有的手法治疗师，不管用什么手法，都在跨越结构与功能的界限，寻求人体动作模式中更强的规律。任何行为的改变都是动作的改变。但是对于动作姿势性的持续改变，我们关注的重中之重则是筋膜组织及其特性。

世界上每一个有形的结构都是稳定性与灵活性相互妥协的结果。稳定性对于保持结构连贯是必要的，使反复进行的动作轻松可靠；灵活性使结构能够有效地应对周围环境中的各种新情况且不会“破坏”自己的核心部件。

银行保险柜和高山是稳定性的代表，而生物则是灵活性的典范。植物大多是固定的，它们的主要结构成分是由碳水化合物纤维素构成的纤维。包括人类在内的大型陆地动物的躯体结构主要由柔韧的蛋白质胶原纤维构成，这些结构具有足够的稳定性以实现生理上的活力，同时还具有完整的灵活性来保证我们既可以在环境中移动，又可操控环境来适应自己的需求。

胶原组织构成人体大部分的肌腱、韧带、腱膜、肌外膜、器官外膜与连接物，以及生物组织层。故而完全熟悉胶原组织的特性与其在体内的位置对于徒手治疗和身体训练至关重要。了解肌肉和神经虽然很重要，但是还不够。学习和理解筋膜需要运用不同的视角、采用不同的接触方式和选择适合组织特性的针对性技术。

稳定性/灵活性的妥协导致身体处于“妥协”状态。从稳定性角度看，那些相对于其他需要保持灵活的身体部位可能出现了筋膜和神经上的粘连，使其无法进行多种方向的运动。这就导致了局部充血和机械性张力，或者增加了相邻的但有时候甚至是远端的——“其他部位”的负荷（图 1.1）。

从另一个角度看，那些本需要紧密连在一起的部位有时却变得太过灵活，相对活动过多。这种高度灵活性会产生摩擦（从而产生炎症和相应后果）。这些过度的动作也需要身体其他部位的肌肉或筋膜去代偿（称为挛缩或束缚），以带来足够的稳定性进而实现功能（如行走、站立、坐、工作或运动），而不至于受损。

肌肉“结节”、痉挛、扳机点的长期张力、效率低下的动作模式、增厚或粘连的筋膜、身体感觉运动缺失的“死亡”部位，当然还有疼痛，这些都是身体在现有的环境下，最大限度地应对自身稳定性/灵活性问题的一系列后遗症。

所以，作为治疗师，我们寻求恢复客户身体结构和功能的整体平衡，每天致力于调整“神经-肌筋膜”网的复杂排列。我们通过手法干预那些受神经高度支配的肌肉和结缔组织来调整身体模式。

在本书中，我们特别关注结构模式三要素中的筋膜/结缔组织。人人都知道其他两个要素，即肌肉和骨骼，并且做了很多研究。而两者之间的结缔组织则受关注较少，所以理解得不够好。现在我们的注意力要转移到这些适应性组织的性能与特性上。

注意：在介绍方法时，任何线性的陈述（例如本书）都一定会使用独立命名“部分”，但这给治疗师的挑战是将这些局部零散的“技术”整合为一个具有艺术性、整体综合性的治疗方法以适应客户独有的身体模式。特别是身体的慢性问题，涉及广泛区域的多个组织，如果只在疼痛部位或问题部位进行局部处理，疗效是不够好的。

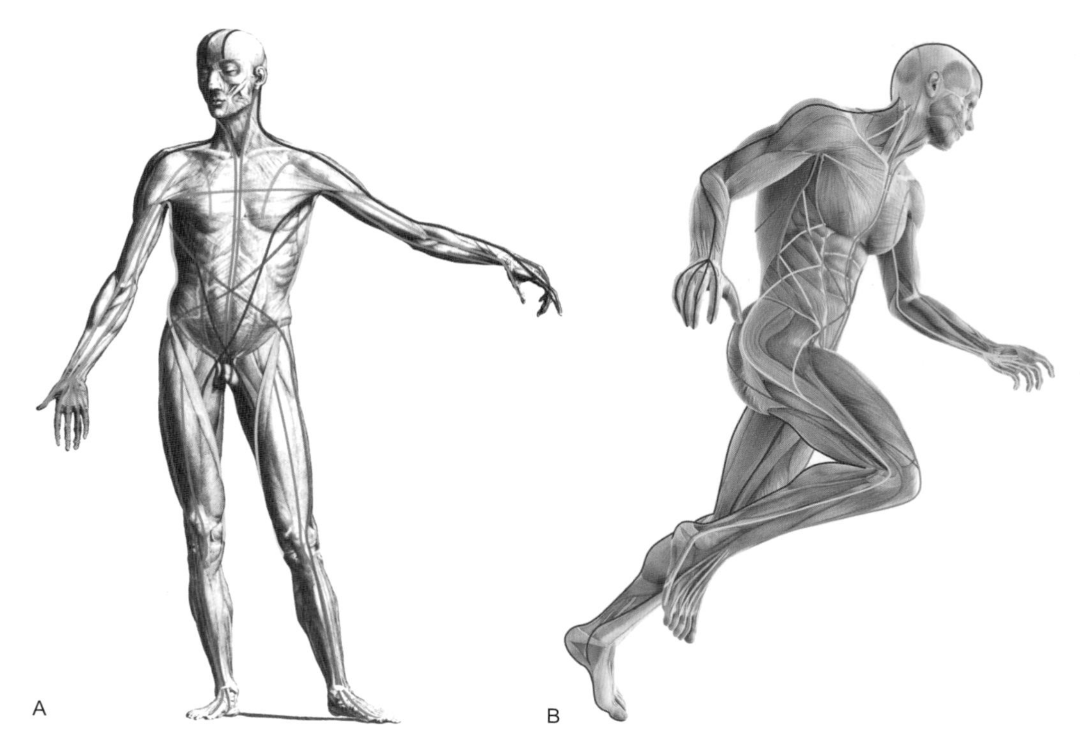

图 1.1　解剖列车肌筋膜经线。图 A 是最初的解剖列车体图，就像伦敦地铁线一样展示了路径，沿着该路径，代偿从身体的一部分转移到身体另一部分，远端问题会影响全身姿势模式。图 B 是近期绘制的、更加动态的解剖列车体图，它鼓励我们问自己：我们是否能够获取、建立并充分利用这些肌筋膜经线所能提供的功能性效率

我们短期课程和长期培训的目标都是希望培养望诊和触诊的评估技巧，进而掌握整体治疗策略（见附录）。

筋膜网

筋膜是灵活性 / 稳定性平衡中被遗忘的要素。懂得筋膜网的特性和它对损伤、训练和手法干预的生理反应，这对治疗效果的持久性和实质性改变很关键。

尽管解剖书和治疗技术手册（包括本书）可以快速地标注和确定各自独立的肌肉，但要牢记，人体不是像汽车或者电脑那样由零件组装起来的。没有持续完整的整体联系，生物体的“一部分”是无法存在的。

一整张网

筋膜网作为一个整体大约始于胚胎发育的第 2 周，并且终此一生都保持为一张从头包裹到脚的连续网。从受精卵开始，这个疏松的像果冻样的网就在复杂的胚胎发育中不停地被折叠、再折叠，直至发育成一个可以独立站立、吃饭、阅读的人。我们为筋膜网的不同部分起了不同的名字——硬脑膜、腰椎腱膜、肠系膜、髂胫束或足底筋膜——但要牢记，筋膜网是一个不可分割的整体，我们只是人为地在为其中各个部分命名。

虽然每本解剖书都列举了600多块肌肉，但是更加准确的说法应该是：各块肌肉被放进了筋膜网内600多个口袋中。解剖学家沿着筋膜面，用手术刀将这些组织分割，从而模糊了筋膜网的整体性（图1.2），产生了单块肌肉的“错觉”。当然区分这些肌肉是有用的，但这个简化的过程不应该掩盖整体统一的事实。

人出生以后，筋膜网这个单一的“器官”受到了无形重力的影响——这也许是塑造它的最大力量。不管好坏——基因为我们提供了可能性，环境则为我们提供了机会（或机会缺失），而筋膜网则与这些可能性和机会相互作用。损伤会撕裂它，手术刀可以将它割开，而它会尽全力修复自己。筋膜会围绕着我们呼吸、行走、职业、爱好中的动作模式来塑造自己。我们的心态、能做或不能做的动作，都会影响其形态。最后一个影响因素是不可避免的老化所带来的伤害——退化、磨损和脱水——直到我们最终离世。

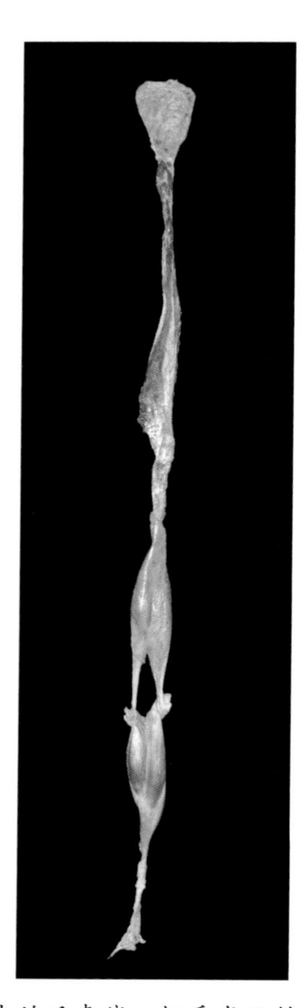

图1.2　解剖出的后表线。把手术刀转过来放平，可以清楚地看到筋膜纵向地把肌肉连在一起——这是筋膜网的一部分，从足趾（下方）至鼻（上方）

终其一生，筋膜网都是一个单一、完整而又互相联系的网络，它使我们拥有可识别的特征和生理形态，它将肌肉的收缩力传给骨骼和关节，从而产生有意识的动作，它与神经、肌肉共同协作，共同管理我们与外界接触时持续变化的机械力。

你无法移走一立方厘米的肌肉而不带走一些筋膜网，更不用说夏洛克的那一磅肉（译者注：夏洛克是莎士比亚著作《威尼斯商人》中放高利贷的犹太人）。筋膜系统在水介质中包含了强韧的纤维，还有黏多糖（基质）组成的无定形凝胶，它为每一个细胞提供了生存环境，支持每一个组织，包绕每个器官，把全部系统连在一起并为之塑形。由于它与每个组织结构的联系都十分密切，所以在维持生理状态和免疫方面也扮演着重要角色，但是我们将把这些角色留给他人论述，这里只关注其力学功能。

筋膜要素

为了应对多种多样的力，我们的结缔组织细胞通过调整几个简单的要素就创造了同样丰富多彩的构造材料。骨骼、软骨、腱、韧带、心脏瓣膜、包绕肌肉的强韧组织层、支持大脑的纤弱的胶质黏膜网、透明的眼角膜，以及牙齿的牙质——所有这些和许多其他结构都由结缔组织细胞构成（表 1.1）。

结缔组织细胞经由血流、利用食物所提供的蛋白质制造出无处不在的细胞间元素，这些元素将我们数十亿细胞整合为一体。我们身体结构的首要元素就是坚韧的胶原纤维，胶原纤维在胶质的黏多糖基床上与其他纤维——弹性蛋白和网硬蛋白相互交织，同时这些细胞也构成了胶原纤维。这些巨大的糖和蛋白聚合物绑定了不等量的水分以构成具备多种性能的众多结构，满足我们对稳定性与灵活性的多种需求。

像皮革一样的致密胶原网嵌在取代了基质的钙和矿物盐的磷灰石内，制造出了我们体内最坚硬但仍有弹性的组织——骨骼，在人去世多年后，其他组织都会消失，但骨骼仍会存在。软骨有同样的皮革类基座（尽管软骨内的胶原蛋白或弹性蛋白含量各不相同），但是细胞间隙的其他部分则充满了像硅一样的软骨素。

在肌腱和韧带内，绝大部分是纤维，只在呈整齐结晶状排列的纤维网内有少量的糖蛋白。在腱膜内，也有类似比例的纤维和糖蛋白，但是纤维纵横交叉排列，形成如毛毡一样的结构。

在疏松组织内，如蜂窝组织和脂肪，纤维散置在大量含水的葡胺聚糖内。这些组织的黏度低，使各种代谢物和抗感染的白细胞可以轻松散布。

在一定范围内，结缔组织系统能够调整这些要素以应付身体局部力学状况的变化，产生更加

表 1.1　机体组织类型及组成

组织类型	细胞	纤维类型（不溶性纤维蛋白）	纤维间质，表面活性剂，水合蛋白
骨	骨细胞、成骨细胞、破骨细胞	胶原蛋白	由矿物盐、碳酸钙、磷酸钙取代
软骨	软骨细胞	胶原蛋白和弹性蛋白	硫酸软骨素
韧带	成纤维细胞	胶原蛋白（和弹性蛋白）	纤维间极少量的蛋白聚糖
腱	成纤维细胞	胶原蛋白	纤维间极少量的蛋白聚糖
腱膜	成纤维细胞	胶原蛋白垫	一些蛋白聚糖
脂肪	脂肪细胞	胶原蛋白	较多蛋白聚糖
疏松结缔组织	成纤维细胞、白细胞、脂肪细胞、肥大细胞	胶原蛋白和弹性蛋白	大量的蛋白聚糖
血液	红细胞和白细胞	纤维蛋白原	细胞质

注：通过改变胞间成分或通过改变构成成分（纤维、胶状蛋白聚糖和水）的比例，细胞（如成纤维细胞和肥大细胞）形成了结缔组织。结缔组织细胞通过改变有限类型的纤维和纤维间元素，创造了类型极其多样的人体建造材料。表中仅列出从最坚硬到最易流动的主要结缔组织结构类型。

强韧的韧带和骨骼来应对（如暑期舞蹈营的训练目的之一），当然，调整这些要素也可以愈合伤口、修复断骨、恢复撕裂的纤维。

不幸的是，这些调整也可能是负面的，例如为适应久坐的生活方式，或者为适应由长期的情绪或职业原因所产生的身体支撑模式。

近期我们得知，细胞自身，至少是被称为成肌纤维细胞的这种纤维细胞，可以通过整合蛋白来调整自己以嵌入由它们自己产生的筋膜网内，并且产生收缩力来收缩筋膜网（图 1.3）。在这一现象被发现之前，过去的观点认为：肌肉可以主动收缩，筋膜的可塑性是被动的。现在我们知道了，在某些情况下，筋膜通过调整自身细胞，可以像平滑肌那样产生收缩，对周围的筋膜网产生一个收缩力。

这些现象非常有趣，因为和身体中的其他肌肉细胞不同——如平滑肌、心肌、骨骼肌——这些混合的结缔组织细胞不受神经支配。它们不接受神经刺激，而是接受某些化学物质（如抗组胺剂和催产素）或者接受连接着它们的筋膜所传来的持续性张力的刺激。

成肌纤维细胞需要至少 20 分钟才能产生收缩力，且需要数小时才能完全释放这些力量，所以，这并不是我们能够在其他肌肉组织上看到的即刻的收缩代偿。我们不能即刻募集这些成肌纤维细胞，但是经过一段时间，众多成肌纤维细胞

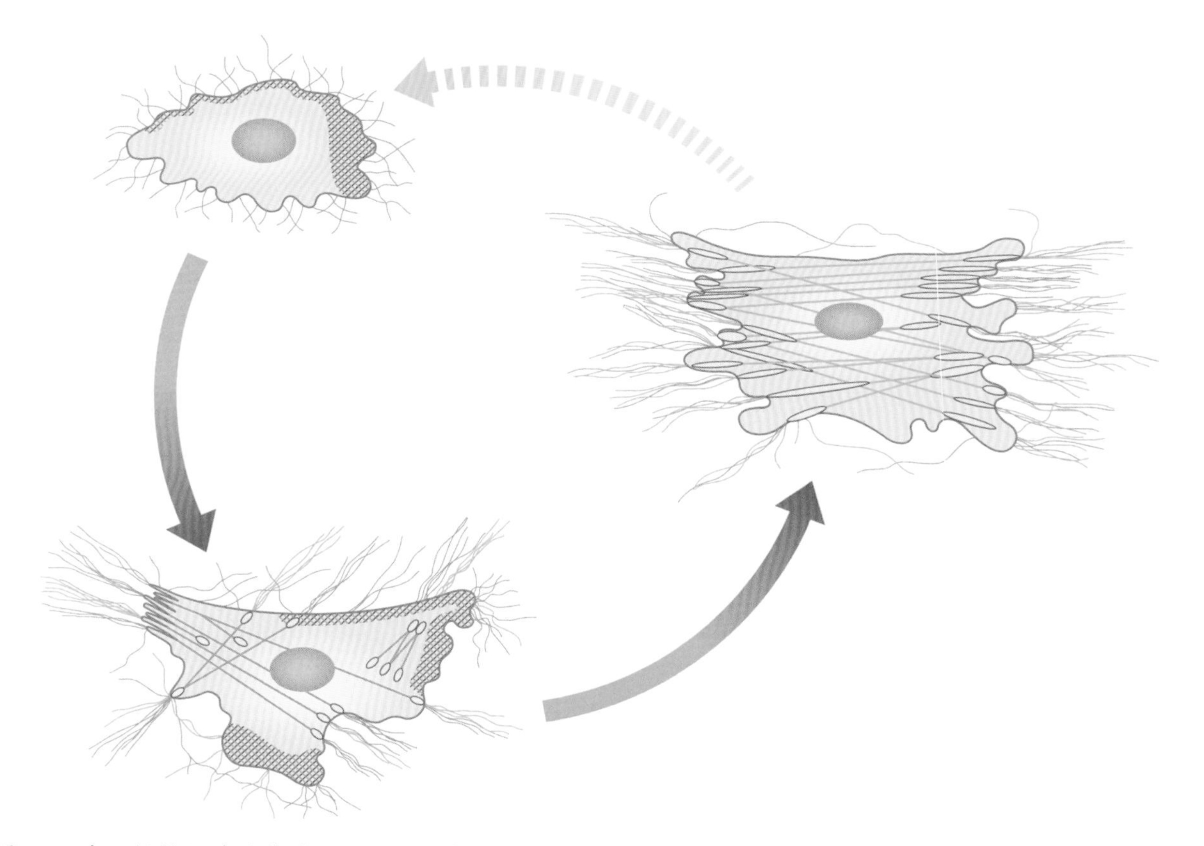

图 1.3　成肌纤维细胞为筋膜网加入了细胞收缩。在特定条件下，一些成纤维细胞把它们的细胞结构钩到了结缔组织基质上，然后在纤维网上产生一个缓慢的、类似于平滑肌的收缩

所产生的集体收缩力的确可以对一些较大的筋膜层产生拉力，在如小腿筋膜、下背部胸腰筋膜、掌筋膜、足底筋膜等区域，这些细胞的过度激活所带来的拉力可能会导致纤维瘤或者掌腱膜挛缩症。

对于成肌纤维细胞的存在及其收缩力的临床意义，以及这对于手法治疗师的指导意义，我们几乎一无所知，但它却标志着要和过去的理论告别，说明我们的筋膜“知识”（如筋膜不会主动收缩）需要改变了。

筋膜信号

研究人员才刚刚开始了解生物化学信号在细胞水平上控制着这类组织变化的秘密，但是这种崭新的生物力学给所有徒手和动作治疗师带来了深远的影响。每一个细胞，尤其是每一个纤维细胞，不仅仅在“感受”其周围的化学环境（依据 Candace Pert 和其他人所做的关于神经肽的著作），也在“聆听”其周围的张力与挤压力所形成的力学环境并做出相应的反应。

这种机制是经由散布在机体大多数细胞表面的特殊分子实现的，这些细胞主要是成纤维细胞和它们的近亲，主要为整合蛋白（图 1.3）。细胞通过整合蛋白和其他像维可牢尼龙搭扣（粘扣）的黏合蛋白在结缔组织网内修复自己（Ingber，2006）。细胞在身体组织内的蠕变主要是通过在“头”端产生新的连接而在“尾”端松开某些连接。黏合蛋白通过细胞膜连接到位于细胞深处的细胞骨架，故而结缔组织的新拉力能够影响细胞的表观遗传行为——也就是基因表达自身的方式（Horwitz，1997）。

这一发现的影响极为深远。这说明我们能够将结构健康定义为一种状态，在该状态下，身体的每一个细胞都处在理想的力学环境中。所谓的“理想”则根据细胞类型各不相同，甚至同类细胞在身体不同部位也有变化。

肌肉细胞喜欢有一点儿张力的周围环境；而多数神经细胞则喜欢在低张力的环境下工作。上皮细胞在更具张力的环境中的基因表达与在更具压力的环境中不同。

在极端情况下，承受太大张力的细胞倾向于“罢工”，而偏爱复制更多细胞，以解决高张力。承受太多压缩力的细胞倾向于自杀（细胞凋亡）而不是形成肿瘤，这就是当细胞之间太拥挤时所发生的情况。

古人曾寻求人体的适当比例，观察黄金分割比例与身体不同部位的相关比例，就像里昂纳多・达・芬奇（Leonardo da Vinci）所绘制的维特鲁维人（Vitruvian Man）那样。现在，我们可以基于每个细胞最佳的生物力学环境来定义一个理想的比例。虽然我们还远远不能在治疗上测量这一比例，但这一理念直指细胞生物学与徒手疗法的结合，这是一个令人鼓舞的全新的结合。

筋膜信号的另一种形式源于以下理论，即潮湿的胶原网形成了液晶半导体网。压力或者张力可以在该网内形成离子流，这被称为*压力电*，该电流激活或灭活成纤维细胞，从而形成（或无法形成）新的纤维（图 1.4）。

通过这种方式，即沃尔夫法则（Wolff's Law），我们动作的张力，尤其是经常重复的动作所带来的张力，使包括骨骼和韧带在内的结缔组织“重塑”，比如前文提到的暑期舞蹈营训练。或是由于职业、心态、年龄增长而带来的更为微妙的姿

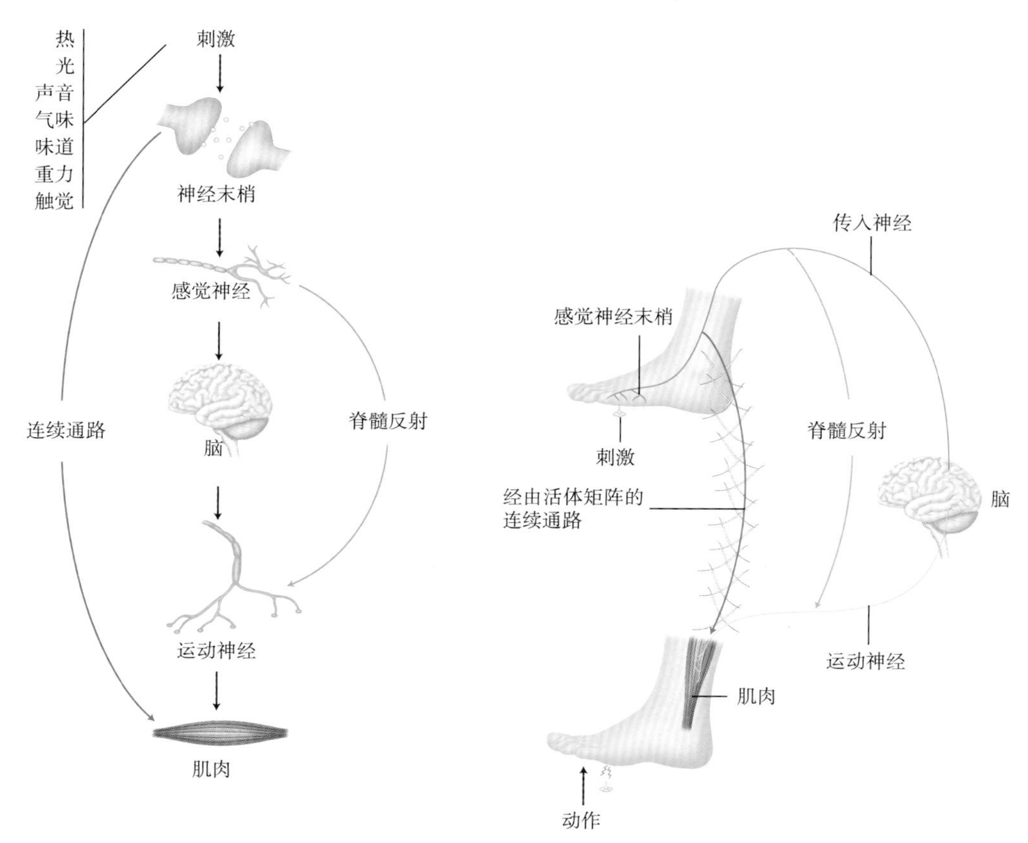

图 1.4 我们早已知道神经网是个信号网，但是对机械性张力来说，结缔组织网是第二信号网，也许更加原始，但传输速度几乎是神经网的 5 倍

势变化（Wolff，1892）。

所以，在接触客户的神经肌筋膜网时，我们试图放大或引导其自然过程向有助于治愈或提高效率的方向发展，从细胞和分子水平上一直进阶到人体生物力学的整体表现——日常生活、运动或艺术方面。

虽然深度接触对筋膜内神经接收器（其多是牵伸接收器的调整）效果还没有最终确定，但是依据整体神经学，其普遍效果似乎是重置了神经的“张或静”（tone-o-stat），恢复了迟钝神经的感觉，也降低了一直处于激活状态的运动神经的刺激阈值（图 1.5）。

在筋膜内，深层接触的效果像是融化并水化那些黏性增加的糖蛋白，并且由于筋膜的触变性，它们可以变回到顺应性更强、黏性更低的溶质。结缔组织是复杂的胶状物，可以看作是一种凝胶状甜点（果冻）：放到冰箱里就会变硬；放到炉子上就会液化。接触也是类似的过程（可能也出现在动态练习和像瑜伽那样的拉伸中）。

当深层接触带有特定方向性时，纤维间糖蛋白的软化使胶原纤维可以彼此间相对滑动，产生塑性变形，从而使组织持续性牵长。在目的、感觉和结果三方面，这都和拉伸肌肉组织大不相同。使用合适的筋膜手法所带来的持久性和渐进性效果源于筋膜的这种可塑性特征（Stecco &

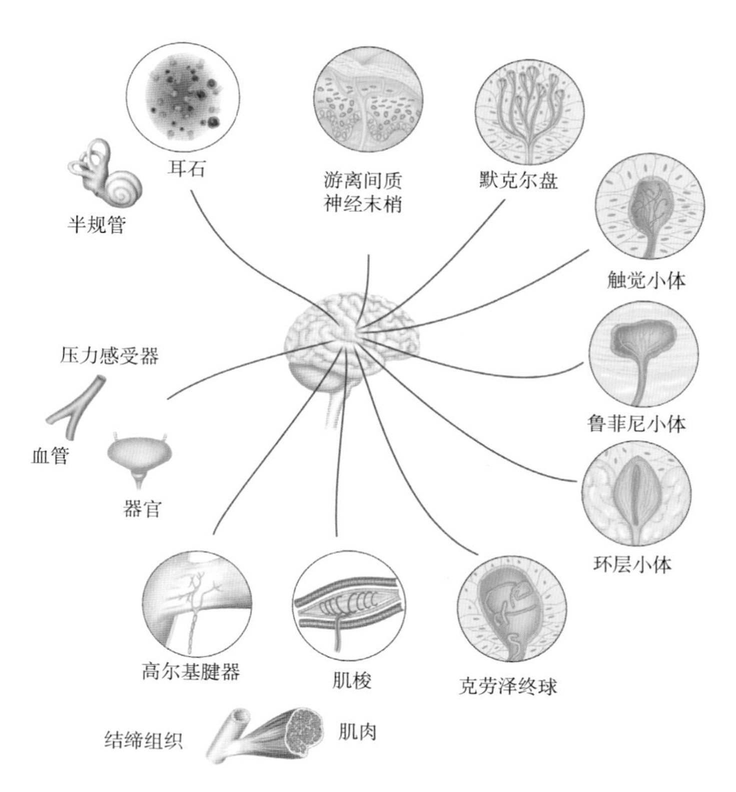

图 1.5　筋膜是感觉最丰富的器官，内含各种神经，包括游离神经末梢、高尔基腱器、环层小体（Pacinian corpuscles）、克劳泽终球（Krause's end bulbs）、鲁菲尼小体（Ruffini's corpuscles）——所有这些给了大脑对压力、震动、剪切力一个清晰的画面——实际上就是筋膜形变的所有信息

Stecco，2014）。与肌肉不同，筋膜一旦被成功地牵长就不会"弹回"原样。

只有持续的接触才能使筋膜融化和移动，而特定方向和深度的筋膜牵拉则是关键。深层接触还会影响到筋膜内的神经末梢，筋膜牵长的效果可能源于神经性因素或触变性因素，或二者兼有。本书将引导你感觉筋膜组织的变化和方向，以最小的努力换得最大的效果。

总而言之，神经、肌肉和筋膜共同构成了肌筋膜组织的动态力学平衡。深层接触可以影响这三者，但当筋膜融化并牵长后，其效果可以持续，这给了其他两类组织一些时间来调整至新的力学环境当中。筋膜组织作为一个整体，损伤、过度使用或使用不足均可使其细胞、纤维和"胶状物"变形。但好消息是：筋膜具有"可塑性"，通过有技巧的体疗、伸展、运动和意识调整可以让其重新塑形。

在本节，我们重点解释了机械性张力和释放性治疗对局部结缔组织的影响，我们提到，在这些地方，每一个细胞都在"聆听"，并且不断地根据周围传入的力学信号做出调整。除此之外，作为治疗师，我们经常看到对身体某一部位进行治疗却给较远部位带来变化。例如，治疗足踝可以缓解腰部不适，打开颈部可以使呼吸模式更加顺畅。

为了理解局部变化如何带来全身性影响，我们需要回归到筋膜是一整张网的理念上，并且从"张拉整体"的独特角度来审视整个人体。

张拉整体结构

身体的设计在于全身分配张力，而不是将其集中在局部。在重力环境下产生的即刻力量和因损伤及常用模式而逐渐产生的代偿力量均可以通过几何学中的“张拉整体”做出完美诠释。

应付张力、压力、弯折力和剪切力是工程师的日常工作。从笛卡尔开始，我们的身体就经常被描述为“软机器”：骨骼就像大梁，肌肉就像绳索，整个结构有些像起重机——由众多滑轮和杠杆组成，遵循牛顿的运动定律和（更深一层的）热力学定律。将这种力学思路应用于人体运动学，虽然有助于我们理解动作的生物力学，但是这种分析还是无法清晰地阐明如行走这样的简单动作。它当然也无法解释我们这里所讨论的由损害所带来的全身性代偿模式。

混沌数学、分形方程的出现，以及人类对生命系统复杂性的进一步探索，使得我们对身体的稳定性 / 灵活性动态平衡有了新的理解。我们不再把身体看作房屋和桥梁，而是把它看作一种特有的“张拉整体结构（tensegrity）”〔这一新词源于“张力（tension）”和“整体性（integrity）”〕。在该模型下，结构的整体性处于张力的平衡当中，而不是处于连续的压力之下（Fuller & Applewhite，1982；Myers，2014；Scarr，2014）。

张拉整体结构最初由艺术家 Kenneth Snelson 提出，后由设计师 Buckminster Fuller 研发，该机构可以让我们从一个相反的角度审视自己。我们不再把骨骼看作是悬挂肌肉的坚固人体框架，像教室里的人体骨架暗示的那样（课堂上的骨架模型需要用绳索固定在一起并悬挂在支架上）。更准确的方法是把整个身体看成一张充满张力的网，而骨架则悬浮在这张网里（图 1.6）。

对张拉整体的文字描述可能会让人感觉混乱。图片虽有助于理解，但是亲自把玩、处理或组建一个张拉整体结构模型才是帮助我们理解它工作原理的最佳方式（图 1.7）。

我们常把人体比作起重机等机器，但上述这类结构却比它们更具韧性和适应性，同时具有几个独有的特性，这些特性使张拉整体结构成为更能模拟人体功能的模型。

1. 内部的整体性（Internal integrity）

如果颠倒过来，房屋或起重机肯定无法工

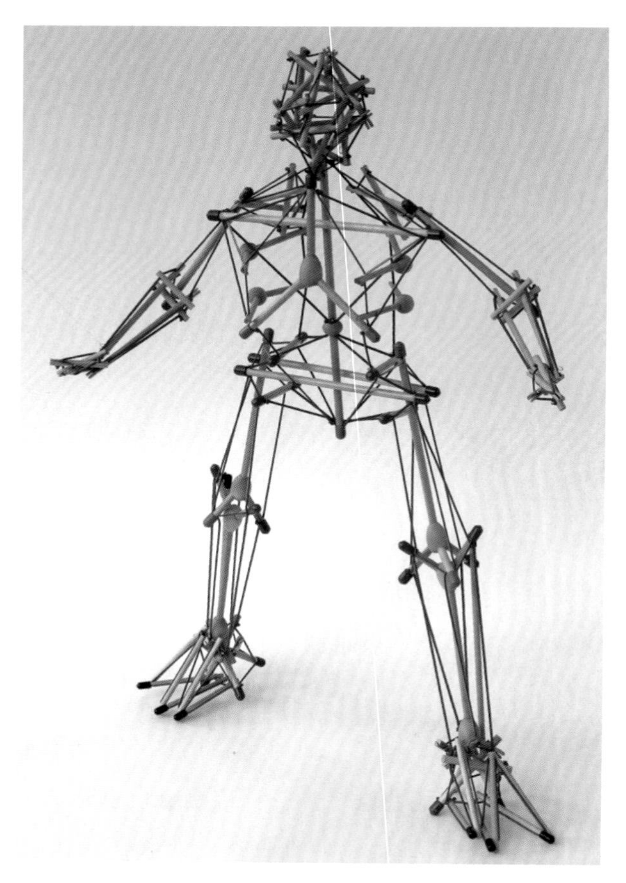

图 1.6 人体结构的新模型——在张拉整体的模型中，骨骼“漂浮”在软组织张力的海洋中（模型和图片由 Tom Flemons，www.intensiondesigns.com 提供）。该结构在一些方面与人体类似

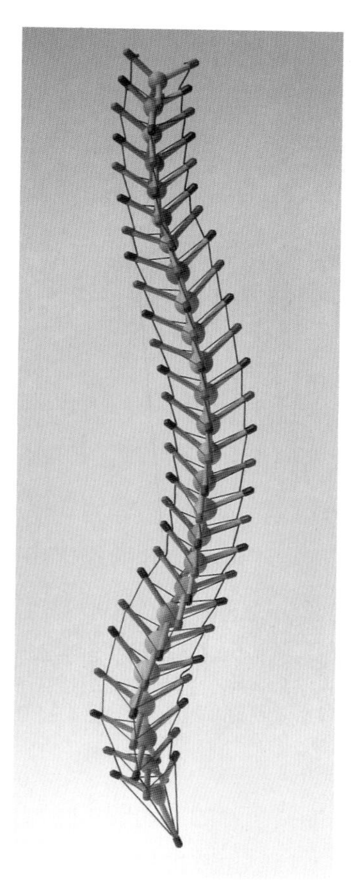

图 1.7　脊柱的张拉整体结构模型。显然，这些简单的模型与脊柱的复杂性相比不值一提，但是在活动中它们可以模拟我们的动作、功能正常或异常行为的某些方面（模型和图片由 Tom Flemons，www.intensiondesigns.com 提供）

作，但是动物和人类的身体，无论是吊在树上、头手倒立，还是像舞蹈演员那样在空中旋转，都可以保持其结构的整体性。由于其内部张力与压力的平衡，无论身体方向如何，张拉整体结构都可以保持机体的形状。

2. 张力负荷分配（Strain distribution）

在张拉整体结构中，因为弹性筋膜带是连续的，而压力成分（“骨骼”）是孤立漂浮的，所以（对骨头施加推力或者改变某一条筋膜绳的张力而带来的）任何形变都将会产生张力负荷，该张力负荷将会平均分配到整个结构。结果就是，整体结构各个部位都有较小的形变，而局部结构不会出现较大形变。

这一现象在生物学上已经得到了呈现（参见 Huijing，2009），并且依据作者的观点，该现象在现有治疗类教材中被严重低估。简而言之，人体受到冲击力或受力过大时，会将张力负荷分配到全身以减少受伤的可能性（但是，显然不能完全排除受伤——力的分配会传导至组织的“断裂点”）。筋膜组织的黏性、弹性和可塑性都有助于防止受伤。

如果受伤了，筋膜系统（当然，神经肌肉也会做出反应）将会快速地将模式分配到全身，以使组织损伤和功能缺失最小化。所以，慢性症状需要进行全身评估和全身治疗。例如，颈部挥鞭伤的治疗对颈部而言只是几天，对脊柱来说则是几周，剩下的时间则都是解决全身问题。在一段时间之后，仅继续治疗颈部是最常见的错误。

3. 全部轴向均扩展或收缩（Expansion or contraction in all axes）

挤压气球的中心，气球会变得更长。向两端拉绳子，随着张力的增加，绳子在变细。张拉整体结构会因其各自独特的分配特性产生不同的变化（人体也是如此）。在一个维度扩展张拉整体结构，会让它在所有维度中均出现扩展。压缩张拉整体结构，它不仅会沿着力线收缩，更会在各个方向都收缩，同时变得更加致密和有弹性。

身体也会表现出这种现象。身体如果严重受伤会在各个轴向回缩，不仅是在最初受伤部位。另一方面，如果我们在一个维度上打开了身体，它就会在各个维度上全部扩展——更高、更宽、更深。

虽然对身体力学的精确工作方式还没有最终结论，但是以张拉整体观点看待人体能够带来整体性的治疗策略，这会大大提高局部治疗的有效性和持久性。

人体并不是一个理想的张拉整体结构，而是一个在运动中具有回弹能力的模型。骨骼可能会“漂浮”在软组织的海洋中，但在真实的世界里，它们的“漂浮”需经由关节彼此相连。用富勒（Fuller）的话说，人体内的支杆以“闭锁吻合（locked kiss）”的方式连在一起。在重力和其他外来压力的影响下，这些摩擦力非常低的关节面引导人体张拉整体结构中的“支杆”——也就是骨骼——从可预测的方向进入到“弹力带”这个软组织的特有形态结构之中。

由于跟骨的外侧偏置，每一步足跟落地后，在步态的支撑相，都会有距骨向内侧的滑动、旋转和倾斜出现。我们可以预见，这会驱动着力量进入胫骨前肌和胫骨后肌，涉及数个肌筋膜带。理解步态和功能运动中肌筋膜带的弹性形变和回弹力所扮演的角色，是我们在探寻功能运动平衡性和整体性的道路上令人激动的新发现（Earls，2014）。

虽然筋膜很重要——我们前文提过其可塑性、弹性、沟通能力和整体的本性——但是，它不是全部。我们可以用循环系统和神经系统两个全身性系统来填充我们的“纤维机体”。相对于筋膜系统，我们对这两个系统的理解更为广泛，很明显，肌肉需要神经信号的连接和富含营养的血流才能实现功能。所以，大多数运动疗法更关注体液在细胞内的自由流动或者由畅通无阻的神经来实现的动作协调性（图 1.8）（Still，1910；Palmer，2010）。

当然，证据充分的“动脉法则”或“神经法则”对无缝的神经肌筋膜网非常重要，而且在实

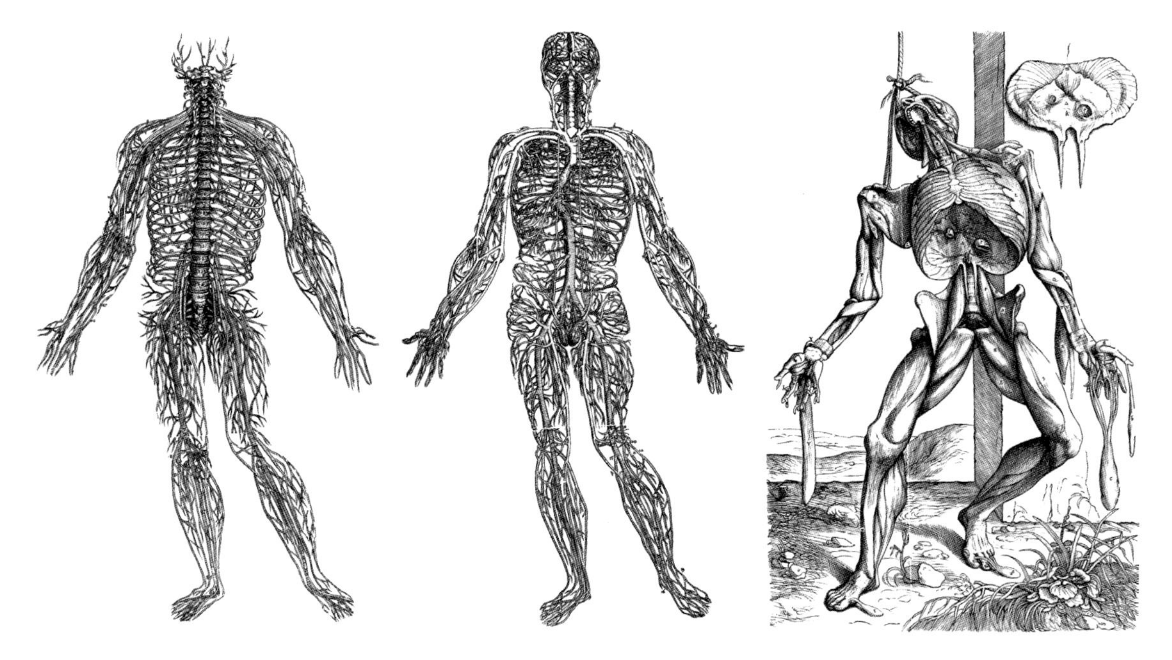

图 1.8　Vesalius 所绘制的三张全身人体网络，该图在 1548 年出版。在他绝妙的图画中可以看出，任何一张网络都能为我们展示整个身体的形状，但对于筋膜网的研究与理解最少，并且在 470 年后的今天仍然如此

践中也不可能把它们彻底分开。然而，我们的理论主要基于筋膜网的特性，用它来调整稳定性与灵活性。

与其他网络相比，筋膜网虽然沟通速度快〔力学信号的传递速度为每小时 720 英里（约 1372km），而神经信号的速度为每小时 150 英里（约 241km）〕，但反应却比神经网和血管网慢。筋膜的重塑反应以日、周来计算，而不是秒或分钟。对外部引发的变化接受得很慢，并且会维持已经出现了的改变。所以筋膜系统是慢性疾病模式的储藏室，而不是急性问题。当然，结缔组织也会受到急性创伤，如骨折、肌腱断裂、韧带扭伤等，但是这种创伤的影响会在组织网内分布，并且在其他组织愈合后仍然长期存在。

炎症反应会导致肿胀，并将愈合蛋白带至受伤组织处，但最终也会增加纤维化，降低筋膜层内的相对滑动，使间隙物质的“黏性”增加，这种黏性会阻碍血液和淋巴液流动。慢性张力来源于不恰当的筋膜缩短或者松弛，会产生神经肌肉扳机点。反之亦然：源于焦虑、职业原因使用不当、失用、滥用或过度使用的慢性张力也可以导致局部（因重力或其他受力所需位置）筋膜密度增加（Stecco，2015）。

总之，有很多方法都可以影响神经肌筋膜网，但是对于结构失衡来说，我们有理由考虑短期和长期的筋膜疗法（图 1.9）。

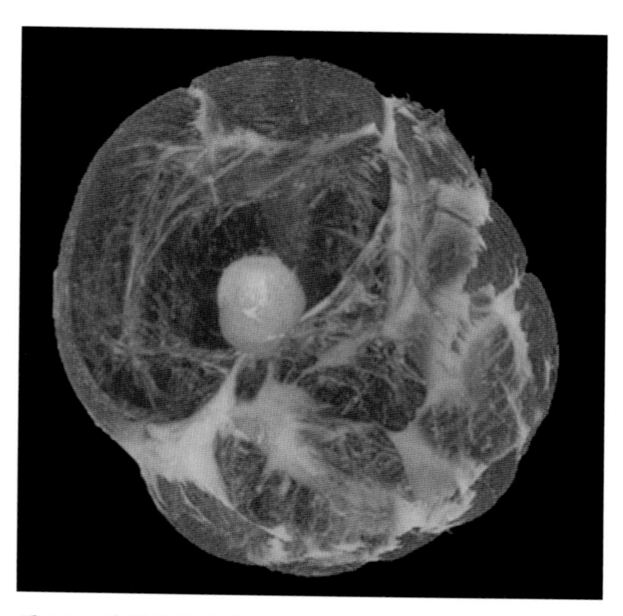

图 1.9 筋膜网的现代呈现。Jeff Linn 借助可视人体数据项目，运用计算机给我们提供了新的视角。这里看到的大腿只是整个筋膜网的一小部分。身体的整个筋膜网包括了从脑膜、髓膜、脑脊膜到每个器官的“袋子”和支撑结构，还有肌外膜、肌内膜、肌间隔，以及包裹在其周围的深层封套筋膜和表层的疏松层与真皮层

2 筋膜释放与触感培养

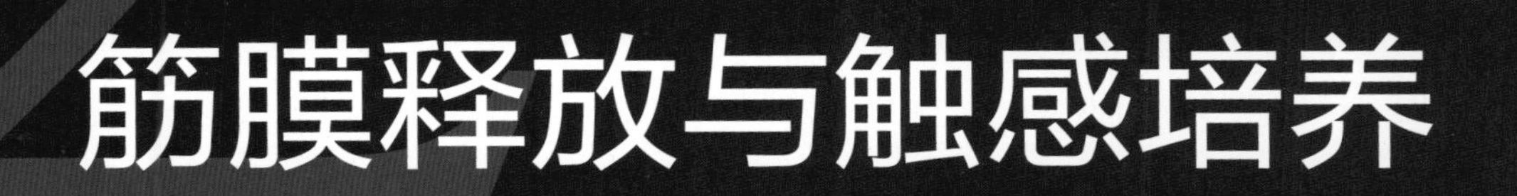

接触是必需的，它是身体和心灵的重要“食物”。它可以帮助我们恢复精力、稳定情绪、安抚并鼓励我们。在我们大部分工作中，接触是必要的，它是我们认识世界的必要沟通方式。虽然关于不同的接触方法及其效果的研究文献很多，但是对如何建立安全、有效、深透的针对筋膜组织的治疗性接触却很少有清晰的描述。

我们希望本书不仅是罗列各种“技术”的清单，而更像是一个“意图”的目录。通过使用多种形式的接触方法，给组织带来不同的变化。我们将在各章节中逐步介绍，但首先必须考虑产生接触的方式，并创造一个能够确切描述我们在做什么的贴切词汇。有很多类型的接触：定向的、激励的、充满爱意的、滋养的、虐待的、治疗的、镇静的、施恩的或者诱惑的。通过培养从尽可能大的范围内选择不同接触方式的能力，我们可以成为经验丰富的治疗专家。

Montagu（1987）在他的经典教材中描述了关于接触的滋养抚育效应。这个结论有充分的文献研究作为支持，这个理论也是由他总结提出的。但书中几乎没有关于治疗性接触技巧的描述。不同的作者和老师会根据他们的经验强调推按手法的差异。Chaitow（Chaitow & Fritz，2006 年）提出融化渗入到组织中。Hungerford（1999 年）又警告不要让结缔组织“脱手”。Myers（1999 年）提出三个“I”：邀请（invitation）、意图（intention）和信息（information）。但这些都缺少了一种能够将完整推按手法或干预中的所有要素都概括进来的适应性模型及相关词汇。

我们希望通过建立一种阶段性模型，使所有人能用一种语言来讨论。用共同的术语来表述和解释所使用的不同方法，我们作为独立的从业者，不仅可以熟悉组织和它的奇妙变化，而且可以更好地意识到我们经历过的不同阶段和每次手法推按中我们所给予或接收到的不同类型的信息。

筋膜释放技术（FRT）在熟练的操作人员的手中，是一种令客户愉悦的、极好的释放技术，尽管偶尔会带有一些挑战。像许多工具一样，当新手使用时会感到相当别扭。为了避免客户产生不必要的不适，我们建议你花一些时间学习按照以下五个阶段工作。在我们领域中有一个普遍的误区就是唯一重要的事情是“把事情办成”，但是，治疗是以客户为中心的，必须确定一个事实，就是我们的职责是在人体上治疗，而不是在需要被拯救、康复和一些亟须推按的紊乱组织综合体上治疗。

首先，五阶段模式的出现对于初学者最有意义。这样你就可以知道你的风格特点或者缺失了什么内容。记住，即使是最有经验的从业者，通过再次对自己的治疗进行谨慎的评估，都可以有所收获。

DASIE 五阶段模式是：营造、评估、策略、干预、结束

五阶段模式，首先是作为一个咨询模式被提出的（Nelson-Jones，1995）；在这里我们将它用于身体治疗。

第一阶段：营造（Development）

许多治疗类按摩方法都讲要“融化”到组织中并“层层深透”，FRT 也是如此。当你透过软

组织时要分清各层，让组织自行放松下来，而不是被暴力性地推开。将你的手、手指、指关节或你使用的任何工具塑造成所治疗的身体部分的形状。开始仅仅用能够对抗第一层阻力的张力和压力，然后慢慢地深入，像是被邀请进入一样。

这个阶段帮助你建立了与软组织的亲密关系。它是最初的接触，是一个在客户的能量场中穿过每个连续的组织层次到达目标结构的过程。但还不止这些，这个过程需要小心、敏锐地感知能量的传递（你所能感知到的所有形式），感受到那种关系并等待接受进入（Myers，2009）或被海绵吸入的感觉（Maupin，2005 使用的比喻）。

有些学派主张在手法深入时让客户呼气，我们发现这在一些比较困难或具有挑战性的区域是有帮助的。但是，如果过度使用，这种小技巧可能会分散，而不是增强注意力。尝试在自己呼气时将身体的力量渗透到组织中。提高重心并保持脚跟抬起会使你更精准地到达治疗区域。比起直接用胳膊和手的力量深入客户的组织，先呼气（安静的！）并慢慢将重心下移（或能量下沉）更容易让客户接受。治疗师想推的时候必然会产生自身的张力，这会导致客户组织的抵抗，并引发挣扎，但是柔和的推力会保证成功。

保持放松的接触可以避免张力深入到治疗区域中，因为它会对你产生阻力，但也会让你对肌筋膜的变化有更好的感知。你与客户接触的一侧上肢越放松就越能更好地感知客户的变化。

我们可以更多地从离接触点较远的那些肌肉中获取的力量实现这一点。例如，当用指尖接触时，指尖应该只保留通过各层时所需的张力。而真正的力量来自于你的身体。当你需要达到更深层次时，通过改变你后侧脚的角度来增加身体的力量。从后侧脚发力（记得利用你的核心），稳定你的肩带和手臂，轻轻地锁住你的肘部和腕部。用手指推只能作为最后的手段，因为这样会让人感到“尖锐”和不适。

第二阶段：评估（Assessment）

当你到达需要治疗的“那个地方”时，要确认两件事：首先，这是不是你想治疗的地方？如果出于某种原因，你想找到腓骨肌群，你怎么知道是真的找到了呢？其次，如果你真的找到了，那手下是一种什么感觉？需要用什么手法治疗，你应该使用什么样的工具？是用手指、指骨间关节还是肘关节？

这是提问和获取信息的阶段。利用主动和被动的运动，可以得到很多你需要的信息。找腓骨肌群时，让客户做足内、外翻可以帮助将其与比目鱼肌区分开。感受动作的质量，评估哪些肌肉动的太多而哪些肌肉不动。这样可以找到需要关注的区域，但接下来需要怎么做呢？

Pick（1999 年，Chaitow 和 Fritz 2006 年引用）描述了三种组织层次，表层、治疗层和拒绝层，每一层都比它的上一层更深。它们不是身体上的特定层次，而是依赖于任意给定区域中功能障碍或敏感度的分层方式。表层多指皮肤；工作层是指进行大多数治疗手法到达的地方；拒绝层是指受到张力 / 抵抗的绝对控制同时治疗师经常会忽略的层面，经常会感觉到疼痛（图 2.1）。

治疗师必须决定需要在哪个层次治疗。如果是在拒绝层，应该与客户协商，先从更表浅的组织进入，再进一步深入到准备达到的区域。在不同的地方（取决于组织的条件）、不同的时间（取

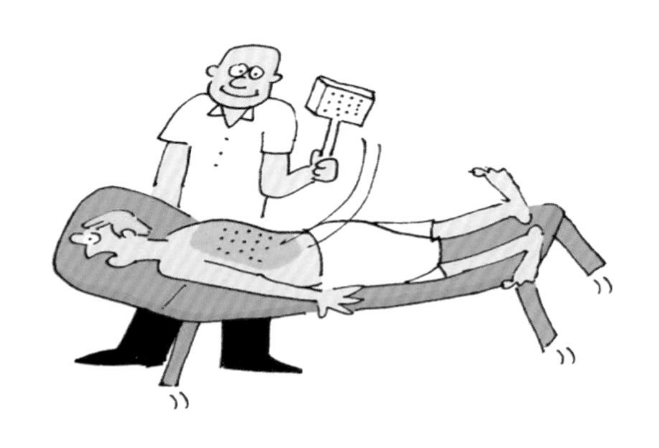

图 2.1　有时可能需要到达拒绝层，但它往往不那么容易被客户所接受，特别是当它作为一个惊喜时

决于饮食和压力水平）和不同的人身上（这个人的表层可能是另一个人的拒绝层），这些组织的层次分布不同。在评估中需要保持敏感性来确定你与这些层次的相对位置。

第三阶段：策略（Strategy）

当你到达了想要治疗并需要治疗的位置时，你需要决定如何去处理这一点。哪个方向会有最佳的治疗效果？让患者做哪个动作会帮助你的手法推按？哪种工具（手指、指骨间关节、前臂等）最适合这个区域？这是处理所收集的信息并形成一个连贯战略的阶段。

治疗师经常忽略评估和策略这两个阶段；它们不是时间上的独立片段，而是思维过程的一部分。一个谨慎的决策，可以确保你的治疗是专门针对客户需求的，而不是生搬硬套的。当然，初学者需要一定数量的“处方”。有按摩基础的治疗师在起初的实践当中会较多依据流程化的治疗模式，但是当我们的技术变得更熟练，并清楚了每个技术对不同客户和他们的软组织产生的效果时，我们就学会了调整这些模板来适应各种要求。有了 FRT，这些就可以在每个手法推按中实现。

这些阶段也是随着实践而不断丰富的。通过治疗更多客户、接触更多软组织，希望你正在逐步构建属于自己的接触类词汇库。每次制定策略、手法推按和重新评估的时候，都是在积累成功或失败的触诊经验。你正在积累并逐步了解哪种风格、力量和方式的推按在什么情况下有效，在什么情况下无效。如果你忽略了策略这一步，就很容易陷入习惯性的工作方式，最终逐渐缩小你的词汇量，局限你的推按能力。停下来制定策略有助于建立一个有深度的（且不可言说的）参考词汇库——但是这个参考库的建立速度取决于你如何完成下一阶段——干预。

第四阶段：干预（Intervention）

最后，到达了治疗阶段。现在进入并检查了正在治疗的区域，决定好了如何去解决问题，下一步就可以去做了。作为策略的一部分，你已经选择了要使用的工具。锁定了要治疗的层次和区域后，慢慢滑动并（或）要求客户做动作。然而，这个阶段更多的不是你如何做手法，而是会产生什么样的效果。治疗师必须持续监控接触点及其周围发生了什么。组织是否在放松？是否通过活动触及到了正确的区域？组织是否在上提或移动？客户能否接受和处理你给他的信息？

在整个干预或推按中，需要设置一个反馈回路来评估其有效性（图 2.2）。你可以通过改变什么来达到上面设定的目标？每个变化你都必须重新评估。

现在，你是真正在倾听客户和他们的组织，

建立我们有时称为“两个智能系统之间的交流”。在策略引导之下，你在给客户提供信息，询问他们的组织能否改变，并询问他们是否明白治疗内容。假如你可以“听”懂触接时组织传递给你的信息，通过倾听手下各种系统的声音，持续接收他们传出的信息，你将能够配合客户软组织的能力并做出必要的调整。这都是假定你可以调节你的耳朵去倾听组织的语言，而这种语言是就组织对于你的触接给出的回应。

Schwind（2006）鼓励我们尽可能多地使用非治疗手段来对这种交流进行辅助。使用支撑手（非治疗手）作为母手，提供一种带有安抚性的接触，或作为倾听手，这在许多传统治疗中很常见，但只有它真正参与了交流才能获得最大的利益。它在那里不应该只是为了提供舒适和方便，而是为了把第三维加入到原本只是二维的手法推按中。两只手配合客户动作协调会产生数倍于一只手“做手法”的治疗效果。

体会各种变化并倾听所发生的变化是丰富自己词汇的方法。Schleip（2003）已经向我们展示了筋膜组织中许多类型的机械感受器，每种感受器对施加在其周围纤维的不同形式的压力都会产生不同的响应。它们有不同的语言，因此我们需要学习如何与它们中的每种类型进行交流。

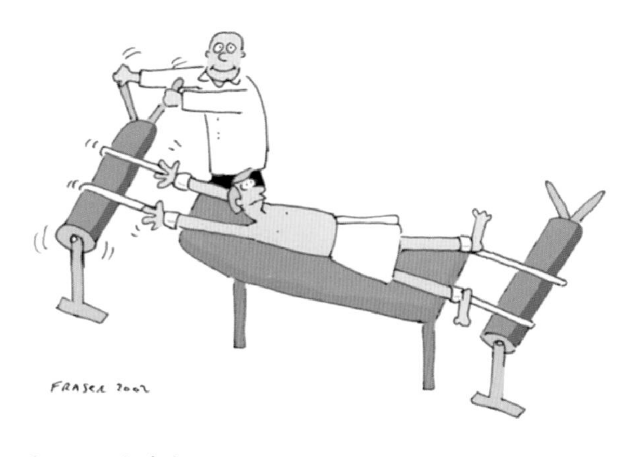

图 2.2　随着每次强度的增加，治疗师应该接收到一些反馈

在每个客户之间，甚至在同一客户的不同区域之间都会有变化。在肌筋膜层或肌筋膜机构中，功能障碍有很多不同的类型。无论是规则的或不规则的、致密的或疏松的、受限的或过度灵活的，每一种都有不同的语言（至少是口音），所以我们接触的语言越丰富，交流就会越清晰。

第五阶段：结束（Ending）

有开始就有结束。请你把接诊的时间都用来专心治疗客户，渗透进去，感觉组织状况并倾听在治疗时它的改变，然后慢慢撤出，以表示对客户和自己手法的尊重。有时治疗师会忘记自己是在与别人合作，有时他们因为到了推按的结尾而感到放松，结束的时候猛地从组织中抽离出来。我们并不是说这是错误的，只是这样做对于客户来说有点突然和不礼貌。把重心撤回到你的前腿，不要突然直接地推向客户并把自己撑起来。一旦将力量撤回到你的腿上，你就可以撤离推按治疗，给组织恢复的时间，而不是让它弹回去。

有时候，螺旋式（Aston，2006）的撤离会让客户更愉悦，慢慢分离接触的皮肤。特别是治疗区域的皮肤比较敏感时，例如腋下或大腿内侧。

这只是一种风格；记住，离开是你目的的一部分。有时候甚至冲击刺激软组织都能获得所需的响应，可以带来弹性作用或者能够提高局部的兴奋性和敏感度。最重要的一点是，它是一种有意识的决策，是与你想让客户产生的变化相一致的。

正是这些客户可能都意识不到的小细节，会产生差异巨大的治疗体验。筋膜释放是一种具有挑战性的治疗，客户越舒适，就越能接受它并享受它的益处。

我们充分认识到对于许多靠直觉治疗的治疗师来说这个模型似乎太死板了，但这是深思熟虑后的结果。我们必须清楚，神秘地指引我们到“正确”层次，告诉我们治疗方向、使用何种工具的是什么。随着用心实践，我们可以形成无意识的“直觉”，即提高通过与生俱来的共鸣反映获知组织需求的灵敏度。我们的思想将逐步切合组织的语言，并且会几乎无意识地快速经历这些阶段。

DASIE 不是技术，甚至也不是一种触接风格，而是一种描述我们与客户、组织进行互动的方式。希望这样做能带领大家深入到我们的三维治疗之中。我们的目标是倾听组织的每一个阶段，并在初期有意识地采纳它给我们引导的方向。随着我们专业经验的积累，逐渐使其成为一种潜意识的过程，而绝不是死记硬背的无心治疗。在治疗中我们需要时刻谨记客户是一个整体，他们有许多层次，响应每个层次的需求和反应，用这种方式的推按形成三维的交流。

筋膜释放技术

已经知道了如何进入和退出，我们现在需要知道 FRT 的机制，因为它的风格和目的与其他身体治疗的形式不同。总体来说，当使用按摩技术时，治疗师会滑过筋膜的表层，对软组织施加压力来刺激液体的流动并影响神经肌肉张力（图 2.3）。

Engell 等人（2016）最近的研究显示，治疗师手法所产生的压力和剪切力可以通过浅表软组织进行传递，并在较深的结构中产生相同向量的应力。使用超声（图 2.4）来研究软组织在整脊矫正前的预加载中发现，似乎有足够的压力能在深达脊髓组织深度和数厘米宽的范围内产生移动（具有生物相关性）。这项研究支持了应用压迫力和剪切力能够传递到更深层组织的想法，因此也证实了利用客户在压力区域下的运动，将在层与层之间产生更多的相对剪切力来松解结缔组织，并进一步地刺激一定的本体感受器这一理论。

Roffini 受体是一种对剪切力有特异性反应的

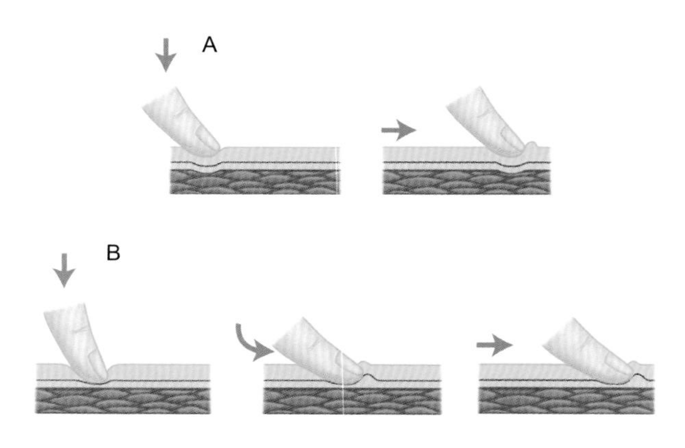

图 2.3　一般的按摩利用的是压力（A），这和我们想要的与筋膜建立起联系（B）不一样

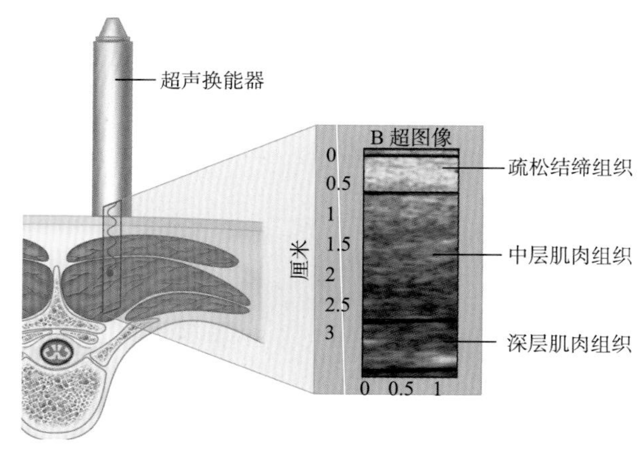

图 2.4　超声介导显示我们可以通过徒手治疗在深层次组织中产生压迫力和剪切力

本体感受器或机械感受器。Roffini 受体存在于韧带、硬脊膜、外囊层和致密结缔组织中。通过剪切力刺激 Ruffini 最终会通过抑制交感活动而使局部和全身放松（Schleip，2003）。

为了用手法“拉伸”结缔组织，治疗师需要使用一种不同的接触。首先利用向下的压力，下沉到出现阻力的第一层，然后减小切入角度，在接触点前方产生一个波（图 2.4）。然后让这个波一直保持在治疗行程的前方。在治疗时推按应缓慢，速度由所用工具（拇指、前臂、肘等）和皮肤表面的润滑程度决定。这个速度要能使客户的组织融化并打开。

有时我们把这个过程想象成乘电梯下降到想去的楼层一样（组织层面）。当你走出电梯门时，减小切入角度，把自己锁进肌筋膜层，然后在推按中都保持前面所讲的与客户组织的交流。

除了开始时仅仅利用自己手上的水分，我们建议试用不同类型的润滑剂。润滑作用太小，会在组织上出现猛拉或“蹦跳”，无法流畅地完成推按。如果是这样，就沾点水将手打湿。如果这样也不行，可以用一点乳液或蜡基润滑剂（见参考资料）。过多的润滑剂，特别是油性乳液或油，会降低抓握软组织的能力，使 FRT 操作困难、痛苦且无效。请记住，总是从使用少量的润滑剂开始，因为不够再添比多了再去掉容易得多。

筋膜层次

客户可能会感到缓慢的牵拉和烧灼感：这就是你想要达到的“融化”肌筋膜内细胞间质使其达到更接近液态的状态（将“凝胶”变成“溶胶”），并有效拉伸了目标区域及其周围的结缔组织袋。

如果你对触诊肌肉周围的筋膜覆盖层不熟悉，试着触诊你前臂的各个层次。用优势手的手指，首先把你的意识放到皮肤表面，感受它对你压力的抵抗，皮肤会拉紧来积极响应指尖的轻微重量。尝试在脂肪层上移动皮肤。是否能与下一层分开？皮肤的移动是不是在一个方向比另一方向上更容易？

现在深入脂肪层。了解指尖下不同质地的不同感觉。在这一层与“在皮肤上”有什么不同？平稳地加一点压力，你能感觉到这下面有比皮肤更紧致更有弹性的一层。你能否将脂肪在第二层皮肤上移动？感觉怎样才能更容易地使皮肤和脂肪一起移动，滑过第一层肌筋膜：深层封套筋膜。保持压力，让你的手指停留在脂肪组织里，向着肘的方向调整压力的角度，把松弛的组织拉紧，然后慢慢地屈曲腕关节。你能否感受到皮肤的拉伸？拳头攥得紧一些并大幅度移动，你将感受到这种类型的推按会慢慢地变得不舒服。它类似于“印度”（或者，在英国称为“中国”）的拧麻花。学校操场的恶霸们经常会这么欺负人。

一旦你从自我虐待中恢复（希望没有引起太多的创伤记忆），让你的指尖再次下沉穿过筋膜层，这次要突破深层封套筋膜的阻力。你会感到推到了肌腹，这时要用肌肉的感觉来引导你评估所在的层次，注意力集中在你遇到的第一层肌肉的“表皮”上。你可以通过再次弯曲手腕来检查自己是否在正确的层次上。你是否感觉到触压点下肌肉的牵拉与第一次触压时的一样？或者感觉指尖周围的组织正在向手腕方向拉动？

如果是在正确的层次，你现在就可以对腕伸

肌进行 FRT 了，“钩住”组织，往肘部去推，同时慢慢屈腕。体会两个不同层次在组织感觉上的差别。如果你做对了，就会感到燃烧出现在深层，但这是令人愉悦的。有时客户会说这是一种“舒服的疼痛”，这些软组织几乎是哭喊着要求你释放、刺激和拉伸它。

把它放入 DASIE 模式中，你已经融化到了组织里（营造），感受到了适当的层次（评估），决定了锁定哪个方向并做哪些运动（策略），然后开始治疗（干预），最后慢慢融化式地退出组织（结束）。

本书中的每项技术，都应该通过同样的流程；所有的技术都需要用心、安抚和倾听。随着每次介入，你都应该在恰当的层次上治疗并进行相同的交流，倾听反馈并随之做出调整。在自己身上体验，感觉哪里是皮肤层（太过表浅，没什么效果）、拒绝层（哇哦，出去！）和治疗层（真合适），这是一种有愉悦感的挑战。虽然我们不会在每个描述中都重复这个，但请永远不要忘记你是在一个持续的关系当中，不只是与客户个人，更是与他们的组织直接建立关系，它们都值得你去认真倾听。每个动作都应该被给予同样的关注，如同雕塑家在雕刻一旦出错就无法弥补的大理石一样。

现在你可以体会所有的前臂肌肉组织。感觉它们之间的差异，不仅是肌肉，还有筋膜皮肤、肌外膜。比较屈曲与伸展的筋膜间室。通过动作来发现肌肉之间的肌间隔。用屈伸运动和尺桡偏运动来确定你在哪个层次进行操作。它会使治疗时手下的张力出现什么变化？你能否感觉到某些方向的运动会给组织带来更好的挑战？当你通过反复练习，能够更熟练地使用该技术时，这一切将会给你提供关于这个治疗部位的所有信息，包括它的状态和你应该注意的位置。你将能够微妙地去改变动作的角度，使得治疗更加有效。

通过更好地感知每一层的性质、质量和“感觉”，治疗师可以将注意力转移到组织内部的各种动态中。通过反作用力的刺激作用，直接的压迫力被用于恢复筋膜组织到更健康状态；推测这是通过改变细胞基质的一致性来实现的（Stecco 等人，2014 年在 Chaitow 中）。虽然一些从业者主张对组织进行深入、长时间和强力的震荡，但我们认为，通过灵敏的、有经验的触诊和用心的手法操作，可以使客户产生更少的不适感并且依然可以获得很好的结果。

就客户和治疗师而言，要想舒服、有效和高效地施加深层压力，需要特别注意从业者的身体力学。治疗师在应用任何技术时的舒适感，对于在短期和长期内尽可能减少自己身体的过度张力至关重要。我们在下面概述了几个原则，应该可以使治疗尽可能的流畅，并让治疗师的敏感度最大化。如果可以正确地完成，FRT 的侵入性是极其微小的，接受者和治疗师几乎都不会紧张劳累。

身体力学

正如我们前面所看到的，有很多不同类型的筋膜：致密结缔组织、规则和不规则的、脂肪和网状组织。我们将根据它们在身体内的不同表现形式进行治疗。他们每种都有不同质地和功能的变化，并以独特的方式应对压力，在组织内和身体其他部分产生不同症状。因此，不同的筋膜需要用不同的方式处理。我们需要改变接触的类型和风格，以适应我们正在处理的组织的性质，实现不同的效果。

例如，我们可以上提或下沉大片的筋膜层（致密不规则），就像重新将筋膜组织挂到骨架上一样；我们可以将已经粘连在一起的筋间隔分开（通过中间蜂窝组织）；我们可以解开大结节和小结节（肌筋膜内粘连的致密规则组织）——生活中的考验和磨难对身体的影响无处不在。每一种都需要在基本技术的基础上通过改变表面接触的角度、接触程度或所使用的压力性质来改变。

对于不同的情况有太多的排列组合，在这里不可能全部列出，因此建议你参加完整课程以进一步地掌握这些知识。也是考虑到这一点，我们在本书中提出的这些想法，目的是使其成为从业者的备忘录，或者为已经擅长这种方法的从业者指出一个略有不同的方向。对于新手而言，这种直接的、手把手的实践指导对建立使用这些基本技巧的信心是必须的，这些基本技巧是掌握良好技术的基石。

编写本书的目的不仅是帮你理解这些技术的力学机制，还要建立实践应用中的临床和结构推理能力——一种从评估到形成决策的能力，包括使用什么类型的干预性工具。但是读者必须明白，这种篇幅的图书有明显的局限性——它不能涵盖所有的可能性。这里的方法都是模板，是实现预期目标的框架。推按技术中描述的一些推按的方向也许是最常见的，对于一些不太常见的身体模式，这些手法很可能需要颠倒方向或修改操作方式。换句话说，这些只是指南，而不是刻在石头上的戒律。

对筋膜变化的本质了解得越多，你就能更好地调整推按来完成目标。腱膜、深层封套筋膜、肌外膜的大鞘膜组织都可以被移动到中间或侧面，上提或下沉，也可以把它们从下面的组织上分离出来，但一般来讲它们需要一个较平、较大范围的表面接触，如掌根或前臂尺侧后 1/3。牵伸这些已经被束缚或者粘连的筋膜需要更精确的触压点。手指、指骨间关节是用于定点或放松紧张线条的理想工具，使用方法也更加强势。要促进在肌间隔中蜂窝组织的打开和分离就需要用一种劝诱、梳理、暗示性的接触手法，并使用足够细长的工具，这样才能够在粘连结构之间开辟通道。

为了更好地建立画面感，想象你会如何处理歪斜的桌布。调整桌布在桌子上的位置时，你会用双手把桌布摊开，这时接触面积较大——就像你移动身体中的一个筋膜平面一样。如果布料有些褶皱处已经粘在一起，你就可以使用更精确的接触方式来分离黏附的表面——就像我们需要手指或指关节来精确分离身体中的“粘连”部分一样。最后，你可以使用宽厚的手掌来平顺最后的皱褶，就像在治疗最后阶段你会使用大面积的接触对刚刚释放好的区域或肌筋膜线进行整合一样。

在客户身上操作时更多地用你的自重而不是力量。在某种程度上 FRT 是一种“懒人”的体疗方式，因为你的敏感性和客户的感受都取决于你的手法推按力道足够小。自如地使用你的身体，是客户愉快接受治疗的基本要素之一，同时可以节省用于治疗的体力，从而延长治疗时间，进而延长职业生涯。越是能够利用自重来工作，向接触点施加的紧张感就越小。这也将让你对客户组织正在发生的变化更为敏感，提供给客户一个更柔和的接触。

其中一个重要的方面是使用你的后腿。后腿差不多是要伸直的，脚跟稍稍抬起。许多学派教学生把脚部在地面放平，因为这样蹬地会更稳定。但我们的经验表明，通过抬起你的骨盆——也就是你的重心——“蹬”的力量不再需要那么多了，只需要放松前腿，让体重和重力为你工作就可以把动作做完（图 2.5）。然后，再通过上提或下降脚跟来调整你的高度，这取决于你是想向前伸还是想让接触角度更平缓，另一个优势是可以让脊柱保持直立而不需要靠弯腰来使一次推按更长。

正如我们前面所讨论的，治疗时如果想要锁住组织，必须在接触点固定住。想要达到这个效果并不难，你可以先抬起脚跟，随着接触点的下沉，一点点进入组织之中，同时慢慢将脚跟下落，这样会降低切入的角度，在手、肘或前臂的前面推出一道波浪。

在你推按到治疗组织时，上身要轻柔稳定、保持正确的姿势，感觉这种发力方式和你预想的正好相反。许多新手治疗师都希望能牢牢地去推动组织，并因此把自己的手攥得很紧，这给客户一种很硬的感觉。但是如果尽可能地放松你的手并从腰部和骨盆处的重心位置发力，或者用你的能量发力，这样就可以保持一种柔软的接触，因为力量的来源离接触点很远。你的大腿，特别是前腿，要负责控制重心。

这不仅会让客户感觉舒服得多，也会使你对客户的组织状态，以及它们因你而做出的回应更为敏感。因为肌梭上存在的张力会影响到它们对

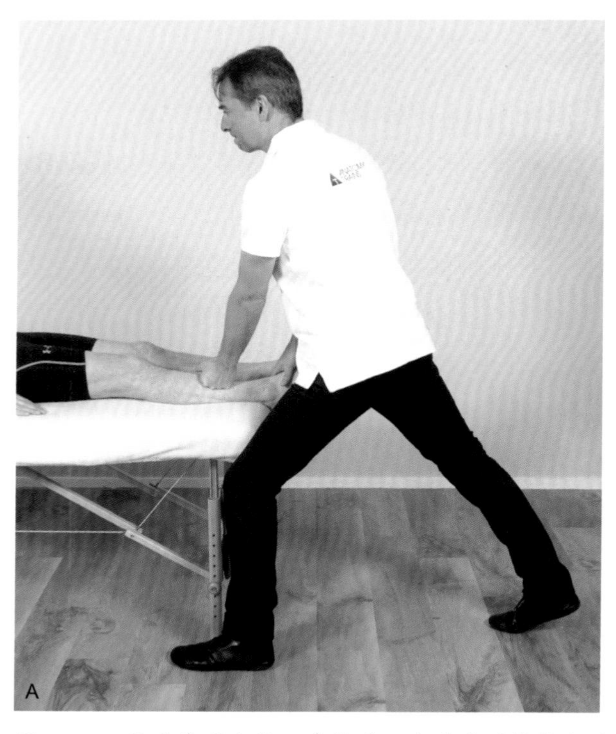

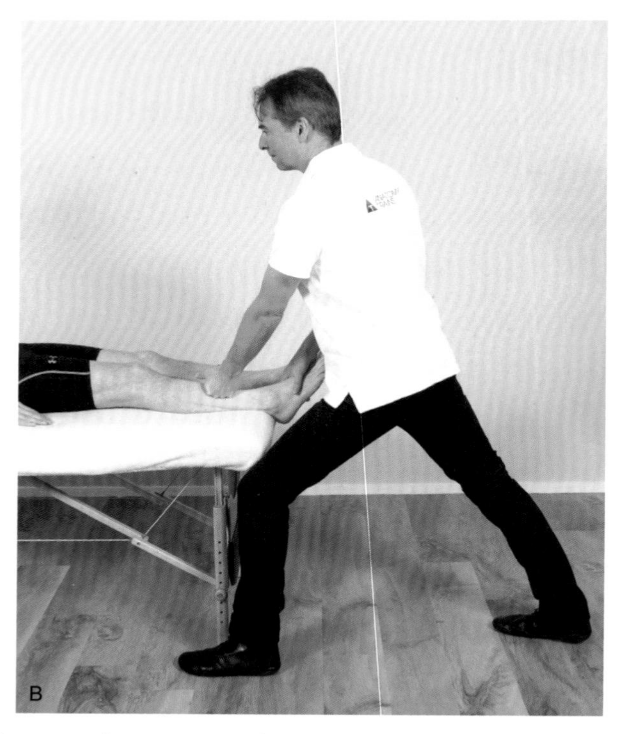

图 2.5　A 注意脚跟上抬，身体重心会更靠近接触点的上方，使身体的压力能够更加深入；B 然后脚跟下降，为推按带来了一个向前的角度，将接触锁定在了正确的层次

张力变化的反应，你在接触点上的压力越小，接受感就越强，因此即使变化微小你也能做出反应。

手的使用

利用全部手掌或掌跟在处理大片筋膜层时非常有效。较大的接触面积可以带来一种包绕性的抓握感（图 2.6）。

手指的使用

在神经学上，手指是身体中最敏感的工具，但是在力学上最容易被滥用。保持你的手指在中立位或略弯曲是非常重要的。不要让它们处于伸展状态，否则你就是在挑战韧带的完整性并逐渐影响关节本身（开始时这种过伸可能不可避免，但请尽快过渡到微微屈曲的状态）。在图 2.7 中，注意手腕也是保持在中立位上。所有动作的力都在一条直线上传递，从肘到腕，到掌骨，一直到指骨。通过上抬或下降后侧脚的脚跟可以调整肩的高度，进而改变力的角度。

在前几次做这种推按时，你会感到指甲下面的皮肤正在被拉扯。随着实践经验的增加会有所好转，可能你用力过大，或者因为皮肤比较干燥

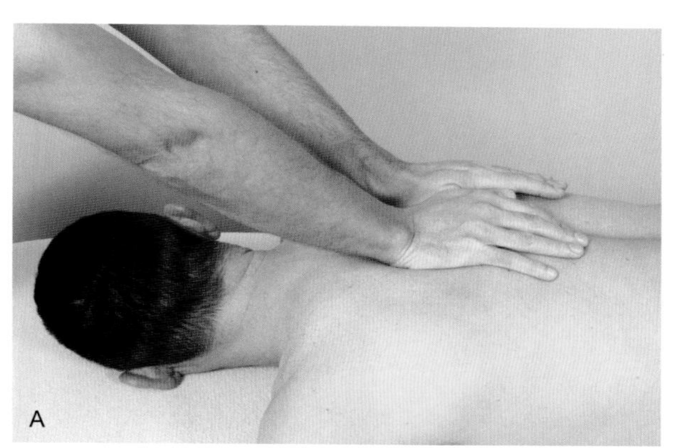

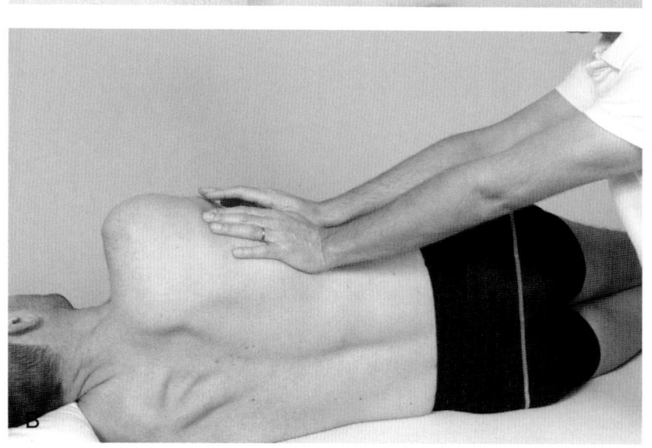

图 2.6　A 图为在移动表面筋膜层，给组织加热，为进行更有针对性或更深层的治疗做准备时，手掌，特别是掌根很有用；B 图为手腕所处的角度要尽量小，以减少关节及其周围组织的紧张感，使力从前臂通过手腕向下传递

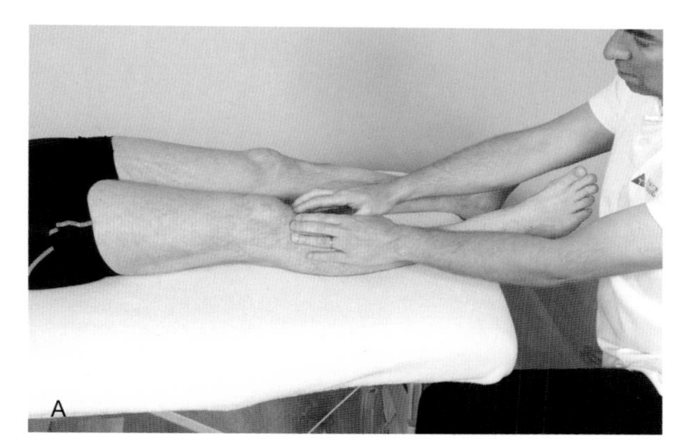

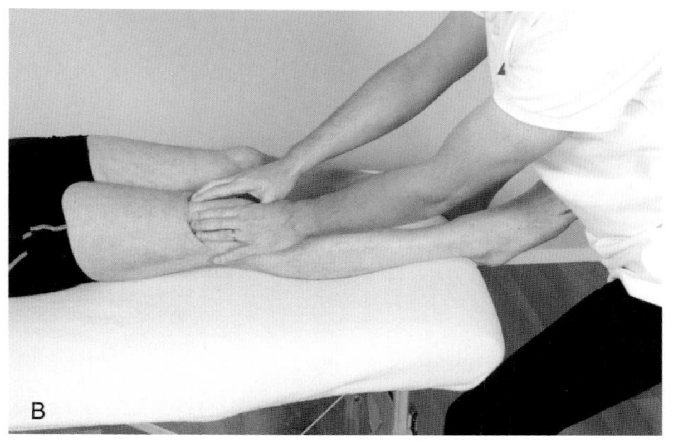

图 2.7　A 和 B：不仅要观察两图中组织推按角度的变化，还要观察手和手指是如何保持略屈曲或伸展的。千万不要过伸任何关节

治疗师小建议

在上面练习中了解“筋膜层”的组织层次后，试着在每一次开始推按前先把表层筋膜向反方向推。通过在深封套层上滑动皮肤和脂肪组织。

1. 你将立即感受到更强韧一些的组织，即深封套层，试着去识别这一层“感觉”的质量。

2. 你会给表层组织带来一些“松弛”感，下一步手法推按时的拉伸感会更缓和一些，更容易让客户接受，并且可以更准确地达到目标组织所在层次。

3. 当开始学习使用手指垫进行这样的推按时，许多治疗师抱怨自己指甲下面的皮肤感觉拉扯力很大。通过将客户的组织推向相反的方向，治疗师手指下的组织也会向前移动一点，这帮助治疗师保护了皮肤。慢慢地它们习惯了这些技术，就会更容易放松了。

所以阻力太大，需要一点水或蜡来进行辅助。通过练习你会发现微小的角度变化就可以最大限度地减少拉扯感。

拳头的使用

拳头往往是被忽视和低估的一种工具，在使用时，往往因太过紧张而失去了很多潜在的敏感性（图 2.8）。

腕关节依然保持在中立位，但这次要从肩部发生一个舀取动作，这种角度变化是通过弯曲肘部以及改变肩部的高度来实现的。

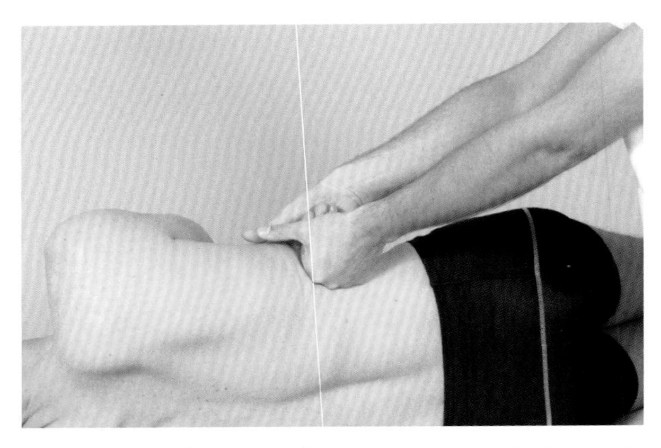

图 2.8　即使在组织较薄的胸腔侧面和敏感的肋骨上，放松的拳头也是一个非常有用的工具。拳头放在身体侧面时应该尽量放松，手指打开，而不是攥紧在一起。是客户的身体轮廓塑造了治疗师的拳头接触面，而不是反过来

手指轻轻地握拳，而不是像打拳击那样握紧。这使拳头有了柔软度并可以被客户塑形，这样它们的组织能把你的手推开，而不是屈曲手指，握紧拳头，使用不必要的前臂和手的力量。

当使用拳头时，保持拇指朝前是非常重要的。常见的错误是指关节朝前，这样会对腕伸肌造成很大的压力。重量或力集中在近端指骨，靠近示指和中指的掌指关节的近端。偶尔，当治疗师的身体越过接触点进行耙形推按时（如在背推的时候，185 页），手掌才会朝前。

肘和前臂的使用

对像背部和大腿等大面积区域，前臂是合适的工具，那里覆盖的结缔组织和大肌肉群可以通过前臂来移动和放松。

你可以通过屈伸肘关节的动作来调整圆形接触面（如大腿部位）的接触点，摇动着穿过治疗区域，就像拉动小提琴不同琴弦时的摇动一样

（图 2.9）。对于阻力更加明确的区域，肘部附近的区域只要能够给组织提供舒服合适的接触点，都能够在推按中做到准确、有力（图 2.9A）。

相反，图 2.9B 显示了肘部最突出点的使用。两张照片都展示了非工作手的不同用途——引导客户的运动（图 2.9A）和（或）引导肘的接触点，以确保准确性和稳定性（图 2.9B）。在两种情况下，非工作手的接触可以安抚客户，它还可以通过倾听周围组织的保护性收缩或放松，而成为收集客户反应的另一个接收器。

使用该技术时要保持肩在推按点的后方，要沉进去而不是用肩部的肌肉把肘关节向下拽。

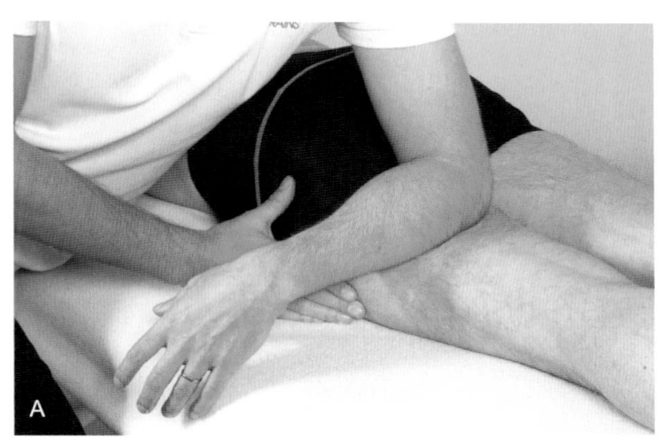

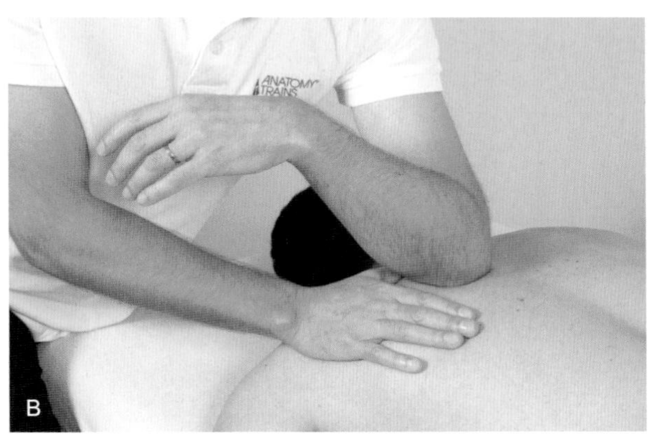

图 2.9　A 和 B：使用前臂和肘部。在（A）中，可以看到通过抬起或落下右手的手腕可以轻松改变前臂的角度，以处理腘绳肌的不同区域

指骨间关节的使用

虽然肘部可能是你可以使用的最强有力的工具，但它往往比示指和中指的指骨间关节生硬。为了保持其力度和稳定性，指关节最好在肱骨内旋、尺桡关节旋前时使用，用小指来引导方向〔而不是像使用拳头时用拇指（图 2.10）〕。这会给这两根手指以支持，使得示指和中指的近节指骨、腕、桡骨和尺骨（在大多数情况下包括肱骨）在一条直线上。这提供了最大的骨性支撑，撤走了软组织上的压力，使得肌肉可以放松，所以更加敏感。对于较短的推按或被卡住的地方，指间关节是可以在各种地方使用的通用性的工具。

与使用拳头一样，不使用远节指骨，部分会被客户的组织给推回来，治疗师不用主动屈曲远端指骨。

问题说明

FRT 能够带来什么？对此有不同的观点。

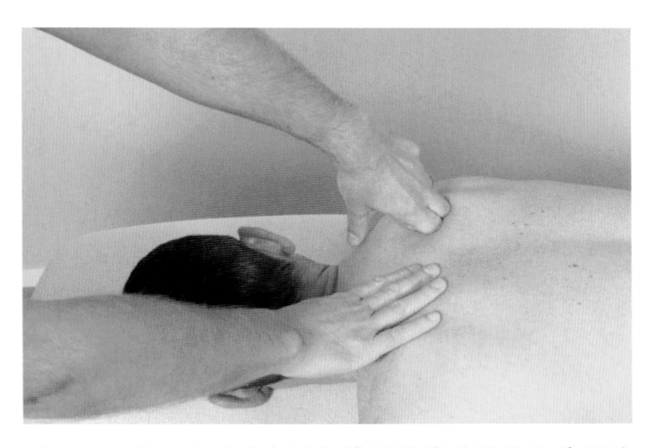

图 2.10　注意从肘到中间指骨间关节（近端指骨间关节）是如何对齐的。当需要这些关节屈曲才能到达目标组织时就停止推按。重新定位自己，保持正确的身体力学姿势，而不是牺牲自己的身体

我们有时会用上提或下拉组织、向内侧或外侧移动组织来描述。我们也会释放组织，用不同的方法帮助它牵长或扩展。

在许多情况下，我们希望改变深层套膜内的关系，它是皮肤和脂肪层下方的“紧身衣”。相对于肌筋膜单元（肌筋膜单元这个术语比“肌肉”更准确，也更麻烦）的释放，这一层面的组织需要一些不同类型的接触。

要移动大片的筋膜，我们需要使用较大的、往往较柔软的接触，并想象在实际的皮肤下抓住下一层皮肤。我们深入到它所在的层次并提起或移动整个区域。可以在深层套膜，有时在肌肉的肌外膜层面进行操作，但很少对肌肉本身这么操作。这是按照你的意愿用你的手来进行雕刻、重塑。鼓励组织产生改变——有时是在滋养，有时是在鼓励——仿佛你在用造型黏土为身体塑形。

这些类型的推按并不包括在文中的主体内容里，因为这需要针对具体的客户身形做调整，并且这是工作中艺术性的部分。上面已经给出了手法使用的大纲。我们鼓励你在身体的不同部位使用这种类型的接触，因为它对后文将要提到的许多特殊的技术是一种辅助和准备。

在图 2.11 中，比较了大腿和胸廓上方筋膜的平面，都是前面的层面低于后面。如果给这些区域做一个切面，并使它们保持在相同的解剖层次上（A 和 B 线），那么你需要一个向下的角度来匹配股骨的前倾角。这与我们需要在髋屈肌上进行操作来纠正她的骨盆前倾的策略完全不同。髋屈肌需要牵长，我们应确保在两个方向上都对它们进行释放。

我们缓解图 2.12 中模特的外部组织的策略，包括向外、向上提升深层套膜，好像要将双肩放回它们原来的位置。这样就会显露出深层胸大肌和胸小肌的问题。

因此，开始我们可以用平面运动，用大面积的手指或手掌的接触来重塑表浅一些的组织（图 2.13A，图 2.13B），下一步如果需要解决胸大肌的深层肌筋膜，我们将要使用一个稍微锐利或更加具有针对性的工具（图 2.13C，图 2.13D）。在此示例中仍然使用手指，但可以看到角度的变化，更加深入到胸大肌组织中。

在图 2.13C 中你可以看到上臂外展，所以组织被向外拉了。这就是我们所说的辅助拉伸。组织移动的方向和手法发力的方向是一致的。这样就可以使接触点和肌肉近端之间的组织得到独立牵拉。如果我们把这个手法改成一个推按和向外

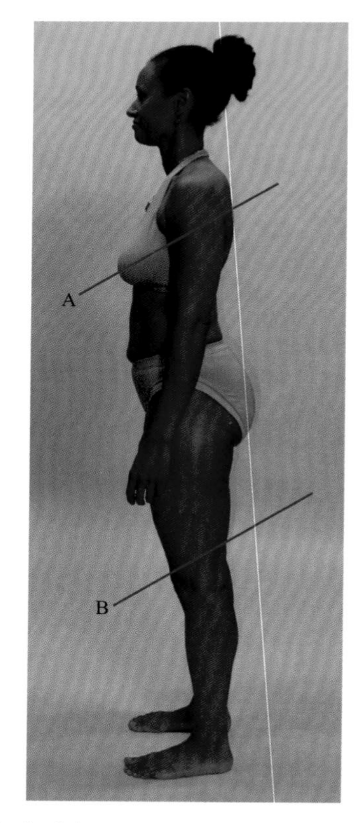

图 2.11　客户的侧面图显示了深层套膜前后关系的不同

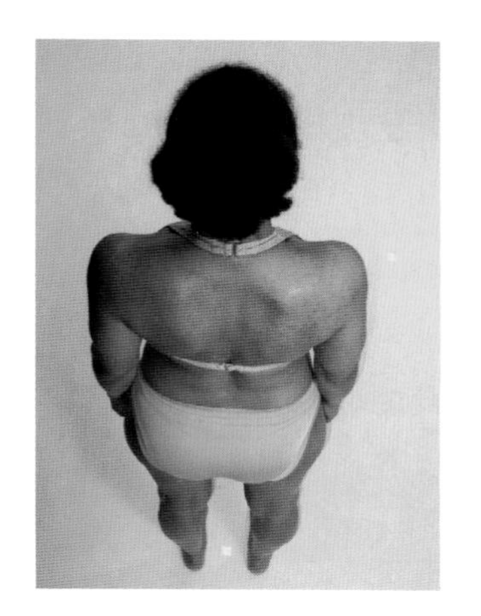

图 2.12　这是同一位模特的俯视图，可以看到肩带的内旋和前倾，当然她还有其他问题

侧的滑动，那么就会丢失一些有效性，原因是拉伸筋膜的力被不断增加的组织弹性吸收了。

如果我们反向操作，指向内侧（图 2.13D），并对抗客户的主动伸展，这就使释放效果集中在接触点与肱骨的外侧连接处。

我们经常需要做组织区分。身体内的每一层都应该能相对于另一层独立滑动，但这种能力经常会因为许多原因而丧失。例如，外伤、误用或滥用，都会导致粘连的形成并限制邻近疏松组织的天然适应性。当这种情况发生时在该区域会有“锁定”的感觉，而这是我们治疗中尽可能多的让客户做动作的原因之一。在一些区域，我们可以把组织扩展开，重新打开隔膜（见内收肌伸展，第 131 页），我们可以深入到结构之间的空隙，鼓励释放所有受限的部分（见腘绳肌分离，第 95 页），或者也可以锁定一个区域并让客户活动下层组织来营造“牙线滑动”的效应，进一步放松结缔组织，恢复组织间光滑的区分关系（见清理踝支持带，第 61 页）。

如上所述，我们的接触方式会根据目的和治疗组织的性质而发生改变。我们在跟腱这种致密

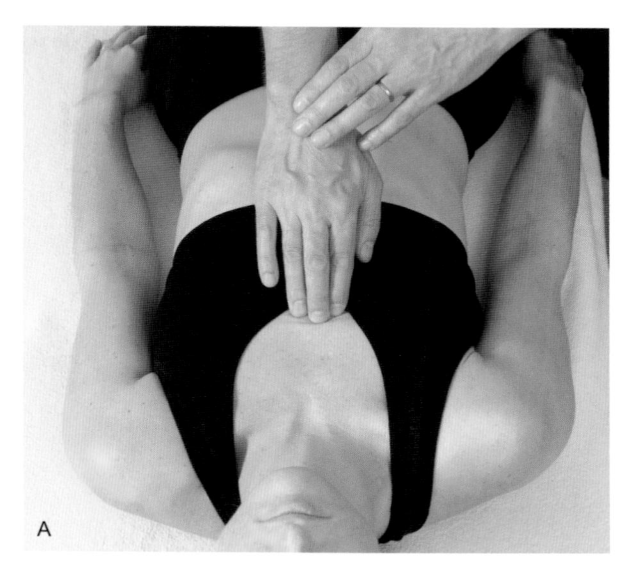

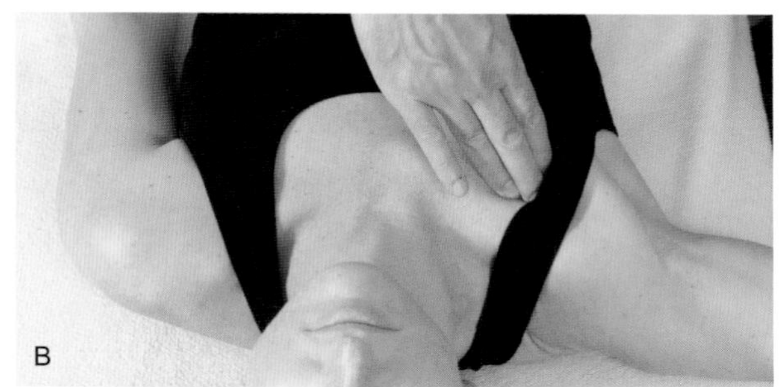

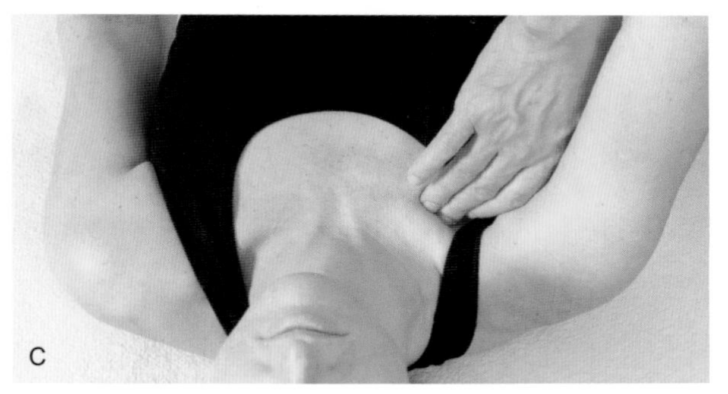

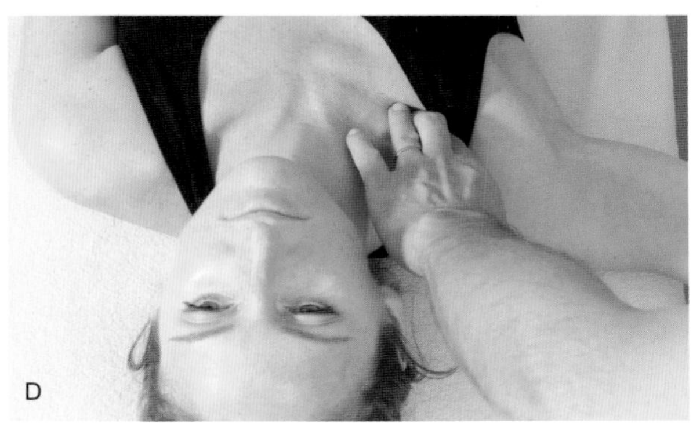

图 2.13　A~D：在不同的方向上用不同的方法处理胸部筋膜

规则组织中的操作方式与梳理、自然滑入和沉入隔膜的方式非常不同，甚至不同密度的隔膜所需要的操作方式都不一样。

一个有能力的治疗师不仅了解组织的特性，还要熟悉客户的性格；清楚使用什么样的接触才能产生你想获得的回应。时刻保持关注、及时调整接触是良好的筋膜释放技术的基本要素——需要时做出决断，尽可能地去安抚。

规划一次接诊

一次接诊治疗应该包含开始、中间和结尾。接诊时自然的过渡会让客户更舒心，这种规划将会为主要的治疗内容做准备并让治疗一体化。

本章前面讲述了在单次手法推按中的DASIE模式，我们也可以把它作为一个接诊治疗的模板。治疗师首先**营造**（D）一种融洽关系（或与老客户重新连接）。然后是**评估**（A），了解病例，找出自上次接诊之后发生了什么，或者在筋膜释放治疗病例中，通过姿势评估进行身体解读。然后将这些信息用于研发**策略**（S）或治疗计划，制定本次接诊治疗师想要达到的目标。在**干预**（I）阶段，我们在尝试中去观察信息是否匹配，能否到达预期目标。最后，在**结束**（E）之前进行一些平缓的治疗，如在颈部、背部或骶部的手法等。

客户来治疗的原因有很多，本书中的技术不适用于急性软组织损伤。我们治疗框架的原则是结构平衡，当我们能帮助整个身体有序排列时，组织不太可能过度紧张。这种治疗非常适合那些患有慢性肌肉骨骼疼痛的人群。有些客户可以很容易地理解这一点，尤其是用镜子来辅助身体解读时，这个后面我们会讲到。有些客户可能需要更多的劝说才能理解你治疗他非疼痛区域背后的原因。

首先，为客户明确目标，你们可以协商哪些是可以完成的，哪些可以通过治疗来实现。询问客户他们自身的结构性问题是什么，以及他们对此的感受，并找到你们可以合作达到的一个可衡量、可实现的目标。这些都可以帮助你们两人明确治疗重点。请记住，在接诊治疗时，你可以随时让客户从治疗床上下来（而且不止一次），这是为了让他们体验治疗，感受变化，并给你机会再次评估进展情况。

接诊的弧线

接诊通常以弧形前进：开始时较为敏感，然后逐渐增加强度。在退回到平滑并完整的结束部分之前，要推按更深的层次或更有挑战性的区域。对于客户来说，第一次就接触他们的腰肌或耻骨肌是非常令人讨厌的。应该从比较表浅、不私密的区域或结构开始，为需要更多支持的区域做好准备，也让客户做好心理上的准备。对于大多数人来说，四肢或背部是心理上更容易接受并且相对开放的区域。你可能想治疗胸小肌或深层的外旋肌，并且对你来说这些部位都很常见，但是对于客户来讲不一样，他们可能还没有准备好让你直接在那些部位治疗。遵循弧线的原则，即使你面对的是很熟悉的客户；每次接诊时都要慢慢来，先从表浅部位开始，然后一步步地增加强度。

结束阶段

每次接诊都要在最强烈的治疗之后留出一段时间，让客户有机会平静他们的身体，整合和巩固刚刚发生的变化。正如我们上面提到的，这个“结束阶段”通常包括颈部和（或）背部的手法，提拉骨盆，背推，特别是枕部释放。提拉骨盆和枕部释放都起到放松和平静的作用（一般是刺激副交感神经系统），当然可以有效配合接诊的结构性目标；他们不只是很好的推按手法。坐位下的背推手法带来了更多的交感神经系统刺激，因为客户要自己支撑身体，而且需要更加主动的配合。选择使用上述哪种治疗及治疗顺序取决于你希望或需要你的客户达到什么样的效果。如果客户的系统有些兴奋，而他们需要更平静一些，那接下来就集中处理颈部和骨盆；如果他们有点昏昏沉沉的，而治疗结束后又要开车，就需要刺激背部来唤醒他们。

在接诊结束时让客户感觉完整是非常重要的，而这与你在接诊中的进程安排和选择的结束推按有关。每次接诊都应该设计 2~3 个治疗目标，不要试图在一次接诊中把所有组织问题都涉及，也不要在全身跳跃性地治疗，比如从这个肢体到那个肢体，从上身到下身再到背部。保持治疗的一致性。先治疗一个层面或一个区域，让客户站起来感受一下。然后再深入一层或者去平衡另一侧肢体，重复此过程。不要害怕在治疗时和客户交流或让他们反复站起来。我们的目标是帮助他们与自己的身体重新建立联系，而不是分离开。

在接诊治疗结束后让客户走动一下或者做一些熟悉的动作。鼓励他们去调整自己的身体，倾听他们所有的反馈。重新评估：你的目标达到了没有？如果没有，是为什么？客户如何保持这次的治疗效果？是否需要改变一些习惯，例如在单位或家中的坐姿？在下次治疗之前，他们可以做何种运动或拉伸，甚至是做什么意识练习？建立一个转诊网络，运动教练及你可以求助的其他身体治疗师等。做转诊之前要仔细留意客户的需求和兴趣。不是每个人都想去练普拉提或瑜伽。记住你所布置的“家庭作业”一定要是客户能够真正去做的内容。

治疗的次数

我们都看到过那些沉迷于整容手术者的诡异照片。虽然我们希望我们的工作不会产生任何类似的结果，但可以把它当作是对那些总想“再多做一次”的人的一种警告。许多客户（和治疗师）会想再多走一步，以达到这样或那样的完美效果。当客户引诱出你的自负心，当你看到日益减少的银行存款或治疗日记还没写满时，可能会受到诱惑。我们非常坚定地认为，你的一系列结构治疗的接诊，包括你与客户接触的全过程应该是有开始、中间和结尾的像个弧形一样。它必须在某一点结束，所以最好是有意识地处理这一过程。传统的结构性治疗一般是 10~12 次，但也可以是 3 次，有时甚至只有 1 次。

本书中提到的工具并非让你在同一名客户身上持续使用。有很多变化需要一定时间的积累才会显现出来。相信目标一定会实现，并鼓励你的客户也这样想。你对某位客户做太多治疗的预警信号包括：①客户所接受的全部治疗看上去开始变得一样——同样的区域，同样的推按，同样的组织；②你每次接诊获得的效果收益越来越少——不像开始那样激动人心了。无论哪一条出现都应该让你考虑结束这位客户的系列治疗，先让他花 6 个月到 1 年的时间吸收治疗效果再重新开始。

如果你想使用简单的三次接诊系列的模式，你可以先平衡骨盆和下肢，然后平衡胸廓和上肢，最后平衡脊柱。

单独一次的接诊对于辅助治疗急性问题很有效。为治疗区域带来更多的对称性，可以带走许多附加的紧张感。但请注意，为客户去除代偿模式可能会更有帮助。这里可能会有许多各式各样的复杂解释，与客户其他的健康管理人员合作会使你的目标更清晰。

要想学习完整的结构整合系列内容，我们建议参加完整的培训（例如 IASI，请参阅参考资料），因为很多客户和治疗师的交流互动不能用文字来描述。

3 身体解读

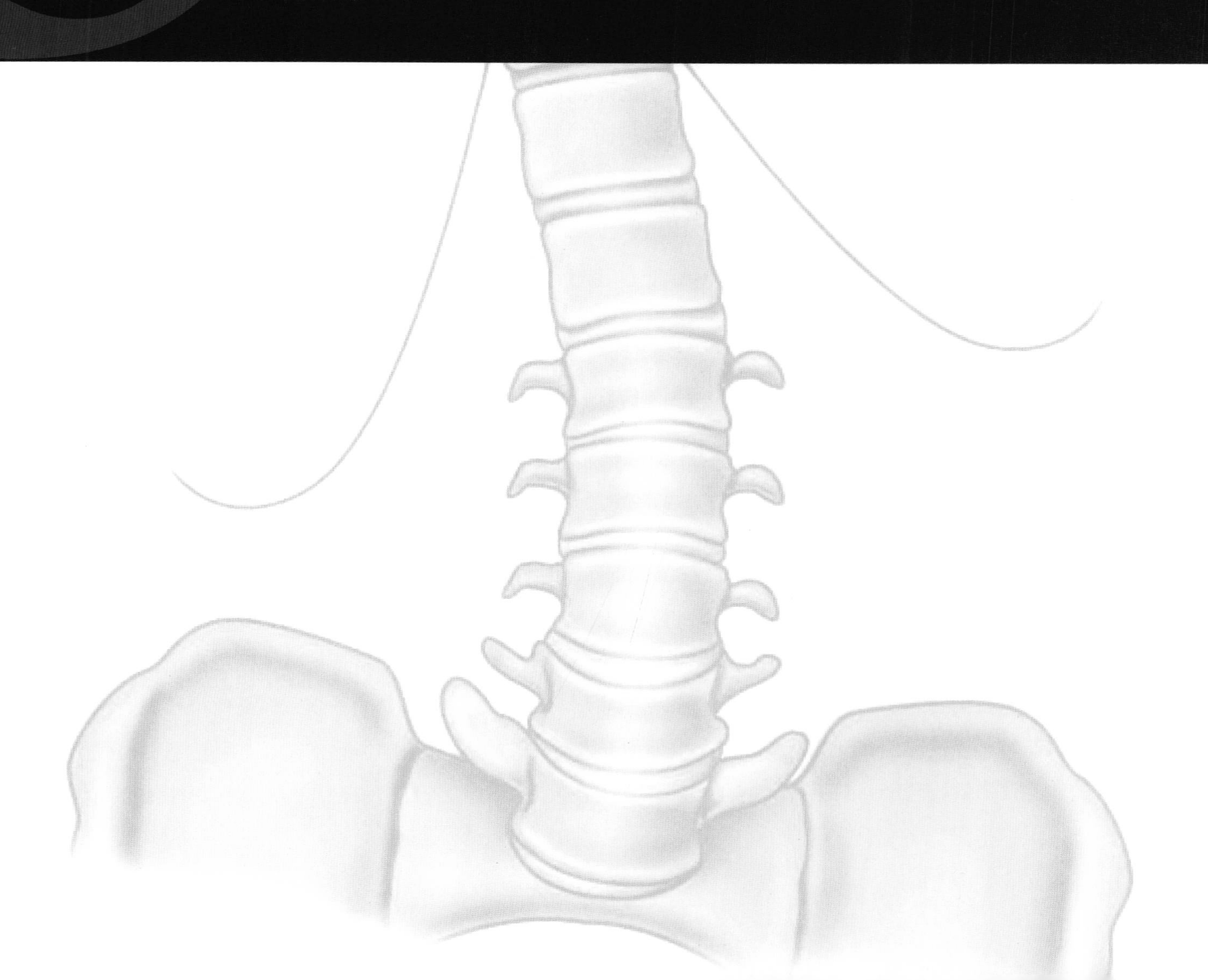

在本书第1版中，我们非常重视视觉姿势评估。此后的结构模型由于无法把结构失衡与对疼痛的感觉联系起来而备受质疑（Lederman，2015）。但是我们依然相信对身体进行结构分析的重要性，因为对身体解读永远不会被单独用来去做“诊断”；这只是问题的一种来源，是理解身体使用方式的第一种途径。随着时间的推移和经验的积累，问题会从“这个人的站姿如何?”变成“这个人是如何控制自己的？这会影响他们的运动吗？他们可以利用好自身的解剖列车吗?”

事实上一个人站立时有一些特殊的侧移、倾斜、弯曲或旋转，并不代表他们的腰方肌（只是比如）是短的，也不能预测他们的一侧或者另一侧会感到疼痛或不适。这只说明他们的站姿如此，我们必须设法去找出原因。可能是个人的习惯使这部分软组织缩短了，另一部分软组织因连续不断地牵拉使肌筋膜被拉长了。我们将在后面的文章中探讨肌筋膜连续性的影响，即托马斯的“解剖列车”。

对于身体和情绪之间的相互影响，威廉·詹姆斯（William James）曾经说过：“我不是因为开心而唱歌，我是因为唱歌才开心。”本能地，我们可以知道并感觉到某人状态很好——他们看起来很好。如果你最近遇到一个人看上去比他平时要好，你会用什么样的词汇描述他们？描述的清单里是否包括挺拔、舒展、更高、稳健、平衡？还有什么?

加州大学伯克利分校教授乔治·拉科夫（George Lakoff）在20世纪70年代认为“想要知道原因，我们必须了解视觉系统、运动系统和一般机制神经系统结合的细节”。最近，由他而起的体验认知领域已经回归流行。拉科夫认为，认知不仅限于大脑，还有我们在物质世界的经历。最近的研究表明，我们握着温暖的杯子或挤压一个柔软的球后，会改变对他人的看法，我们会倾向于畅想未来并回顾过去（McNerney，2011）。

自从达尔文1872年出版《人类和动物的表情》（*The Expression of the Emotions in Man and Animals*, Darwin 1965）以来，不断有人研究我们身体的信号与内心感受之间的相互作用。研究领域可能相对较新，但正如达尔文所说明的那样，自从我们成为有意识的生命以来，我们天生的理解力和信号处理能力就一直存在。我们的描述性语言与感觉是相互交织的，这可能是一种生存机制，因为我们必须能够识别信号，分辨出朋友和敌人。

不是所有的筋膜手法都需要针对“短缩、闭锁的组织”；以我们多年的经验，客户身上有很多产生了适应性变化的组织，他们“偏离中心”“不平衡”或“偏离一条线”（这里可以插入你最喜欢的描述方式），这些组织可以从信息量大的那种大接触面的手法操作中获益。詹姆斯在他与托马斯一起的时间中学到的一课就是，要建立像雕刻家在一个柔软、可塑的系统中雕刻的那种画面感。通过广泛的、有关联性的接触，通过“移动组织”（这种情况不太可能，但是画面感很强）或在组织的机械感受器中建立新的运算法则，我们可以让客户的组织移到一个全新的位置去放松（可能是更准确的描述；参见Stecco et al.，2009b）。

我们的目标之一，可能是我们工作风格中最重要的一个目标，就是使身体恢复平衡——平衡不仅是指生物力学的平衡，而是像拉科夫所比喻的那样，更深层的情感平衡。一旦达到平衡我们更愿意表达出自信和自我的主张，更能体会到与自己的内在联系，即“站在自己的领地上”。

我们不需要对客户进行精神分析——这不是我们的工作，这绝对超出了我们大部分人的执业范围。甚至我们不必相信那种姿态平衡连接着情感平衡的比喻——但是可以让它成为我们调整生物力学工作后，潜在并且积极的副作用。

在为客户进行治疗前首先需要做某种形式的评估。在这个阶段你需要问病史，并从客户的医学病史和结构史中获得信息，检查这种形式的治疗对于客户是否安全合适（参考附录2：禁忌证）。传统的筋膜释放治疗观察评估站姿和简单的步态分析。步态分析通过上课或我们的视频课程更容易传达〔特别推荐资源：Earls的《行走的天性》(*Born to Walk*)〕。在本章中，我们会介绍站立位评估，从前后左右四个角度观察客户（偶尔由上至下），从而获得骨骼间关系的框架。

有争论说，习惯性站姿所能提供的身体功能情况比较局限，确实如此。在实践中可以并且应该在活动中观察客户，尤其是客户与生活方式有关的能够引发不适或与不适相关的任何形式的运动。需要观察的标准动作有步态、运动中每个平面的躯干和髋的屈曲，以及四肢，当然还有呼吸。在这一版中我们扩充了一些基本动作评估，以便更好地感知身体与解剖列车筋膜链整体及局部的相互关联。许多动作评估都是评测客户完成我们称之为“基本动作”的能力。

“基本动作”的概念（在Earls所著《行走的天性》中进一步扩展）指的是一系列相互关联并且相互依赖的关节活动范围。最简单的例子是向前迈步的动作——这一步的步幅要想大到可以牵长髋屈肌，其实需要踝背屈的能力，以及伸展膝关节、脊柱和脚趾的能力（图3.1）。在功能性

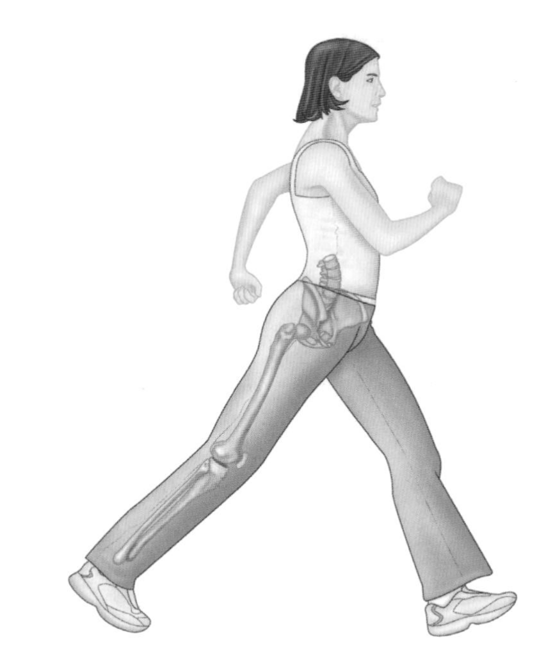

图3.1　步幅要想足够大，踝关节必须能够背屈，并且脚趾、膝、髋和脊柱必须能够伸展。任何一个关节活动范围的损失都会限制与其相关组织的延展能力。这些关联和相互依赖的关系被称为“重要事件”——伸髋能力需要伸展脚趾的能力作为支持，反之亦然

训练领域，组织的牵长能力已被证实可以降低肌肉发力、增加筋膜组织弹性势能的产生和储存能力（Wakayama et al.，2005）。

在做动作之前先牵长软组织是我们运动策略本能的一部分——例如投掷，总是在起始时先向后远离目标；纵跳总是要先下降身体。这些运动都是先把能量蓄积在弹性组织中，同时将肌纤维的筋膜套变硬。这两种动力关系先是通过聚集弹性势能（比肌肉收缩省力），再通过“预绷紧”加速收缩力量的传递来帮助肌肉提高收缩的效率。预绷紧和弹性负荷是我们人类运动系统的重要特性，是布拉维奇（2011）和科米（2011）所描述的拉伸－缩短周期的一部分。

遵从第1章所述身体张拉整体结构的视角进

行筋膜释放，通过调整软组织长度和自由度来帮助客户改善骨骼排列。延续遵循身体张拉整体性的指导原则，我们希望使身体活动的效率最大化。因此，我们希望通过我们的工作，引导客户“让组织放松到新的长度”，给他们的结构体系带来一种扩张感。这将使骨骼在软组织中的“漂浮”更加轻松，并有助于关节骨骼的排列，给身体更多的功能性能力去完成“重要事件”，从而减少肌肉紧张和身体磨损。

实现张拉整体基础上的理想的“扩展平衡”（Maupin，2005）还有其他好处，比如带来更有效的细胞功能（Ingber，1998），甚至有助于提供情感和心理平衡的结构基础（Maupin，2005）。

身体解读——本书中提供的整体姿势评估——既是艺术，也是科学。需要时间和实践才能够成熟，我们在这里提供的示例相对简单明了。我们建议尽可能多练习下面列出的观察技能和词汇，使它变成本能。随着你的进步，那些无聊的公共场所（如排队大厅或机场）都会变成你进一步提高眼力的实验室。

在几分钟内完成身体解读是比较理想的。一个人肯定不想只穿着内衣在你面前站很久。姿势分析不是一种诊断，它是一连串的问题（有时候是答案），后续需要通过触诊和（或）动作来追踪解答。

身体解读会强调那些看起来或“短”或“长”的区域。我们的工作就是区分这个局部组织问题是由这条链上其他部分的紧张造成的，还是来源于另一个上面或下面问题的平衡或代偿。在第三阶段，当你开始为这个现象解释的时候再继续检查——这些交织在一起的问题是力学链条中的一部分，或是通过重力线产生的张力，还是解剖列车链条中的一个拉力？

我们希望随着对本书的深入了解，这些概念会变得更加清晰，但请记住，还可以参考很多其他的资源供你实践。

身体解读的五个阶段

我们的整体姿势评估流程有五个阶段：

1. 描述　骨骼的关系。

2. 评估　产生或固化已有模式的软组织情况。

3. 制定策略　思考并解释为什么这些因素相互联系，并设计一个治疗的策略，按顺序解决这些因素。

4. 干预　做你的工作（在实践中，这可能是几下手法操作，一个疗程治疗，甚至一系列的治疗）。

5. 再评估　任何一种干预完成后都要重新评定和评估，可以通过触诊，或让客户站立或做某个特定的动作来完成。治疗是否达到了预期的效果？如果达到了，那接下来呢？如果没有，又是为什么呢？你是否需要改变在这个区域的操作方法或先释放另一个区域？

描述位置的词汇

要描述这些模式，我们需要一些词汇。虽然有许多这样的词汇在不同的治疗专业中使用，但其实四个词足矣：倾斜、弯曲、旋转和偏移。最初你可能认为它们局限或混乱，但一旦略微熟悉这些词汇，就可以对客户的结构进行速写，同时配合诸如左/右、前/后、内/外、上/下等进行非常详细的局部节段性描述。

使用倾斜、弯曲、旋转和偏移，就可以让我们的客户在不了解医学术语时，避免听到那些令人望而生畏的多音节拉丁术语（英语中很多病症的单词来源于拉丁文）。客户听到他们的背痛是由于“脊柱侧凸扭曲”引起的会比听到“脊柱存在一系列的旋转和弯曲”更加困扰。因此，在与客户交流时通过使用直观容易理解的一般性术语，可以避免产生理解差异，同时也方便我们与不同背景的治疗师交流客户的情况。

常用的专业术语，例如描述足的旋前或描述肩的前伸，本质都很笼统，无法精确描述骨骼之间的关系。因为这本身就包含许多关节的复杂排列。通过使用倾斜、弯曲、旋转和偏移，就可以准确地描述每个骨骼相对于邻近骨骼的位置。这给我们了解软组织是如何维持这种模式提供了信息。“前伸”这种描述，也许能形成一个笼统的方案，不一定会有效；“肩胛骨前倾伴肱骨外旋”这种描述就会指导形成精确的软组织放松方案。

从一开始建立良好习惯，在你的描述中使用“相对于”，任何骨骼或骨性标志都有“相对于”其他结构的位置——必须确定我们所描述的是什么。例如，最常见的困惑是肩部区域。因为肩部由许多关节组成，所以我们可以更准确地描述肱骨相对于肩胛骨的关系（即盂肱关节）或肱骨相对于胸廓（即胸廓与肱骨）的关系。虽然这些描述都完全正确，但每一个都可能给出不同的结论。它看起来好像很简单直接，但是很可能前者也外旋，后者也外旋。使用标志描述关系时，会帮助我们非常清晰地理解跨过了哪些关节，并因此涉及哪些软组织。比如以下第一个例子中的后三角肌、冈下肌、小圆肌（盂肱关节的外旋肌），第二个例子中的胸大肌和背阔肌（跨越盂肱关节和肩胛胸壁关节的内旋肌）。

1. 描述

倾斜

倾斜的定义是与纵轴的偏差。根据结构顶部的移动方向来确定左、右、前、后。例如，头右倾、胸廓左倾、骨盆前倾等。如图 3.2 所示，肩带右倾，指的是客户的左肩高右肩低，这样肩带的顶部倾向右侧。

一般来说，如果骨盆侧倾，例如左倾（左侧髋部低，图 3.2），为了保持身体的直立，腰就要向右侧弯曲，就像山上长的树一样。这就可以描述为“腰椎右弯”，就是上部椎体（L5）相对于底部向右倾斜。

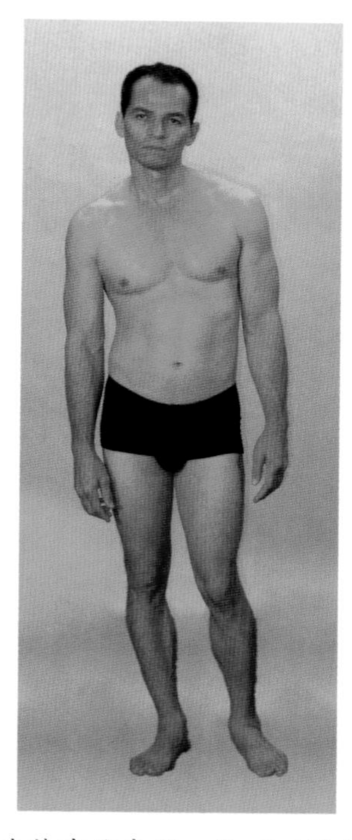

图 3.2　这个姿势有些夸张，你可以清楚地看到胸廓向右侧倾斜，头部向左侧倾斜

弯曲

弯曲只发生在脊柱，弯曲是描述一系列椎体倾斜的一个简单词语。我们根据弯曲上部的指向来命名弯曲的方向。看图 3.2，我们可以看到，腰椎右侧弯实际是一个椎体在下一个椎体上形成的一系列椎体倾斜（图 3.3）。

旋转

所有的旋转都发生在纵轴（当身体在解剖位时），并用此结构的前面相对于其他结构的方向来定义旋转方向。简而言之，如果你向左看，你的头相对于足就是向左旋转。保持你的鼻子和足指向同一个方向，但把骨盆转向右侧。现在骨盆相对于足就是右旋的，但胸廓相对于骨盆就是左旋的。如果感到有点混乱，就多花点时间搞清楚。这样的好处就是治疗精准，效果持久。

对称的结构，比如肱骨或股骨，我们可以描述为内旋或外旋（图 3.4）。例如，大多数芭蕾舞演员的髋关节股骨都是外旋的，许多健美人士的肩胛骨都是内旋的。

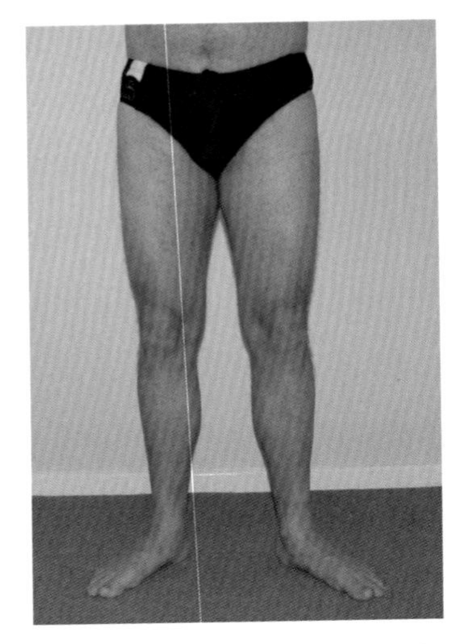

图 3.4　一位下肢外旋的客户

垂直线和网格线通常用于测量身体与重力线的偏差。虽然在确定负重腿方面明显有效，但这种分析在描述各节段的精确关系中非常受限，不能推导出有效的软组织治疗方案。

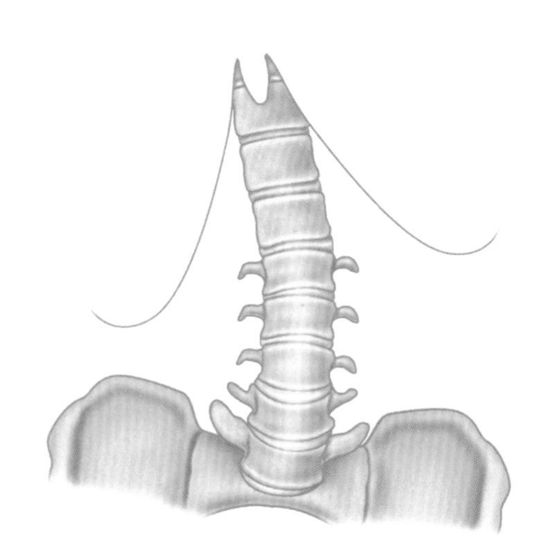

图 3.3　腰椎的右侧弯曲，显示了上下两个椎体的关系

偏移

偏移是用来描述身体的一部分相对于另一部分的重心移动。例如，在图 3.5 中，我们可以清楚地看到，胸廓的重心已经转移到骨盆的右边了（说她的骨盆相对于胸廓向左移，同样是准确

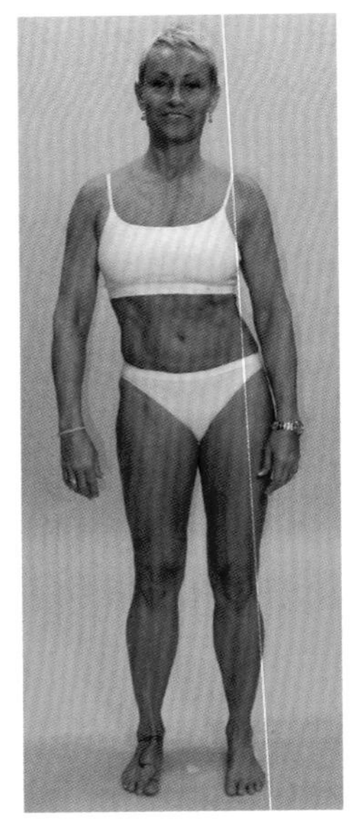

图 3.5　一位胸廓右移的客户

的，虽然这么说不是很有用）。偏移的发生必然会伴随其他结构发生倾斜或弯曲（这名女性腰椎上部要有一个左侧弯曲，然后接着有个右侧弯曲才能实现这种夸张的移位）。当骨盆相对于足向前移时，会有一个常见的错误姿势，就是必然存在胫骨或（和）股骨的前倾。

2. 评估软组织间的关系

现在我们有了能够描述骨骼位置的词汇，接着来找到在这个模式中涉及的软组织。我们的关注点在于相邻区域的软组织关系，希望通过软组织释放来平衡整个模式。

例如在图 3.6A 中，可以看到相对于双脚，模特的骨盆有些轻微向左偏移。然后胸廓向右偏移（相对于她的骨盆和中线），头又相对于胸廓向左偏移，使她的骨盆几乎处于中立位。虽然照片中头部和骨盆几乎在一条直线上，但是如果我们让她的胸廓回到骨盆正上方，那她的头部就会大幅向向左偏移了。我们需要把工作的重点放在放松她的胸廓，使其向左移回到骨盆的正上方，同时相对于胸廓向右移动她的头部，所有的治疗目的都是为了让骨骼轻松排列在双脚所在的重力线上。

图 3.6B 展示了一系列前移：骨盆相对于足，胸廓相对于骨盆，最后头相对于胸廓。每部分之间紊乱的软组织都需要依次处理，上提前面并下拉后面的软组织。

图 3.6C 展示了一系列的倾，骨盆左倾、胸廓右倾。要牢记的一点是，两个部分之间的角度变化才最重要。各条线显示了相对角度的差值，而不是与水平线的差值。我们在处理左腿问题之前要记录下这个角度，可能处理后会使骨盆平衡，但胸廓的倾斜角度会变大（相对于地面），大到会让胸廓下方右侧的组织“喊着”要治疗。当颈部看起来处于中立位时，不要忘记他的胸廓是向右倾斜的，为了使头部和眼睛保持水平，颈部相对于胸廓一定是向左倾斜的。

如果胸廓的倾斜得到改善，颈部左侧的软组织也同时需要延长，否则眼睛会倾斜，那客户的身体可能会“拒绝”这种不能适应姿势变化的治疗。

显而易见，到目前为止，尽管问题看起来很复杂，但我们必须就身体本身来解读身体，而不只是以一些几何模型或以重力为基础的理想模型。当我们详细探究了身体的各个部分，如在第 6 章讨论的关于骨盆倾斜的关键认识后，这些抽象的概念就会更加具体了。

想要找出受到影响的组织，我们需要问自己：“哪两块骨骼互相靠得更近了一些，它们之间的组织是什么?”然后你可以添加更多的细节，比如不同的层次或深度与筋膜的关系，包括考虑哪条筋膜链或线也途经此处。当我们治疗局

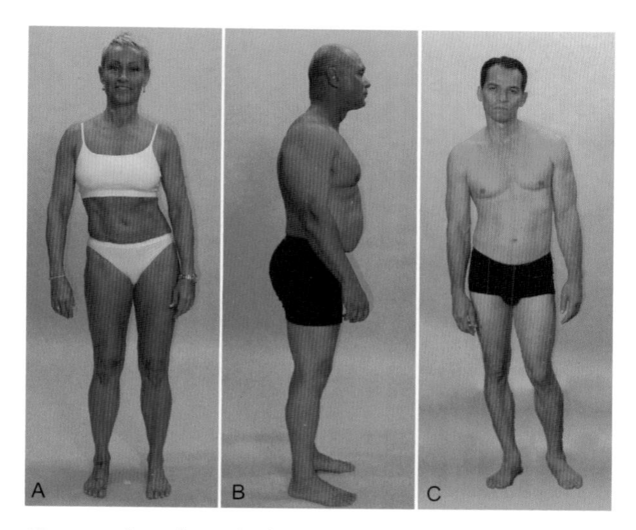

图 3.6　这里我们看到 A~C 图中三个夸张的姿势模式，很容易看出相互关系

部没有获得想要的释放或长度时，考虑这些动力链就更重要。使用肌筋膜线作为向导，我们的视野可以更宽。

我们还应该抵抗那些试图将所谓“正确”的姿态，或定义什么才是“正确”强加于人的想法。相反，我们应该试着把客户视为独立的个体：观察他们从上帝、自然或基因（私有的那一对）为他设计好的状态上偏离到了哪里，损伤、态度或教育方式使他们做了哪些改变？这些将指导我们进入下一个阶段。

3. 制定策略

是什么使客户远离了自己的理想形态？以前发生的什么事塑造了他们？他们养成了什么习惯？或者他们产生了什么样的代偿组合塑造了他们现在的姿势？然后，所有的问题都是如何相互关联的。左肩带的前移是否与右跟骨的内侧倾斜有关？你能通过他们的身体找到他们的模式吗？它是否遵循任何解剖列车线？

发现身体产生什么样的代偿是一种需要时间和实践才能熟悉的技巧。尽早开始建立体内一系列区域关系紊乱的逻辑关系，将有助于你选择有效的治疗策略。你看到的链越长，就越能从次级因素中区分出主要因素，从而采用更有效的处理方案。

从骨骼和软组织角度看，是什么将这些因素组合在一起形成了一个连贯的故事？这一步就需要你在制定策略时从整体的身体结构出发。当然，生活是漫长而复杂的，而且不是你所看到的每一个结构上的代偿都能恰好符合其中的解释。虽然有些主观，但这是非常有用的一步，它可以帮你创建一个连贯一致的策略来解决客户呈现的特殊模式。

4. 干预

根据你的策略，用本书大部分篇幅所介绍的技术来延长和放松软组织。记住，这不是一种技术的集合，而是一种意图的集合。每一个运动都被描述为是特定的、精确的和绝对的。事实上，有多少从业者就有多少种变形，但他们都需要适应解剖结构、组织类型、疼痛程度、情绪状态及客户身体意识等变化。

新手可以在说明书的指导下进行安全操作；有经验的治疗师就可以把说明书当成是一个可以进行多种操作的模板，拓展出自己的领域。

我们在文中不断提到肌肉名称，用来定位技术应用。每一次我们提到肌肉的名字时都请你理所应当地认为那是指肌肉和其周围覆盖并伴随的筋膜。肌肉的名字就被当作那个区域筋膜的“邮政编码”来用。

5. 评估

在一系列干预措施完成之后——无论是一种技术、一系列的动作、一次治疗，还是一系列治疗，你都需要重新评估。让客户站起来活动，并尝试活动治疗区域，与此同时你如实观察是否发生了改变。这对于建立和完善我们的技能，以及确定下一步需要干预的区域是非常重要的。

它也为客户提供了一个休息机会，仔细体验治疗后的区域，与身体的另一侧进行比较，或者仅是给出他们觉得合适的任何反馈都好。一般来说，无论是新手治疗师还是新客户都会受益于频繁的重新评估。当你有了更多经验，或是有一个体会更深的客户时，就可以少做些评估了。

身体解读的过程

看书上的图片和在路人身上使用新的词汇去描述姿态都很好，但在将来的某个时间（如果它还不是你标准作业流程的一部分），你需要“奋力一跃”，让客户穿着内衣站在你的面前。这对于客户和治疗师来说都可能是尴尬的，我们有一些建议，使其尽可能地变得自然并成为一种约定。

1. 让客户站在一面能照出全身的镜子前，站在客户的侧方或后方，这样你可以在镜子里看到他们。这让你跟客户站在了同一战线上，比面对着客户记笔记（或者更糟的，不满的小声嘀咕）要好。与客户站在一起强调了这是一个合作的过程，你们都可以在镜子中看到他的姿势并对他进行评估。这将可能创造一个关于治疗目标的讨论——客户对自己的身体哪里喜欢，哪里不喜欢，还有他们对治疗的希望。

当不能用镜子时，就拍摄几张客户的照片来进行讨论。这样治疗师和客户都可以分析他们看到的现象。

如果使用照片，一定要在讨论后删除，或在客户的明确允许下保存。你所在的国家或州会有关于这些记录的规定，请保证你熟悉这些要求。

2. 注意你的第一印象，因为它通常带有很多微妙的信息。你可能不知道或者不能用语言表达这些，但往往最初的印象非常丰富（因为我们有一个非常漫长的按照第一印象做事的进化史）。这是我们自己的秘密，但会把它作为未来参考的注释，因为它以后可能会带来一些新启发。它可以是身体上的、情感上的，或者很微妙的东西。不论客户吸引你注意力的点是什么，这是你的印象。在做治疗时，它给了我们一种在治疗中以人为本的感觉。天性严肃、爱开玩笑、自带紧张感等都能被有效地利用（相反，为了专注于治疗，客户性格的某些方面可能需要管理）。

3. 在进入任何详细的身体解读之前，注意到你的客户至少有三个积极的方面（并与他交流）。我们生活在一个大量时间、精力和广告都集中在错误和失败的社会，谁也不能过得像杂志封面那样精彩。我们唯一能意识到的是莫名其妙的“错误”或“脱离”。然而，正如我们在前面训练中指出的那样，在他们的身体出现错误的同时有更多的部分是“正确的”。通过对客户说明这些正确的、积极的方面，你不仅能在治疗中进一步鼓励他们，也能在寻求改变的过程中给他们一个缓冲。

注意积极的方面也会让你注意到那些不需要改变的区域，因为它们已经在有效地工作或轻松地支撑着客户的结构。这个过程让你接触到客户哪里是有序的，让你注意到哪里可以减少关注度，这些能使你更有效率。在客户的身体结构中看到不同区域仍然是连贯的，给你一种可以通过你的治疗让剩下的区域与身体其他部分相匹配的感觉。

在我们的学习班中，这往往是学生在对他们的搭档做身体解读时会忘记的第一件事——因为我们如此专注，不仅在社会上如此，作为治疗师的时候也一直在找问题。社会培养了我们找“错误”的能力，作为治疗师，我们渴望找到问题然后“解决它”。指出积极的特征似乎是一个“新时代”的噱头，常常在身体解读中被遗忘，但我们希望它能成为你的一种原则：在实践中，这会使你迅速与客户建立和谐关系，治疗本身就是“两个智能系统的交流”，这时你会不断想起客户带来的积极信息，这会支持你完成剩下的治疗。

4. 用上面所描述的语言来解释你所看到的情况。我们尽量做到非主观、容易理解，让客户可以从一开始就参与进来，并鼓励他做出诚实的反馈。在他们初次治疗时使用了镜子，希望客户能够有一种“过去我什么样”的印象，然后可以在不断发生变化时，把它与现在的情况进行比较。

这一章之后的每个技术章节，都会先简要回顾解剖知识，介绍几个与手法治疗、运动和筋膜相关的概念。这些回顾内容并不全面，所以欢迎你参考自己喜欢的解剖课本或阅读在书目中列出的补充阅读内容。

介绍我们的模特与个案分析

观察我们的两个模特（图 3.7，图 3.8）可以帮助你练习这些新词汇，并开始训练你的观察技巧。他们看起来都比较积极健康，所以找出三个好的方面应该很简单，一边观察每一个角度的照片，一边考虑下面提出的问题。

记录下你所看到的问题，并思考结论背后的思维过程，在阅读后续章节的时候定期回到这些页面来检查你的答案，或者用新视角来看待客户的系统。

一次观察一位模特，快速浏览每个角度的照片并记录下你的第一反应。不要检查或者反复思考——第一个“击中”你的点是什么？

你能在他们的结构中找出三个积极的方面么？是什么，你想用什么词汇来描述它们？明白这些词汇的含义，并且清楚它们是否有什么其他内涵。你的描述是否可以不带暗示，不过于轻率或不恰当吗？

在你第一次读到这一页时，只需要抓住最主要的特征就够了。随着我们进一步观察每一个身体环节，你就会看到更多细节，想问更多的问题。不要试图一下子就能看全——这会让你感觉责任重大，甚至有些不知所措。不要期待自己能够立即回答所有这些问题，但随着每章阅读的进展，你会慢慢记住它们的。

我们不建议你把书翻到后面去寻找答案（虽然我们知道你可能会这么做！）。每一章中都有一些像积木一样的基础内容，可以帮助阐明后续部分。你可以先快速扫读每一章，然后再回到书中更详细地阅读细节部分，这样也会有益。身体是一个相互关联的系统。要想了解一个部分，我们需要清楚另一个部分，因此，学习筋膜释放技术是一个循环过程。

我们对身体的观察要一个区域一个区域地进行，这样才能使本书的架构方式更加实用，但我们鼓励大家多次循环回来再次阅读，每重复一次都会慢慢看到更多的相互关联，编制整个张拉结合的故事就会逐渐变得容易。

1. 骨盆和足，骨盆和股骨，股骨和胫骨之间的关系是什么？考虑移和倾。

你可以在描述中添加“相对于”吗？

了解下肢的动力学可能是解决许多问题的关键，我们将在第 4~6 章进一步讲解足和骨盆的细节。

2. 你如何描述胸廓相对于骨盆的关系？

- 这个关系可能告诉了你脊柱发生了什么？
- 你认为骨盆位置对胸廓有什么影响？

- 骨盆、胸廓和头部位置是如何相互关联的?

我们将在第 7、第 8 章探讨这些问题。

3. 你看到肩膀和手臂发生了什么变化?

- 胸腔在这个位置是否能够支撑肩膀和头部?

这个区域由于关节数量多而变得非常复杂——在阅读第 9 章之后，你随时可以回来重读几次。

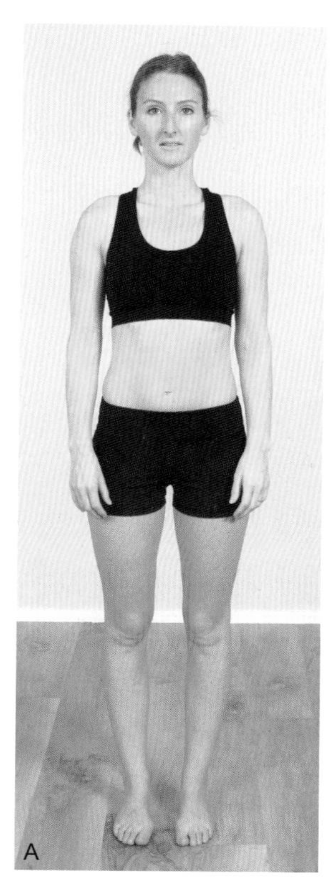

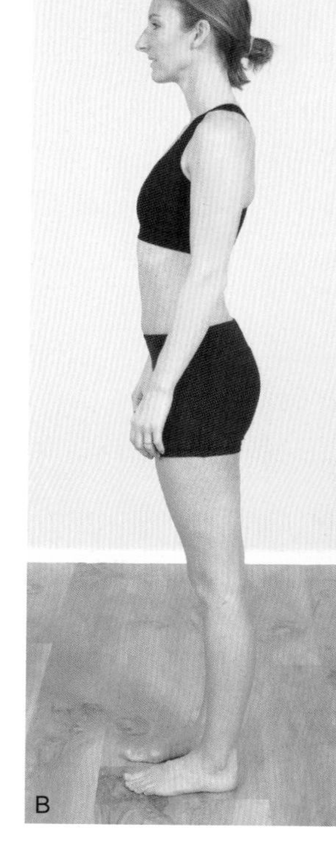

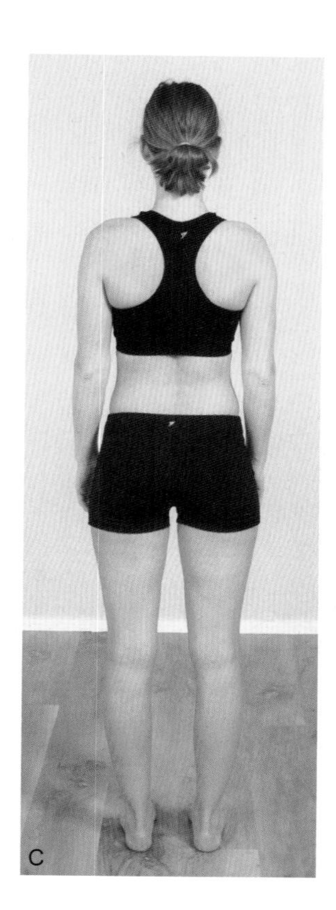

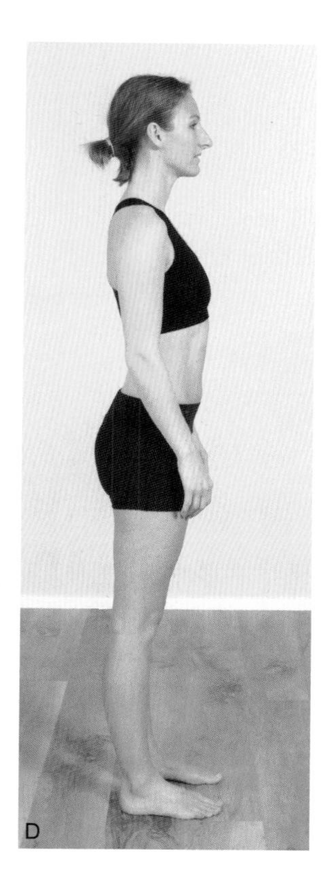

图 3.7　女模特

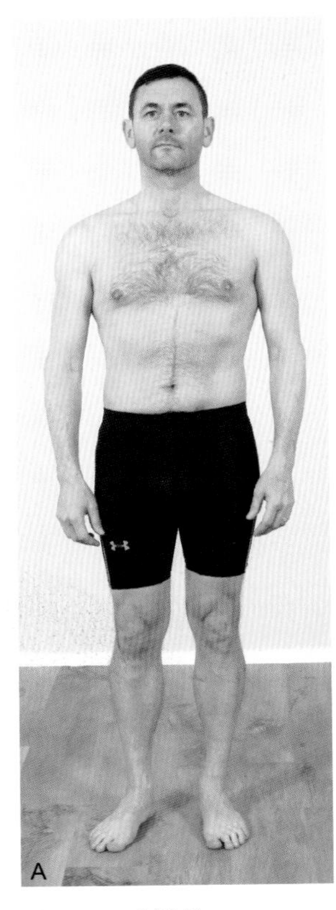

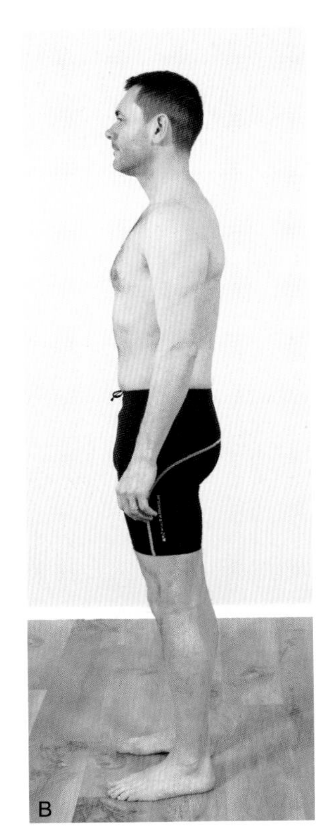

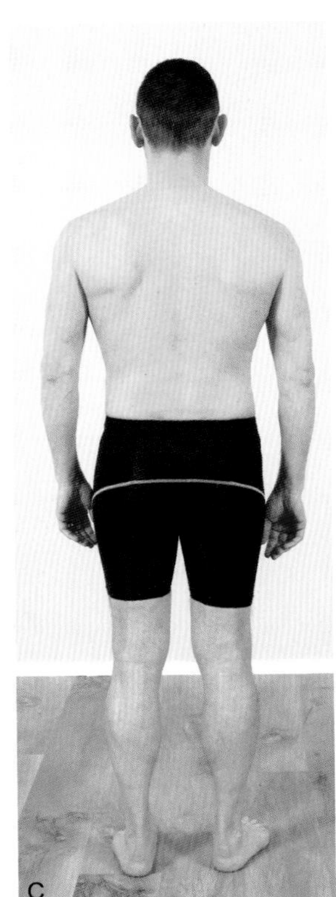

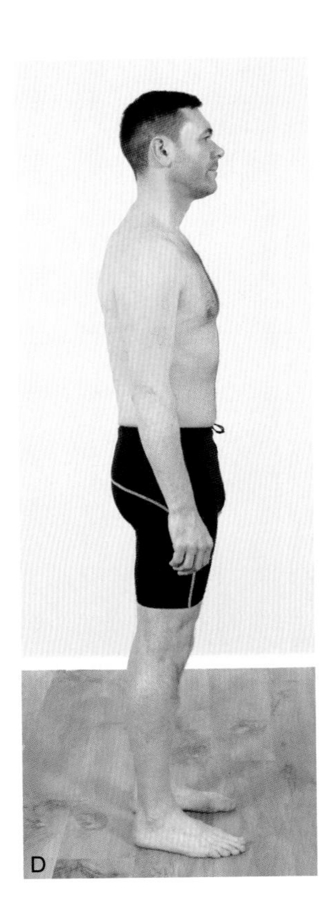

图 3.7　男模特

4 足和小腿

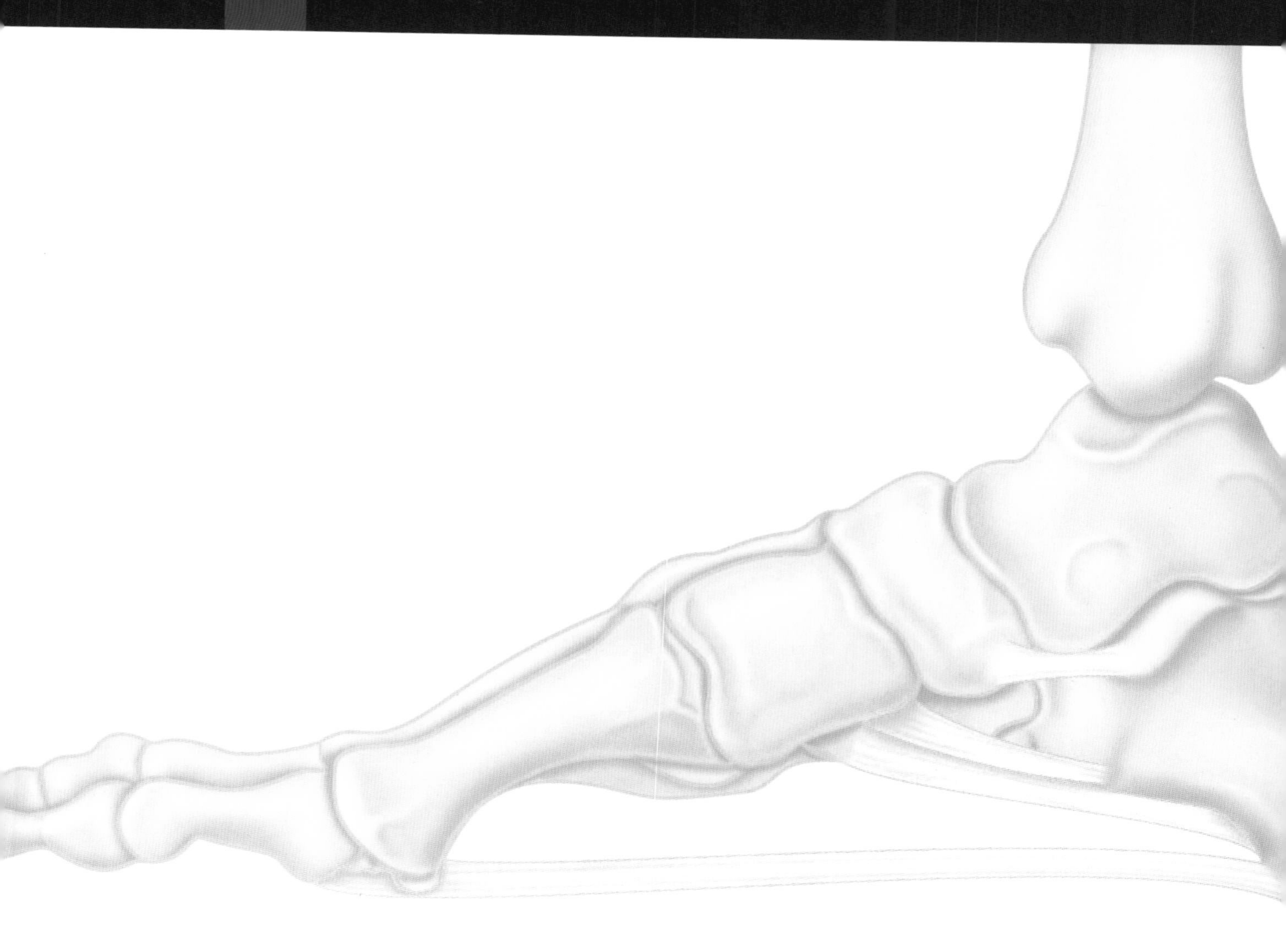

因为行走和跑步的独特需求，人类需要一双独特的脚，足部的主要支撑来自足跟。袋鼠和猫是典型的用后跟休息，而在运动时用爪子的动物。这就像让我们用手掌前部和前脚掌（跖骨球）走路一样，是一种不舒服并且难以持续的任务。大多数的婴儿是用全手掌和膝关节来爬行的。与之相反，对大多数四足动物，让它们站起来用后腿支撑（这样的狗看起来很可爱，而这样的马看起来很吓人）只能维持非常短暂的时间（图 4.1）。

为了能够站立，我们有本质上是四面体（三棱锥）结构的双足，这种类似三腿凳的结构可以提供一种特殊的稳固感，但也让我们处于了一种高重心小底座的危险站立状态。因此，足部的平衡和小腿的肌肉对维持垂直站立有重要作用。

所以，这里的主要任务是研究足弓。足弓的平衡保证了客户具有一种良好的动态平衡。能够站得稳当——用微微抓地的方式与地面建立很好的联系，步伐还可以轻盈有弹性——同时还有快速改变方向的能力。

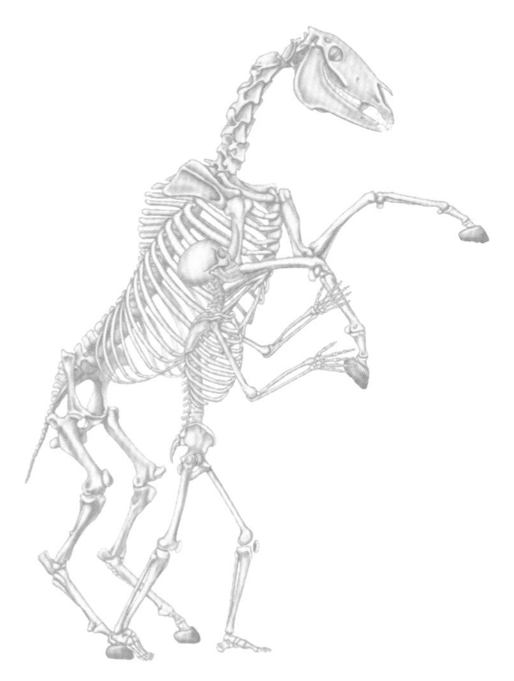

图 4.1　虽然马的骨骼和人类非常相似，但运动的架构完全不同

对足弓需要了解以下三方面：骨骼的形状；足底组织的张力和小腿后侧各肌肉力线（就像控制玩偶的绳子）之间的平衡关系。我们将按顺序认识一下这三个方面，但首先需要提出几种观点。

腿的骨骼：按 1，2，3，4，5 记忆会容易

腿的骨骼（和上肢构造相似）可以被理解为从髋到足趾的部分（图 4.2）。大腿处是一块骨骼——股骨，小腿是两块骨骼——胫骨和腓骨。

这两块骨骼中，胫骨主要负责承受重量，上端宽厚，为了接受来自高处的两个股骨髁传导过来的重量，胫骨的下面架在了距骨上，形成了内踝，相对小一些的腓骨小头则藏在了胫骨的下方，仿佛在树下休息一样，腓骨的下面构成外踝。内踝、外踝共同组成踝关节。

足的下一个层面包括 3 块骨骼：距骨、跟骨、足舟骨，这 3 块骨头组成后足，这里包含一个下文将要谈及的复杂的关节。

下一个层面有 4 块骨骼——3 块楔形骨和 1 块骰骨，它们一起组成近端横弓。

最后，5 块长的跖骨，到这里结束了从髋到足的进阶过程。足趾是由 14 块骨骼组成的，为 5 块跖骨的延续部分（蹲趾只有 2 块骨骼，其他的通常有 3 块）。

从上至下一步步观察腿部这个连续的复合体，可以帮助我们理解骨骼逐渐增加的调整能

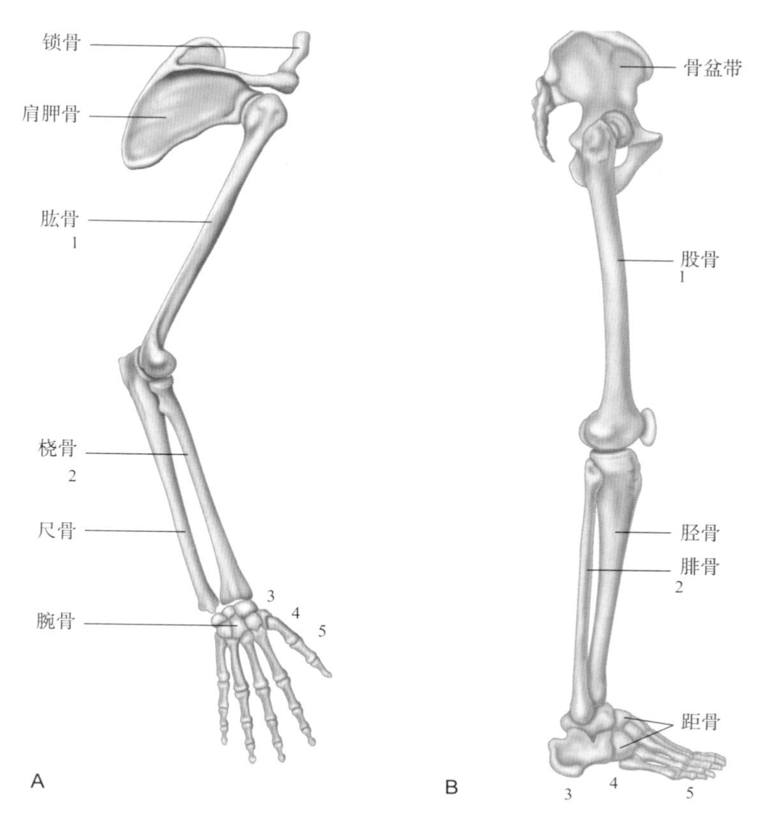

图 4.2　A 和 B：腿的骨骼数量越靠近远端就越多（上肢也一样），只有 1 块的股骨下面是 2 块小腿骨，下面是 3 块后足骨、4 块中足骨、5 块前足骨

力。对于筋膜链的依赖性我们将在第 6 章进行讲述。

关节：铰链和螺旋

腿部关节存在一种单一自由度（发生铰链运动）与多种自由度（允许旋转运动）之间不断交替的有趣现象。

足的第一类关节，在足趾的各个趾骨之间，都是铰链关节，帮助我们抓牢地面。足掌有 5 个跖趾关节，允许趾骨和跖骨头之间存在一些旋转。

方形跖骨基底部只有铰链运动（很轻微但是很重要），观察那些明显的高足弓且足旋后的人的走路模式，他们的足关节几乎没有移动，可以看得出足部缺乏这个微小的运动会影响步行中臀部和背部的姿态。

下一个足部真正可以移动的关节是距下关节或距跟舟关节。这个关节和它上面的关节——距上关节，被称为广义上的踝关节。它们被一个韧带关节囊覆盖。在踝关节扭伤并且肿胀的时候，这两个关节的活动都会受到影响。从治疗的目的出发，我们则需要清楚地辨别距骨上面的关节和距骨下面的关节。

距下关节允许距骨在足部上滚动或调转过来（足部在距骨上滚动）；这是一个旋转关节。旋转轴不是笔直地通过足部，而是从踇趾的内侧通向后跟的外侧，这也形成了内翻和外翻的轴。

距上关节，踝关节上面的部分，更像是一个

简单的铰链关节。距骨的上方被嵌入胫骨和腓骨的底部，它们被坚固的韧带“缝合”在一起，这个关节仅允许背屈和跖屈。

由于胫骨和腓骨的连接非常紧密，所以两者之间只允许极其有限的动作，且大多数发生在近端。

这一旋转运动（和前臂的旋前和旋后是类似的）被转移到了膝部。为了感受到这一运动，坐下并保持膝关节屈曲、前脚掌踏地。脚跟内外摆动，你会感受到膝的内旋和外旋。这种旋转运动只会在膝关节屈曲的时候产生。在膝关节伸展的时候，韧带会限制这一运动。（在膝关节伸直时，虽然你也可以转动足跟，但这一运动却是发生在髋关节上。）

常规的膝关节活动是做屈伸的铰链运动，而髋关节是多自由度的关节，能在各个方向上产生活动。

这种铰链和旋转的交替与上肢相似，同脊柱的运动也类似。在后面我们会发现，骶髂关节存在有限的铰链运动，腰骶关节会旋转，腰椎发生铰链运动，下段胸椎是旋转运动，中段胸椎是铰链运动，颈椎是旋转运动，最后枕骨和寰椎之间是铰链运动。

由于铰链在活动上存在限制，少量的肌肉可以在特定的方向上产生动作能量，换句话说，如果前臂和小腿的所有关节都是旋转性的，那我们看起来将会像大力水手一样，因为需要非常多的肌肉去稳定这些关节。铰链动作（线性的运动）和旋转动作的交替出现产生了我们会在芭蕾舞跳跃和空手道出拳时所见到的螺旋效果（图 4.3）。

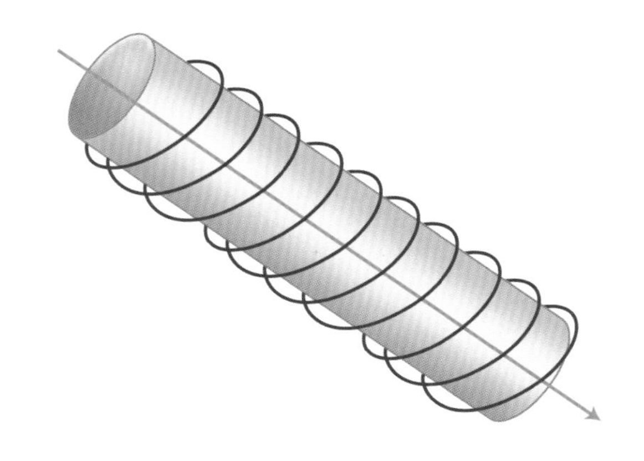

图 4.3　铰链，像膝关节和肘关节，产生线性的、单自由度的活动。多种形式的其他关节，像髋关节和肩关节，能产生旋转和多自由度的活动。把一个线性运动和一个旋转运动组合起来则会变成螺旋动作，这种动作在舞蹈和武术中会经常见到

作为“次生曲线”的足弓

在我们详述足弓本身的细节之前还有一个观点：足弓是一个次生曲线。原生曲线和次生曲线通常用来描述脊柱，原生曲线是指那些来自胎儿和婴儿时期的原始弯曲，即胸曲和骶曲。次生曲线是在出生之后由于肌肉的强化发展而来：当孩子会抬头时有了颈曲，腰曲形成晚些，是在孩子开始坐起时形成的，这同时形成了下部竖脊肌和腰大肌复合体之间的平衡。

如果我们“向上”扩大这个概念，可以包括头颅，它们与脊柱是来自胚胎的同一部分，可以认为头颅的曲度是原生的，颈曲是次生的，胸曲是原生的，腰曲是次生的，骶曲是原生的。继续向下看：膝关节曲度是次生的，足跟曲度是原生的，足弓是次生的（如果愿意的话，蹈趾跖趾关节突出也可以被看作是原生的）。

在考虑身体从足趾到头部的原生和次生曲线

存在相互交替关系时，我们注意到这是由被称为后表线的筋膜链连接的一个整体（图 4.4，来自《解剖列车》）。

足弓和身体其他的次生曲线一样存在几个特征：它们向后凹，作用像弹簧，它们被组织拉紧，同时也要靠软组织的张力才能维持。另一方面，原生曲线是先天形成的，因为他们靠骨骼来固定，所以在运动中表现得更为坚固。

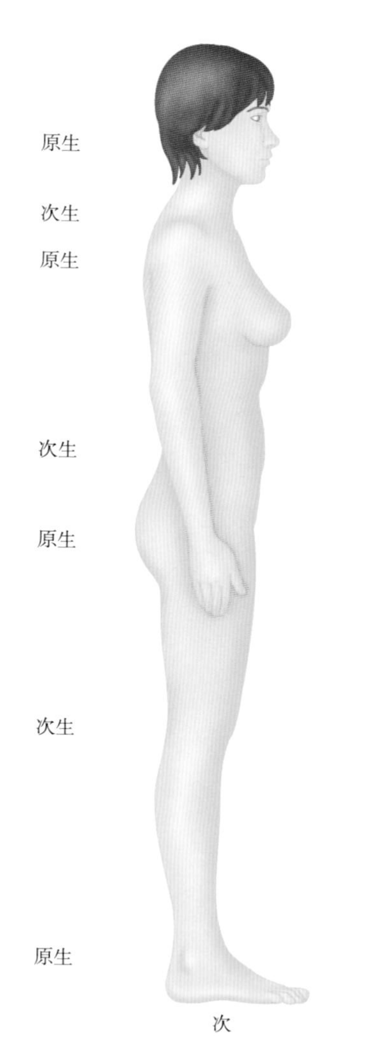

图 4.4　足弓可以看作是身体后面这些与原生曲线交替的一系列次生曲线中的一个，这些次生曲线的形成很少依赖骨骼的形状，更多依赖软组织之间的平衡

足弓的骨骼

回到这一章的重要部分，让我们探讨一下有助于足弓稳定性和弹性的三个因素。首先我们将要探讨每个足弓里骨骼的形状（这对于我们的理解是必需的，但对手法治疗方式不会有太大影响），然后是足底组织（这里将会主要提出一些技术），最后，从小腿出发的各肌腱之间的平衡。（这将会给足弓提供更强有力的稳定性并增强手法治疗效果）。

足的 12 块骨骼可分成 4 个常见的足弓：内侧纵弓、外侧纵弓、近端横弓、远端横弓（图 4.5）。

外侧纵弓由 4 块骨骼组成：跟骨、骰骨、第四跖骨和第五跖骨。这些骨骼组合在一起形成了一个很好的罗马拱门（半圆形拱门），骰骨实际上更像是一个拱心石而不是立方体（底部比顶部窄），这样会更容易固定。

舞者称这个足弓复合体为“跟足”。尽管在站立时这个部分承担了大部分的体重，但是在运动中赋予了这个复合体第二个使命，也就是像内侧纵弓这个“独木舟”的桅肩一样来维持平衡。

当你抬起脚跟，用双足前部站立时很容易感受到它的存在。体重主要被第一至第三跖骨承担，而外侧的两块跖骨承担的压力很小，但是它们在不断地进行着微调，使人踮脚站立时非常平稳。尝试把体重转移到足的外侧，用外侧足弓来承担大部分的重量，（也就是用本该起平衡作用的部分去承受足够多的体重来保持稳定时），你将会很快失去平衡。

内侧足弓在外侧的顶部，从距骨开始，后面是跟骨，它的圆形起始部分嵌入足舟骨中。下面是 3 块楔骨和相伴的跖骨。就其骨骼构造而言，

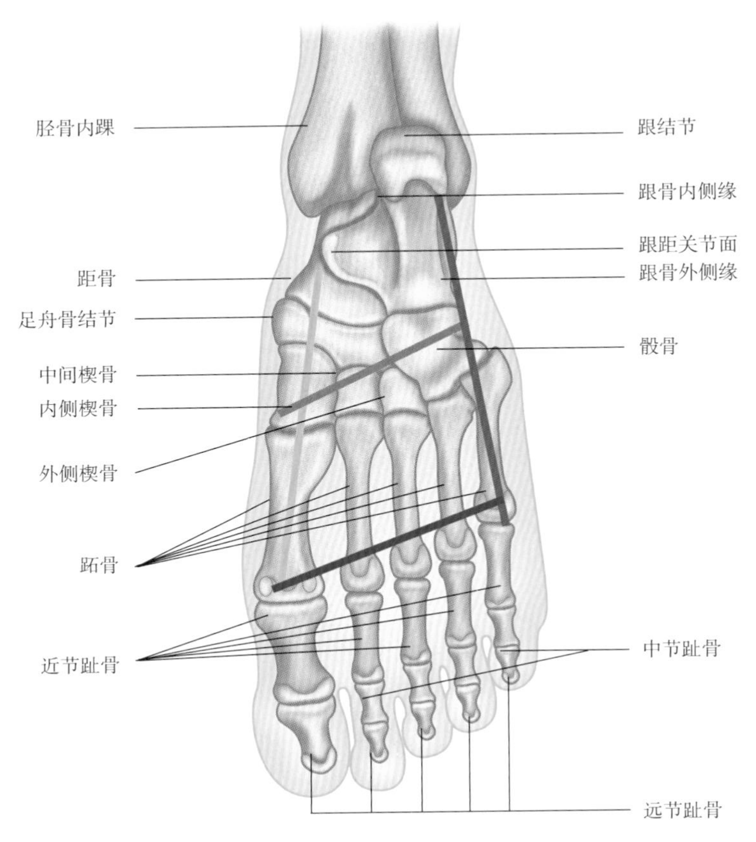

图 4.5　足的 12 块骨骼适当地组合在一起成为了 4 个不同的足弓：外侧纵弓、内侧纵弓、近端横弓、远端横弓

它并不像外侧那么简单，因为它承担了大部分体重。在第一楔骨底比第一楔骨头稍微宽一点（虽然对支撑作用缺乏帮助，但对步行是必需的）。由于距骨的末端呈圆形、楔骨又善于躲避，所有内侧纵弓相比外侧纵弓更容易塌陷（或者说“掉下来”）并向内侧倾斜（图 4.6）。

近端横弓，像外侧纵弓一样，就骨骼形状而言构造很好，由 3 块楔骨和距骨组成。楔骨，正如名字所示，是楔形的，上端略宽一点。有非常坚固的韧带在底部把骨头连接在一起。除非严重的交通事故或从飞机上跳下来时没有带降落伞，否则很难让这个足弓塌陷。

最后，我们看一下远端横弓，它起于第一跖骨，止于第五跖骨头，这些骨不会给我们提供任何帮助，因为围绕跖骨头的很松弛的连接韧带并不能加固这个足弓。当远端横弓发挥作用时，第一跖骨到第五跖骨头下面的胼胝（老茧）会最为突出。如果足弓塌陷，那么第二跖骨和第三跖骨头下的胼胝会最大。保持足弓撑起的形状完全取决于软组织的力量，尤其是踇内收肌的力量，这也引入了我们的下一部分，那些足弓下面的软组织。

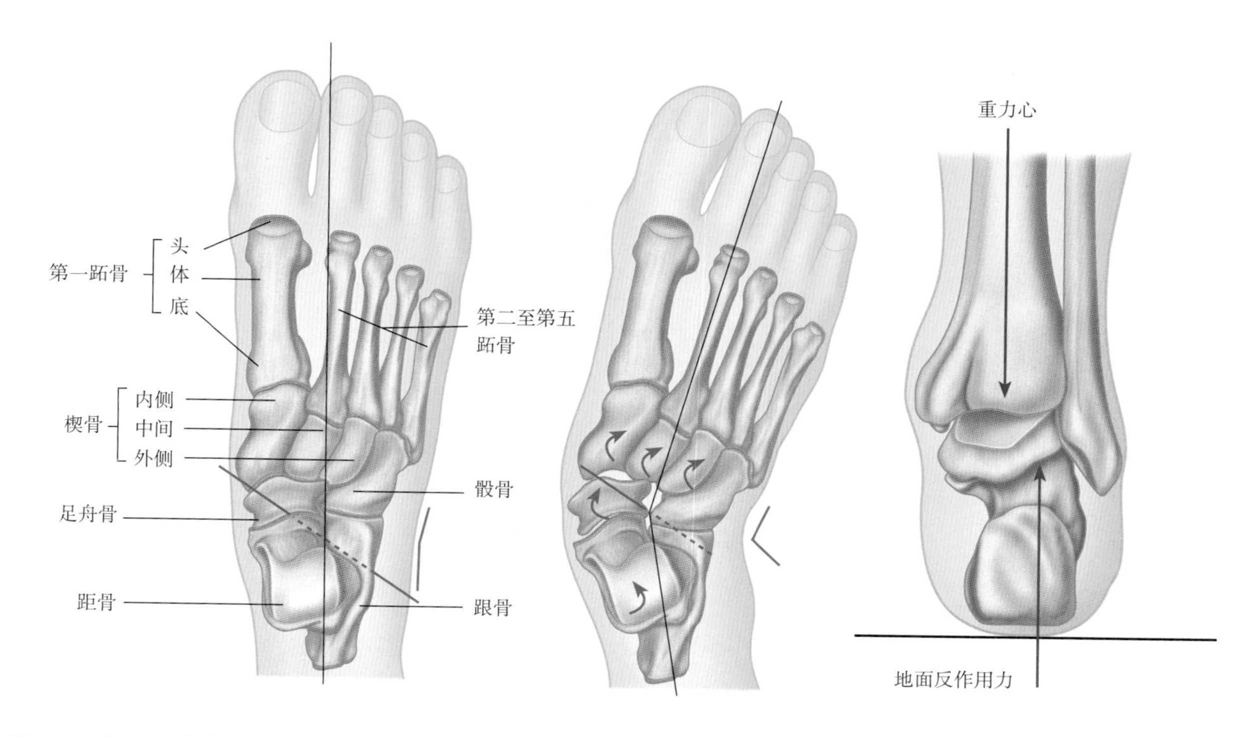

图 4.6　由于距骨在跟骨上面的位置没有对齐，使得足部的骨骼可以“解锁”，冲击力能够被一层层的软组织吸收

半穹顶

将每个足下的四个足弓组合在一起就是一个半穹顶，那么双足就可以被看作是一个穹顶（Mckenzie，1955；Mckeon et al.，2015）。这个半穹顶本质上使足扭转了 90°。如果说后足（从距骨到足跟）是垂直面的部分，前足是水平面的部分——5 个跖骨头在地面上排成一排。那么足部的这种扭转在中间就形成了一个半穹顶。

这个半穹顶在步行的力量（从上向下的体重，从下向上的反作用力）下是不稳定的（关于这一问题的讨论，见 Earls《行走的天性》，2014）。在足跟触地期和支撑相，足弓会下降一些，在重心过渡到前足及蹬地的过程中足弓会再弹回来。在这些活动中，足部骨骼会用优选的方式来活动（也可能不会）。

足跟刚触地时，距骨倾斜并向内侧旋转，其他的骨骼也会随之发生调整。跟骨倾斜同时也向内侧旋转，此时前足向内侧倾斜并向外侧旋转。这个运动把弹性力量传入到前表线、螺旋线和前深线的远端。进入到软组织（也就是足部的张拉整体，见前一章）中的弹性能量在 1 秒之内被储存起来，利用于反弹，帮助足部从塌陷的位置重新提起并超过它的自然旋转位，到达一个更加旋后（并且锁定）的位置。

足底组织

我们已经用拱门形结构描述过足弓，当然这些足弓需要拉紧两段坚固的部分才能稳定，我们的足部是独立且可移动的。虽然足弓最初的定义来源于骨骼的形状，但它并不依靠足的外部，而是以足弓上面和下面的软组织作为支撑。

首先谈一下“下面”，足底组织在足弓下面像弓弦一样稳定足弓（图 4.7，图 4.8）。在近端横弓，组织组成包括第一楔骨和骰骨之间的韧带的一部分，这些韧带不仅很难触及，而且不推荐用任何方式去拉长它们，因为我们几乎没有发现过近端横弓位置过高的人。在足旋后和其他高弓足的模式中，处理其他三个足弓和小腿就足够了。

与之相反，远端横弓几乎完全依赖于第一跖骨和第五跖骨头之间的软组织连接。虽然有时用一些手法去打开这些组织是必需的，但是维持这个足弓最重要的结构是踇内收肌，这块肌肉需要增强力量才能支撑足弓，最常见的方法是用足趾抓毛巾和捡小物体。所有的这些练习都可以帮助增强维持足弓肌肉的力量。

外侧纵弓由足底筋膜的外侧束来支持，同时还配合小指展肌，位于跟骨底部的外侧和第五跖骨基底部之间。这个组织在“足弓塌陷”时是短缩的，在较严重的病例中我们通过肉眼都可以看出短缩。

内侧纵弓是由足底筋膜或足底筋膜的主体维持，它延展并走行于跟骨和第一跖骨到第五跖骨之间，很像一个三角形的蹦床。如果你自己把脚趾拉到过伸，都可以感受到这个足底的结构。注意它在跖趾关节的位置时还很宽，之后逐渐变短，最后到足跟前方时缩窄到不足 2 cm。

趾短屈肌在“蹦床”的表面，在足底筋膜的深处并且附着在上面，所以它除了屈曲足趾之外也能使足底筋膜有一个短暂的张力。它们上面是足底长韧带，在足跟前面到楔骨和跗跖关节之间。足底短韧带在长韧带的上面，连接跟骨的最前面和楔骨，所以跨越的距离相对短一些。这些韧带（包括骨间肌）稳定中足，通过防止这些骨骼纵向散开而帮助稳定足弓系统。

足的深层超出了大多数手法治疗的范围，有短但坚固有弹性的韧带（跟舟韧带），能将体重的冲击力向下传向距骨，防止重要的力量交叉在踏步时塌陷。

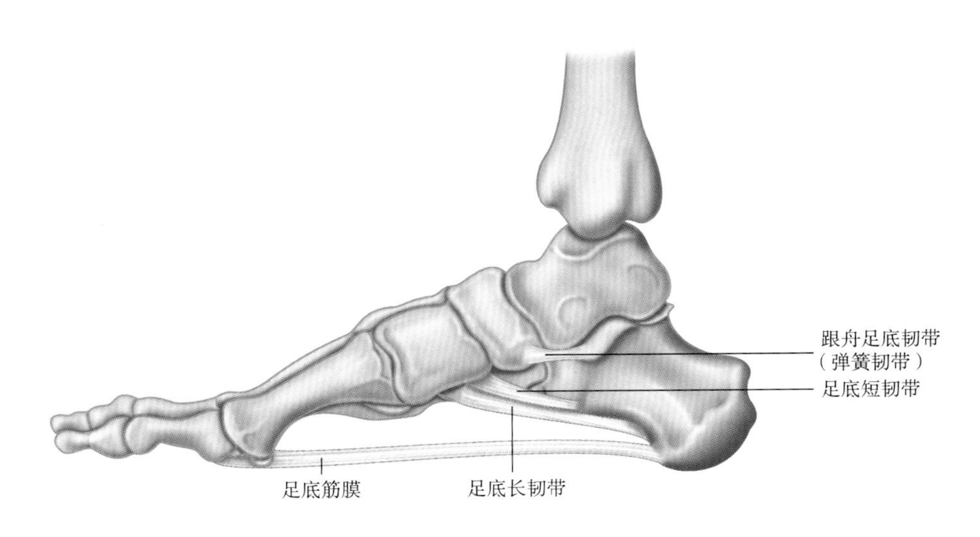

图 4.7 足底筋膜就像蹦床或弓弦一样去帮助撑起足弓，在自重下依然能够保持骨骼不被压散

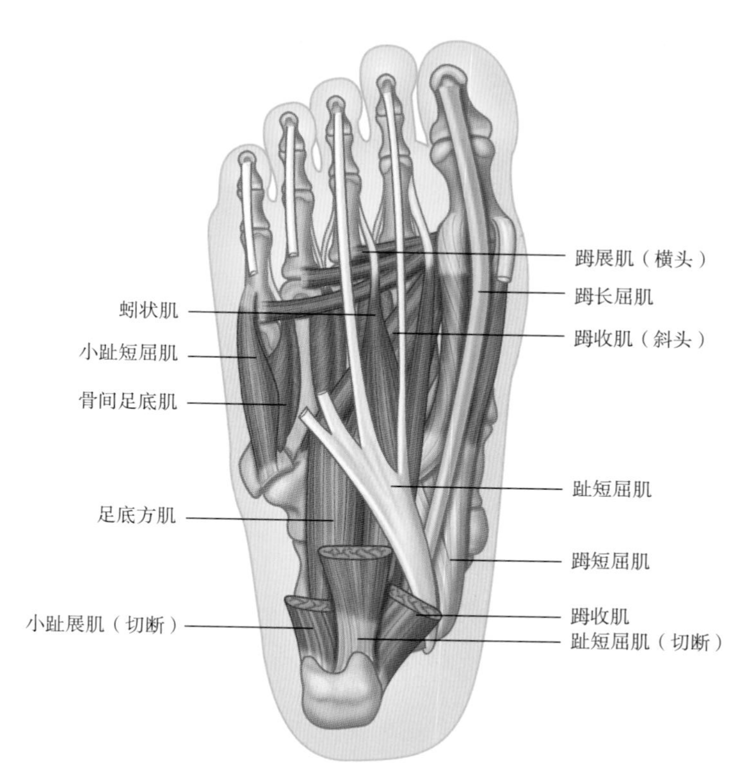

图 4.8　足的下面观显示外展和内收的肌肉

这里的每一个结构都有助于让足部产生一些运动，同时又要防止产生过多的运动。很显然，韧带过度拉伸会导致足弓反应能力下降，过于松弛和“旋前”。韧带太短也会使足弓反应不足，但是趋向于锁在“旋后位”。

软组织结构和足的四面体似的“浮动”骨骼相互作用形成了一个动态的弹簧，在感受到力量后做出反应——主要是重力和反作用力——在外力消失后能够回弹。它是这本书最基本的前提——也是有效的生物力学——无论何时，力量都会分散到身体各处。

当走路的速度非常缓慢时，像参观博物馆时，我们的脚会明显感觉劳累，因为极慢速走路不能利用胶原纤维的弹性力量（这必须在 1 秒内得到“重复使用”，或者换句话说，回弹必须在拉伸后的 1 秒内出现）。

即使是日常行走，足部都会承受巨大的力量，更不要说冲刺跑，我们知道这些力量会分散到上面的身体部分，或者由身体部分来协助。这主要的原理是肌筋膜的力量传递，这些力量的主要调节来自小腿的肌肉（虽然这些力量会直接向上通过整个身体，我们后面会看到），所以这些肌肉是我们的关注对象。

小腿肌肉

足弓系统的最后组成部分就是小腿肌肉的拉力对足弓所提供的支持，这也是筋膜再教育中最重要的部分。这些肌肉围绕着胫骨、腓骨，以及它们的骨间膜所形成的这一综合结构。

这些肌肉可以很容易地分成4个间隔，每个间隔由2~3块肌肉组成（图4.9）。我们将逐一介绍每个间隔并且展示它们是如何组合在一起来为这两个踝部关节提供活动，以及是否为足弓提供支撑。

后面浅层的间隔由腓肠肌、比目鱼肌和跖肌组成。跖肌是一块很小的肌肉，它有微弱的使踝关节跖屈的作用，但它在评估和调节跟腱的紧张度上有着重要的神经学作用（相较它本身的大小，这个肌肉有大量的肌梭）。下面，所有这些肌肉都连在足跟上部，使比目鱼肌和腓肠肌有一个强力的跖屈功能。比目鱼肌在胫骨与腓骨上的附着面很大，它是防止踝关节背屈塌陷和外翻塌陷的主要的姿势肌。当我们的头和手在双脚这两个微小的三点支撑面上活动时，它能简单快速地做出调整以稳定双腿。

前面间隔里有两块趾长伸肌，它们在调整身体的运动中也起到重要作用，但对保持足弓没有真正的作用。然而，这个间隔中的第三块，也是最大的一块肌肉则可以保持足弓——胫骨前肌，它沿着胫骨前表面穿行到第一楔骨和第一跖骨之间的内下关节面，所以跟内侧纵弓有些许联系。

所以这些肌肉在踝关节的位置都是从增厚的深层封套筋膜（小腿“袜子”）下面通过，也就是众所周知的支持带。这些支持带在解剖书上是可以被独立区分出来的规则性组织，可实际上这些结构是高度不规则且非常个性化的小腿筋膜的一部分。

外侧间隔位于腓骨的外侧。它被两个强大的筋膜间隔限制，包括腓骨长肌和腓骨短肌（以前称作腓骨肌，图4.10）。这两块肌肉向下至腓骨踝（外踝）后方，把外踝当作滑轮。腓骨短肌转向踝的下方到位于足外侧的第五跖骨头。把这块骨头牢牢地拉向骰骨以保持外侧纵弓良好。腓骨长肌到达骰骨的下面（进而支撑了外侧纵弓）并穿过跗骨下表面，止于第一跖骨和第一楔骨之间

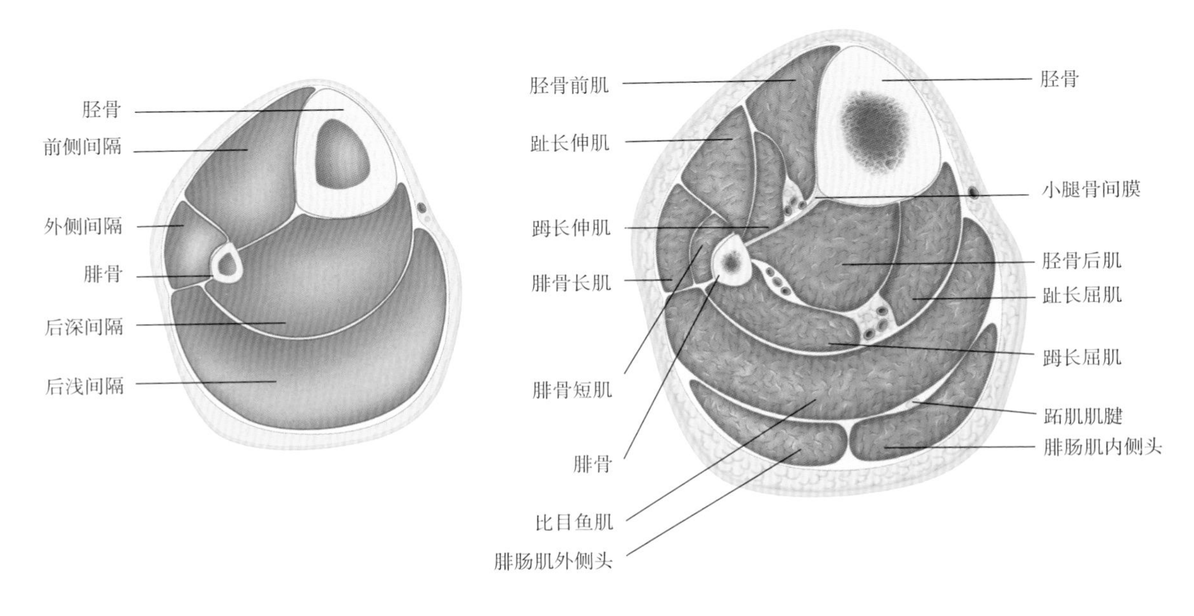

图4.9 影响踝关节的11块肌肉被肌间筋膜分成4个间隔

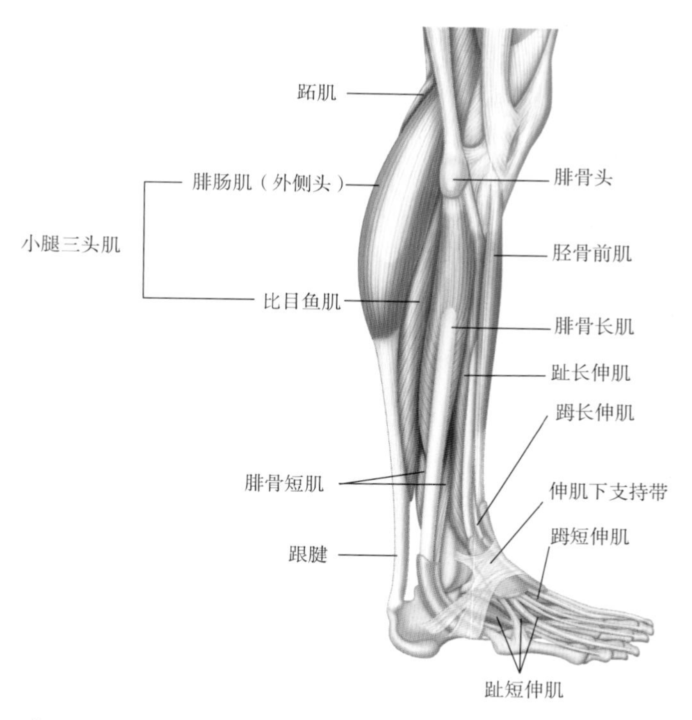

图 4.10　从外侧观，我们能看到腿的 3 个间隔：小腿三头肌组成的后侧间隔，腓骨肌组成的外侧间隔和趾伸肌和胫骨前肌组成的前侧间隔

关节，和胫骨前肌融合。所以这个肌肉趋向于拉低内侧纵弓，使足外翻。实际上这些肌肉都是踝关节的跖屈和外翻肌。所以它们限制了踝内翻，保护踝关节不被扭伤。

小腿的最后一个间隔是深层后部间隔，它位于较大的比目鱼肌和小腿骨间膜之间。在这个间隔里有包括两个足趾长屈肌在内的三块肌肉——踇长屈肌和趾长屈肌，还有很难触及但是至关重要的胫骨后肌。

值得注意的是，许多小腿肌和前臂肌都是强壮的羽状肌，尤其是在深层后部这个间隔里的肌肉。羽状肌的肌纤维有一定的角度，就像羽毛的羽插进它的羽颈中一样。意味着它们相对于自身尺寸来说是很强大的，但只能产生小范围的活动。这暗示了这些肌肉可以两种形式活动：①向心收缩时，肌肉小范围的活动经过足这个滑轮使足趾发生大量的活动；②在步行中，跳跃着地或者一侧腿稳定在地面上，另一侧腿准备做踢的动作时，这些小腿部位的肌肉离心收缩，作为重力的强大减速器。

所有这三块肌肉都从踝关节的内踝下面通过，但只有胫骨后肌把内踝当作一个滑轮，通过内踝至内侧纵弓，到达除了距骨以外的大多数跗骨。这样，胫骨后肌和胫骨前肌联合起来提起踝的内侧，使其远离地面，保持足旋后，预防足旋前。

趾长屈肌和踇长屈肌先有一个交叉，然后才到达脚趾，所以当你屈曲脚趾时，它们趋向于聚拢在一起——可能是我们的祖先用脚爬树和用脚抓树枝时代遗留下来的特点。在人类的足部，较小的足底方肌（因人而异）在足跟的前面会拉动趾屈肌的肌腱，把它拉到了偏外侧的位置。当你抬起脚趾时，它们会分开，屈曲脚趾时它们会聚拢，因为屈肌的角度会产生一个抓握的效果。手指其实也是这样。

此外，𧿹长屈肌的功能对支撑内侧纵弓起到了至关重要的作用。

如果你把𧿹趾拉到过伸位，就可以在足底跖筋膜的内侧明显看到趾屈肌肌腱。将你的拇指放在跟腱和踝关节后侧之间的凹陷处，然后将拇指向前推到胫骨下段的后面。屈伸足趾，感受一下𧿹屈肌腱在踝关节后方的运动（注意，胫神经也在那里，动作要轻柔一些）。

在图 4.11 中，你能看到𧿹长屈肌真的是从胫骨的后面延伸到距骨的后面，并且在跟骨的一块小骨头的下面——这个部分叫作载距突。这样这根肌腱正好走行在整个身体重量的下面。𧿹长屈肌真正在什么时候被大力使用？也就是它的肌腱什么时候会绷紧？是在每一次蹬地的瞬间，也就是当巨大的体重压在内侧纵弓上时，对支撑的需求最大。

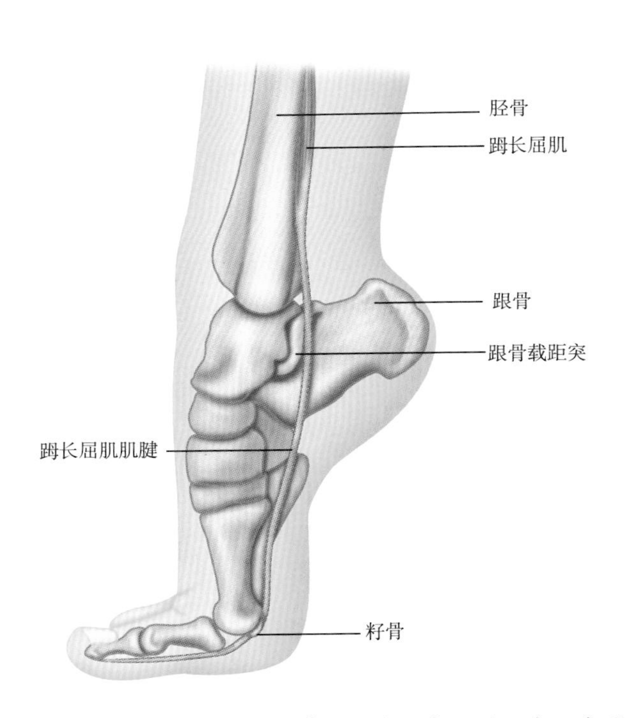

图 4.11　𧿹屈肌绝不简单的只是一个趾屈肌肉。由于它穿过大足趾底部的籽骨，所以和𧿹囊炎有一定关系；由于它走行于胫距关节的下面，所以是内侧足弓的一个张力可变的弓弦，尤其是在每一步的后期阶段

尽管在如此小的支撑面上重量巨大，通过这些肌肉的组合，我们人类的足弓获得了许多独特的支撑方法。这些组合随时可以通过收缩或放松来强化足弓的状态。

吊索：胫骨前肌和腓骨长肌结合在足弓的内侧和外侧形成一个吊索。吊索拉紧支持两侧的足弓及近端横弓。我们熟知这两块肌肉，因为在《解剖列车》的螺旋线中这个吊索非常重要。如果腓骨长肌向心性缩短，胫骨前肌离心拉长，这将导致内侧纵弓塌陷，或足外翻。如果胫骨前肌过短并且腓骨长肌过度拉伸，将会导致足旋后，高弓足。

冰钳：胫骨前肌和腓骨短肌分别从第一跖骨和第五跖骨基底这个附着点向后、向上、向内侧拉，所以把这两块骨头向里压紧，挤压了跗骨，从而防止跗骨塌陷。

消防员搬运：胫骨后肌从足的内侧几乎到达足的外侧，腓骨长肌从足的外侧延伸到足的内侧。它们一起把内侧和外侧交叉拉向对方，强化了近端横弓和内外纵弓。

这些吊索强化了单个肌肉的功能——腓骨肌支撑外侧弓，胫骨前肌支撑内侧纵弓，𧿹长屈肌支撑内侧纵弓。

肌肉作用

我们将视线从足弓转移到小腿肌肉对足部活动的作用上来，这些动作不仅取决于肌肉在小腿部的起点和在足部的止点，更多地取决于它们通过踝关节的精确位置。我们前面已经提及踝关节有两个关节——靠近上方的作用为跖屈和背屈的胫距关节，和靠近下方的作用为内翻和外翻的距下关节。

这两个动作的轴心见图 4.12，同时也显示了许多肌腱的位置。距下关节轴后部的肌腱作用为跖屈，轴前部的所有肌腱作用都为背屈，内、外翻轴中心的内侧肌腱作用为内翻，反之亦然。

距离运动轴更远的肌腱更能发挥本身的力量。

需要注意的是足外翻和足内翻的力线并不全是沿着足的纵轴走行，这就使连接着足跟的小腿三头肌牢牢附着在内翻区域上，这些强有力的肌肉即使在放松的时候也会保持一定力量，这也解释了多数人躺在治疗床上时足内翻的现象。因此，解读足部姿势最好的办法是让客户在膝关节放松的情况下站着，而不是仰卧在治疗床上。

最后，我们应该注意的是所有的肌肉都能从起点向止点收缩，或者反过来，从远端附着点向近端附着点收缩。书中很多肌肉的命名和基本描述强调从近端到远端的活动，但这不应该阻止我们从两个方向检查肌肉的功能。

这在小腿上尤其正确，虽然很多时候足部可以在小腿上移动，但更多时候这些肌肉的作用是在足尖着地时稳定小腿。

所以，我们可以认为大约 11 块肌肉从足往上延伸，稳固了小腿的各个方向（进而稳定了全身）。这个概念在图 4.12 中的含义是：背屈肌肉成为“跖屈的限制肌”。内翻肌肉成为“外翻的限制肌”。当我们为客户寻求稳定性和基础训练时，要记住肌肉的这种反向作用。

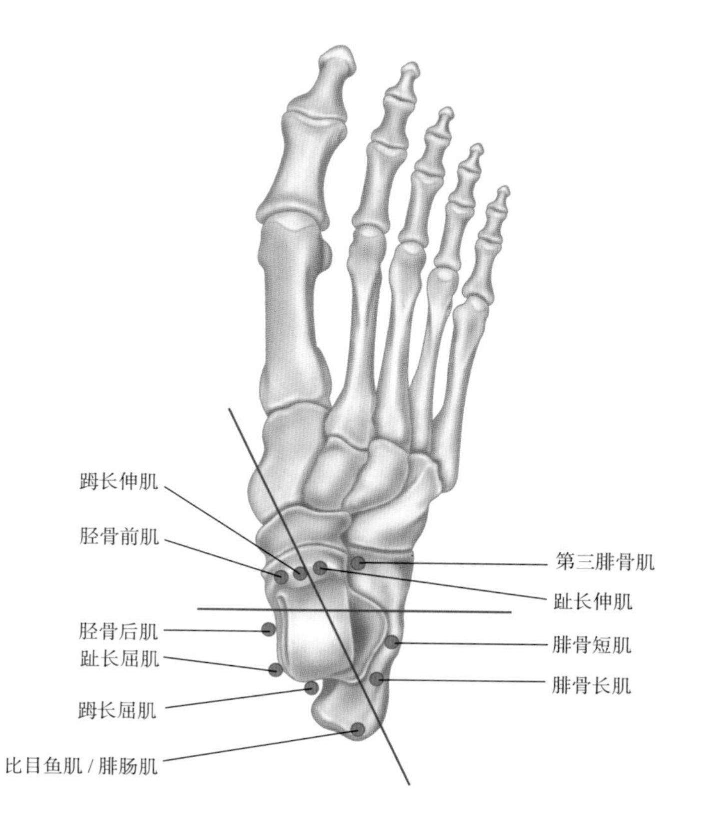

图 4.12　踝关节周围肌腱的位置决定了它们的动作——跖屈或背屈、内翻或外翻。肌腱离轴心越远，肌腱在运动中的作用就越强。因此，胫骨前肌是一个强大的内翻和背屈肌，踇长伸肌能背屈，但是内翻能力却很弱

尽管教科书里没有太多这方面的描述，但我们有理由认为，腓骨肌是内翻和背屈动作的“刹车”。深层后部间隔的肌肉也不仅仅是它的拉丁名字所暗示的屈肌，同时也是跖屈和旋前的限制者。以此类推。

足和小腿的体格检查

正如前文所说，足部是决定人体完整性的基本结构。我们可以通过观察关节排列和检查足弓的支撑情况，以及支撑效果来优化身体的关系。我们想要看到反应自如、适应性强的足部；移动时所需的重量转移都能得到足部综合体的支撑。在步态的不同时期，足弓和这些肌肉的相互作用方式决定了客户足部在此时此刻最恰当的反应。

观察一下客户的足部，它们相对于骨盆朝向什么方向？向内或是向外旋转了吗？如果有旋转，再看一下膝关节，它们是否朝向同一个方向？通常情况下如果股骨向一个方向旋转，胫骨和腓骨向另一个方向旋转，你将会看到膝关节的扭转（我们会在第 5 章讨论这个问题，但是现在就能看出来也很重要）。如果股骨、胫骨和足的旋转都朝向同样的方向并且角度一致，那么问题很可能出现在髋部；但是我们需要通过依次检查每一个关节以便发现问题的源头。

我们需要有一双慧眼，辨别任何偏离了“正常”的旋转或变化。如果看到了足部的旋转就马上认为要处理髋部旋转肌，那么很显然我们会忽略一些重要部分。如果足部相对于胫骨外旋，那么我们需要考虑处理腓侧肌肉（尤其是腓骨短肌）和足底筋膜的外侧束，因为第五跖骨底部将会更接近跟骨。我们甚至还需要牵拉小趾展肌组织来帮助纠正前足被拉向外侧的拉力。

足的外旋经常源于内侧纵弓过于薄弱，一旦足部内侧失去了它的一些完整性，内侧组织可能会过度拉伸，使外侧面相对变短。足旋前可能是由很多原因造成的——跟骨内倾，下肢内旋或足底内侧组织拉伤（要知道足旋前本身也会导致组织拉伤，因此形成了一个恶性循环）。

观察足弓时需要清楚地知道哪一块骨骼是倾斜的；跟骨向内侧倾斜可能造成低弓足，或者更前面的距骨和内侧楔骨出现倾斜，甚至跖骨也可能倾斜。不同的模式将会有不同的处理方案，而且每种模式都和不同的筋膜支撑有关。关于这些将在下文讲述。

当客户站立时，你可以对其足弓有一个整体判断。让客户慢慢屈膝，方便检查关节的运动轨迹并观察足弓适应动作的方式。观察客户走路也能获得很多的信息，然而动作瞬间发生，所以需要练习才可以准确地看到力学上的变化。我们建议开始时仅仅把步行作为你获取信息的一部分。无论你看到了什么，相信随着练习和时间的推移，一些细节将会逐渐变得明显。注意看足在空中发生了什么，足跟落地时发生了什么，注意看重心如何向前推进然后蹬地，观察是否存在过度的倾斜和旋转。足和膝有怎样的关系？膝关节是否有向内、向外或向前的摆动。然后判断是哪一条控制这些动作的肌筋膜“绳子”出现了短缩或肌肉无力，这些信息将会帮你制定方案策略。

把手放在客户的脚上，指尖轻轻屈曲，勾住内侧足弓，然后让客户用另一只脚向前、向后迈步，这会告诉你足部对体重和地面的反作用力的相互关系做出了什么反应（Earls 2014；也可阅读下文“打开足部”）。

观察站立的模特（图 4.13），我们会看到右脚内侧纵弓所得到的支撑比左脚少，所以整个右脚都有些向内侧倾斜。右脚比左脚外旋更多一点。这也许是导致骨盆右倾的原因之一，我们看到右髋比左髋更低一点。同时前足相对于距骨和跟骨还有一些外旋。

当我们让模特屈膝时，可以观察运动轨迹，尤其是右侧的膝关节向内侧偏移，双侧的胫骨结节并没有在第二足趾上方，而是明显地向踇趾的方向移动（图 4.14A）。可能你也会观察到踝关节的运动轨迹受到了影响。

我们带着这个问题思考一个策略；哪些组织可能会短缩或被拉长，我们应该往哪一个方向处理它们。胫骨前肌和胫骨后肌也许无力且过长，组织有些下降，被相对短缩的腓骨肌压制，下拉了内侧纵弓（腓骨长肌），外拉了第五跖骨底部（腓骨短肌），这个模式与高弓足和足外倾正好相反。

当我们从侧面观察模特时（图 4.14B），也可以看到后足的外侧可能受限。右侧背屈的活动度稍好一点（但仍然受限），但其中一些活动度可能是由于牺牲了足半穹顶的完整性而获得的，因此牺牲了胫骨与足的力线关系。左侧的力线更好一些，但是活动度更小。

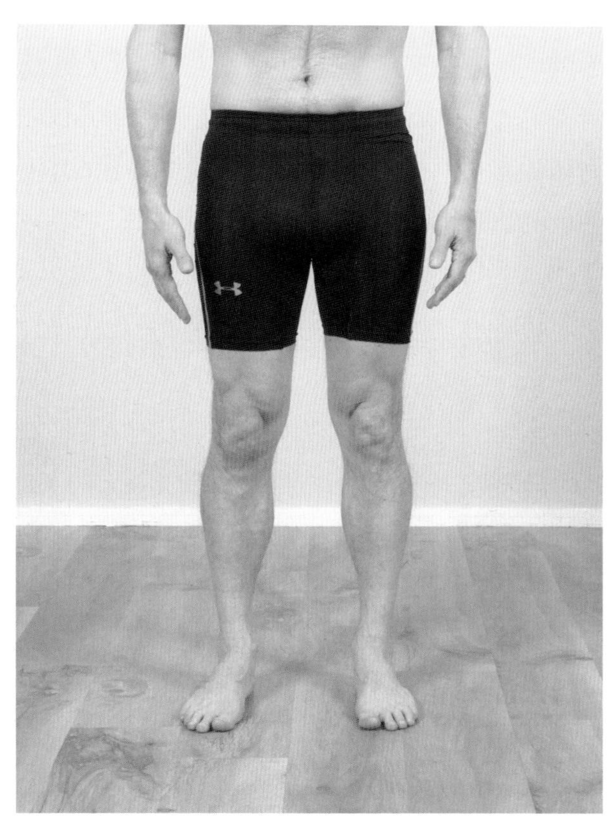

图 4.13　下肢力线的前面观显示右脚相对于胫骨有一些向内侧倾斜和右旋。左脚显示出的力线更好一些，但是胫骨相对于股骨也有一些外旋

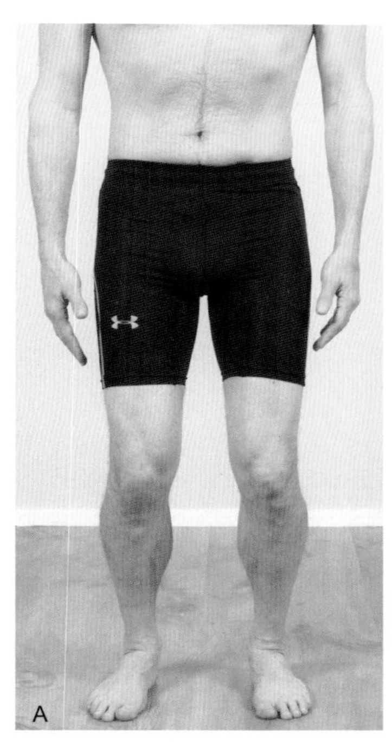

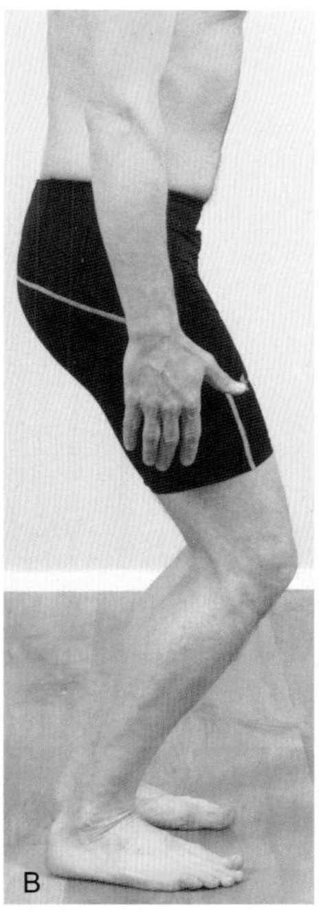

图 4.14　A 和 B：在主动进行背屈运动时，我们看见该客户右膝轻度内移，同时伴随右脚内倾的增加。侧面观显示右侧膝关节比左侧更靠前一点。尽管两侧踝关节背屈活动都明显受限，但右侧活动范围更大可能是由于右脚更加旋前所致。通过对左脚足底组织进行释放可能对两侧的跖屈肌都有益处（提高组织的适应能力，张开进入旋前位）

双脚的差异引人关注，我们可以通过进一步检查它们旋前和旋后的能力来进行更深入的研究。检查足部运动的方法很多，但我们发现下面这个测试（图 4.15）能够在可控的范围内提供大量有用的信息。让客户微分双腿站立，抬起后侧脚的足跟。伴随重心的前移，应该会引发前侧脚和前侧腿的一系列反应。

当客户抬起后脚足跟时，他的重心一下子转移到前腿，直接压在跟骨上，然后进入地面。因为距骨和跟骨并没有对齐，正如本章介绍时描述的那样，跟骨应该倾斜，导致距骨沿着跟骨的载距突向下滑。由于距骨，胫骨和腓骨之间的榫卯关系，距骨的旋转会导致小腿骨骼的旋转，紧接着股骨也会旋转。

和足部相关的问题还有很多，下文一边讲解技术一边分析。

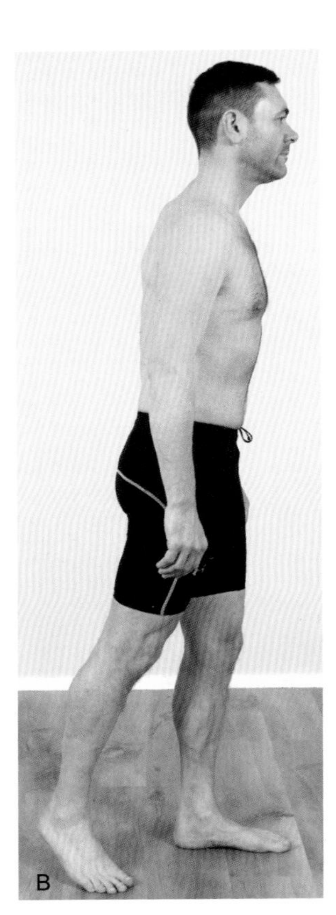

图 4.15　A 和 B：重心向前侧脚的转移带来了一些可预见的连续事件，逐节沿着前侧下肢向上传导。当进行测试时让客户向前移动，不能向右或向左旋转，因为旋转会向下传导，使该测试失效。这是因为踝关节存在榫卯的耦合机制，距骨的旋转导致胫骨和腓骨在同一方向上旋转。这一机制可以在任意方向上表现出来——如果胫骨和腓骨旋转，距骨也会旋转。因此也可以通过左右旋转上身来检查下肢活动，但这是自上而下的作用力，而不是由足跟落地所带来的自下而上的作用力

足和小腿技术

打开足部

通过在客户移动时用手去感知他的系统来最大程度的获取信息（图 4.16）。这对于手法实践者来说也许会是一种全新的体验，就像前几次的身体解读一样，这个评估可能会提供大量的并不明确的信息。一定要放松，一个个地去“听”。

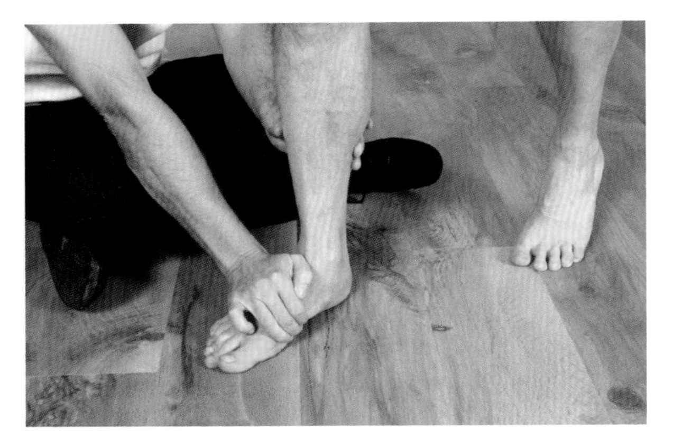

图 4.16　当客户进行旋前测试时（图 4.15），把手放在客户脚上去感受跟骨、距骨、胫骨和股骨的反应。试着去感受跟骨在筋膜套内的移动，当半穹顶打开时，感受足底组织的弹性和适应能力（或分析为什么没有打开）。感受跟骨的倾斜和距骨的榫卯机制所带动的连续旋转

当重心转移过来的时候去感受跟骨的倾斜，如果倾斜了，那么足的半穹顶就会打开并随之调整适应，距骨会向内侧旋转，下肢的其他部分也会跟着旋转。把你的手轻轻地依次放在跟骨、前足、胫骨和股骨上，感受一下它们之间的联系和“节奏”。距骨会比胫骨和腓骨旋转得多，而胫骨、腓骨又比股骨旋转得多。这个顺序可能会有变化——客户的测试动作做错了，也可能是关节存在问题，或者运动控制能力的问题。如果不能确定移动的程度是否正常就请做出合适的转诊。

在每次给新客户做这个评估时，你的信心都会增长，你感知这些受限或过度运动的能力也会提升。如果你会进行任何形式的动作或运动训练，那么也许可以设计出合理的力量训练内容。但是这超出了本书的范围，我们会专注于释放那些卡住和受限的区域。

在动作中触诊是了解身体作为一个系统工作的奇妙方式，它打开了理解人体的探索之门，进而制定策略。你能感受到跟骨在它周围的筋膜里活动吗？足里面的组织释放了么？如果没有，是因为什么？当足底组织承担了大部分体重时，它摸起来的感觉如何？

上述问题的解决办法都可以用到下面的技术，在感觉哪里不动的时候，也鼓励你多活动这个位置。确保你的操作在客户可忍受的范围内进行，如果由于年龄、损伤、平衡或其他问题使得系统复原能力差，导致站立和行走受限，那么就考虑给它们一些支撑。而且，也要小心不要做太多，在重力下操作强度会很大，相较于在治疗床上操作，站立操作很容易给客户的系统施加更多的能量，所以“少量多次”也许会更安全一些。

在准备治疗足和腿时，先找找感觉。把足部放在手里活动活动。活动每一个关节，无论是距骨还是距下。当你内翻、外翻、背屈、跖屈的时候，以及触诊相邻的每一个跖骨的时候，去感受足的相对阻力。这并不是一个需要动脑的过程。不要去思考它，只需要去感受这些动作。这是我们了解客户组织的一个开始，是一个逐渐发现它们之间关系并理解的过程。

最初几次给客户做这个手法的结果可能只是让客户多些了解。但是在几次之后，你会得到越来越多的信息，帮助你评估客户哪里存在受限，使你设计出更好的、更准确的策略，更直接、更成功地进行干预。

对身体的每个部分和每个肢体都可以这样去做，它是一个简单的倾听过程，能够获取一定的信息，同时让客户放松（做的次数足够就好，不要太多！）（图 4.17）。这种指导将会在本书的每一章节内重复，如果你觉得有用或当你发现自己在思考“下一步我该做什么”的时候就请牢记在心。这一步会为你提供获得新信息的机会，让你发现新的地方（同时还能满足我们认为自己总要为客户做点什么的需求，或者分散一些注意力）。

清理踝支持带（前表线）

前文我们说踝支持带是小腿“长筒袜”的一部分。这个“袜子”是深层封套筋膜，是身体的第三层皮肤，一个筋膜层和支持结构（图 4.18）。

从踝关节前方穿透出来的肌腱经常被束缚在支持带的折痕上，限制了它们的自由活动。为了释放它们，治疗师可以先推按更深封套层（支持带仅仅是这一层中一个增厚的部分）。然后一边向上提起表层组织，一边指导客户做踝跖屈和背

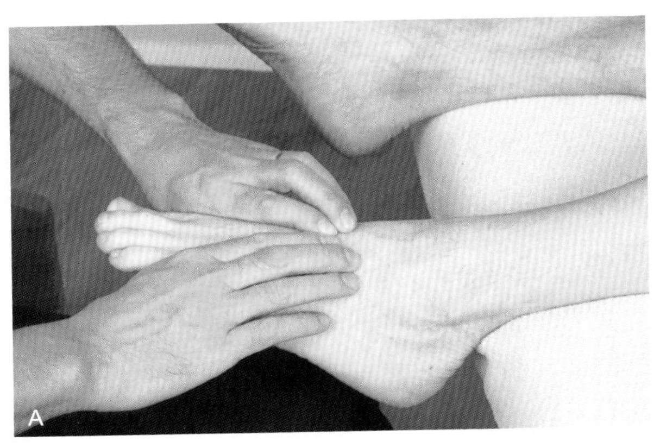

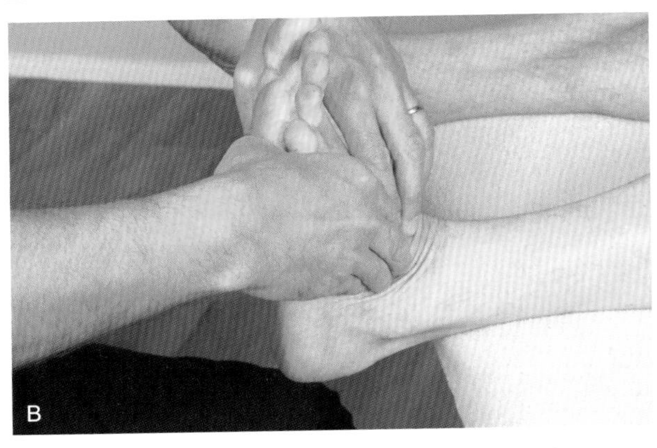

图 4.17 双手紧紧抓住足部，用拇指控制足底，从而能评估足部的每个关节，甚至能够评估像髋关节那么远的关节。慢慢地向足部允许的各个方向活动足部，去“倾听”它能够达到或不能够达到区域的细微差异

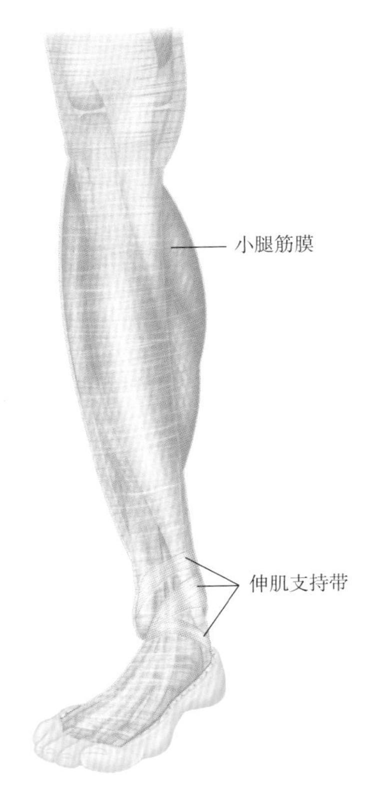

图 4.18 这个支持带经常被作为一系列不连续的组织来展示，但实际上它是深层封套组织里的增厚部分。深层封套筋膜是身体上连续的覆盖组织，在不同的区域有不同的名称，在小腿部位叫“小腿筋膜”

手法小提示

我们的策略是利用表层组织的自然运动把它们拉向远端（图 4.19A）。这会让你感受到深封套层的深层光滑面。向下沉，推按住组织并向近端滑动。我们先向相反的方向移动皮肤和脂肪层，下面的手法会让客户感觉组织的拉扯力较小，同时治疗师也更容易控制目标组织。这个策略对提升触诊正确层面而言非常有意义，也使你对组织层面的判断更为精确，同时客户也会更舒适。对于大部分的接触手法，建议养成先把表层组织推向相反的方向的习惯。

屈，以活动支持带下方的肌腱。从足趾基底部一直操作到踝关节上方几厘米的位置（图 4.19）。

身体各部分的有效工作依赖于每一层组织的自由度和独立性，但是足部和踝部的组织似乎更容易受到束缚，因为这个区域受损风险高。在任何形式的固化之后，例如手术或扭伤，花一些时间“清理”每一层组织都会非常有价值。肌腱滑液鞘包裹着肌腱，腱鞘内粘连会给肌腱移动造成牵绊，使动作受限。锁住腱鞘，同时让客户活动肌腱可以带来一种滑动的效果，从而释放区域受限。

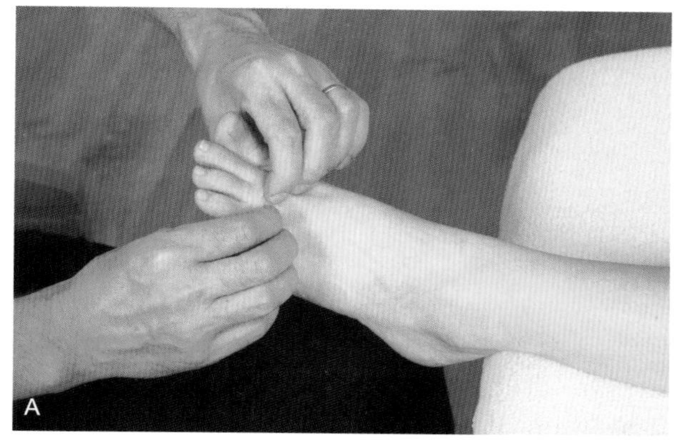

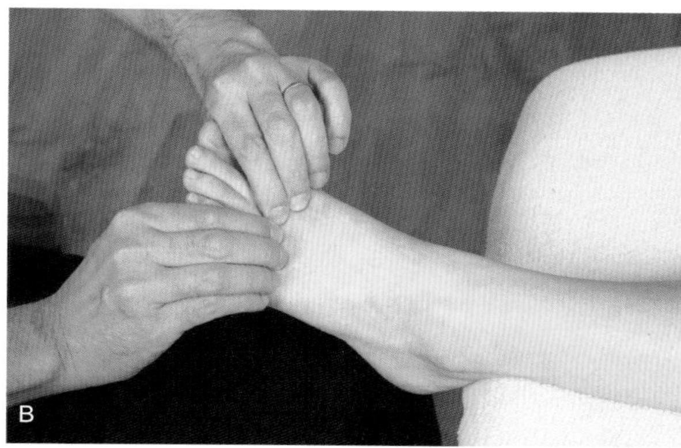

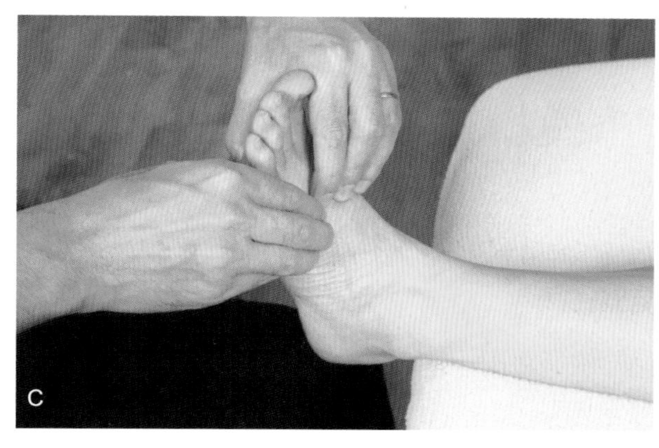

图 4.19 A~C：这是练习深层封套层触诊的理想区域，向下穿透每一层组织。感受按压到皮肤，通过脂肪层时不同组织的质地，并且感受到达深层封套筋膜时的阻力。尝试用手指把按压锁定在足背侧每一层。不仅要感受组织质地的不同，还要感受依次活动每一层时你对足和足趾的控制。如果你的练习对象比较敏感，其尝试过体疗或者对自己身体的感知能力较强，那么就让他给你反馈，帮助你体会准确的触诊技巧

松解 5 个跖骨

足部的 26 块骨骼需要有很强的适应性，在走路时根据不同的地面情况和鞋子形状做出相应的调整。我们可能会因为穿了太紧、底太硬或不合适的鞋，或是因为受伤而丢失了这种能力。甚至只是在人造的干净平地上走路，也会对足部造成影响。

作为足部介绍的一部分，在靠近跖骨头的位置抓住每一个相邻跖骨，在矢状面内上下移动它们，感受相对自由度的变化（图 4.20）。第四跖骨和第五跖骨活动起来应该最容易，第三跖骨和第四跖骨到第二跖骨和第三跖骨之间受限程度逐渐增大，第一跖骨和第二跖骨之间的活动又稍微容易了一点。任何和其他区域相比有些卡住的地方都可以用与评估一样的手法来进行松动处理，但是也可以通过将指尖深入到跖骨之间的更深层次去松解受限的蚓状肌和骨间肌（跖骨间的小肌肉）（图 4.21）。

足底筋膜（后表线）

为了帮助放松跟骨，纠正明显的高足弓模式，允许前足在旋前时打开，我们经常需要处理这个厚实且重要的组织，但是足底筋膜变形的问题几乎存在于每一位足部模式异常的人身上。当然，这个区域有丰富的神经支配，所以我们要小心处理；在这些潜在的疼痛区域，运用好自己的身体力学有助于保持与客户的良好关系。

客户可以在仰卧位或俯卧位时把脚放在治疗床的边缘，让足部可以自由背屈和跖屈。治疗师坐或跪在治疗床旁，用指节沿着组织的线条处

理。让你的肩、肘和接触点在同一个垂直面上，允许你的重量通过骨骼直接传递过去，减轻作用在你软组织上的压力。

这个动作需要你锁定肩、肘、腕，将重心向前转移进入足底组织，然后抬起肩部，让指节形成一个向下的角度。肩部的抬起不是来自于提肩，而是需要将重心移动到对侧坐骨结节上方。这种使用身体的方法（顺延动力链产生一种稳定的力量，而不是往接触点上推）会让你的手法更柔和，因此更容易被经常疼痛和敏感的区域所接受。你应该尽可能多的训练这种技术，因为它不仅能帮助你的客户，而且最大程度上符合治疗师本身的人体工程学（图 4.22，图 4.23）。

在这个区域朝略有不同的方向完成 2~3 次手法，确保你同时处理了分别连接不同跖骨头的每一小片筋膜。指导客户做跖屈和背屈的动作来辅助放松和教育这些组织（图 4.24）。利用你的体重，通过从高到低的方法要比直接向上推动组织更简单。所以让客户俯卧，你可以改变手法的

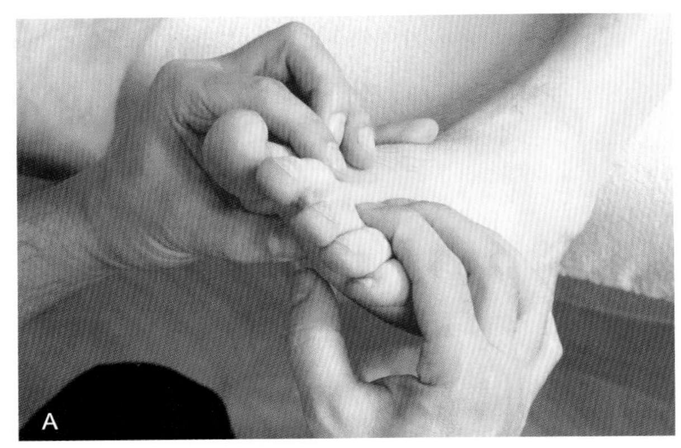

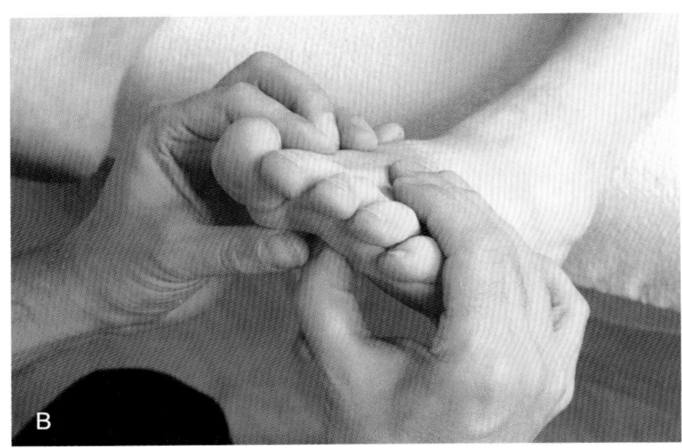

图 4.20　A 和 B：依次抓住每一根跖骨，前后推拉来评估它们之间的关系

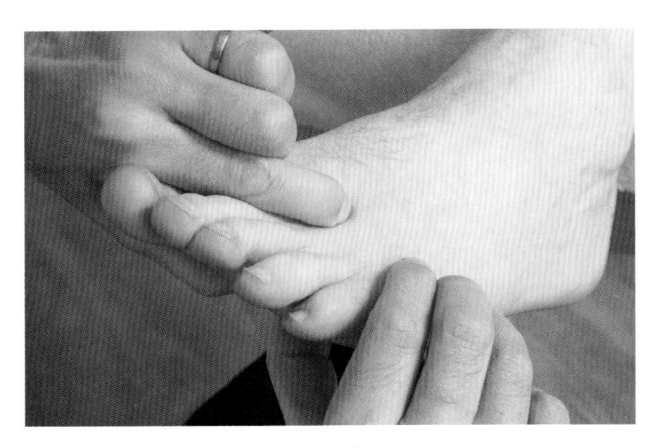

图 4.21　处理跖骨之间的区域，打开蚓状肌

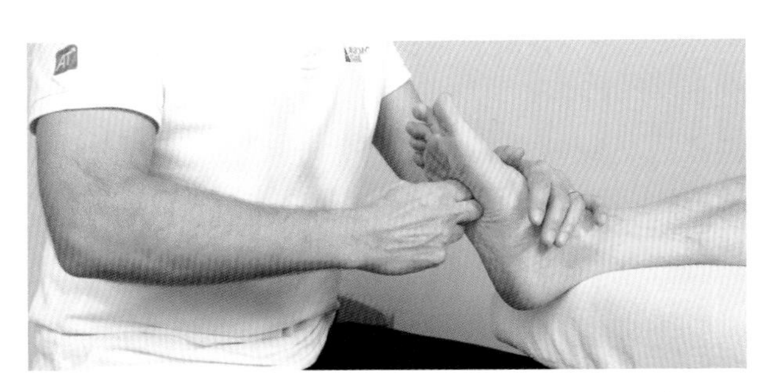

图 4.22　我们看到肩、肘、腕和接触点垂直，我们可以更容易地将重心转移到受诊组织上

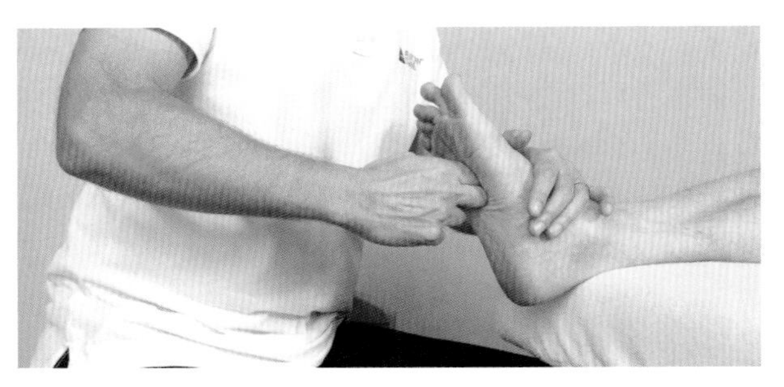

图 4.23　通过上提躯干使肩部抬高，从而创造出一个向下的角度，使接触无痛

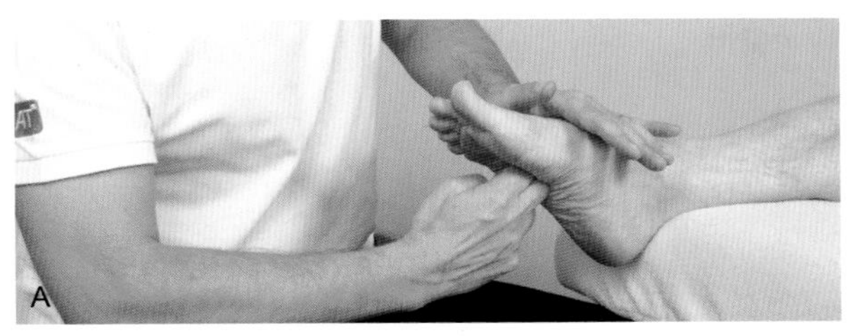

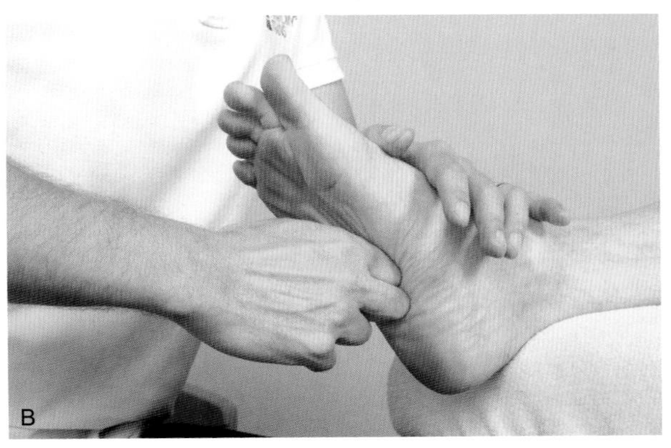

图 4.24　为了评估深层足底组织，先让客户微微足跖屈，放松浅层组织，然后再让客户慢慢地足背屈（B）

方向且仍然保持这种轻松的身体力学。

足底筋膜的侧束（体侧线和后表线）

侧束与足外旋和足弓塌陷的模式都有关，因为它从跟骨连接到第五跖骨的基底部，把这两个标致点拉向一起。

前足的外旋（相对于距骨和跟骨）和半穹顶的打开同时出现（图 4.25），正如我们前面章节所看到的那样。以现在的位置，左脚足跟着地会导致一系列问题——在冲击下骨性结构给足底筋膜提供的支撑更少，地面的反作用力会以不同的角度传入身体，在膝关节产生更多外翻的力，使髋关节和骶髂关节的力学机制改变。

如果我们要纠正跗骨的位置，应该先确保第五跖骨的基底部能够离跟骨远一点，这样足部才可以摆正。

客户侧卧位，把需要处理的足部放在最高处。用一个指节沿着组织这条线在两个可摸到的骨性结构 – 跟骨和第五跖骨基底部之间做处理（图 4.26）。注意这些骨骼是在足底以上 1~2 cm 的地方——所以在足跟的下方结实的肉垫上做手法没有用。

如果空间允许就使用双手，拳头的内侧挤在一起，这样示指指节更容易推开（图 4.27）。腓骨短肌也附着在第五跖骨底部，所以也可以使用同样的方法来处理它（延长第五跖骨底部和外侧跟骨之间的距离）。

松解足跟（后表线）

客户的重心如果位于外踝前面，会给通过足

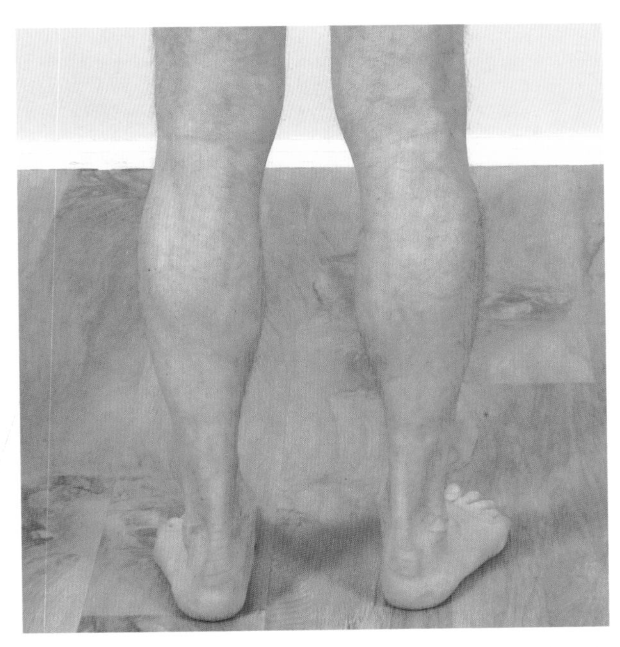

图 4.25　跟骨向内倾斜容易使足部相对于胫骨产生外旋

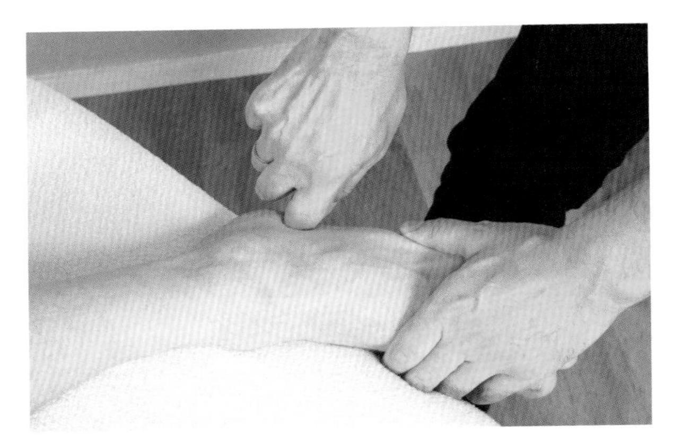

图 4.26　单手延长侧束

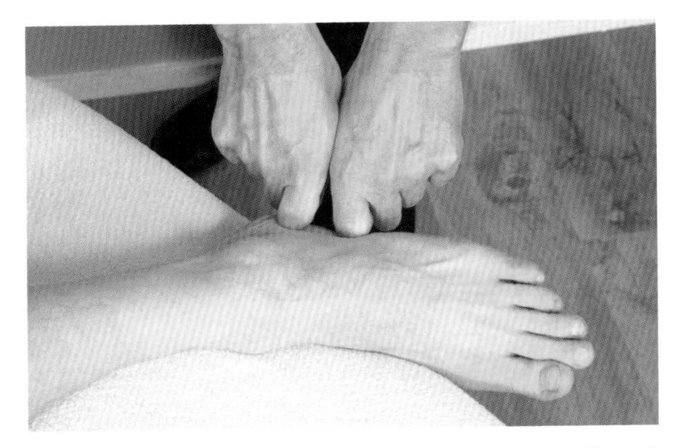

图 4.27　双手共同延长足底筋膜的外侧，注意拳头并拢在一起，通过双手向前的滚动把指节推向两侧

跟后部的组织带来额外的张力，因为足底筋膜和跟腱是后表线的一部分。这个张力促进了足跟向关节前方移动，导致足跟的长度相对于前足明显减少（图 4.28）。我们可以把跟骨形象地比喻成一支箭，后面紧张的组织则扮演了弓弦的角色，所以像是弓弦把箭“射”进了足部。

如果我们想成功地后移重心，放到足部三脚架支撑区域的正上方，首先必须为后跟提供更多的支持，否则身体的趋势永远是回到似乎更稳定的前移位置。

延长足底筋膜（图 4.29）是一个方法，也可以花点时间在跟骨前面施压，等待组织放松，但

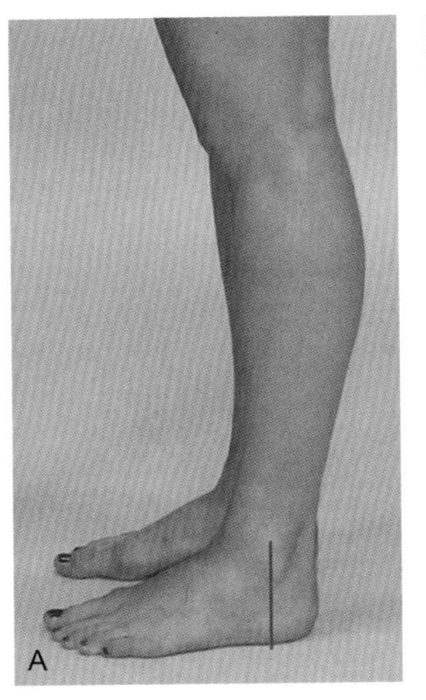

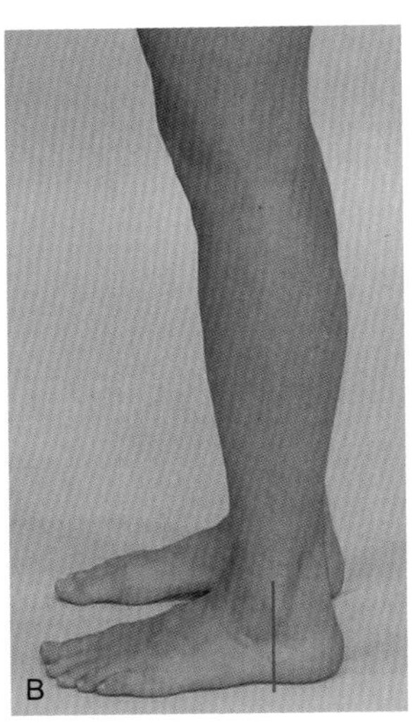

图 4.28　足跟过短（A）和正常足跟（B）的近距离对比

是我们还需要关注围绕在足跟周围的组织。

处理踝关节的两侧，示指指节也可用于释放足跟周围组织的活动受限。从跟腱、内外踝、前足的两侧向下推按（图 4.30~ 图 4.32）。配合每一次成功的推按，客户都可以用髋发力向下蹬，为足跟创造出更多的空间。

另外，还有其他一些组织在后移足跟时需要配合松解：腓肠肌、比目鱼肌、腘绳肌，甚至是

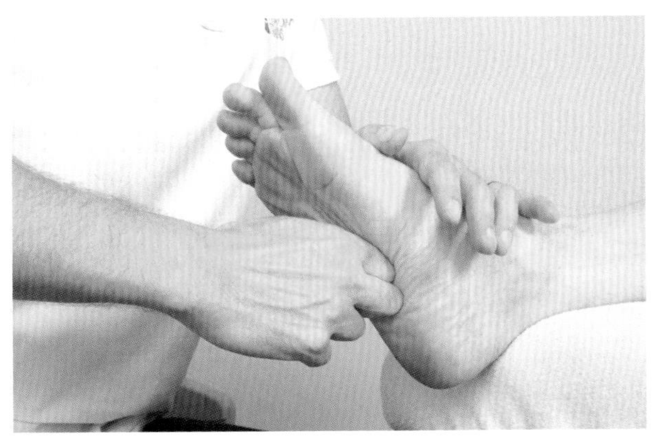

图 4.29　用指节在跟骨的前面按压——使用“软指节”去推按跟骨的前面，等待周围的支持性组织在足跟后方释放

骶结节韧带或竖脊肌等后表线的任意部分。身体前面的肌筋膜也需要松解才能使骨盆更平稳地落在双脚之上。即使足跟的松解或后移甚微，双足对整个身体的支撑效果都会有很大的不同。

身体解读——更进一步

到目前为止你已经了解了一些技术，我们还可以为背后的功能性目标添加一些“色彩”。

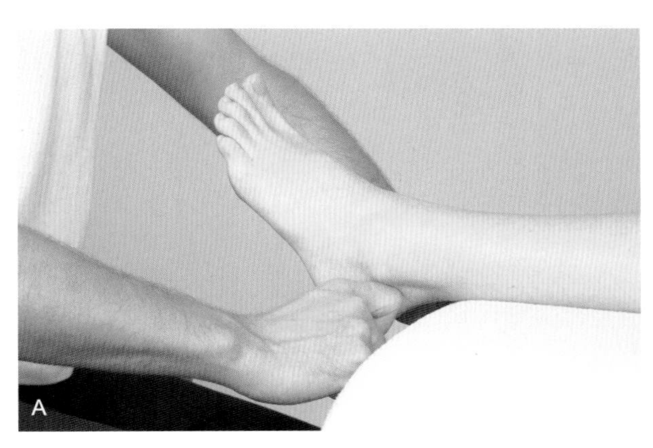
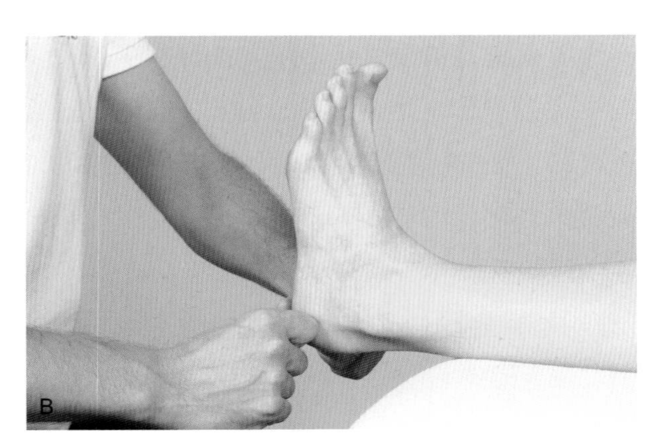

图 4.30　A 和 B：从跟腱前侧进入组织两侧，开始向足跟处推按。推按结束的位置是在骨骼的下端两侧，不是在足底的脂肪和跟骨下面

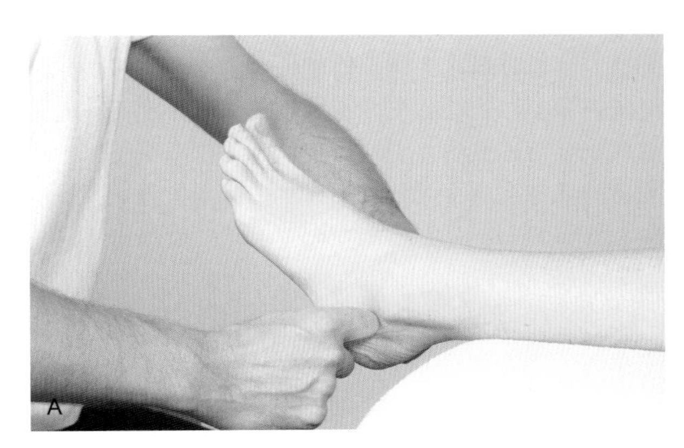
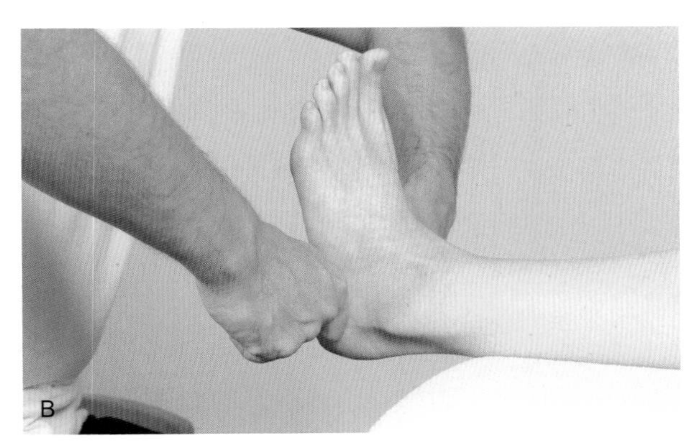

图 4.31　A 和 B：从内、外踝的下方开始，避开神经，把组织向后、向下拉向跟骨

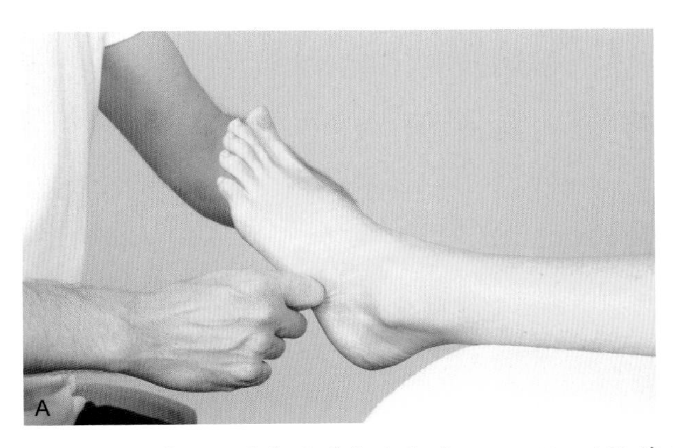
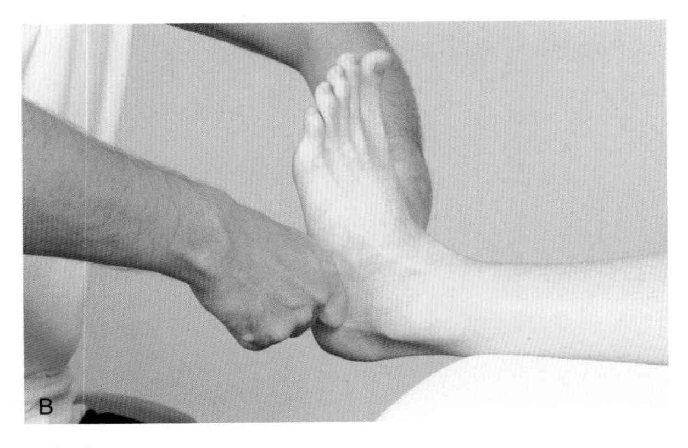

图 4.32　A 和 B：围绕足跟依次处理 0°、45°、90° 这几个角度的组织

在首次体格检查部分，我们评估了足的旋前能力，现在我们可以检查一下旋后能力。旋后的过程是距骨外旋，使前足形成一个“形态”闭合，随着踝关节过渡到背屈，足趾逐渐伸展，足底的各层跖屈肌开始绷紧。我们可以通过让客户围绕着支撑足跨步来从多个方面评估旋后（图4.33）。移动腿的摆动带动了骨盆的旋转，随后支撑腿开始外旋直达距骨，因此促进了支撑足的旋后。

仔细看图4.33的A和B，你将会看到侧束（图4.26和4.27做过处理的位置）需要延长才能使前足合拢到一起。如果这条组织紧张或受限，它将会在步态的摆动相，也就是足趾准备离地时限制足部回到正常的旋后位置。足趾离地时足仍旧旋前，可能与客户的足趾排列问题，足底筋膜和膝关节的问题有关。

可以描述图4.33的模特为左脚卡在了旋前位置。这并不是不好，也绝不是你在实践中会看到的最糟糕的情况，但我们还是希望通过松解跟骨和足底筋膜的侧束能让他的系统更为放松。在此之上还需要处理跖屈肌群——我们对其中的腓骨肌更感兴趣，因为它附着在足的内侧和外侧，腓骨短肌尤其重要，我们后面会讲为什么。

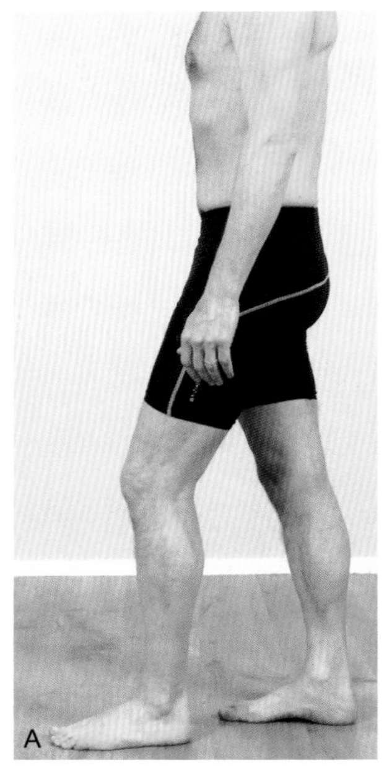

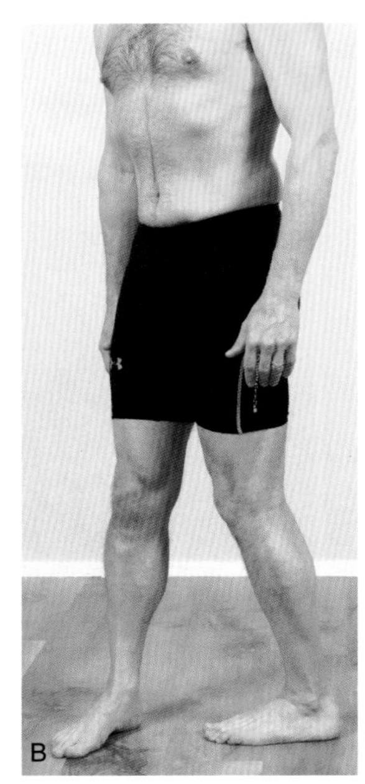

图4.33　A和B：客户前后开立，被评估腿在前，然后让他将后腿“绕过”前腿迈一步。上图演示的右腿摆动会把骨盆转向左侧，使股骨外旋，进一步会带动胫骨和腓骨的外旋，因为榫卯机制的存在，距骨也会外旋，协助拉起足弓的半穹顶。踝关节也将背屈，方便治疗师去评估踝关节后面的组织，以及跟骨和足底筋膜侧束的适应能力。正如我们预想的那样，模特的左脚并没有展现出我们希望看到的旋后能力——A和B的足外侧几乎没有改变。足部的适应能力差可能与身体其他部分的问题有一定联系——尤其是膝，膝不喜欢旋转。如果足不能充分地旋前和旋后，可能是由于什么原因使活动受阻（也许是组织原因，但也可能是鞋或矫形鞋垫），那么下肢的旋转将会集中在股骨/胫骨的连接处

处理足的“木偶线”

如图4.12所示，腿部肌肉的每条肌腱都跨过了踝关节的两个平面，现在我们将两个方向的线想象成木偶两侧的控制线，足是木偶，那么肌腱就是控制足的木偶线。

你能看得出如果一边抬起，另一边就会下降吗？跖屈肌群会拮抗背屈肌群，内翻拮抗外翻。把这幅画面记在脑子里，每次推按的意图就会更为形象，尤其是在平衡足弓和平衡距下关节的活动时。举个例子，如果内侧纵弓低，我们就要上提距下关节线内侧的肌肉，并加强它们的力量；下降和放松那些外翻的组织。所以通过在合理的方向处理组织我们就可以达到这一目的。

这幅画面现在就变得生动起来了，因为我们理解了旋前和旋后以及足部对自下而上（足跟冲

击）和自上而下（骨盆旋转）动作的反应。旋前发生时，胫骨前肌需要能够延长；旋后发生时，跖屈肌群和外侧间隔必须有足够的活动范围。

下面将会给出腿部每个肌筋膜单元的标准操作方法，但是根据每个客户目前的具体模式来调整方向或做出相应的强调则很有必要。

松解前侧间隔（前表线）

按照我们先处理浅层组织再处理深层组织的常规方式，首先要打开与评估包括三块肌肉的前侧间隔。外侧手握拳推按前侧间隔的组织。通常情况下，这个部分需要做出上提，帮助把足弓内侧拽上来，改善内侧纵弓。所以你的推按更多的是向上，朝向头的方向。

也可以结合另一个拳面来处理胫骨内侧。如果你选择了这样做，就要确保按压的是深层封套筋膜，不要按压在附着在骨头上的骨膜层上，因为这会让客户非常不舒服。

单手和双手的手法都可以从踝关节的位置开始，推按集中在小腿筋膜的平面，处理支持带，感受它和下方肌腱之间的活动度。最好可以让客户把脚放在治疗床外面（图 4.34，图 4.35），并让他们慢慢地背屈和跖屈。你可以用一只手去指导它们的活动，尤其是当你想要重新训练它们的动作模式时，关节需要尽量保持于中立位，避免偏斜到旋前或旋后的位置。

推按一直沿着小腿的前面向上进行，直至胫骨顶端的下方，大约胫骨结节的位置。在通过骨骼区域的时候要适当地调整深度和施加的压力大小。

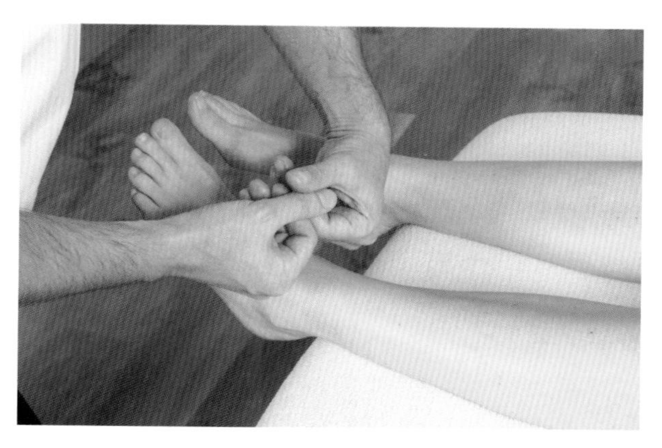

图 4.34　用手背组成“屋顶”来匹配小腿前侧形状

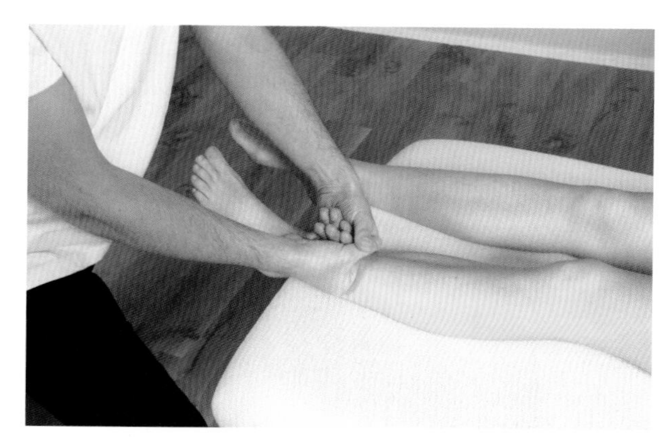

图 4.35　使用柔软的拳面，紧密接触胫骨前侧和前侧间隔的组织

胫骨前肌、𧿹长伸肌和趾长伸肌（前表线）

为了使手法更加深入，更有针对性的处理每一块肌肉，你可以选择使用手指或指节。由于这些区域组织密度大，我们建议使用更稳定的指节，甚至使用肘关节（图 4.36）。

利用第一下手法推按小腿筋膜时拳面收到的反馈信息，下一步你可以选择把注意力集中在整个小腿上或集中在那些感觉受限或密度不寻常的区域。上臂外旋时拳头的尺侧面可以从头到尾处理小腿前侧组织。然后再用指节或手指来处理那些不容易区分的肌肉区域。

客户所做的动作依然是背屈和跖屈，在胫骨前肌的某些位置，足内翻和外翻动作也有益处。如果你感觉到在你的接触点之下的组织打开了（或者打不开！），那么你就可以使用另一只手轻柔地引导足部的运动方向，进而充分地刺激短缩的组织。

注意方向：有些肌筋膜区域可以通过不同方向的手法来促进，我们发现胫骨前肌就是其中一个。内侧纵弓如果有些塌陷，那么向上推的手法可以给组织一种上提的感觉，同样，足部如果不愿意旋前，那么向下推就会更合适。

这一个区域还需要检查的位置是胫骨前肌和胫骨之间的这条缝。胫骨疼痛的客户经常会出现肌肉黏住骨头的情况，需要清理这条缝隙，给这两个结构更好的独立性。这似乎在短期内非常有效，但是如果疼痛反复出现，往往是在提示我们足弓和踝关节存在问题，所以一定要评估步态，或者转诊给能做出有效评估的人。

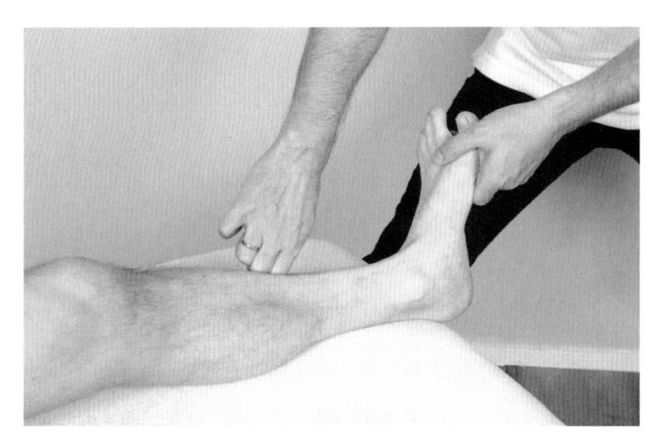

图 4.36 指节可以使接触更深入。内旋上臂，从前臂和腕部向下传导力量

外侧间隔和腓骨肌（体侧线）

平衡内侧足弓和松解腓侧肌肉与比目鱼之间肌间隔是处理外侧间隔的主要内容（图 4.37）。你可以向上或向下处理腓骨长肌，方向的选择要与处理胫骨前肌的目的达成一致，大多数情况需要上提内侧足弓，需要下拉的情况极少。

在这个操作之后，我们可以处理腓骨肌后侧与比目鱼肌所形成的肌间隔，或者腓骨肌前侧与前侧间隔之间的肌间隔，先要确保它们没有问题才可以深入到腓骨短肌和深层后部间隔。

由于这些肌肉很强壮结实，所以接触一定要精确可控。小心避开腓神经，如果你的按压产生了神经痛那就必须停止操作。为了保证目标始终在腓骨肌上，需沿着外踝和腓骨头之间的直线进行操作。

客户可以通过背屈、跖屈、内翻、外翻来活动足部，或者做环转运动。

注意方向：最常见的腓骨长肌处理策略要与处理胫骨前肌的方向相反。作为螺旋线的一部分，这两块肌肉在足底形成一个吊索，帮助在内翻和外翻时平衡距下关节，因此存在一个交互的关系。

腓骨短肌（体侧线）

腓骨短肌与和它近邻的腓骨长肌相比更短、更深、跨过的关节更少（解剖列车中的“慢车”与“快车”）。所以在保持固有模式和受限上更为顽固。为了独立出这块深层组织并有

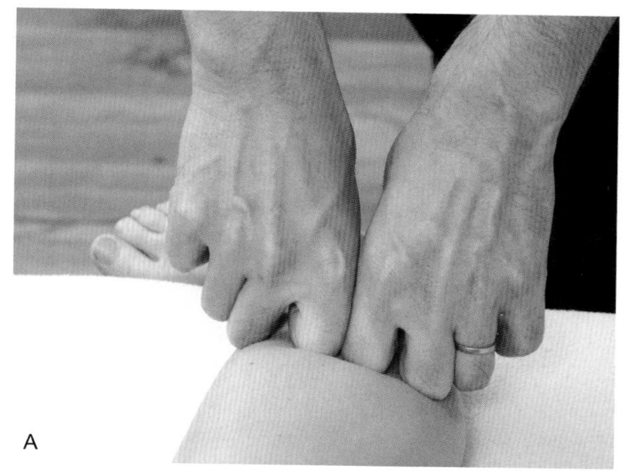

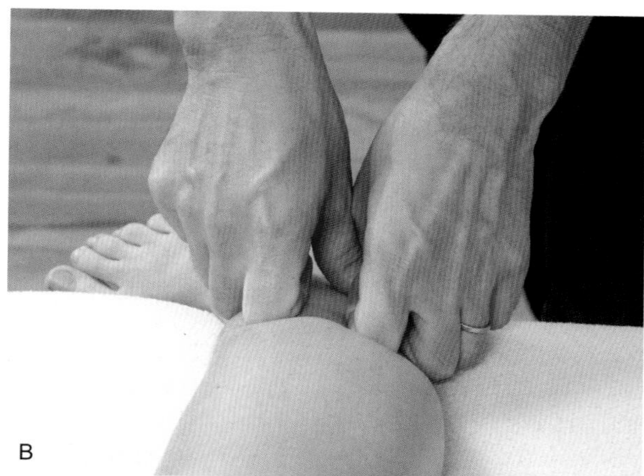

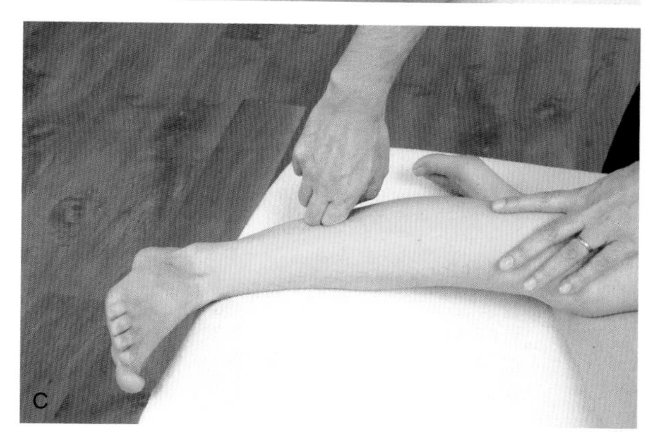

图 4.37　A~C：使用指节和手指，首先剥离外侧间隔的组织，帮助区分外侧间隔与前侧及后侧间隔，保证肌间隔处有一定的空间（A 和 B）。然后沿着腓骨长肌的走向，根据客户具体的模式，朝向足踝（如图 C）或者腓骨头

效释放它，用指尖轻柔地进入腓骨长肌两侧的肌间隔（为什么要进行前面手法操作的原因之一），透过浅层的长肌，尝试用你的指尖相互挤压来抓住深层肌肉的肌腹。向上用力推按此处的肌筋膜，同时让客户慢慢地背屈和内翻足部（图 4.38）。

注意方向：这个组织推按技术应该在两个方向上完成。因为组织很深，不可能完成一个接触连续的推按，所以这更像是一个定点拉伸的技术。通过向上发力来锁住上端，那些远端的组织以及本体感受器将会得到刺激；通过向下发力

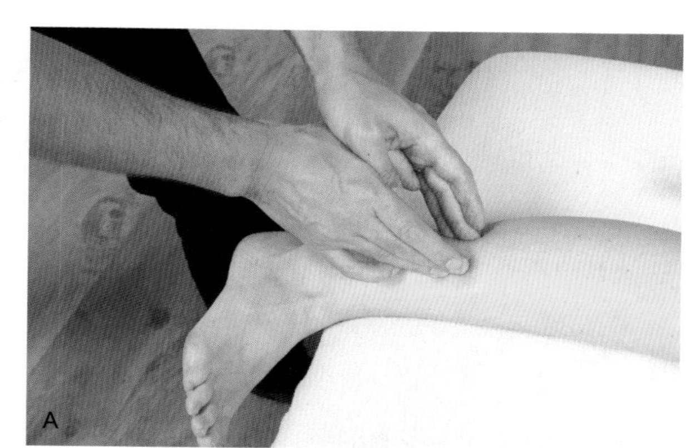

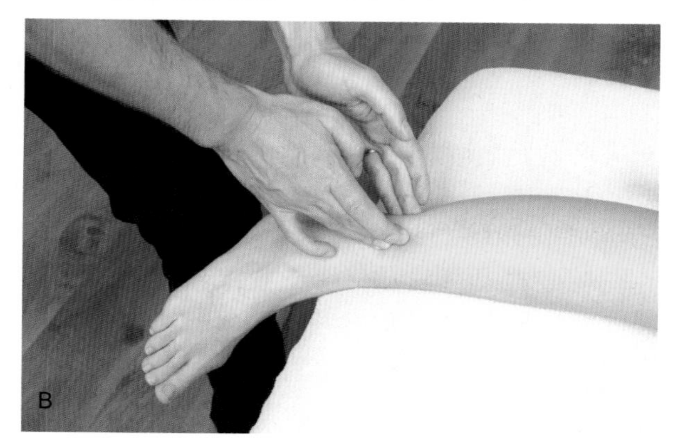

图 4.38　A 和 B：深入到腓骨长肌的两侧，用指尖紧密接触腓骨短肌，当客户背屈和内翻踝关节时用力向上推按。从小腿外踝上方几厘米到大约小腿一半的位置，挑选几个不同的位置重复这个手法才能全面覆盖整条肌肉

来锁住下端（图片没有演示），关注点将会被转移到上方组织。通过既向上又向下的方法我们能够确保肌筋膜单元的两端都获得关注，并均得到释放。

后侧间隔——腓肠肌和比目鱼肌

小腿的后侧间隔包括腓肠肌和比目鱼肌，两块肌肉中腓肠肌更表浅，筋膜更长，跨越踝关节和膝关节。两块肌肉都会受到姿势习惯的影响。虽然向上或向下做推按都可以，但在筋膜松解时常把组织向下推，朝向足跟（图 4.39）。如果想向上推按组织，只需要将自己的姿势调整到面向客户头的方向即可，依然使用相似的手部姿势与方法。

浅层技术操作需要一对柔软的拳头，将力量集中在近节指骨（推按时靠近外侧的指根关节），而不是用靠近小腿中线的远节指骨，因为指伸肌会很费力。沉入到小腿筋膜然后继续向下透过小腿筋膜。当你处理小腿后面时，让客户慢慢地做足背屈和跖屈。

随着整体推按的进行，你可能会感觉到在较深入的区域存在一些绷紧的组织带。为了集中处理这些部位，你需要用腿或枕头支撑住客户的小腿，但要保持客户可以自由活动足部（图 4.40）。这种方法可以放松并缩短腓肠肌，在你用指节或手指慢慢进入深层纤维时会让客户舒服一些。为了增加对目标组织的推按效果，客户可以主动或被动完成足背屈。

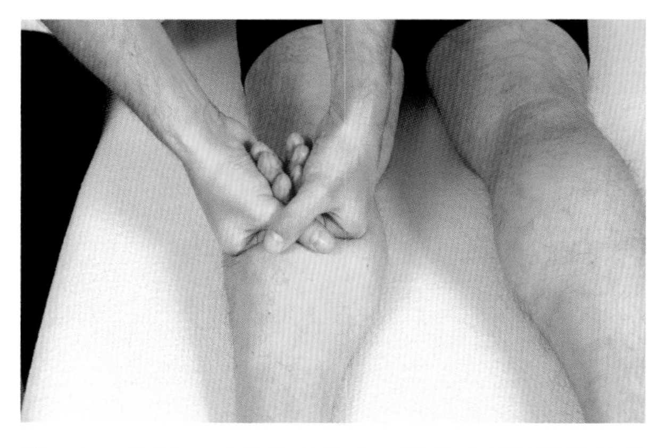

图 4.39　使用一只或两只拳头，沿着后侧间隔进行推按（也可以用肘面或前臂来替换）

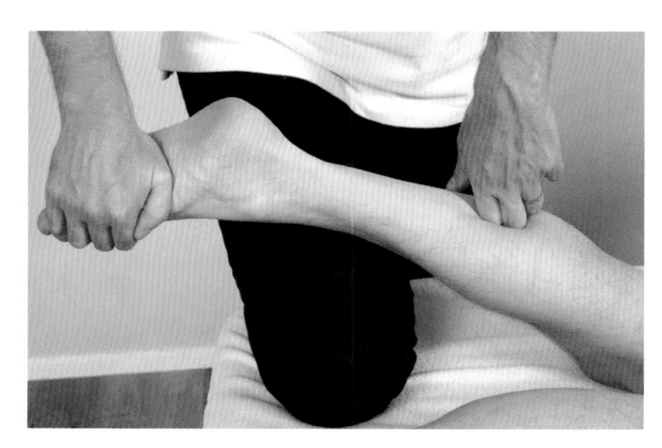

图 4.40　评估后侧间隔的深层组织时，在屈膝位支撑住小腿，以放松腓肠肌。然后我们用指节固定住受限的区域，通过足背屈的动作来放松这些区域，这个姿势下的足背屈可主动完成，也可被动完成

后侧深层间隔——胫骨后肌、踇趾屈肌和趾长伸肌

腿部更深层的肌群藏在胫骨后面，附着在骨骼的后面和骨间膜上，使它们很难进行手法处理。这些肌肉的肌腱在通过内踝之前（靠近肌肉末端的位置）更容易被触诊到，但是在稍微偏向近端的位置才是释放效果好的位置，因为那里的肌外膜更开放且延展性更好。

为了到达后侧深层间隔，我们要引导手指向

后绕过胫骨的内侧面。最好的方法是用支撑手把腿推向操作手的手指，这种方式会让手指更为放松，因此也更容易被客户所接受（图 4.41）。

推按的方向通常是向上的，帮助上提这个间隔的组织，给下降的足弓提供一些支撑。指导客户足跖屈和背屈，同时始终保持踝关节在中立位上可以训练神经动作通路，以方便进一步治疗。

双手在深层后部间隔的两侧同时操作可以使手法更为深入。内侧手的手指依然在胫骨后滑动，外侧手的手指处理比目鱼肌和腓骨肌之间的肌间隔。一旦你足够深入到这些肌肉之间，将会在左右手指之间感受到后侧深层间隔里肌肉的厚度（图 4.42）。除非客户的这个区域非常开放，否则你的接触只会停留在深层封套筋膜和肌外膜的层次，而不是作用于肌肉本身。这一层的处理方法和以上一个手法方式一致。

注意方向：向上还是向下处理后侧深层间隔往往取决于姿势以及足的反应情况（图 4.43，图 4.44）。如果足有内倾、外旋的趋势，与足旋前有关，那么操作方向就需要向上；如果客户表现出高弓足的模式则方向相反。有经验的治疗师有时会在结构模式和功能趋势之间做一个选择，因为可能足部略“平”，但并没有表现出能够进一步旋前的能力。由于缺乏减震功能，可能会造成客户的系统进一步受压。我们需要基于目前的整体情况来做出选择——哪一个问题是更大的问题（结构失衡还是功能缺失？），你预计会接诊几次？（一次接诊也许并不足以产生持久的效果，所以向上处理可能是更安全的选择，既可以带来一种支撑感，同时依然能够“释放”张力）还有对于客户来讲哪种感觉更好？（试着在每一个方向上都做一个较短的推按，然后让客户去感受——当然这种做法需要客户自身有一定的感知能力。）

这两个手法很重要的一点就是要保持直腕。因为接触角度的原因，你将很难利用重心，所以需要一定程度的上肢力量。双肘打开，并微微处于接触点的后方，这样可以让你最大程度的通过前倾来完成向上的推按。

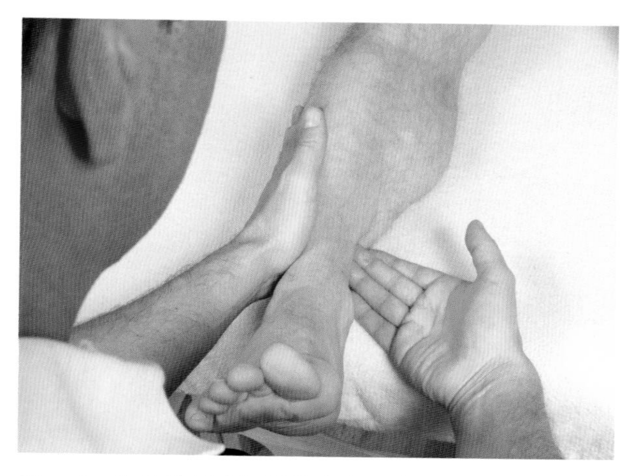

图 4.41　使用外侧手把腿推向内侧手的手指。这种接触深层后部间隔的方式会让手指更放松，因此更容易让客户接受。在这个姿势下治疗师向上方操作最为简单

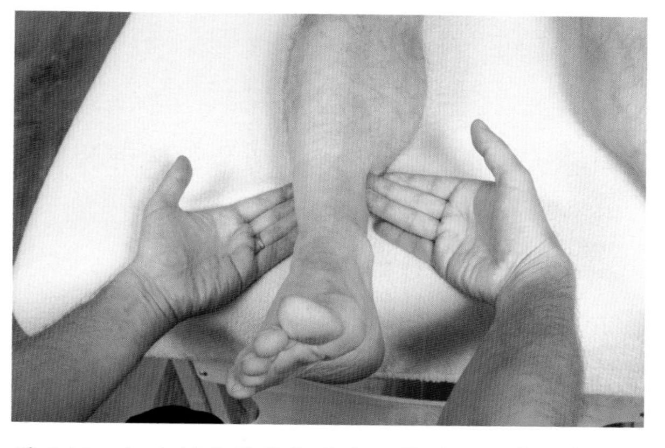

图 4.42　把内侧手的手指放在胫骨后面，外侧手的手指放在腓骨肌和比目鱼肌之间的肌间隔里，你就能接触到深层后部间隔的两侧

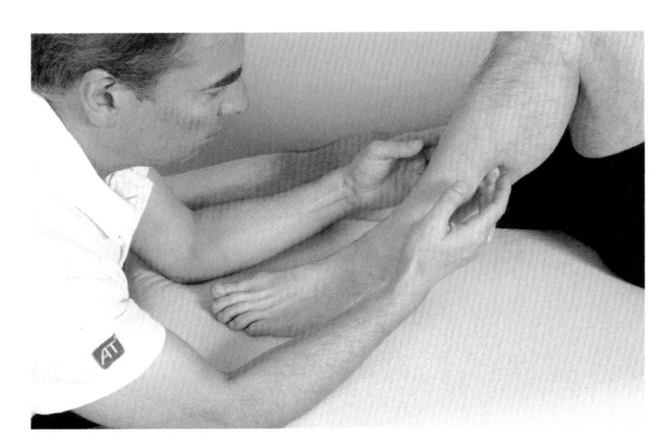

图 4.43　这种姿势可以给客户更大的自由度，但是需要腿部的稳定性更强

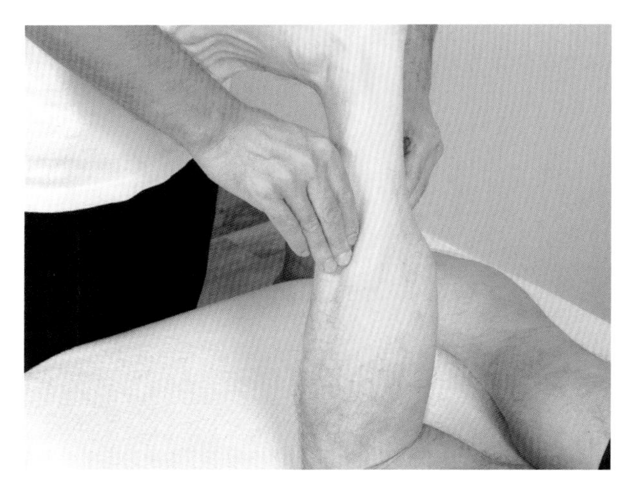

图 4.44　让客户俯卧会使向身体上方（朝向膝关节）的推按更容易发力一些，但是由于组织方向上的变化和足部的活动太过独立，这种姿势比仰卧位所带来的整合效果差

膝关节的轨迹——帮助整合和再教育

让客户站在你的面前，对他进行髋、膝、踝的力学机制再教育其实非常有意义（图 4.45，图 4.46）。先评估膝关节的活动轨迹是否在第二足趾上方。通常情况下，膝关节会向内侧或外侧偏移，这取决于客户自身的力学机制。确认客户双脚平行站立，双脚的第二跖骨相互平行。屈膝向前时，骨盆应该处于中立位，即不后倾也不前倾。

一旦你获得了一些信息，就用双手握住一侧大腿，拇指位于髌骨上方，其余四指包住大腿两侧，抓住并控制腘绳肌肌腱（图 4.47）。让客户反复做同样的动作，这时你要控制住膝关节周围的组织，让髌骨的活动轨迹在第二跖骨上方——这通常比较简单。困难的部分出现在返回时，因为需要抵抗旋转，此时你需要控制住大腿，保证伸直复位时不发生旋转。你也可以按压腘绳肌肌腱周围的组织，做一些局部性拉伸。

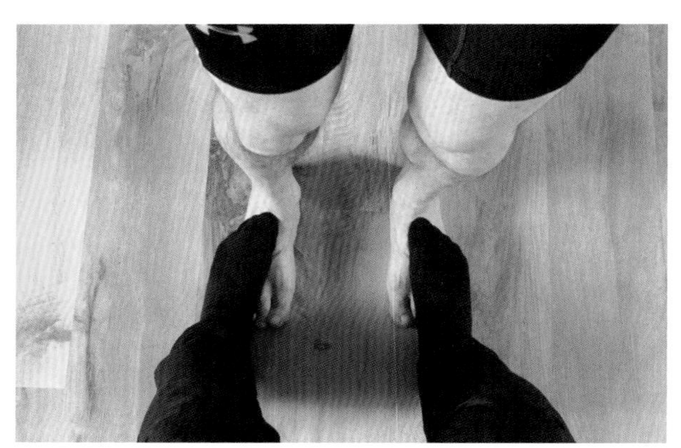

图 4.45　客户站在你的面前，你可以用脚踩住他们的脚来稳定位置

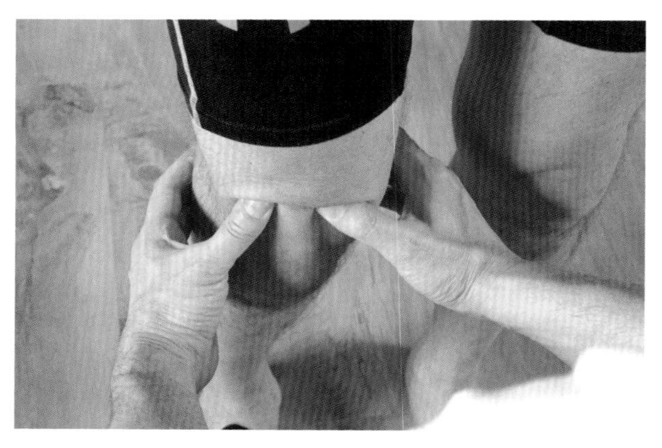

图 4.46　膝关节的活动轨迹可能在第二跖骨的内侧或外侧，所以你要用手去指导膝关节，让它保持在第二跖骨上方

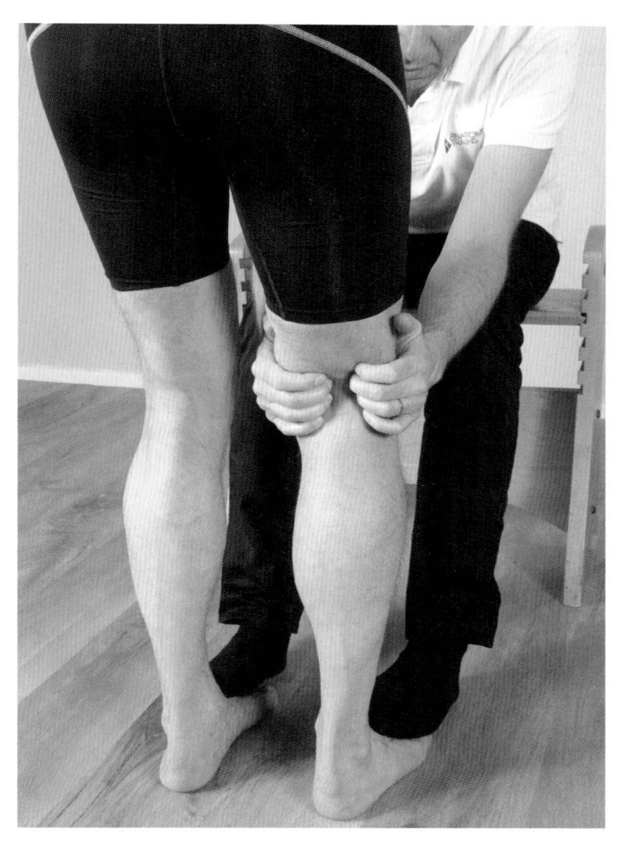

图 4.47　手指抓住膝关节的后侧的腘绳肌肌腱，尤其要在返回直膝时处理它们

在另一侧腿上重复这个过程，然后撤掉辅助，让客户再次屈膝，但是依然要注意保持正确的关节力线。如果客户的髋关节和（或）膝关节的力线存在一定的问题，那么可以让他回家继续做这个练习。

对于那些站立时足弓塌陷的客户，可以在客户站立时，用手指接触胫骨后肌的远端止点，给它一个轻微的刺激，同时让客户把足弓拉起来（图 4.48）。你的目的是给肌张力一些刺激，让它意识到自己并重新找回原本无力的肌肉。当

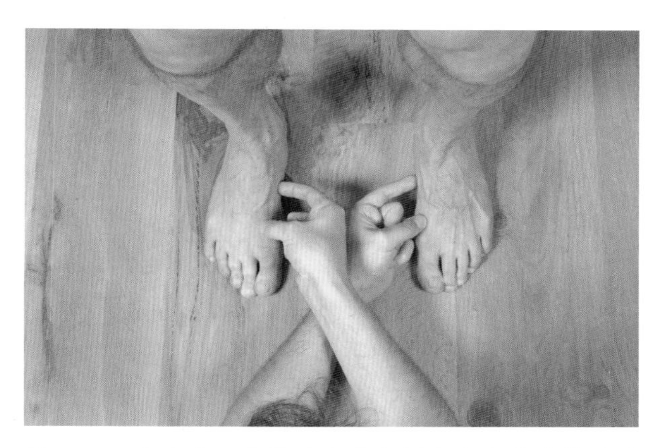

图 4.48　为了进一步辅助足弓内倾客户的膝关节活动轨迹训练，按压胫骨后肌的附着点，让客户把足弓拉起来，并在屈膝时也要继续保持足弓上提

然，所有的这些都需要通过日常活动、感知及治疗性练习来强化。

高级解读

我们已经发现，对许多学生来说，转变评估的学习策略兴许是个有效的方法。具备观察整体以及明白身体每个部分之间如何相互作用、相互影响是需要时间的，所以耐心一点，反复琢磨这些练习和技术，比较各种不同的身体，不管是你自己还是客户的。尽可能去尝试和观察各种不同身体排列的示例是很重要的。

刚开始时一次解读一个部位，当我们完成前面提到的内容后，重新回到书中一开始需要思考的“为什么”——为什么骨盆或足在这个或那个位置？它们在某些方面有联系吗？骨骼间可能有什么关系，软组织间又会因此发生什么变化呢？

观察一下模特（图 4.49A~D）的整个模式。

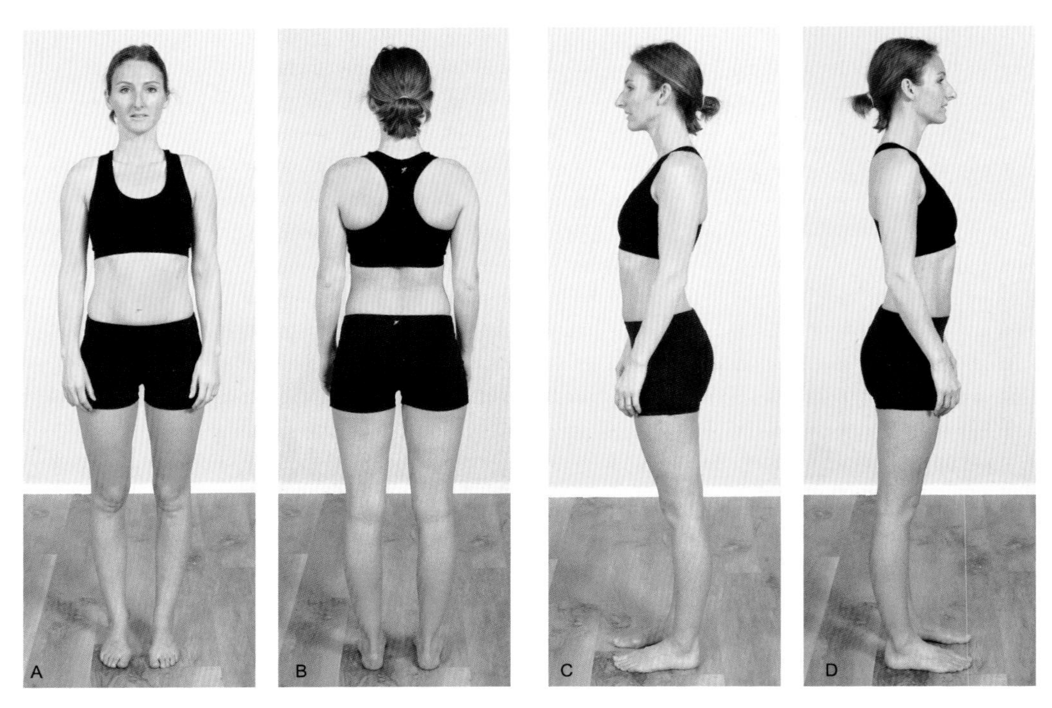

图 4.49　A~D: 一下子看整张图可能会晕，所以一次看一部分然后逐渐向外、向上观察，注意逐步提高技能和词汇表达。最终我们希望你不但具备从下向上观察的能力，还可以从上往下观察。

1. 本章我们关注足踝的位置和灵活性，所以从这开始——你看到了什么（图 4.50 A, B）？关于刚刚提到的技术你可以问很多问题，但是要以结构评估开始。（从二维图中尽可能得到信息）骨与骨之间的关系如何？

2. 你会怎样描述（图 4.51）足跟的长度呢？它跟骨盆位置有关系吗？（可能这个问题有点难，除非你再次阅读此书或回到第 6 章再看一眼。）

3. 从她足的功能中你希望看到什么？这个测试显示出任何你希望或者不希望看到的软组织适应吗（图 4.52，图 4.53）？（例如，她的结构系统"连贯吗"——逻辑一直是一样的吗？结构和功能测试匹配吗？）

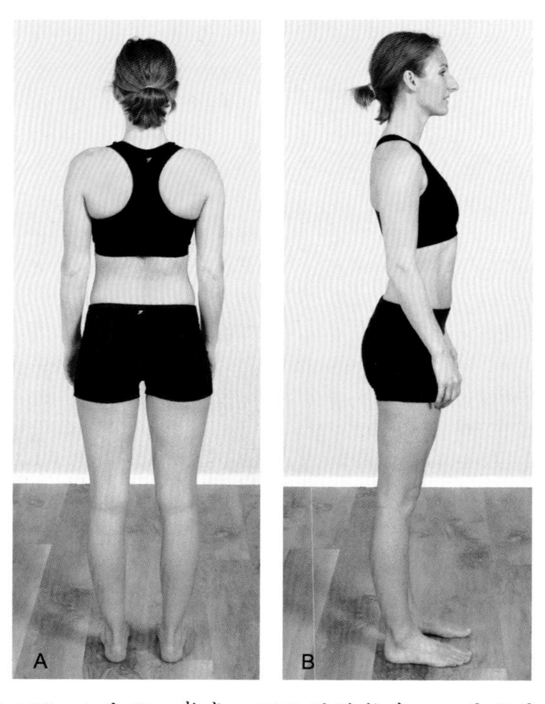

图 4.50　A 和 B：考虑一下足跟的长度——是不是比较短？理想的比例是 1 : 3，但是看图 4.48，思考"模特的足跟是不是支撑了其余的结构组织？"

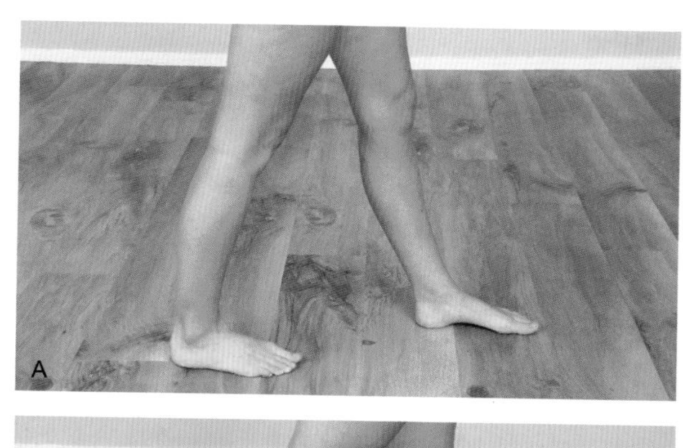

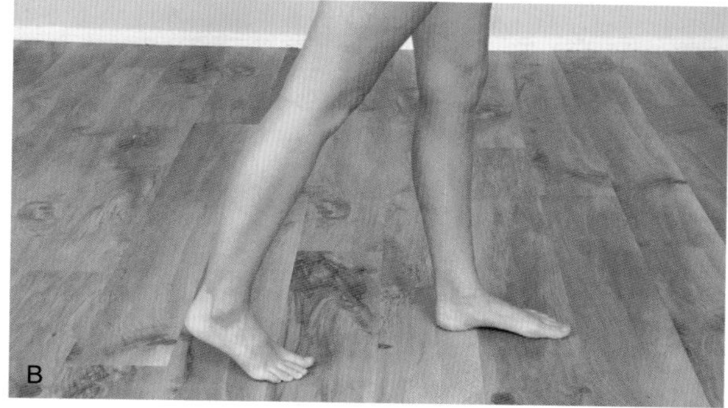

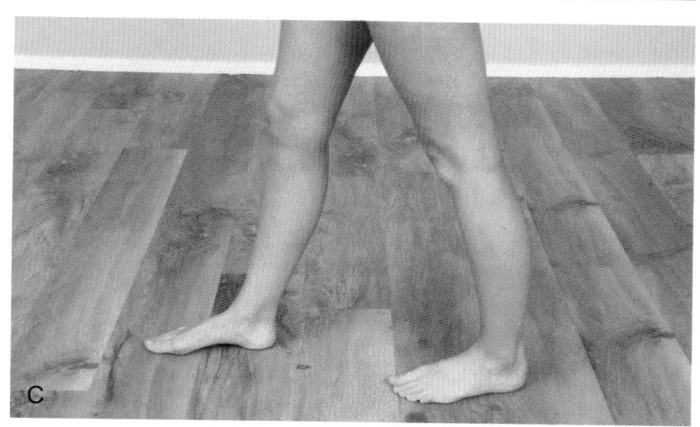

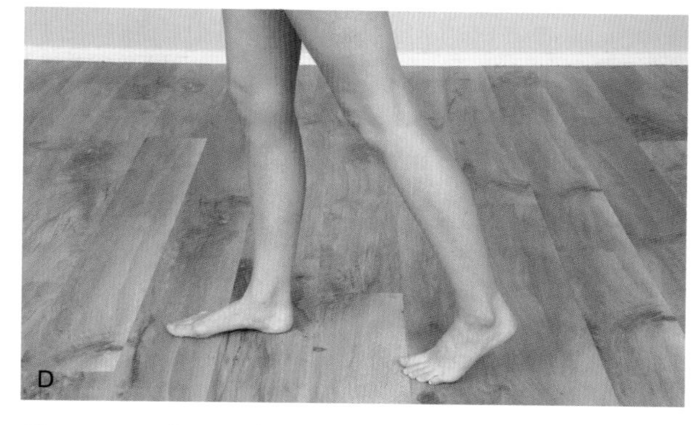

图 4.51　A 和 B：左足旋前测试；C 和 D：右足旋前测试

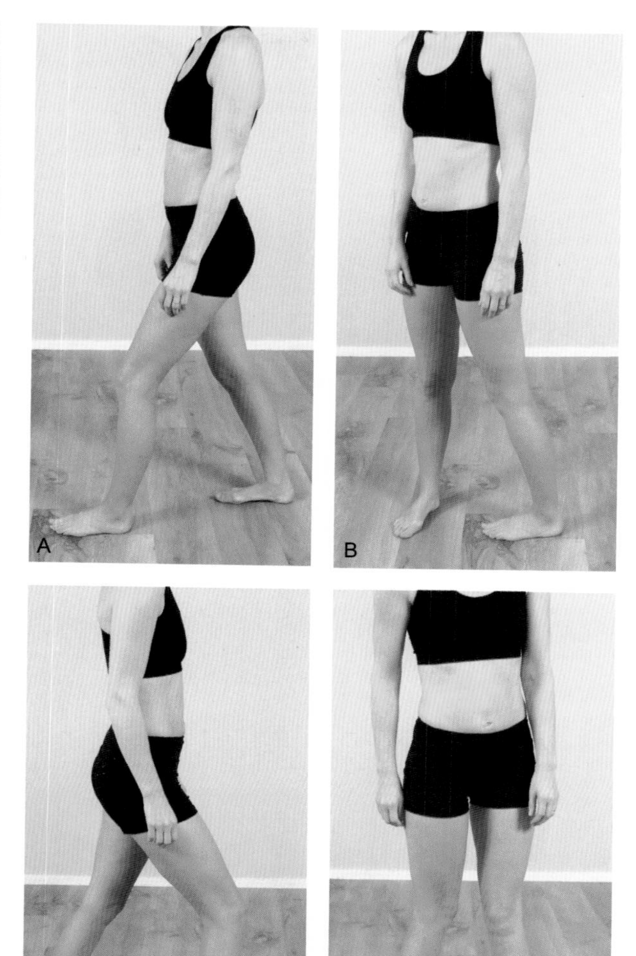

图 4.52　A 和 B：左足旋前测试；C 和 D：右足旋后测试

答案

1. 记住要先看到有利方面了吗？你可以发现她组织结构中至少存在 3 个有利方面吗？

首先，可以说她整体健康状态很好——从她的肌肉和皮肤中可以明显看出她很匀称健康。

左右侧的平衡非常好——可以忽略，但是从前后侧大致可以看出她骨盆、胸廓和头部在中

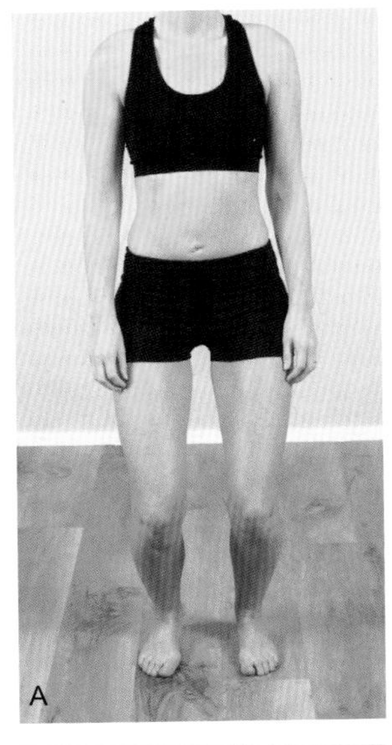

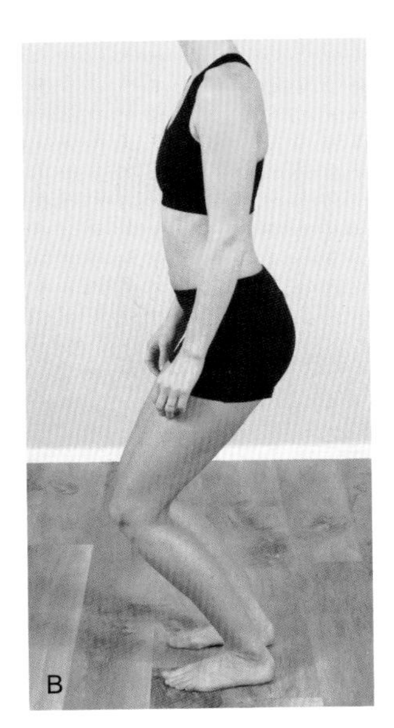

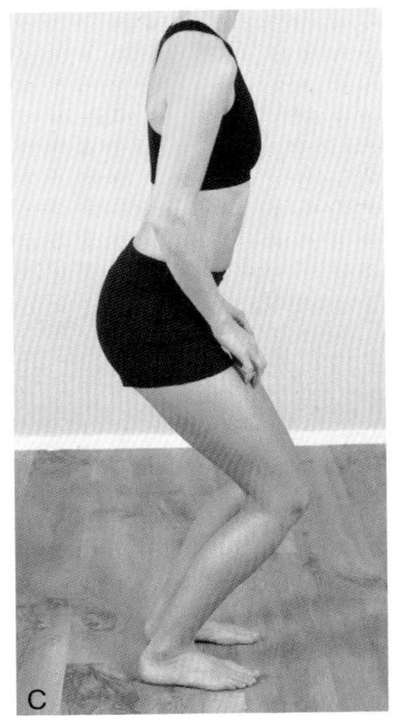

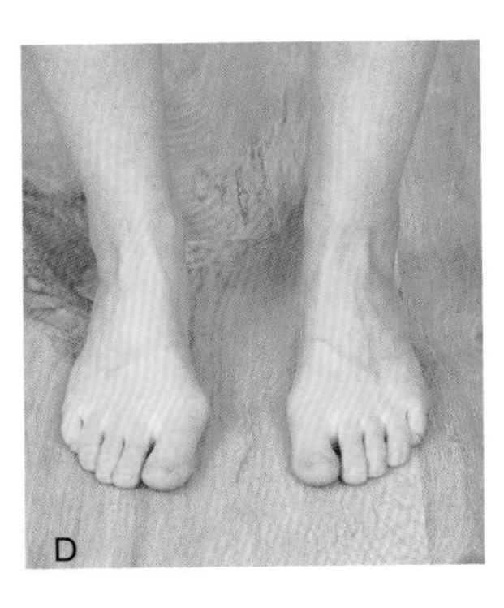

图 4.53　A~D：观察完模特其他的结构，尤其是在旋后测试中旋转的能力，她表现出了你希望看到的踝背屈（A、B 和 C）角度吗？你觉得导致她右侧踇外翻的原因可能是什么？

立位。

这个模特并没有对身高感到自卑（虽然她并不高）；她挺直站立，颈部从胸廓上尽量伸长。这与那些不自信的行为相反，他们试图缩起脖子藏起来，慢慢养成了我们所说的“测试颈”，导致整个人是下垂的样子。

前面观，我们可以看出胫骨相对于中垂线有一点外倾，相对于股骨外旋，似乎右侧比左侧更明显。

后面观，我们可以看到小腿相对于足后倾（即踝相对跖屈），股骨相对胫骨前倾非常明显。后面这一点我们必须强调，股骨相对重心前倾并且胫骨平台后倾，这意味着膝关节过伸。

我们可以这样描述足和腿周围的一些细节，前足相对后足外倾。我们发现这向上延续，使到了两侧胫骨相对于股骨外旋。

2. 图 4.49 模特表现出足跟缩短并且前足外倾的趋势。我们可能有这样的疑问，“足跟支撑骨盆（从而支撑身体其他部分）吗?”因为骨盆相对于足前移，我们可能会想说“不”。想象把骨盆带回到足的正上方使股骨粗隆在外踝的前面，然而这样她可能会由于关节轴后方缺少支撑而不稳。

3. 胫骨的外倾和旋转可能也意味着足的外倾 / 旋后模式。这确实是我们所看到的，尤其是与图 4.51 模特对比。她右脚没有左脚旋后，那么多——或者可以说，她左脚开始出现旋后但是还没有那么严重。

两侧的高足弓表明在重心转移时缺乏对地面的适应性，即无法伸展足部——长久承受力，所以有点维持在该模式。

旋后测试在某些程度上支持该理论——她的足没有足够的活动，所以胫骨和股骨产生了代偿。软组织、骨和肌筋膜不能适应更多的旋后需求。就这一点而言，这位模特表现出结构和功能测试的一致性，但是我们需要记住，如果她足部的软组织更具适应性，则我们就可以看到更多动作，因为她会从相对旋后变成中立位，再变成旋前位。我们可以用“闭锁缩短”来描述女模特足部的组织。

4. 向前弯曲膝关节这样简单的动作其实会导致许多不同的事情。显然，需要延长所有的跖屈肌（所有后侧、后深侧和外侧间隔），从跟腱、足底筋膜到足底筋膜侧面，它与足部许多关节的适应能力相关。距骨关节屈曲时足会旋前一定角度，这就使得足前部解锁，产生额外的活动角度。自己试一下——做一下这个测试，让你的膝盖往里朝向踇趾的方向然后朝第五趾的方向重复。你可以感觉到前者足内旋并且膝关节远离后者使足旋后减少了整体的运动角度吗？旋前和旋后机制由骨的内旋、外旋控制——试着重复这个动作，看是否能感觉到胫骨向里、向外的旋转。

我们的所有目标都是为了释放跟骨——使足跟能够伸展并且从下面支撑骨盆。一般来说，足跟和足需要打开，以便有更多旋前。

我们可以从评估开始，当重心转移时试着打开足部，这可能会给我们从哪里开始着手处理提供更多的信息。策略总结是，足底筋膜需要延伸，后侧间隔（见附录 1 的后表线）需释放足跟，向下处理胫骨前肌和后深间隔（足弓内部的支持部分），沿着腓骨长肌向上处理。

由于骨盆的前移，为了整体结构，我们仍然需要向上处理身体前侧的深层组织来帮助“告知”新位置的系统。请注意，通过本书我们会继续探索不同层次的组织所产生的一系列问题。

通过放松深层足底组织以产生骨的更多活动度会比较有效。我们建议让客户重新做站立旋前测试来重新评估处理的效果，并且帮助重新教育处理后的组织可能获得的能力。

5 膝与大腿

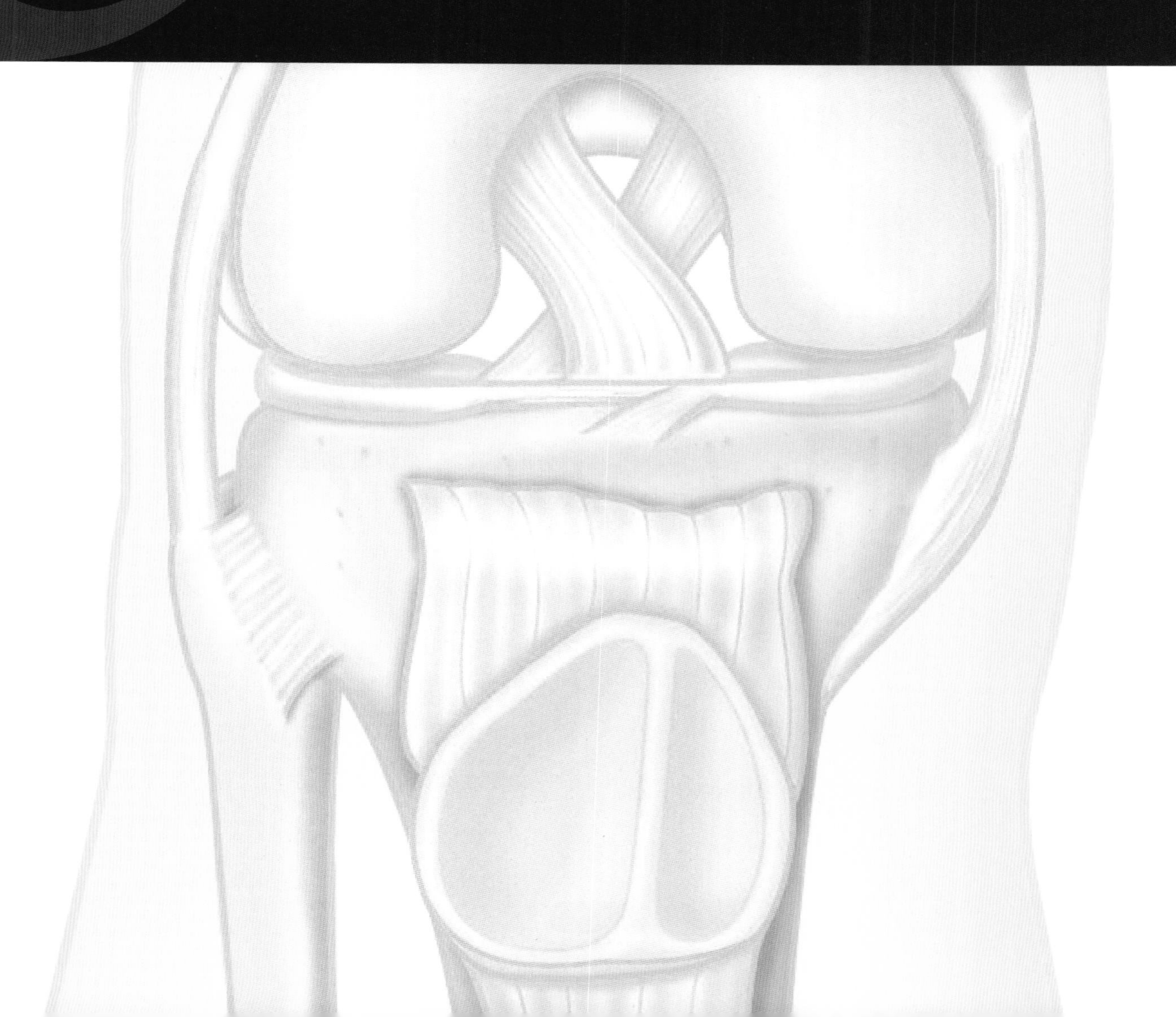

尽管小腿在筋膜和功能上与其他所有部分紧密相连，但在肌肉方面相对而言是自成体系的。它只有 3 条肌肉自下而上越过膝关节：均起自足跟并向上跨越膝关节的腓肠肌和它的“小兄弟”跖肌，参与膝关节的锁定，并在膝完全伸直时帮助其解除锁定的腘肌（图 5.1）。

从现在开始，我们要在身体各部分之间做更多人为的划分了，因为许多跨关节肌肉模糊了身体各个节段的界限，也不可避免地影响了本书各个部分之间的分界。同时，我们也会“选择我们的战场”：从身体的诸多盘根错节中挑选若干解剖节点加以强调。

在这一章中，我们先讨论膝关节本身，再说说那些越过股骨影响膝关节及髋关节的既长又大的肌肉。这些肌肉赋予我们奔跑和举重的力量，并在作为“地基”的足部和上方的脊柱之间发挥着协调作用。我们会在第 6 章更深入地介绍髋关节及其主要的内附肌。

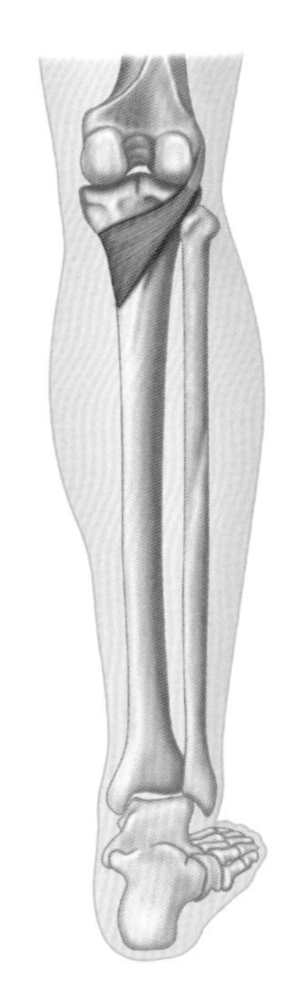

图 5.1　当小腿直立站在地面上时，短小的腘肌使股骨在胫骨上屈曲并外旋

膝关节

一些爱打趣的人说，“膝盖是个设计失败的胳膊肘”。膝关节位于胫骨和股骨两块最长骨之间，承担着身体的大部分重量（在运动中重量的角度随时都在变化）。

乍一看去，膝关节像是豆腐渣工程，无法处理如此强大又瞬息万变的力量。为了制动，骨与骨之间没有卡死。股骨末端为两个圆形的髁，而胫骨的顶端可以被描述为“高原”，表面相当平坦，股骨位于其上。这意味着膝关节可以进行相当大范围的滑动、滚动及旋转（图 5.2）。这给了膝关节必要的可调节性，但对稳定性来讲则不那么完美。所有的生命都是折中的产物，就像开始我们所说的那样。

膝关节的韧带对限制这种折衷很有帮助。内、外侧副韧带允许股骨与胫骨间有小范围的侧向滑动（向内或向外）。外侧副韧带（LCL）位于髂胫束下，沿股骨向下止于从胫骨平台下方探出来的腓骨头位置。此韧带不是膝关节囊的一部分，并且非常强韧难以被撕裂。

内侧副韧带（MCL）是膝关节囊的一部分，我们拿起手术刀做分离的时候可能说：“这是 MCL 的一部分，而它右侧一点的这个则不是。”这样说会显得有一些武断。内侧副韧带虽强韧，但不如外侧副韧带那么强韧，因此它更容易损伤。这种情况在年轻女性运动员身上尤为常见，因为女性运动员的髋关节距离较为宽大（平均来说），在运动时会在膝关节内侧使更多的力。内

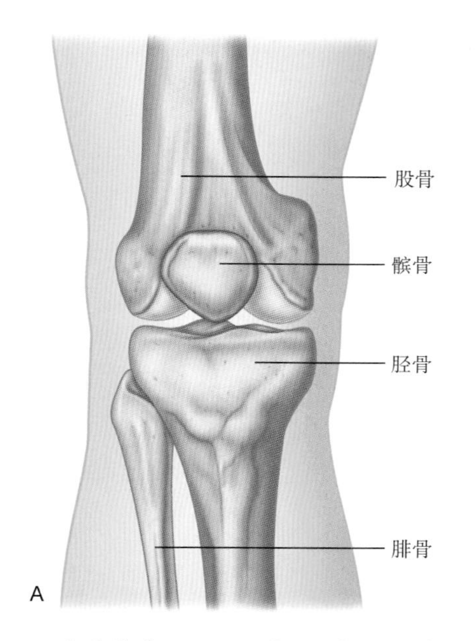

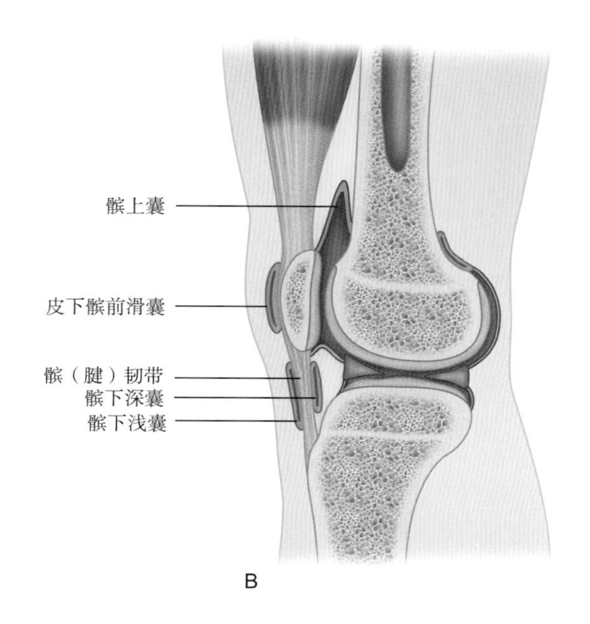

图 5.2 膝关节对人体两个最长杠杆（胫骨和股骨）之间的力进行协调。A. 右腿，前面观；B. 正中矢状面视图

侧副韧带一旦变弱，就会给客户未来的生活带来麻烦，所以它是外科手术的常见部位。

膝关节另外一个非常重要的韧带是交叉韧带，如此命名是因为它们在膝关节中心交叉。尽管两条交叉韧带看起来位于膝关节的中间，但是像内侧副韧带一样，它们只不过是复杂的膝关节囊中较强且加厚的部分。

前、后交叉韧带（ACL 和 PCL）可防止股骨在胫骨上前后滑动，并在腿伸直时锁住膝关节，防止膝关节过伸（图 5.3）。髌骨从形状上来讲不能防止膝关节向前屈曲——这是前、后交叉韧带的工作，而持续的过伸站姿可使交叉韧带变得松弛并被过分牵拉。

交叉韧带特别是前交叉韧带撕裂与断裂是很常见的足球运动损伤——实际上，正是同样的损伤让摩谢·费登奎斯（译者注："费登奎斯工作法"的发明人 Moshe Feldenkrais，可参考《动中觉察》）开始寻求治愈的方法——当看到膝关节向一个"错误"的方向屈曲时我们都会感觉有些不舒服。但是对膝关节的稳定性来讲，我们要看的是韧带（以及肌肉的强化作用）而不是骨骼。

关于 ACL 和 PCL 的最后一个要点：当胫骨在股骨上外旋时交叉韧带会变得松弛；而当胫骨内旋时或当胫骨固定、股骨在其上外旋时，韧带则会变得紧张。膝关节的这些损伤往往都是在足与小腿固定在地面上，而上身向这侧膝的方向扭转时发生的，例如在滑雪项目中滑降落地或当双脚固定进行反手击球时。

膝关节的两个表面上均覆盖着厚而润滑的透明软骨，另外还有两个半月板（半月形的软骨）位于胫骨与股骨之间，在任何屈曲角度上，两骨表面都会较好贴合。这些软骨松散地处在关节间（但是它们与交叉韧带及内侧腘绳肌腱相连接）。当膝关节伸直，股骨扁平的末端位于胫骨上时，C 形的软骨环打开；当膝关节屈曲，股骨髁较圆的后部位于胫骨上时，软骨环闭合。

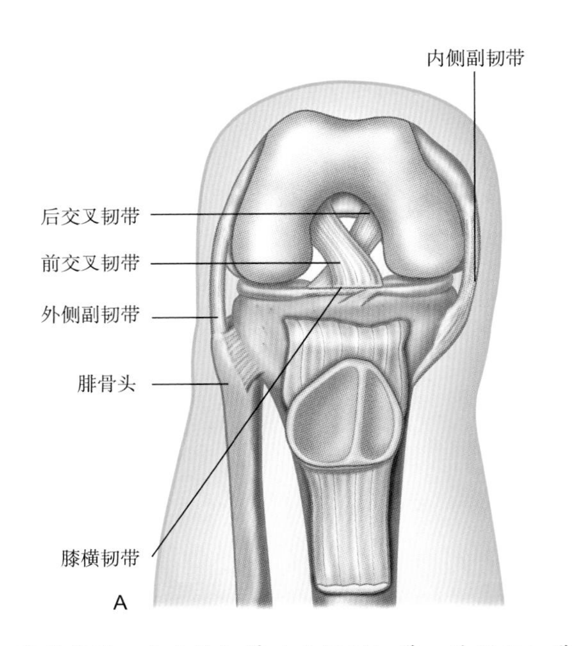

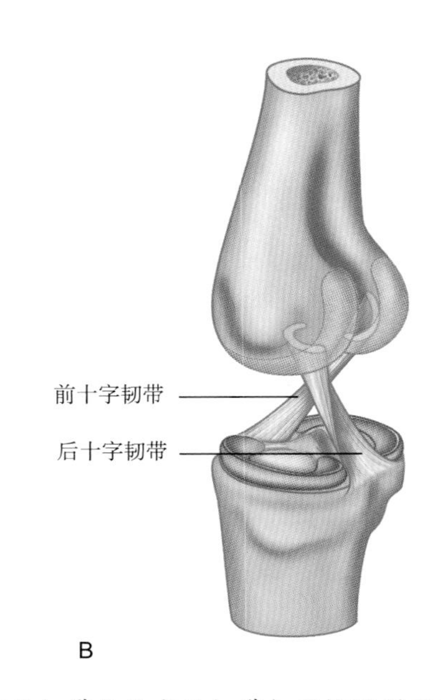

图 5.3 膝关节的 4 条主要韧带（内侧副韧带、外侧副韧带、前交叉韧带与后交叉韧带）严格限制两骨之间的侧向剪切力并充分限制前后剪切力，保证了股骨与胫骨不会在任一方向上滑脱。同时，交叉韧带还有锁定膝关节的功能，防止其过伸。A. 右腿，前面观；B. 右腿，后面观

在膝关节的运动中，这种运动设计是非常伟大的。但由于上面提到的种种原因，这些软骨会通过旋转挤压被磨损或因冲击受伤而破裂。在剧烈扭转时甚至会在关节内发生折叠。

在介绍此区域内的肌筋膜结构之前，膝关节还有另一个独特结构值得一提，因为它是人体结构的一个伟大设计。膝关节囊除了包围着关节软骨和半月板的空间，另外还有两个“凹谷”（图 5.2），是在两骨接触的正常空间之外的小型滑液储存器。一个在前方向上走行，位于髌骨下；而另一个附于关节后侧向下位于腓肠肌头下。由于紧张且具有限制性的侧副韧带的作用，关节囊不能向两侧活动。

那么，这两个“凹谷”的作用又是什么呢？当你向前伸小腿时收缩股四头肌，会将髌骨向下压，髌骨下方“凹谷”中的滑液会马上缓冲髌骨，然后会将滑液挤到后方的凹谷中。当你随后向下蹬腿，腓肠肌收缩。这又会缓冲液体，然后将积液推回到髌骨下的关节腔中。以这种方式，关节两端被充分润滑，关节中的大量软骨被关节滑液清洗并获取营养。

请注意，这种工作机制在行走时效果最佳，但在跑步时则达不到如此效果。保护与补给膝关节最好的方法就是走路（如果走路不是禁忌证），因为这会使软骨得到更新和修复。把步行作为一种专门的修复方式已有近四百年的历史，由此可见人类自我修复的巧妙。

大腿的单关节及双关节肌肉

可以说大约有 15 块肌肉跨过膝关节，具体数量取决于计算方式。我们已经解决了来自于小腿的腓肠肌、跖肌和腘肌。许多从大腿向下走行影响膝关节的较长肌肉都是双关节肌肉，即它们

同时越过髋和膝两个关节。这种结构安排的逻辑是这章介绍的重点。

大腿部有 5 组肌肉：股四头肌是最大的一组，位于大腿前侧，但向下延伸至大腿内侧及外侧；腘绳肌位于大腿后侧；外展肌群位于外侧面，与髂胫束连接；内收肌群位于内侧；最后一个是在膝关节内侧与鹅足相连的浅表肌群。我们先按顺序对其解剖进行描述，然后再对单关节与多关节间的平衡进行讨论。

在详细介绍各个肌群之前应注意到，如果我们像烤牛排的时候一样将大腿骨上的肌肉全部展开，就会看到这些肌群有一个规律模式。膝关节前、后方的肌肉在上方有个较窄的起点，逐渐在底部变宽。相反，大腿内、外侧的肌群在髋关节附近的起始附着点较宽，但在膝下止点处逐渐变窄形成差不多一个止点。

通过这一点我们可以看出，大腿的前、后肌群（股四头肌与腘绳肌）在稳定的髋及骨盆的支持下对膝关节有较多的控制。内、外侧肌群（外展肌群与内收肌群），以及附着于鹅足的肌群，主要用于稳定膝关节，同时参与髋关节的活动。因此，在本章我们将更关注于股四头肌、腘绳肌及鹅足肌群（图 5.4）。在第 6 章，作为髋部扇叶的重要组成成分，我们将着重介绍外展肌群及内收肌群。

股四头肌有 4 个头，但只有 1 个止点：所有的肌腱在近膝关节处汇集成一个筋膜束围绕住髌骨并将其包绕在内。筋膜束附着于胫骨前部，但最厚的部分变窄形成筋膜带，从髌骨自上而下至胫骨粗隆，可在胫骨上端前部清楚地触摸到。股四头肌的作用则是利用经过髌骨的筋膜来伸直膝关节，将小腿向前踢。

因此，我们应该将此筋膜带称为髌骨下韧带还是肌腱？一方面，这显然是一个肌腱，是股四头肌前下延伸至胫骨终止的部分，所以可以确定是一个肌腱。另一方面，这是一条从髌骨到胫骨的粗壮束带，这不就是我们所称的韧带？

对于后一种观点的进一步争论是，如果你把小臂贴在小腿上，内旋肱骨，使肘关节位于腕关节之上，那么这时你的肘关节将与膝关节处于一

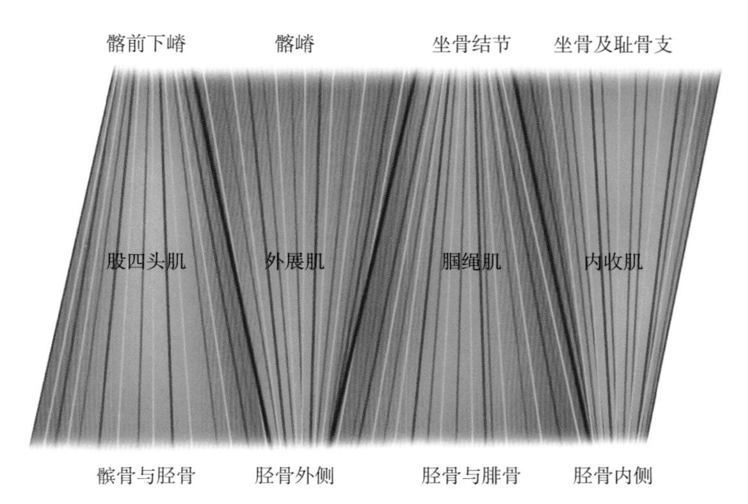

图 5.4　围绕大腿的这四组肌肉要么是上方较宽、底部较窄，要么上方较窄、底部较宽，且交替出现。大腿内、外侧肌肉在顶部较宽，前、后侧肌肉则在底部较宽

个水平位置。在这个姿势下，可以很容易地看到尺骨鹰嘴与腿的髌骨处于平行位量。按照这种推理，可以将髌骨看作是从胫骨上“断开”的一部分，显然它是属于小腿的。连接这两部分的筋膜束显然就是韧带了。

尽管这些讨论有利于理解人类分类法的局限性，但是并没有一个确切的答案，只能告诉我们人类的创造者并不关心这些命名这一事实。命名法是人类的一种发明，而真正的人体并不是按照这样的硬性规则进行组装的。塑造我们身体的规则是更加严酷但也更加缓慢的自然选择。

再回到股四头肌本身，它们是腿部最大的肌群。三个头（股肌）只跨越膝关节，用于限制伸膝或阻止膝关节屈曲（图 5.5）。股中间肌直接向上走行于股骨前面，整个附着于股骨上（并且在顶部连接到髂股韧带，所以有观点认为股中间肌影响了两个关节）。股内侧肌及股外侧肌分别位于股中间肌的两侧，围绕股骨附着于股骨后面

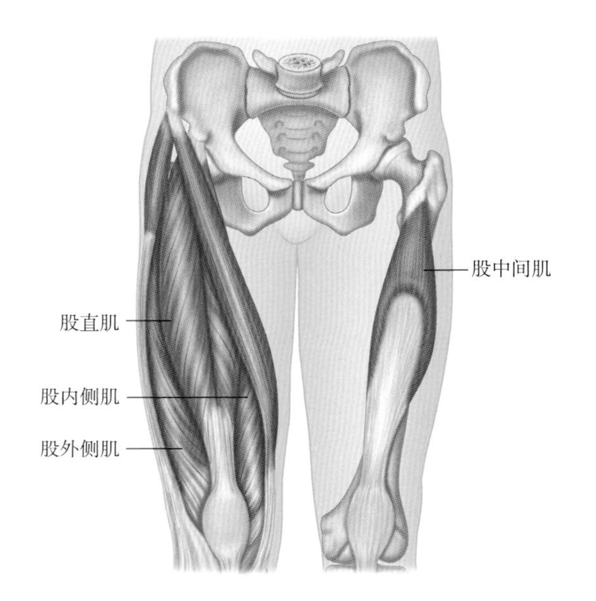

图 5.5　股四头肌为膝关节的主要伸膝肌（也因此能控制膝关节的离心屈曲）

的股骨粗线上。

第四个头是股直肌，为真正的双关节肌肉，跨越髋关节附着于骨盆上，因此它在屈髋时会同时伸直膝关节。股直肌有多个附着点，但髂前下棘为主要附着点。有些人群会有另外一个返折头卷曲于髋关节的边缘，不能被触摸到。其他人的股四头肌与髂前上棘之间有很清晰的筋膜作为连接。这种解剖结构很容易就能触摸得到。

朝向髌骨的所有股四头肌肌纤维都是羽状纤维。当然，在做蹲起或其他伸膝动作时这些都是主要锻炼的肌肉。

我们要注意到，在许多健身房内配备的训练股四头肌的器械是让我们在坐位下抗阻伸膝或将负重加在踝关节上。尽管这的确会使股四头肌变强壮，但我们要思考这样的方法是使整个身体更强了还是更弱了。

除非你把最爱的孙子放在脚踝上颠上颠下，否则你很少会这样使用股四头肌。股四头肌会被用在走、跑、踢、跳等动作中，这些几乎都是站立姿势下的活动。

通过坐位练习来锻炼股四头肌，可以确保股四头肌变得越来越强壮，但肌肉力量与对侧髋关节稳定之间的神经连接会变得越来越弱。如果没有足够的运动训练使神经连接强大起来，那么用坐位方式来训练股四头肌则会使骶髂（SI）关节出现问题，通常出现在非优势侧上。解决这种骶髂关节的疼痛及功能障碍不单需要整脊或正骨，以及软组织治疗，还需要将股四头肌力量与对侧的髋关节稳定重新训练至平衡状态。

把手放在大腿前部就能触摸到股四头肌。在下方，先找到胫骨粗隆，再找到位于髌骨与胫骨粗隆之间的髌腱。对髌骨的任意一侧进行触诊，

同时让患者用力绷直膝关节，你会感觉到在髌骨周围及其上的结缔组织成束带状包绕在髌骨上。

在髌骨上方，你会感觉到股直肌是一条走行于大腿前面独立的肌肉。在上方止点处，股直肌潜入至阔筋膜张肌及缝匠肌（起于髂前上棘）下方，止于髂前下棘。然而，正如前面所提到的，无论解剖课本是怎么说的，股直肌中的一部分起自髂前上棘。

沿着大腿外侧可触摸到股外侧肌，位于髂胫束（ITT）深处。股外侧肌收缩可将髂胫束向外顶并增加髂胫束的张力。

在股直肌内侧膝盖周围可触摸到股内侧肌；但当继续向上触摸时，内收肌就会覆盖这条肌肉，它的走向深于内收肌，所以变得难以直接触摸到。我们将在第 6 章对这两组肌肉间复杂的肌间隔触诊进行讲解。

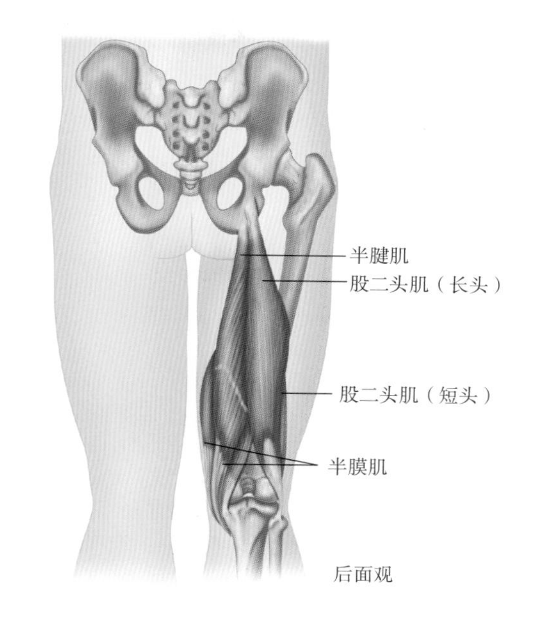

图 5.6 三条跨双关节的腘绳肌（股二头肌、半腱肌、半膜肌）位于大腿后方。腘绳肌可伸髋、屈膝并离心控制髋关节的屈曲

最后，在股直肌与股骨间可触摸到股中间肌。将你的指尖轻轻地深入股直肌或把股直肌向外（或向内）滑动，会感到在手指与骨之间有一层致密的肌肉，这就是股中间肌。

现在来说一说位于大腿背侧的腘绳肌的肌筋膜复合体，我们注意到，在经典解剖学中有 3 条腘绳肌，但是在这里出于临床目的，我们将它考虑为 4 条。

若采取传统的三分法——半腱肌、半膜肌、股二头肌长头——它们都是双关节肌肉，起自骨盆后方的坐骨结节，止于膝关节下方小腿处。因此，它们的作用均为伸髋屈膝（图 5.6）。

此外，半腱肌和半膜肌走行于膝关节内侧面，当膝关节充分屈曲时参与胫骨在股骨上的内旋。股二头肌止于膝关节外侧的腓骨小头，当膝关节屈曲时可将小腿外旋。然而，腘绳肌常被作为稳定肌，所以我们应该考虑腘绳肌在预防和控制膝关节的旋转、伸展，以及髋关节的屈曲时发挥的离心（等长收缩）作用。

为了找到它们共同的近端附着点，让受试者俯卧，将你的手掌放在其大腿后侧，这样你的指尖正处于臀褶的中间。从这个位置向上触诊坐骨结节——通常来说女性的较宽，男性的较窄。让受试者屈膝且将她的足跟放在你的肩上或者加以对抗从而感受到腘绳肌的收缩。通过这个方法，你会清晰地感觉到腘绳肌附着于坐骨结节后侧。如果受试者允许，你可以感受到筋膜从坐骨结节向上走行至骶结节韧带。

在远端，半腱肌和半膜肌止于膝关节后方的腘窝内侧，而粗壮的股二头肌肌腱可在外侧触诊到。另一个有趣的触诊是看内、外侧腘绳肌在股骨上多高的位置开始分离。在两组肌腱中间的腘窝空间里将你的指尖沿股骨向上，朝着坐骨结节在内、外侧腘绳肌中间进行触诊。两侧肌肉会越离越近，但指尖还是可以进入。

通过对比不同的患者，你会发现一些人的内、外侧腘绳肌在股骨一半或更上的位置完成了分离，而其他人的内、外侧腘绳肌在膝上仅几英寸（10 cm左右）处就出现了筋膜连接。那些常做侧向运动的滑雪者、足球运动员、非洲舞者，通常内侧腘绳肌和外侧腘绳肌间有一个很好的分离。而像跑步运动员这种常进行整个腘绳肌收缩的人群，对这种分离的需求较低。

在这些肌肉中有许多成绳状的筋膜（正如它们的名字一样），以及在快节奏的生活中逐渐紧张化的肌肉，这些都可以通过你熟练的技能来改善。

现在来讨论“第四腘绳肌”，我们还没有涵盖起于腓骨头止于股骨后侧粗线下部的股二头肌短头。这块肌肉其实没有完全地从长头上分离开，它们的肌纤维融入一块肌肉体中（股外侧肌和股中间肌也是如此），这再次体现了我们术语的局限性和身体机构的复杂性。

然而从它本身考虑，股二头肌短头是一个屈膝的单关节肌肉。但它并不是完全独立的，大收肌的中间部分向下走行至股骨粗线下部与股二头肌短头汇合形成“第四腘绳肌”，位于其他3块肌肉下方（图5.7）。这个结构的不同之处在于它们是两块单关节肌肉，而剩下所有的腘绳肌都是独立的双关节肌肉。

当腘绳肌作为一个肌群进行收缩时，会在发力时同时伸髋和屈膝。躯体如何控制其中的某一个活动呢？一个方法是通过收缩髋屈肌或者膝伸肌来“阻止”不想要的动作出现，但另一个方法是通过双关节腘绳肌深层的单关节腘绳肌来实现。在实际应用中，如果有时在常规的腘绳肌上无法获得松解效果，你可以通过寻找下方的大收肌中间部分或股二头肌短头来实现。

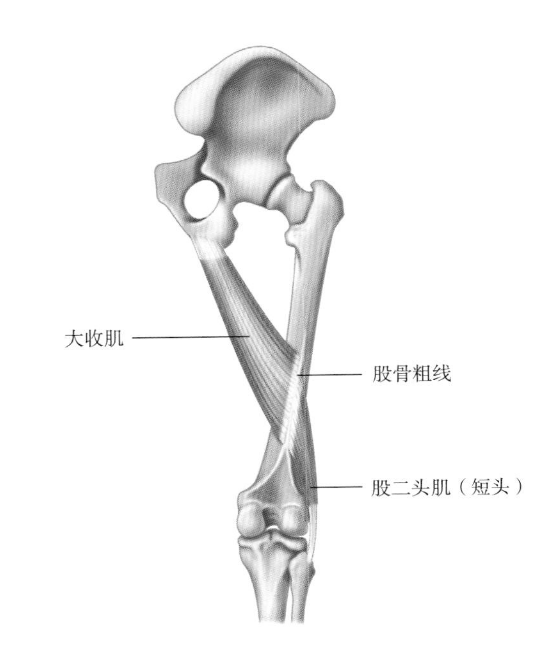

图5.7 大收肌的中间部分与股二头肌短头在其他3条腘绳肌下方形成第四腘绳肌

在膝关节的外侧，从阔筋膜张肌和臀肌（见第6章相关内容）下行的髂胫束，起到稳定膝关节外侧和外侧副韧带的作用。在大腿内侧有大量的内收肌，但没有一条是跨过膝关节的，我们会在第六章再讲这些。

真正在内侧跨过膝关节的肌肉是神奇的3块肌肉的复合体：缝匠肌、股薄肌和半腱肌（图5.8）。一些解剖学家解剖时拉出这3块肌肉，它们的下端3条肌腱突起来，像是鹅的脚掌，因此得名鹅足。所有这些肌腱有助于支撑内侧副韧带，但它们都很长，除非完全拉紧，否则它们的支撑作用是有限的。

鹅足的3块肌肉分别在髋关节的不同位置：

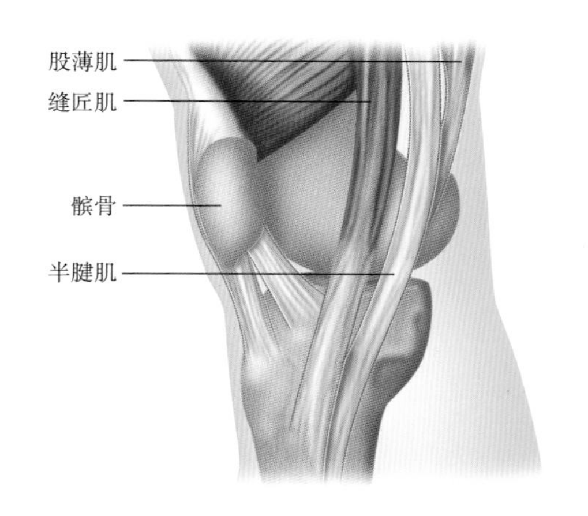

图 5.8　膝关节内侧的3块较薄肌肉（缝匠肌、股薄肌和半腱肌），将这个“薄弱环节”稳定在骨盆的前部、底部和后部

缝匠肌连接到骨盆最前方的髂前上棘；股薄肌直接向上连到骨盆最底部的坐耻骨支；半腱肌连接于位于骨盆后方的坐骨结节。通过这个方式，膝关节的内侧可以稳定到骨盆的任意部分。在做阿拉贝斯克旋转的滑冰运动员身上可以看到这个复合体的稳定方式。

因此膝关节的肌肉加强了韧带的稳定作用，同时屈曲并调整膝关节铰链。简单但巨大，膝关节被人体的最强大的肌肉所控制。

解读躯体之膝关节和大腿

当足、膝和髋在同一线同时伴膝关节微屈时，下肢处于一个较为舒服的力线上。我们要注意观察脚和踝关节如何跟随胫骨粗隆一起移动，并且现在可以把膝关节带入进来一起观察。我们希望胫骨粗隆在膝关节中心的下方，并且髌骨正好置于股骨沟（femoral groove）中。从侧面看，站立位最高效的力线是髋关节正好在外踝上方或正好在外踝前方（取决于你接受哪种说法）。

当观察膝关节时，我们可以解读内外侧腘绳肌和股四头肌之间的平衡。股四头肌可以影响髌骨在股骨沟中的活动轨迹，而由于腘绳肌附着于胫骨与腓骨上，所以它的平衡会影响到膝关节旋转。

正常情况下，髌骨位于股骨沟中。但股四头肌失衡、足或髋丧失稳定甚至髌骨后股骨的旋转，都会在屈膝及伸膝时影响髌骨在足上的运动轨迹。当评估膝关节的运动轨迹时应从更广的视角去观察，因为膝关节的运动表现常常是来自上方或下方力的结果。

在图 4.13 中模特身上，我们可以看到右足的内倾促进了右膝内旋。由于股外侧肌需要控制膝复合体向内的位移，身体对这种运动的自然控制要求可能会造成股内侧肌和股外侧肌之间的不

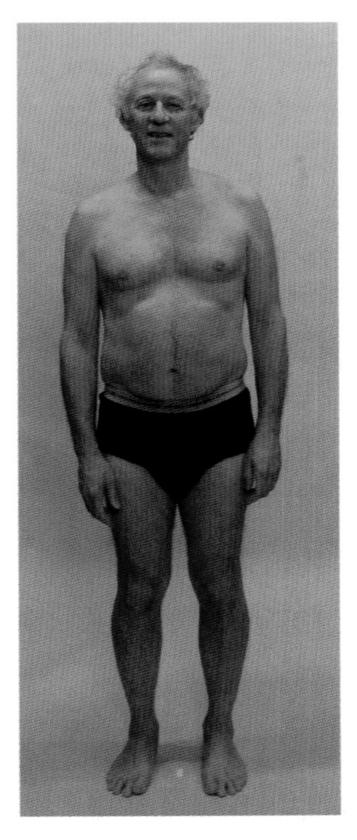

图 5.9　受试者表现出双侧胫骨相对于股骨的外旋，尤其是左侧，表明可能存在股二头肌缩短；同时可以看到髌骨被拉向外侧，这表明了股内侧肌与股外侧肌间的不平衡

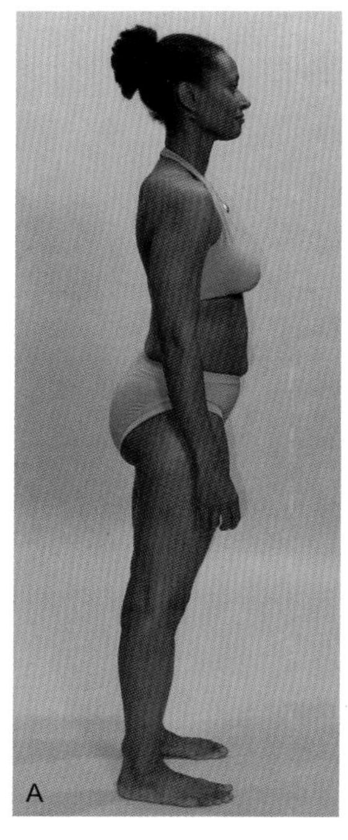

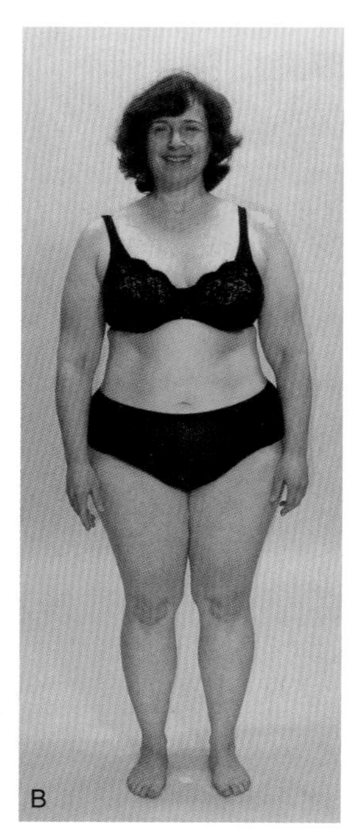

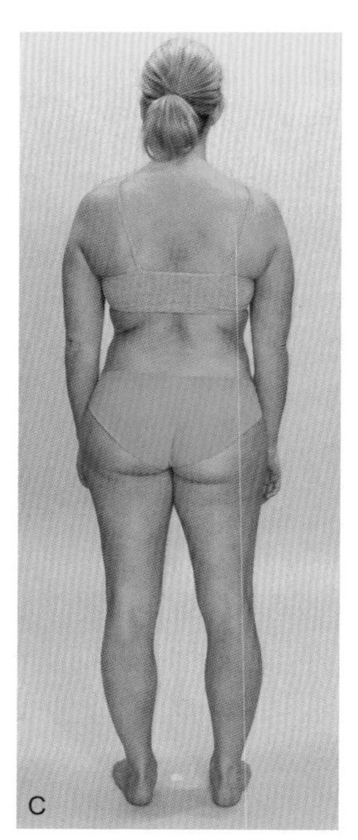

图 5.10　A：前方的股四头肌不能维持膝关节的过伸，使膝关节前方的轮廓变得扁平。当胫骨与腓骨像图示一样位于股骨后方时，需要考虑跨过关节后方的组织，特别是股二头肌短头。B 和 C：在看到这种 X 形腿（膝关节内移）及 O 形腿（膝关节外移）时，我们需要注意内收肌和外展肌间的不平衡（内收肌更多的会在第 6 章中涉及），因为它们分别在关节外侧及内侧形成了一个弓弦。它们也可能与股骨旋转一起作用，在外旋过程中内侧髁变得更突出，膝关节的轮廓改变，形成 X 形腿，或反之形成 O 形腿。股骨的旋转也可以通过处理骨盆周围的肌肉来平衡，这些技术会在第 6 章中提到

平衡。我们发现，股内、外侧肌之间的力量和张力差异往往与足部的力学情况有关（图 5.9 和图 5.10）。

腘绳肌和股四头肌都跨过髋关节，因此肌肉短缩也会出现在骨盆前倾（股直肌）及后倾（所有腘绳肌和大收肌）时。这些会在第 6 章解决。在这章我们会关注膝关节，但所提到的技术对稳定骨盆也是有帮助的。

膝关节及大腿的技术

此技术的目的是平衡膝关节周围的力使关节张力最小。膝关节很强壮，但是正如图 5.4 所示，这组跨越多关节的肌肉其角度及羽状结构导致身体在处理通过膝关节的力量时有些难度。

膝关节周围组织的松解（前表线）

如前所述，我们在很多解剖书上看到起自股四头肌的筋膜并没有全融合为一条平滑的肌腱。而是汇合形成了股四头肌延伸的结构，围绕膝关节前方的筋膜囊和包含髌骨的强硬纤维鞘。它可以适应来自股内侧肌和股外侧肌倾斜的肌纤维所带来的不同角度和强度的拉力（图 5.11）。

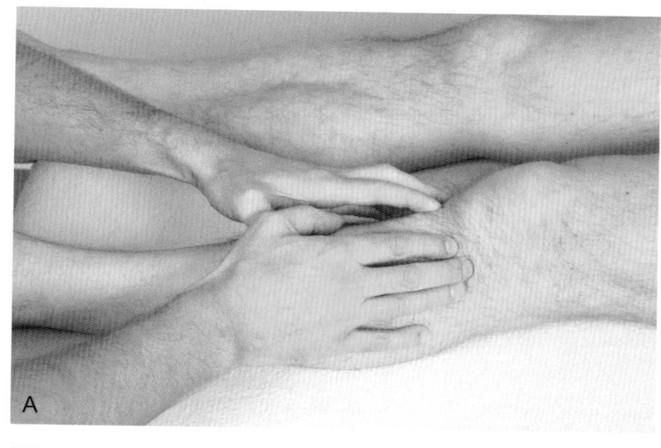

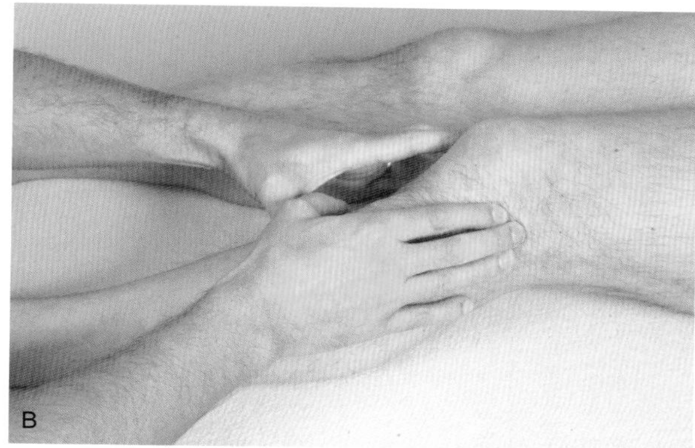

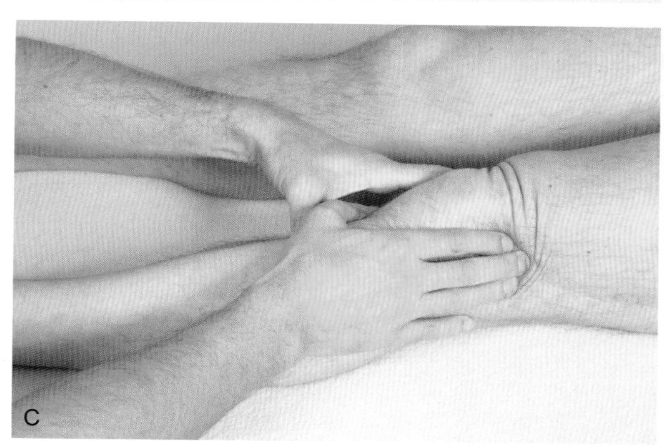

图 5.11　A～C：在客户屈膝时，用手包住经过髌骨周围的软组织，注意感觉受限和粘连的区域。股四头肌的扩展范围很大，应确保你的推按处理到这一层的完整组织。如果客户感到剧痛，可能是因为你碰到了深层的骨膜

将手指架在膝关节最高处并融入股四头肌平面，然后让客户缓慢屈曲和伸展膝关节，你能感受到与另一侧有着怎样的不同？哪一侧是完全打开的？膝关节周围的软组织的质感如果有不同，区别是什么？

为了区别肌纤维，更多时候需要关注外侧，因为股内侧肌直到膝关节伸展的最后的 10° 激活也不会减少（骑行者和足球运动员除外）。为了放松受限的软组织，只需在客户屈膝时将你的压力集中在这些部位，向上推按 2.5 cm 左右。超过这个范围软组织就会紧张以至于将你的手推出。

膝上的不平衡很可能会更明显，尤其在肌肉肌腱联合处，如果需要可以通过你的指间关节或肘进行松解。

鹅足

作为缝匠肌、股薄肌和半腱肌 3 块肌肉的附着点，鹅足的活动相当受限。它位于胫骨粗隆的内下方。客户仰卧，你的手指进入软组织并让客户缓慢向天花板的方向屈膝，使膝关节抬离床面几厘米。当客户做此动作时，你可以轻松地向上推起软组织或用手指分离它（图 5.12）。

你可以在比附着点略高的位置向上推按并进一步区分软组织下的肌腱。为完成此运动，也可以让客户侧卧，上方的大腿屈曲且用长枕支撑，这时给下腿的内侧做手法（图 5.13）。让客户再次屈曲，但这次用你的示指和拇指捏住组织使它放松。

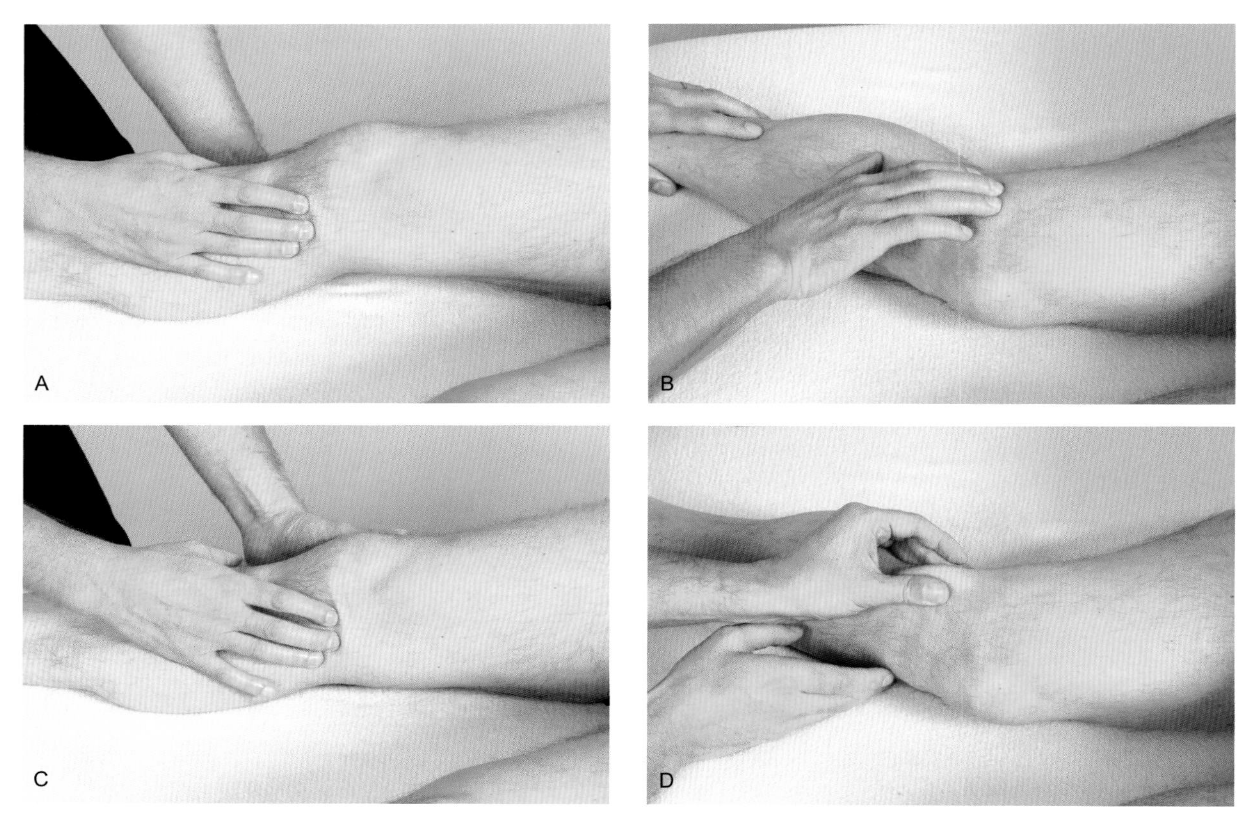

图 5.12　A～D：用指尖捏住鹅足这一层，区分骨膜和周围软组织结构。关节内侧周围的软组织相对松弛，可以被轻松地从骨上轻微提起来

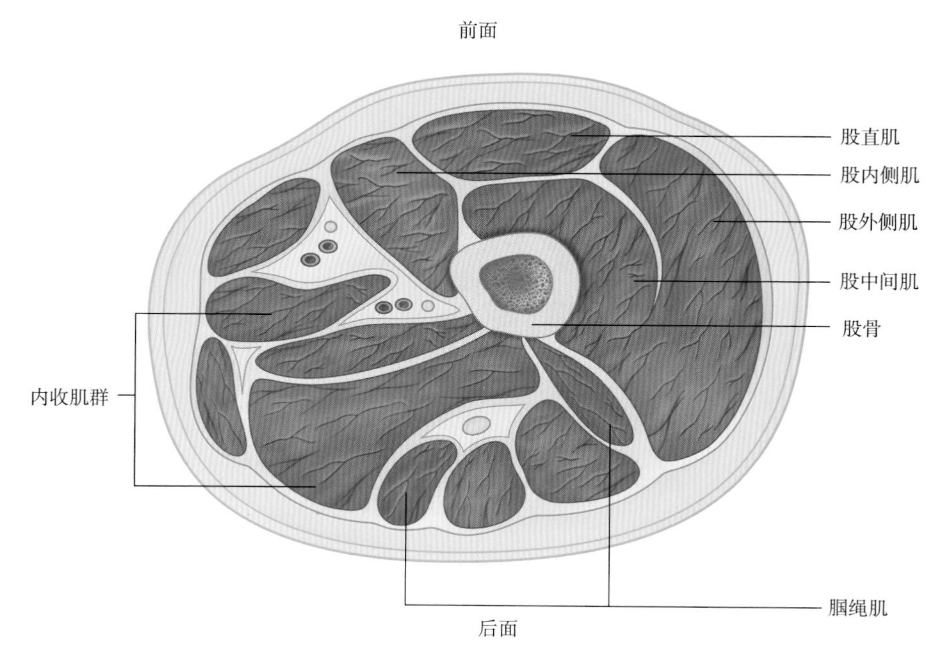

图 5.13　A：大腿肌肉的横切面

股四头肌（前表线）

大腿的横截面（图 5.13A）显示了股四头肌的深度与体积。3 块股肌都附着于股骨上，要与附着在股骨粗线上的内收肌及股二头肌短头区分开。

使用旋转手法代替直接按压技术会更有效地给组织升温做好准备，有助于评估较深层的组织。让客户转动大腿，同时用手抵住浅表组织，你会感到深层组织朝外向浅表组织的移动（或者没有移动）（图 5.13B 和 C）。

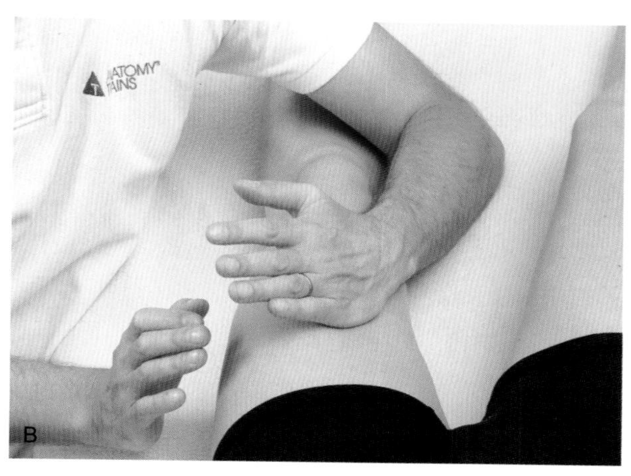

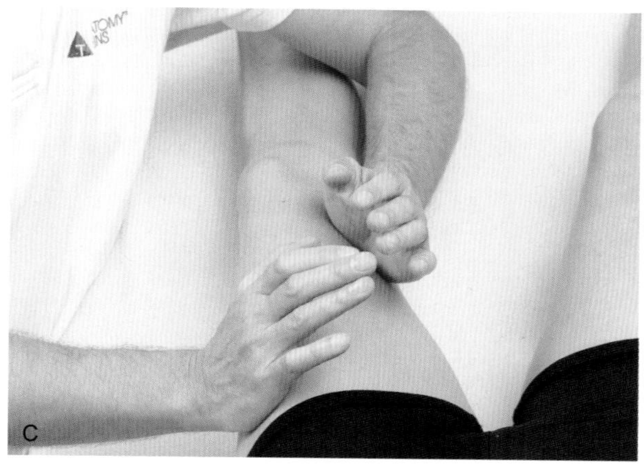

图 5.13（续图） B 和 C：使用手掌根部与浅表组织相接触，在客户向左、向右转动小腿时将手交替放在相对应的水平位置，抵住表层组织

需要更有力的工具去处理股四头肌余下的肌腹部分。我们强烈推荐首先使用前臂，将你的压力集中在尺骨的近端 1/3 处，但你可以通过滚动前臂来改变施力部位（通过抬起和降低你的腕关节来达到滚动效果）施力于大腿中间，内侧或者外侧（图 5.14）。

如果你发现了某条特别紧张和受限的条索，则需要先用更准确的手法处理；至于肌间隔部位，可能用指骨间关节才会更有效。

在你给大腿前侧肌肉做手法时，记得让客户配合做膝关节的屈伸动作。他们的主动动作是这项技术有效的关键。

股直肌（前表线）

如前所述，股直肌肌腱通常在近端附着点分叉，一部分走向髂前下棘，另一部分融入髋关节盂唇。放松这条肌腱可以帮助打开关节前方并减轻骨盆前倾模式。将手指伸入阔筋膜张肌（TFL）和缝匠肌之间的缝隙以便找到这条肌腱。你可以通过让客户股骨内旋引起阔筋膜张肌（TFL）的收缩，找到凹缝然后将手指伸进去。如果你将手指放到缝隙中或让客户抬腿，可以感受到一条很薄的肌腱（图 5.15）。

引导受试者后倾骨盆（像是夹住自己的尾巴那样），用指尖按压住软组织向下方和远离骨盆的方向发力。

腘绳肌（后表线）

在松解肌腹前，通常情况下，通过抑制近端肌腱来放松过度紧张的腘绳肌也是很有效的。将

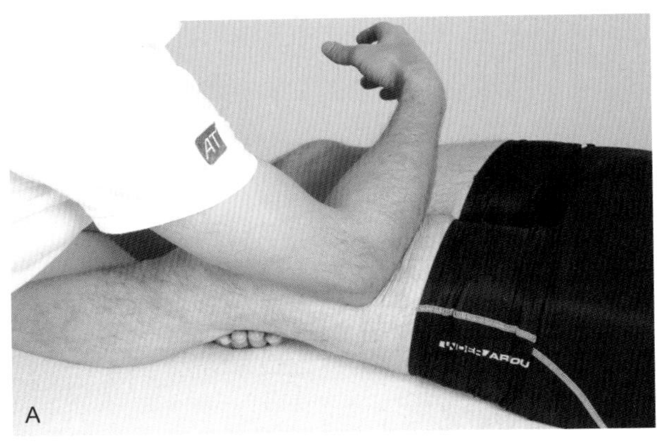

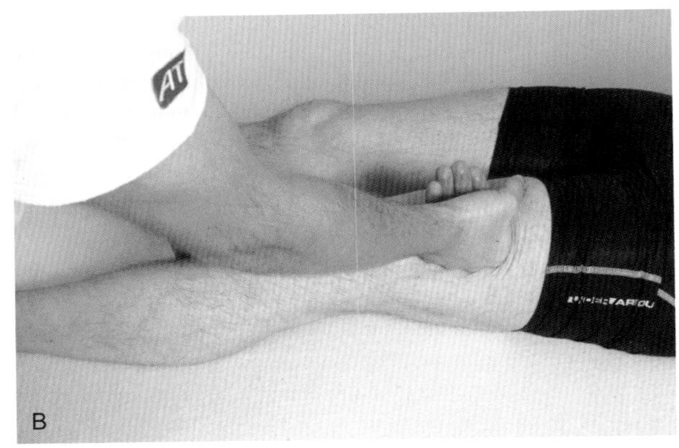

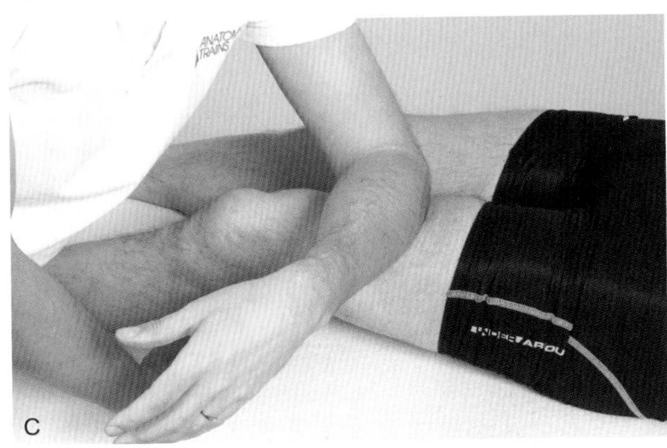

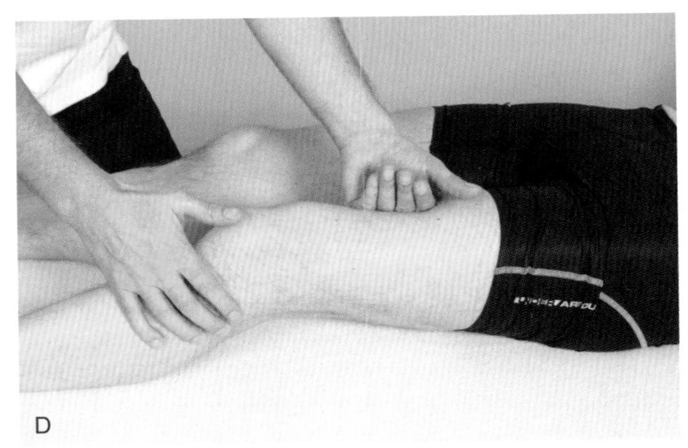

图 5.14　A~D：一旦股四头肌周围的软组织张力下降到平衡，那么你在继续向上推按时可以在大腿上使用更大一点儿的力量。无论用前臂还是手掌来放松股四头肌都可以覆盖到更大的区域，可通过倾斜手臂或换另一侧手臂将重点放在不同的方面，包括股直肌、股内侧肌或股外侧肌。比较图 5.13 的 A、B 图和 C、D 图来了解如何改变体位能更容易地评估内侧或外侧组织

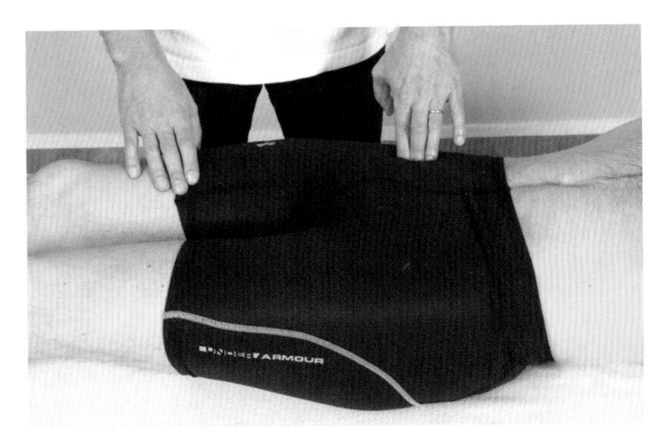

图 5.15　找到髂前上棘（ASIS）稍下方，阔筋膜张肌（TFL）和缝匠肌之间的凹陷。定位股直肌肌腱，从中间向外侧拨，可以触到一条薄纤维状肌腱。检查是否定位准确的方式是让客户抬腿，在屈髋时应可感到这条肌腱紧张。客户在缓慢做骨盆后倾的动作时，按压住软组织向远端发力

身体侧的肘部（身体侧是离客户身体近的一侧）置于肌腱上，首先只是施加压力。等到张力释放后，通过向上移动肩部，使肘部产生向下（远端）的力量去推软组织，清理肌肉附着点，在这个过度使用肌群的起点处进行有针对性的放松（图 5.16）。

延长腘绳肌的技术和股四头肌相似。在大腿上、下松解肌肉时，用拳头外侧处理股二头肌（大腿外侧面），用前臂处理内侧的腘绳肌会更容易，因为这样更符合人体力学（图 5.17）。在这个手法中只需贴住股四头肌和髋屈肌，同时让客户配合用自己的膝关节向下压床即可。

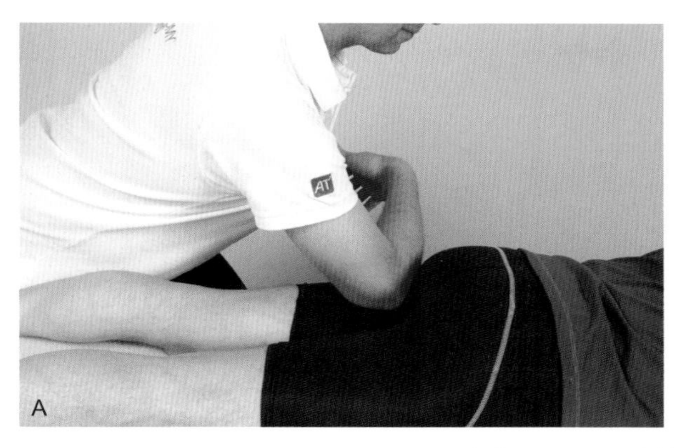

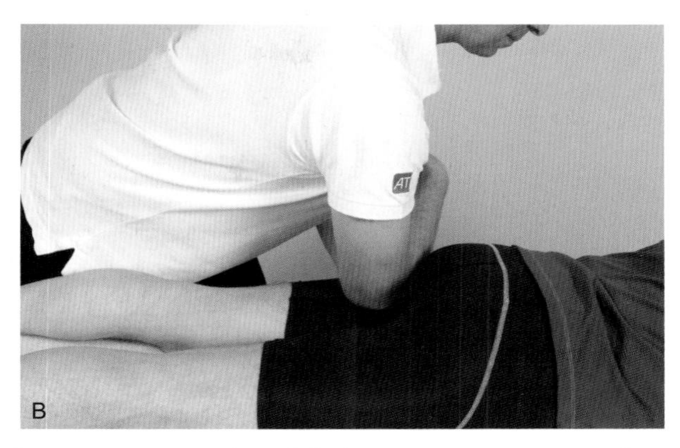

图 5.16 A 和 B：放松腘绳肌肌腱，首先施以压力并等到它放松，通过移肩动作来清理软组织，使它与坐骨结节分离，同时肘部要固定住肌腱组织

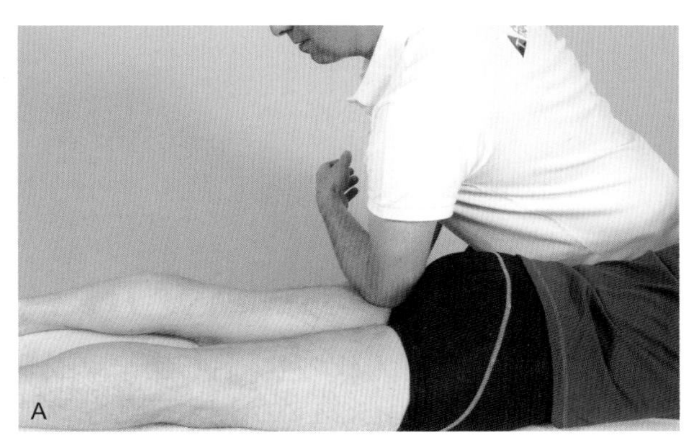

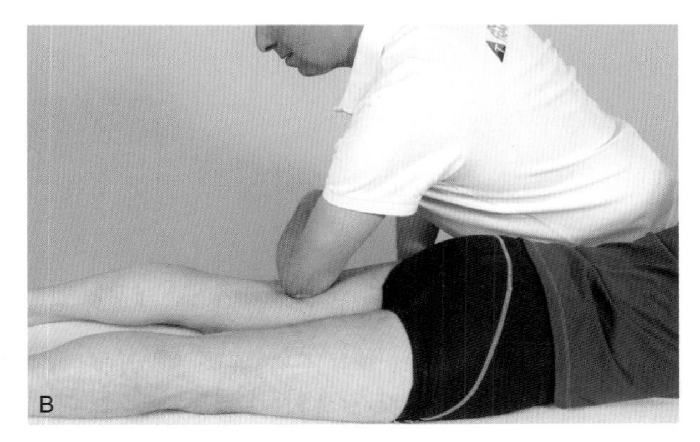

图 5.17 A 和 B：前臂是一个非常有用的工具，可跨越整个大腿后侧。大多数情况下，将大腿部肌肉组织沿着身体后侧向下做手法可帮助纠正整体模式

一个更为主动的动作是让客户屈膝，方便用手按压住软组织，让客户缓慢将腿放回床面从而慢慢拉长软组织。这个动作也可由客户对抗重力主动地完成，或者是被动地在你的支撑下将腿缓慢落到床面上（图 5.18）。

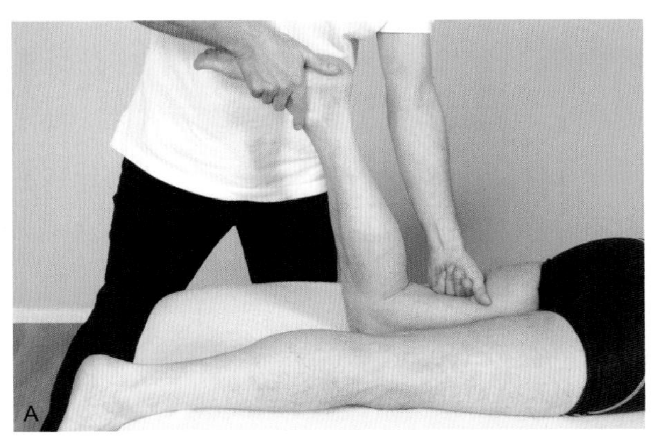

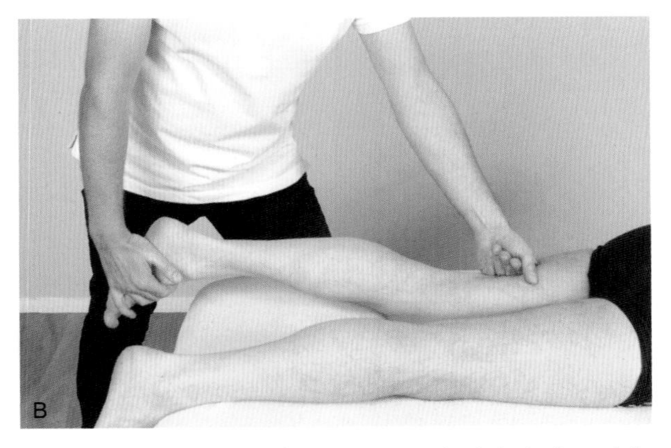

图 5.18 A 和 B：可通过在屈膝下放松大腿组织来完成对腘绳肌针对性更强的牵伸，锁定任意紧张或受限的部分，然后主动或被动伸直膝关节

分离腘绳肌（后表线）

很多治疗师都会忽略，膝关节在屈曲时是会发生旋转的。这很大程度上是由腘绳肌自带的相反功能组织来控制的。股二头肌从外侧牵拉腓骨，导致胫骨外旋。半腱半膜肌将会把小腿往内旋方向拉，它们的这个能力很大程度上是依赖于各自肌外膜是否活动自如，肌外膜在大腿后侧正中间 1/3 处汇合。这些“袋子”本可以独立滑动，但通常会粘连，这也可能是很多人拉伤腘绳肌的原因。

首先，要教会客户一些必要的动作。让客户屈膝，内旋及外旋小腿。确保他能让整个小腿旋转，而不是像大多数情况下只将脚从一边转到另一边。当他学会这个动作后，将你的手指按入内、外侧腘绳肌间的肌间隔。这种触感应该是柔软的，使手指游走在相对开阔的凹陷中。如果你的位置是正确的，在客户内旋及外旋小腿时你沉入的手指两侧会感受到交替性的收缩。在感到软组织受限的地方，你可以同时使用内 / 外和上 / 下的打开手法再次进行梳理（图 5.19）。

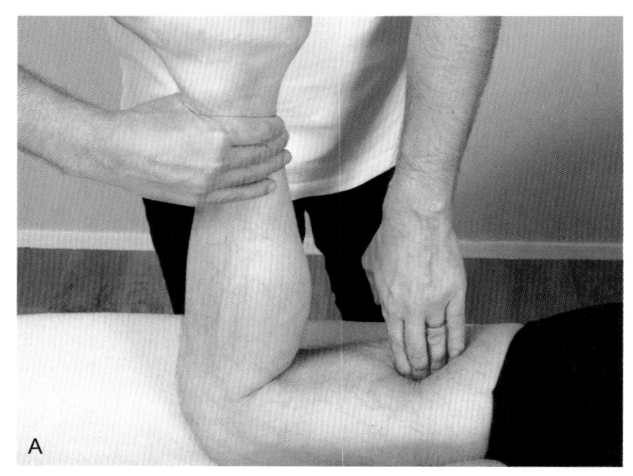

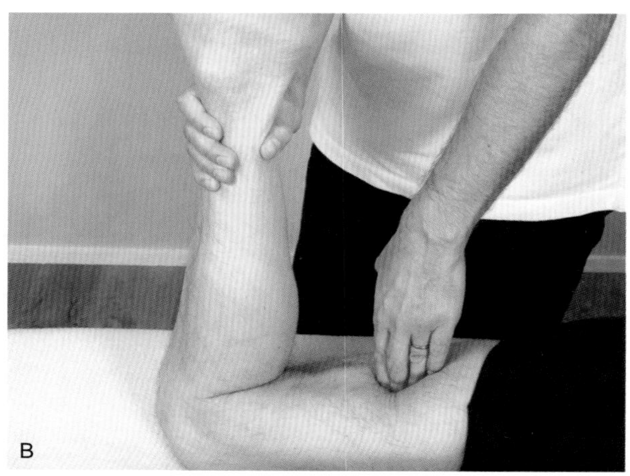

图 5.19　A 和 B：客户旋转小腿，这时你可以沉入且打开中间、外侧腘绳肌的肌间隔

此手法首先处理的部位是大腿中 1/3 处，因为腘绳肌在远端的 1/3 处必须要分开到各自的止点，也就是小腿的两侧，在上 1/3 处会合并形成一个单一肌腱，附着于坐骨结节处。

股二头肌短头（后表线）

腘绳肌外侧部分对释放膝关节软组织张力非常重要，因为它将小腿维持在外旋的位置，甚至可能会产生过伸。在屈膝时，大概在膝关节上 2~3 英寸（约 5~8 cm）处可以用你的手指找到较表浅的长头纤维，手指沉入这些表浅的长头纤维的深处，从胸廓发力推压，同时带动手指，锁住更接近股骨的股二头肌深处部位。在你贴住软组织的同时，让客户缓慢地将小腿放低至治疗床上（图 5.20）。

这个手法可以向上做也可以向下做，不同的方向会使肌肉的两端分别得到松解。

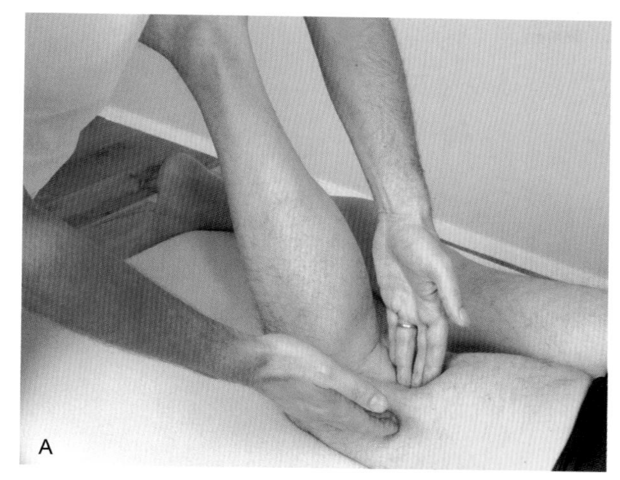

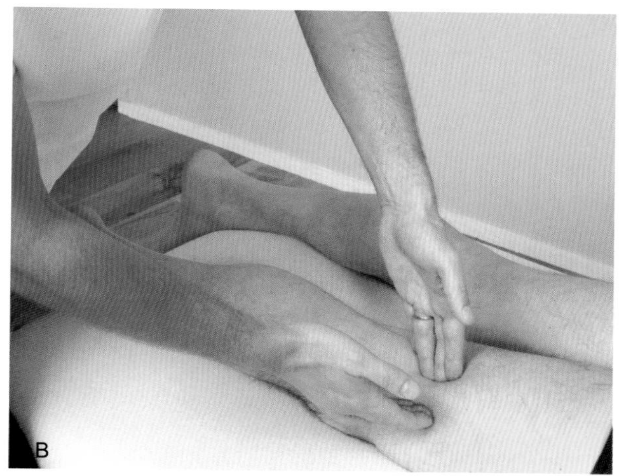

图 5.20　A 和 B：接触到股二头肌远端肌腱的深层组织，向上锁住，然后当客户缓慢伸膝时继续保持你与组织的连接

松解腓肠肌和腘绳肌（后表线）

经过膝关节后侧的软组织是不平衡的主要位置，并且由于腘窝附近有血管通过，通常被认为是较危险的位置。这些可以通过用你的手指包围远端肌腱，你的接触远离关节后方的中心就可避免。当你的手指在屈膝沉入此部位时，你可以从股骨髁后侧进入并锁住腓肠肌近端附着点和关节囊后侧周围的软组织。可以通过客户缓慢伸膝来放松软组织，可能的话再加上踝关节背屈来进一步对小腿肌肉进行牵拉（图 5.21）。

这个技术应该要小心完成。让客户在感到有神经卡压症状时随时告知你，因为你的操作离胫神经很近，并且按压和牵拉周围软组织时会牵拉到胫神经。避免这种神经卡压感的最好办法就是让你的手指“带上皮肤一起”围绕腘绳肌肌腱，并确保在此技术中，不会用内侧和外侧指尖拉伸到皮肤。有刺痛或者神经痛时则停止，然后在一个皮肤更松弛的地方重新开始。

当客户伸膝时，增加的软组织张力会将你的

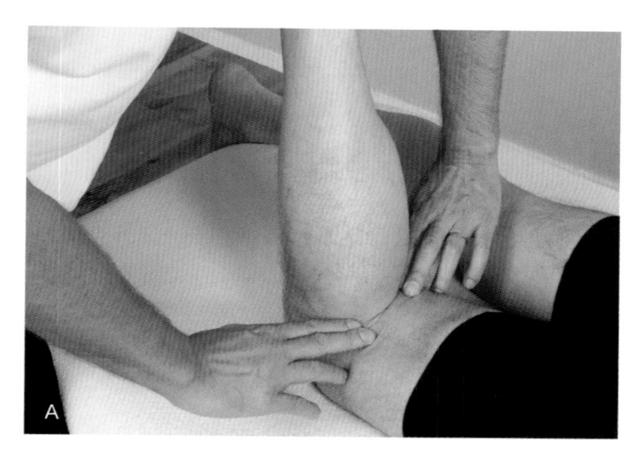

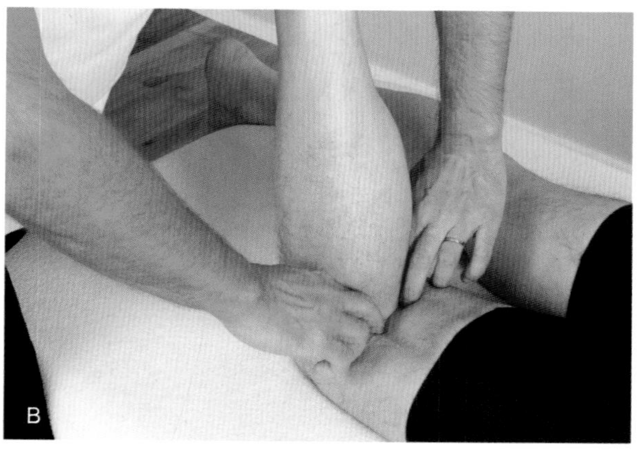

图 5.21　A～D：手指可顺着腘绳肌肌腱找到股骨髁后侧。选择内侧较为松弛的皮肤作为切入点，在移动到腘窝区域时以最小的牵拉力穿过。贴住腓肠肌附着点向上处理腘绳肌，同时让客户缓慢伸膝并放松紧张的软组织

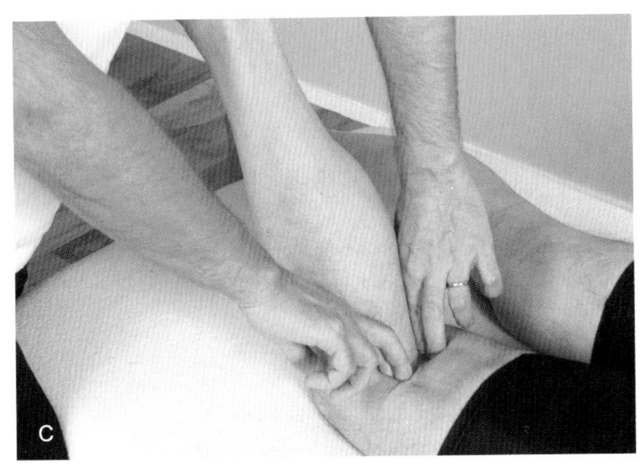

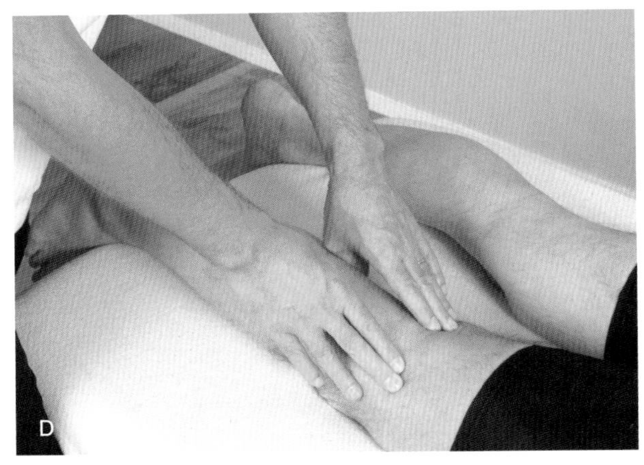

图 5.21 （续图）

手指向外推。发生这种情况时，手指在关节两侧可以将腘绳肌筋膜向外推。

胫骨如果处于内旋位置，在相同的位置下处理腘绳肌也非常有效。固定住远端膝关节略下方的附着点，注意手指和胫骨后方的接触（图 5.21B 中正在处理膝内侧的那只手）。在膝关节伸展的早期，你可以让客户向外侧旋转小腿产生额外的牵拉。下肢在伸直时会自然恢复到中立位。

进一步解读身体

由于膝关节与足和髋的力学结构与体位密切相关，如果不观察髋及骨盆的位置，那么想进一步评估膝关节是非常难的。然而，就方向及意向性的整体观而言，我们可以通过再次观察 B 受试者来收集资料。

观察图 5.22 A ~ D。

1. 从两侧观察，你会如何描述受试者的膝关节？在“足弓及小腿”章节里哪项技术或观点结合本章的技术会对这个问题有所改善？

2. 你能将受试者 B 的膝关节位置与她身体的其他部分联系起来吗？如果可以，是哪些部分，并且哪个可能是其原因或是此模式的“驱动源”？

3. 你会如何在前面或后面描述膝关节？在胫骨与股骨之间存在着相对的旋转吗？如果有，哪些组织可能是你要处理的？

4. 是否有一个单关节的局部肌肉将我们在侧面及前面看到的膝关节的两种主要模式结合在一起？

进一步解读身体的分析

回答问题 1 和 2。正如在之前章节所看到的，从受试者身体两侧的视角下展示出膝关节有过伸的趋势。在那一章，我们描述了胫骨相对于足后倾以及股骨相对于胫骨前倾之间的关系。

我们需要放松一些足底及跖屈组织来帮助减轻这种膝过伸的模式，但我们还需要在膝关节后方进行操作以便区分腘窝内的组织。受试者膝关节过伸后会将膝关节后方的组织向后推，这时膝关节后方组织就会被拉长，而且应该呈分层状态的软组织可能会由于疏松结缔组织的改变而发生粘连。

我们发现，由于肌肉组织层在经过一些弯曲

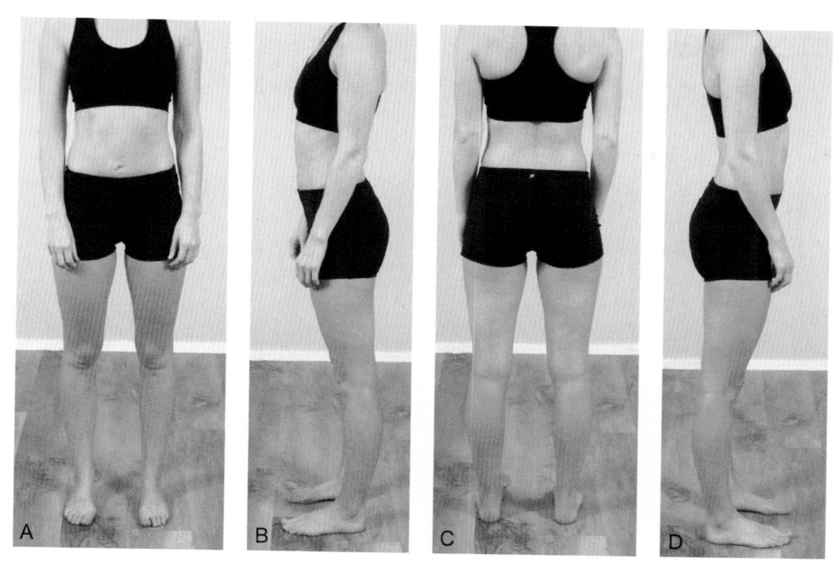

图 5.22 A~D：资料收集观察图

区域时，通常会变得更加受限，发生在受试者膝关节后方的情况就是这样，也可能发生在胸腰连结处的前方，这个位置我们看到脊柱有一个明显的后弯。围绕弯曲凸起部分产生的张力可将肌肉组织向内压向骨骼。这种压力可限制体液交换，并导致肌肉组织层次之间的疏松结缔组织致密化（图 5.23）。

模特脊柱的铰链伸展，与膝关节过伸密切相关，缓解一个将有助于纠正另一个。

回答问题 3 和 4。从前面我们可以看到两侧胫骨相对于股骨产生外旋。之前的章节提到过这一内容，在此我们重申，它们是通过距骨榫（talar mortise）与榫关节（tenon joint）的耦合动作相关联的，小腿的外旋可导致足的旋后。

然而，股骨与胫骨之间是通过“锁扣机制”结合在一起的。也就是说在站立位时，股骨在胫骨顶端内旋。膝关节微屈可自动帮助膝关节旋转定位。因此，在膝关节后方的治疗可以在放松腓肠肌及使组织分层分化方面起双重作用。

膝关节前面观显示有一条斜线通过膝关节前方的组织——股骨的外侧髁与胫骨平台的内侧距离比“最佳距离”稍微近了一些。我们将很有兴

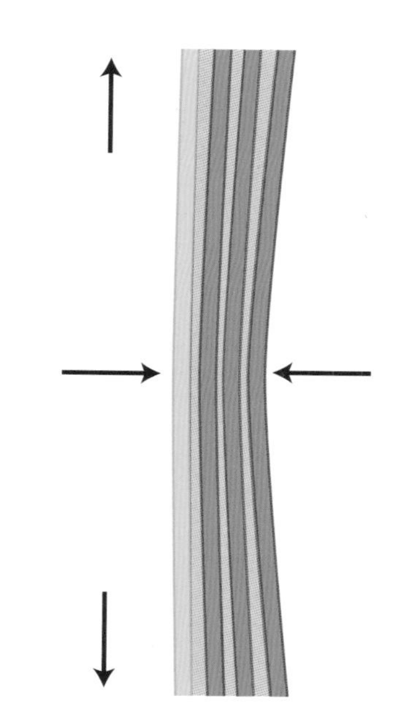

图 5.23 持续弯曲的组织周围张力会产生向内的压力（如骨盆前移模式中骨盆前侧的状态）。由于体液受到挤压而产生的压力使习惯性维持屈曲模式的疏松结缔组织内发生致密化

趣通过在鹅足上进行治疗，特别是缝匠肌，并且向外上清理股四头肌的扩张区域。

我们还提到股二头肌的短头是这种错误模式的罪魁祸首，它即将腓骨小头向后方拉动使膝关节过伸，同时也是小腿的外旋肌使小腿外旋。我们建议深入研究股二头肌短头以减轻膝关节过伸状态，让足部能更加舒服，当然也“保佑”它能帮助我们减轻背部过伸。

很难想象会是某一块肌肉驱动或维持了以上所描述的所有模式。结构评估允许我们作各种猜想，但这些猜想必须依据功能评估和（或）触诊才能真正全面地了解问题。然而，当你观察一个客户（特别是如果你只有 1~2 次机会）时，这会向自己提出有意义的问题。在受试者自身的模式“讲述故事”时这个问题会为你带来更多的创造性思维，从而带领你去探索那些客户在描述疼痛时未指出的区域。

6 髋

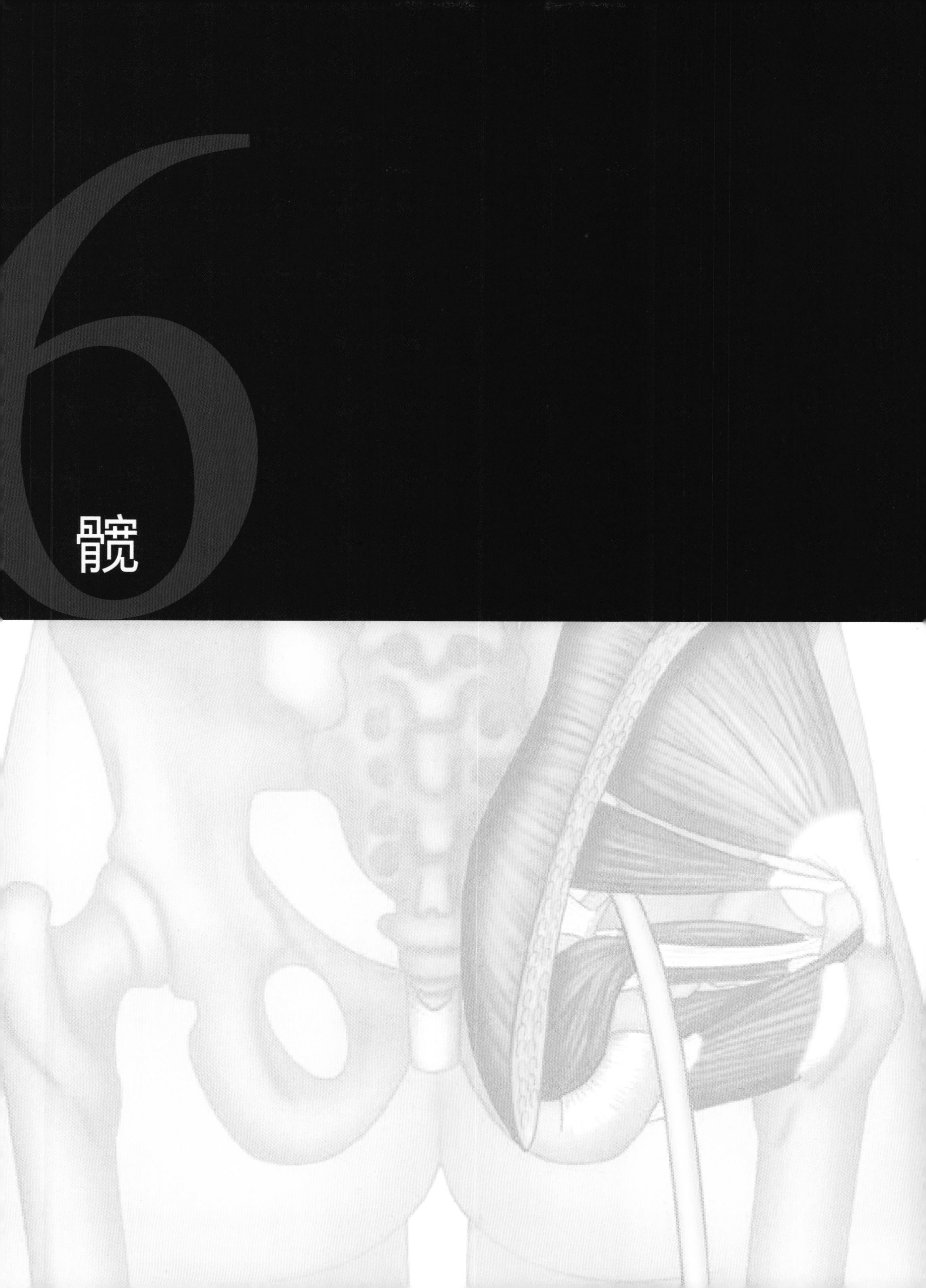

艾达·罗尔夫（Ida Rolf）将髋关节称为“决定躯体对称性的关节”。因为在人体直立状态下，双侧髋关节要为直立的脊柱、胸廓、肩膀和头部提供稳定的支撑（图 6.1，图 6.2）。同时，在步行过程中随着下肢传递的力进行运动。人类的髋关节和其他哺乳动物的髋关节结构类似，但是它有非常不一样的功能要求。因此，双侧髋之间存在极为细小的差异，常常会向下延伸到下肢或者向上传导至躯干。因此，对所有治疗师来说，即使客户的症状并未出现在髋关节局部，两个球窝关节——髋关节之间的平衡状态也是非常重要的治疗目标。

在髋臼的中间部分髋关节本身易受到磨损，尤其是对于关节软骨。久坐和积极运动的两类客户的髋关节置换数量，证实了保持髋关节健康并不容易。那么，为什么我们的髋关节不能像躯体其他关节一样经久耐用呢？

髋关节活动度非常大，能做屈伸、内收外展、旋转以及环转运动，以保障人体依赖这个关节完成日常生活动作的需要。相比较而言，球窝关节在维持稳定性方面存在一定的困难。为了完成诸如坐起、手工劳动或挥动球拍等基本动作，身体在光滑的股骨头上伸展的时候还得保持躯体的稳定性。

为了准确地完成人体各种动作并避免不必要的运动，在髋关节周围有将近 20 块大小不一、基本形状多为三角形的肌肉。它们和筋膜与韧带一起，就像和谐的交响乐一样共同完成或抑制了一些动作（图 6.3）的发生，这些动作在我们的日常动作中时时刻刻都在发生变化。

为了强调这一概念，在分析骨盆的各种不平衡时，重点不应只考虑到肌肉向心收缩所完

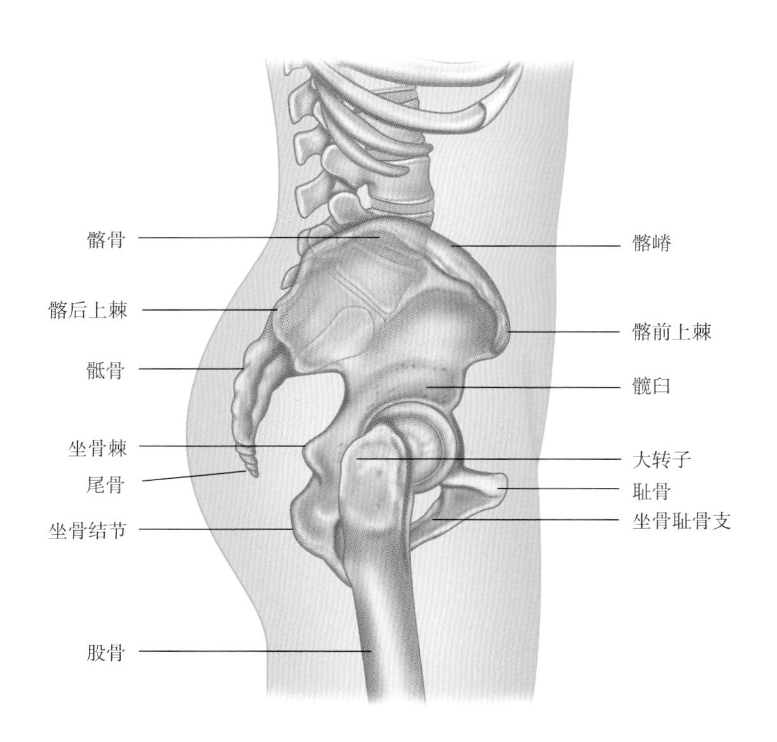

图 6.1　髋关节，侧面观

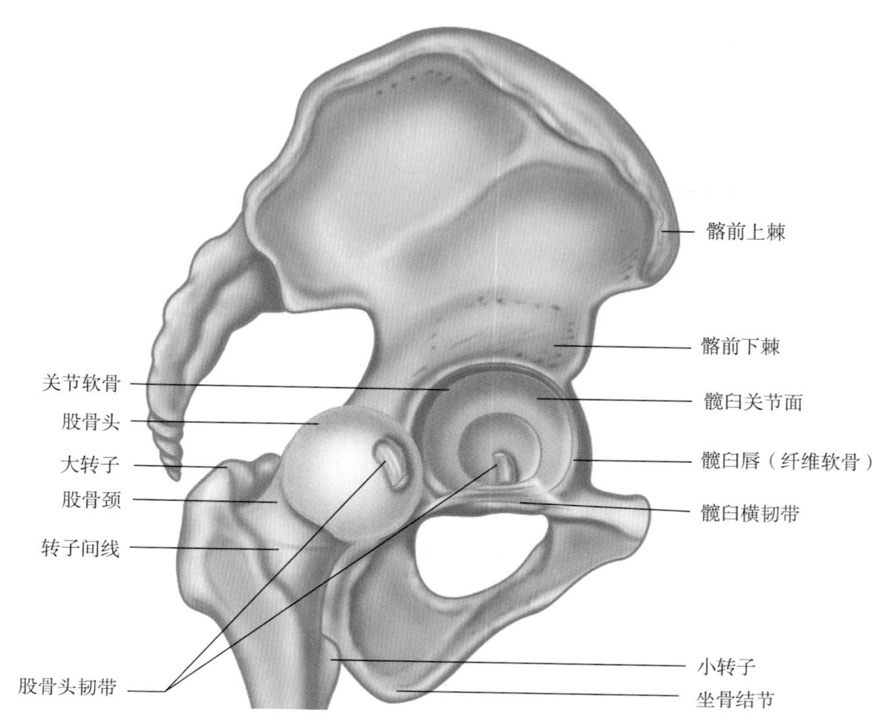

图 6.2 髋关节，侧面观

成的动作（肌肉的名字经常代表了它们的向心动作），还应该考虑在离心收缩时它们所完成的动作。

这意味着要清楚肌肉抑制或拮抗了哪些动作的完成，给哪些动作带来了阻力？例如屈肌可以拮抗并最终限制伸展动作，内收肌限制了被动或主动的外展活动，深部的外旋肌肉可以抑制髋关节屈曲位的内旋活动。这些肌肉的功能在训练中

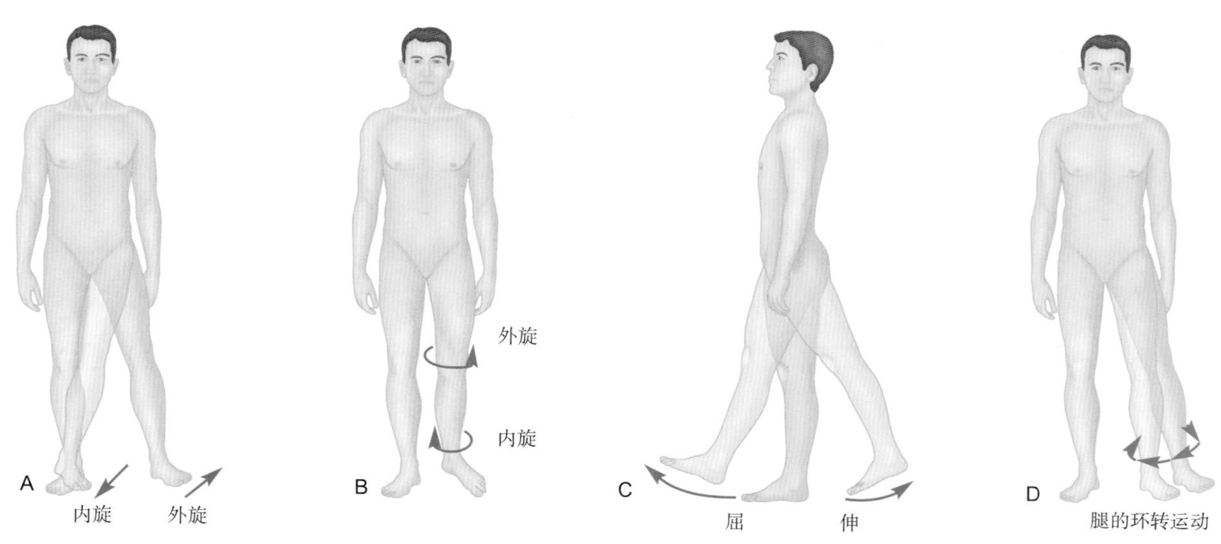

图 6.3 A~D：稳定髋关节的动作

经常被忽视，这也限制了我们对运动的理解。

在日常运动和高强度运动中，我们在向某一方向运动时往往先向反方向拉伸。我们准备跳跃动作前会先屈腿下蹲；在网球运动的正手击球前要先向后引拍。这一原则——拉伸－缩短循环——适用于更小的、接近于中间范围的运动，如步态活动。向前迈出右脚时，右髋会短暂内收，给外展肌带来一个拉伸缩短循环的作用，也就是在离心收缩以后启动向心收缩以保持躯干稳定。这样的过程在全身各处都会发生，并构成身体运动的主要支撑力量，为我们提供运动所需的稳定性。

骨

髋关节是经典的球窝关节。股骨下端连接膝关节，上端形成两个突起——外侧的股骨大转子是臀肌的附着点，内侧的股骨小转子是腰大肌复合体的附着点。从股骨干向内上经股骨颈，末端膨大呈球形，即股骨头，使得股骨呈现出标志性的数字“7”样结构（图 6.4）。

股骨头与髋骨的髋臼形成髋关节，后者由髂骨、坐骨和耻骨 3 块骨共同构成（图 6.5），在婴儿 1 岁左右时，这些骨就会融合形成一块骨头（无名骨，但在本文中我们统称为“髋骨”），但出现在原始名称中的骨骼结构，如髂嵴、坐骨结节和耻骨联合等依然保留。

尽管髋骨非常明显，也易于触诊，但却很难在三维界面上完整地呈现出来。理解髋关节的最好方式是了解双叶螺旋桨模型：螺旋桨的中心类似嵌入股骨头的髋臼顶部，同时也是髂骨、坐骨和耻骨三块骨最初的融合点（图 6.6，图 6.7）。

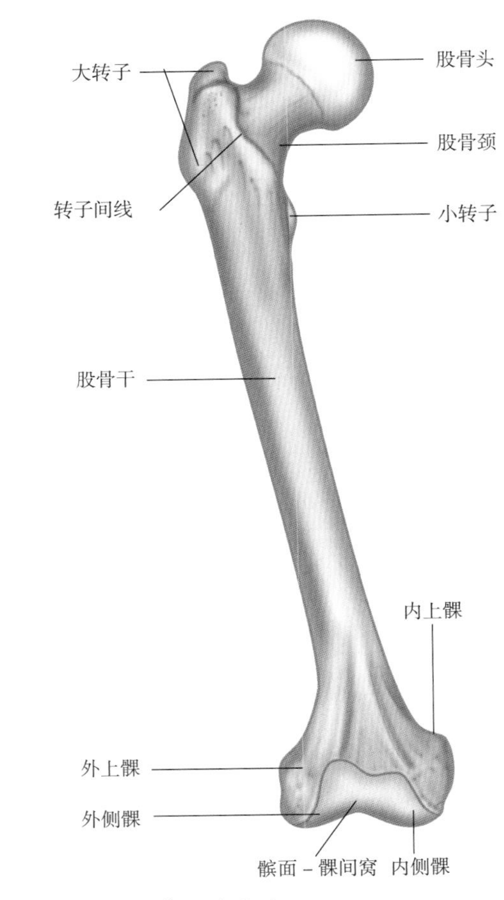

图 6.4　*右侧股骨，前面观*

螺旋桨的上叶片是髂骨——髂嵴从髂前上棘（ASIS）至髂后上棘（PSIS），髂骨中间部分（位于髂肌和臀小肌之间）骨质非常薄。

螺旋桨的下叶片是坐骨耻骨支——从坐骨结节（IT）至耻骨联合，叶片中间缺少骨质部分，所形成的孔几乎完全由闭孔膜和闭孔肌覆盖。

为了使螺旋桨能够工作（当然，髋关节只是看起来像一个螺旋桨，它并不能像螺旋桨一样工作），其叶片之间必须存在一定的角度，而真实的“髋关节螺旋桨”也确实如此。从髋骨看去，你能看到从髂前上棘（ASIS）至髂后上棘（PSIS）的髂嵴线与从坐骨结节（IT）至耻骨联合的坐骨耻骨支线约呈 90°。

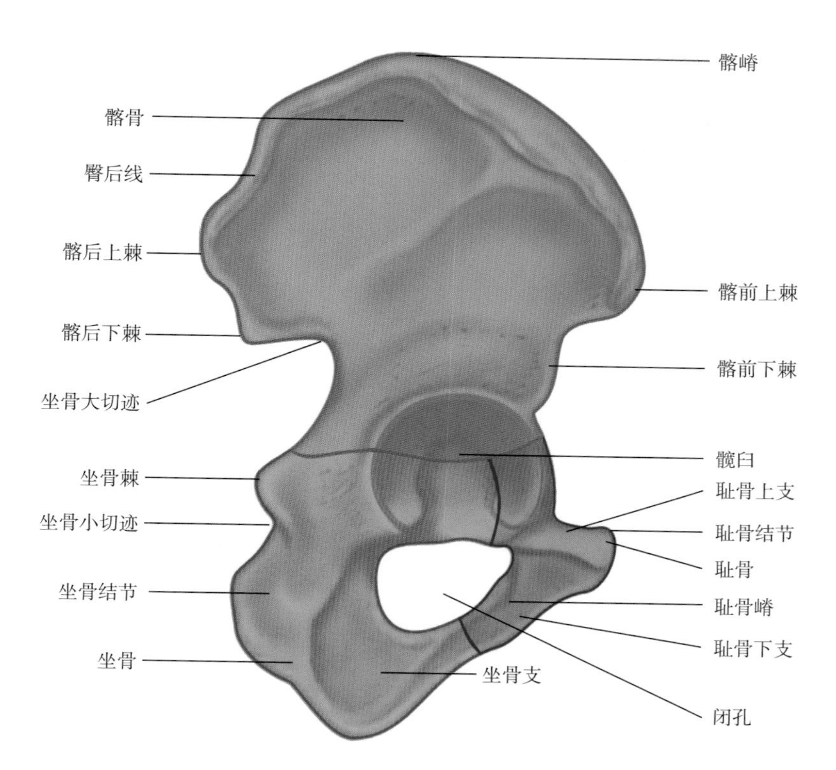

图 6.5 右侧骨盆外侧面

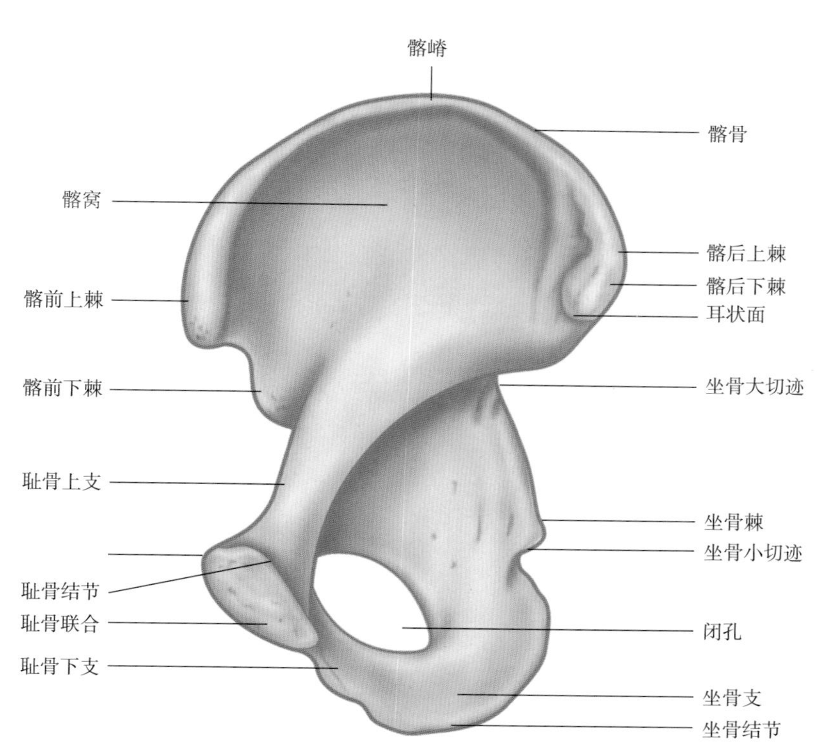

图 6.6 右侧骨盆内侧面

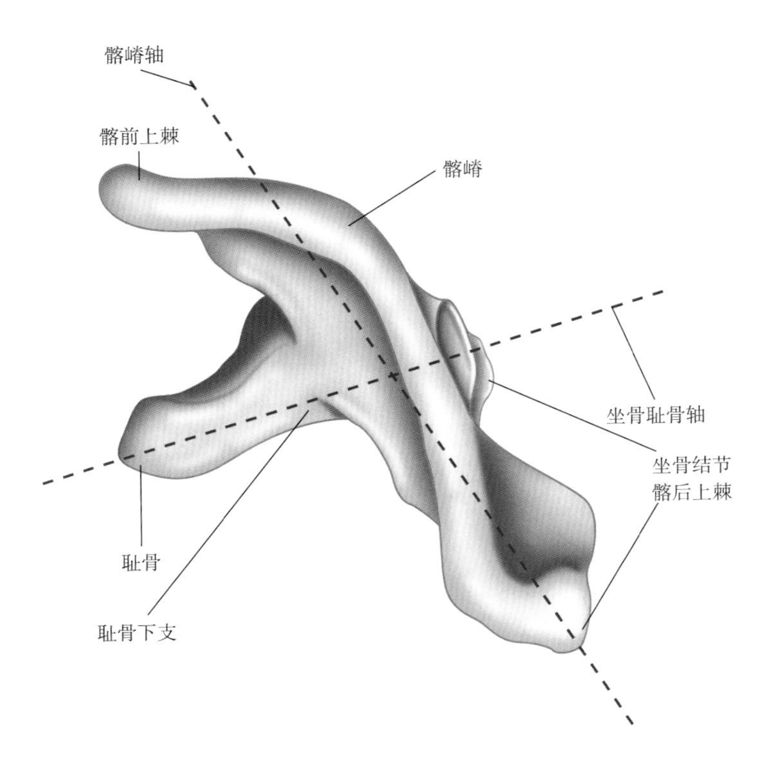

图 6.7　右侧骨盆，上面观

因此，髋骨形成了一个髋臼在中间的“8”字形。“8”字形的顶部和底部几乎呈直角。耻骨的两个角构成了耻骨联合，而髂后上棘下面的两个边参与构成骶髂关节。

这样两个“8”字形连接起来——前方相互连接，在后部呈翼状向骶骨延伸——这三块骨构成了一个强壮有力的环形结构，确保力量在下肢和躯干之间来回传导时骨盆依然能够保持稳定。这一环形结构也环绕并保护着子宫、膀胱和底部肠道。耻骨联合是由纤维软骨构成的软骨性关节。纤维软骨中胶原纤维附着在软骨素上，它就像一座桥一样连接了两块骨骼（图 6.8）。这种结构使得其在走路或髋关节剧烈运动时，能够承受部分的扭曲或剪切力量。

软骨素和胶原蛋白的联合作用必须能够抵抗一定的压力和张力：如在起跳着陆时，骨骼会被挤压在一起；又比如，跨腿上马时关节需要承受张力。像骨盆周围的各个关节一样，耻骨联合在分娩期间在催产素的作用下会变得松弛，可能会造成产后关节半脱位或不稳定。

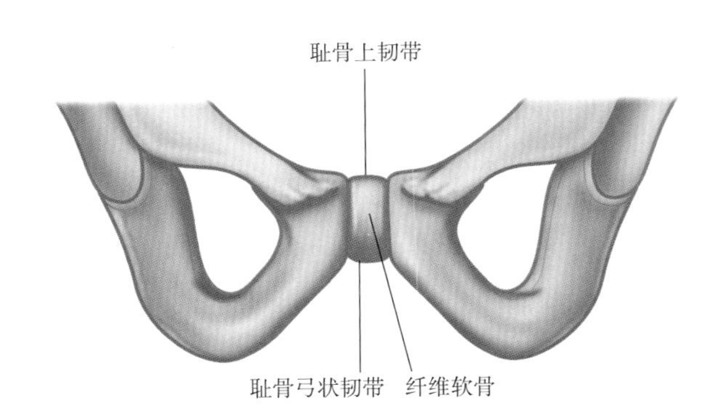

图 6.8　耻骨联合，前面观

韧带

多条韧带的联合作用，以一种紧密而又允许适当运动的方式将 2 块髋骨和骶骨联系在一起，减缓振动对骨盆的冲击力，有点像汽车的发动机底盘（图 6.9）。

当谈论某一韧带时，我们应该理解多数的骨盆周围韧带都不是独立的，而是一些结构的复合体。解剖学证据表明，这些韧带的大小、力量及功能状态因人而异。此外，韧带的结构很大程度上取决于解剖学家当时分离韧带的方法。

应注意，骨盆背侧有三条增厚的筋膜。同样应该注意的是，每当我们提到韧带的时候，我们都要问一个问题：这个韧带是对抗什么运动的？——韧带不能产生运动，只能对抗运动。

髂腰韧带连接髂嵴和 L5（有时还有 L4）横突，这样在上半身的重量向下传递通过骶骨——如双脚突然着地时，可以防止髋骨从骶骨上分离，也可以防止骶骨上的 L5 向前滑动。

骶棘韧带连接骶骨下部和坐骨棘，也负责避免髋骨下部移动或错位。

骶结节韧带连接骶骨和坐骨结节，方向更为垂直，位于腘绳肌和腰骶部筋膜之间，此韧带可防止夹在骨盆中的骶骨前倾（点头）。它还与同侧和对侧的骶髂后长韧带相连，两者对步态功能有重要的调控作用（图 6.10）。

骶棘韧带和骶结节韧带将骶骨和坐骨之间的空间分为两个孔，称为坐骨大孔和坐骨小孔，这些开孔为第一个扇形结构的肌肉提供通道，使它们连接到骨盆的内部（图 6.11）。

髋关节的韧带（图 6.12）在股骨颈上部像一条扭曲的毛巾一样相互缠绕。尽管这三条韧带的起点分别来自髋骨的三个不同部分，但是它们的作用协同统一。当屈髋时，韧带松弛；当伸髋时，韧带紧张，尤其是前方的髂股韧带

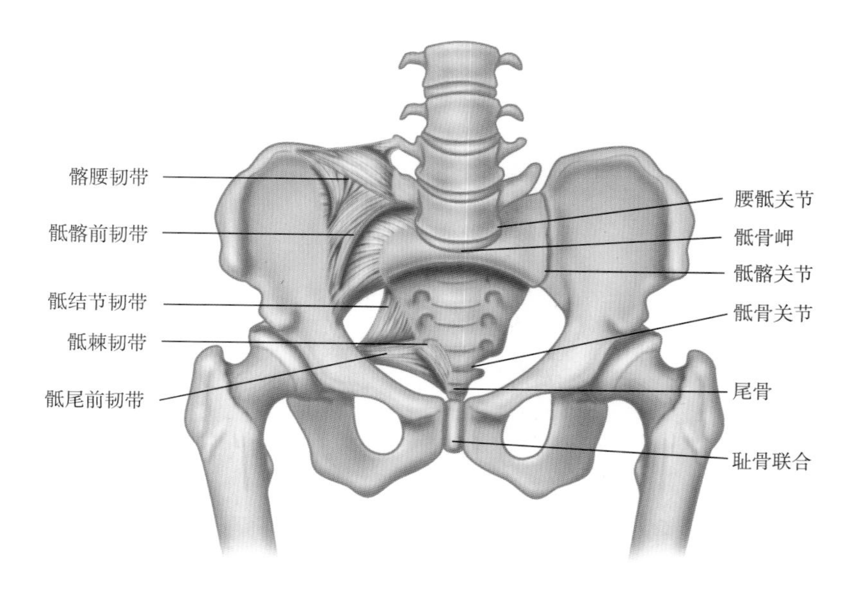

图 6.9　骨盆与韧带，前面观

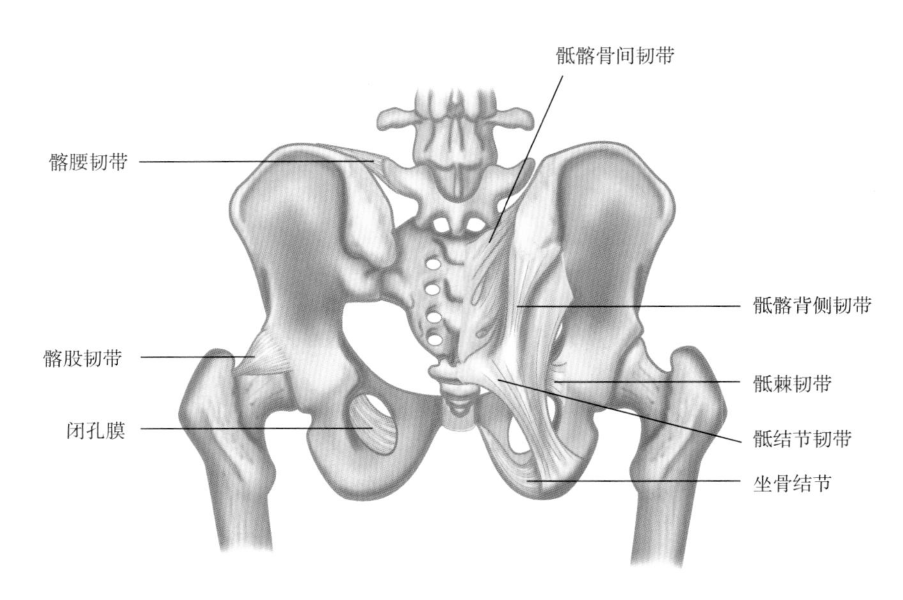

图 6.10　骨盆与韧带，后面观

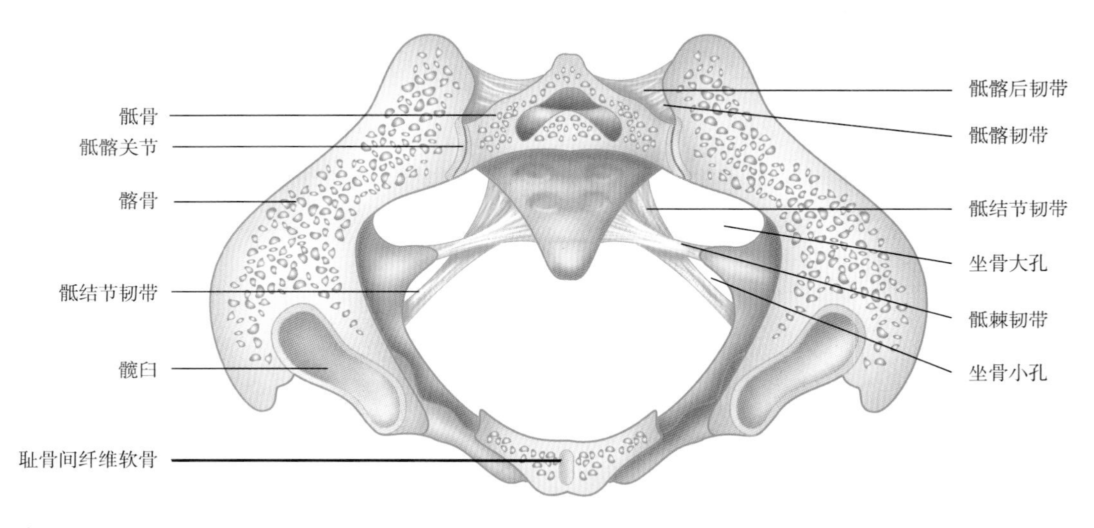

图 6.11　骨盆横切面

（恰好在髂腰肌后面）。因此，当我们在正常站立位下伸髋时，无论是通过躯干后仰还是足部后撤（如后弓步），都能很快感受到这些韧带的限制作用。

在行走过程中，我们通过关节伸展产生的张力有效地把足部蹬离地面的力量传递到躯干部位，并产生向前的运动。髋关节和膝关节屈曲时，髋部周围的韧带会变得松弛，髋关节活动的自由度增大；而髋关节和膝关节伸展时，两个关节的韧带绷紧，活动的自由度变小，但可以保证力量能直接有效的传导。

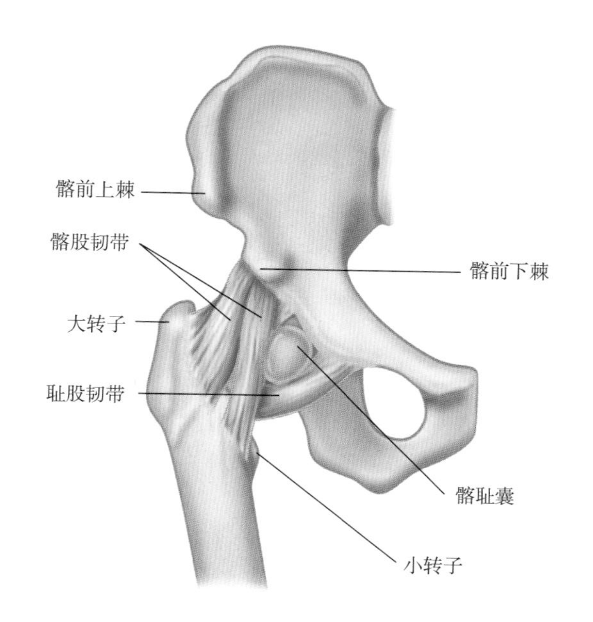

图 6.12　髋关节韧带，前面观

肌肉

如果把髋骨的肌肉看作三组相互联系、协同作用的扇形结构，那么理解起来就会很容易。每个扇面都有一个枢纽或轴心，还有肌肉附着的边缘。有趣的是，每个扇面都有一个被称为“顶点”的肌肉，可以影响两个关节，而不是只影响髋关节。最后，这些扇面之间的过渡肌肉多是方形、稳定性的肌肉（图 6.13）。

用这种方式理解髋关节周围肌肉的作用模式，有助于我们从空间上逐步深入地理解髋关节的灵活性和稳定性。

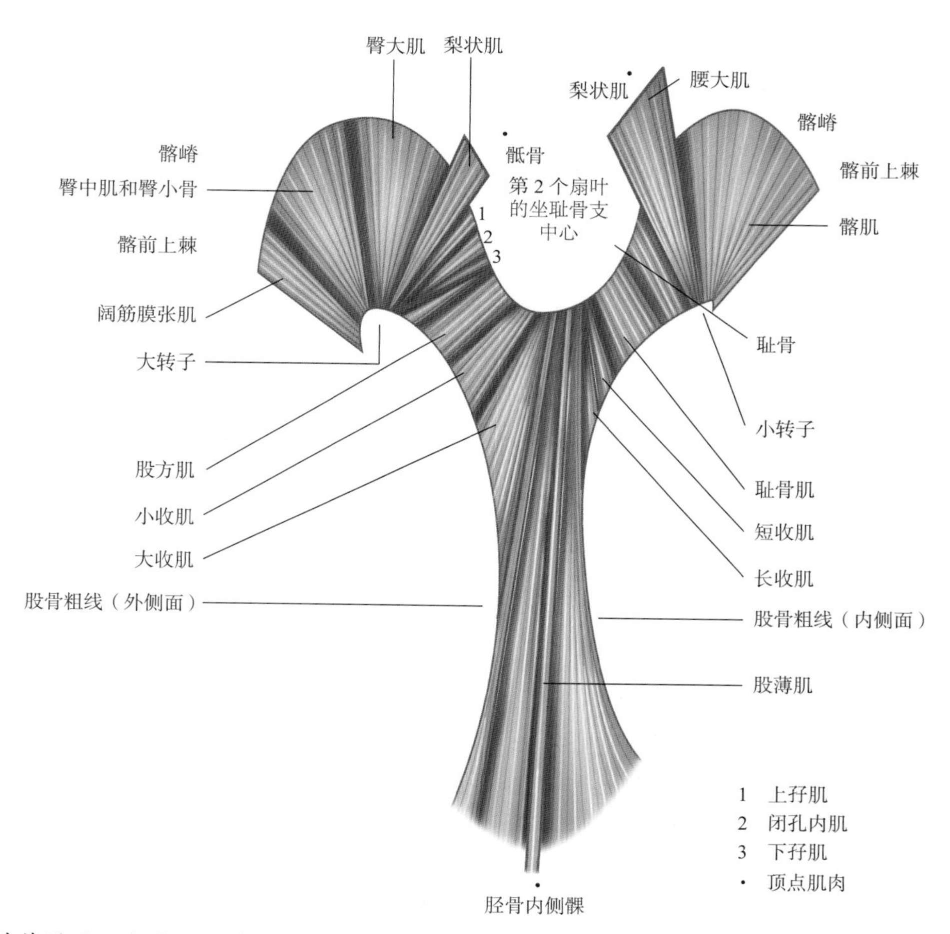

图 6.13　髋关节周围肌肉展开图展现了三个扇形结构的细节和作用模式。它显示了一侧髋关节肌肉的构成。每一张图的髂前上棘是一样的。图片是按人体真实比例剪切，并可以在髋关节骨架上包裹住髋关节

我们将以髂前上棘开始和结束，将三个扇面作为一个整体，在一侧骨盆上依次介绍每一块肌肉。

1. 转子扇

轴：股骨大转子。

缘：髂嵴和坐骨后缘。

肌肉：阔筋膜张肌（TFL）；臀中肌和臀小肌；臀大肌上部；梨状肌（顶点）；上孖肌和下孖肌；闭孔内肌和闭孔外肌；股方肌（过渡肌肉）。

外展肌群从阔筋膜张肌开始，向下或向后经髂前上棘延伸至股骨大转子的前上方，继续一直向下到大腿、膝关节至髂胫束的前部（图6.14）。因此，它主要参与髋关节的屈曲、内旋以及外展。

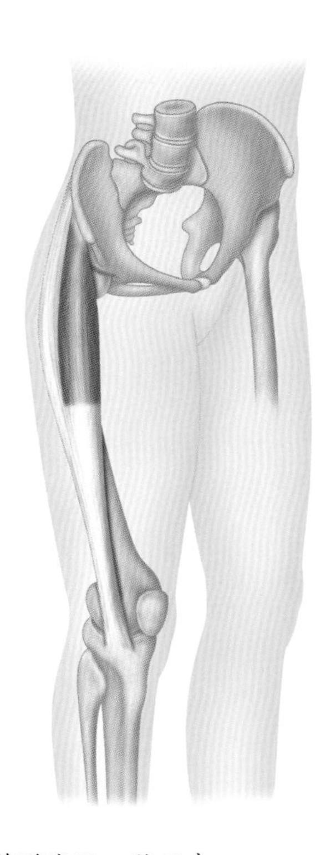

图 6.14 阔筋膜张肌、髂胫束

臀中肌及其紧邻的臀小肌，紧贴髂骨翼的外缘延伸向股骨大转子外侧顶端。就像肩关节周围的三角肌，它们参与内旋还是外旋，主要取决于哪部分纤维被启动。它们还协同作用参与腿部的外展（图 6.15）。

臀大肌其实是两块肌肉，上面一块肌肉（从髋骨出发，所以是附肢－附肢肌肉）可以看作扇面的一部分，参与伸髋和外展；而下面一块肌肉（从骶骨和骶结节韧带出发，所以是中轴－附肢肌肉）是髋伸肌（图 6.16）。

虽然当骑马或跨过障碍时，我们需要外展髋关节，但是这些肌肉更多地被用来防止过度内收。当我们用单侧腿负重时，骨盆就会向另一侧倾斜，而外展肌的主要功能是防止其过度倾斜并保持躯干直立，维持步态稳定。当外展肌缺失时，如患小儿麻痹症或脑性瘫痪时，患者在走路过程中，重心会从一侧髋关节突然转移到另一侧，形成摇摆步态。

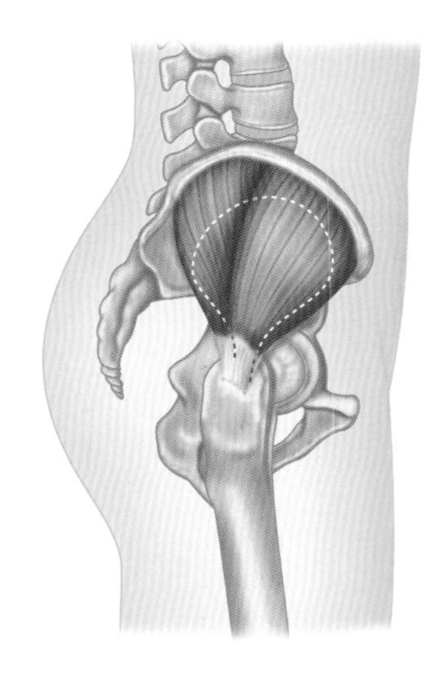

图 6.15 臀中肌和臀小肌

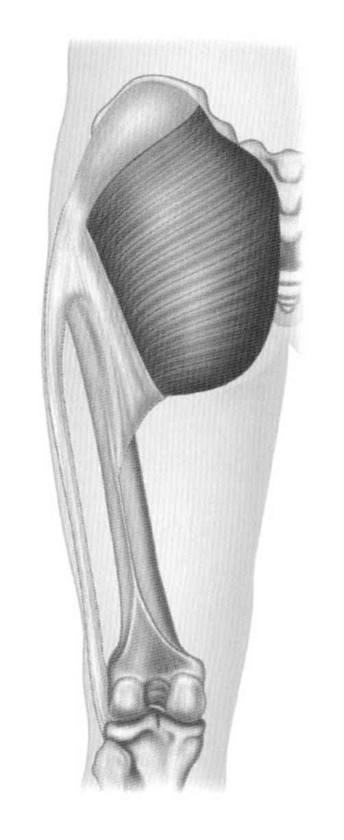

图 6.16　臀大肌

梨状肌是一块很小但是位置居中的肌肉（图 6.17）。它起于大转子的顶部，向后上走行，与坐骨神经一起穿过坐骨大孔，止于骶骨前部，因此它跨过了髋关节和骶髂关节。梨状肌比同一扇面上的其他肌肉要更“长”——不是物理学意义上的长，而是生物力学意义上的长。同一扇面上的其他肌肉，只有阔筋膜张肌和臀大肌上部通过髂胫束的筋膜延伸部分跨过了两个关节，而其他肌肉只是跨越了髋关节一个关节。

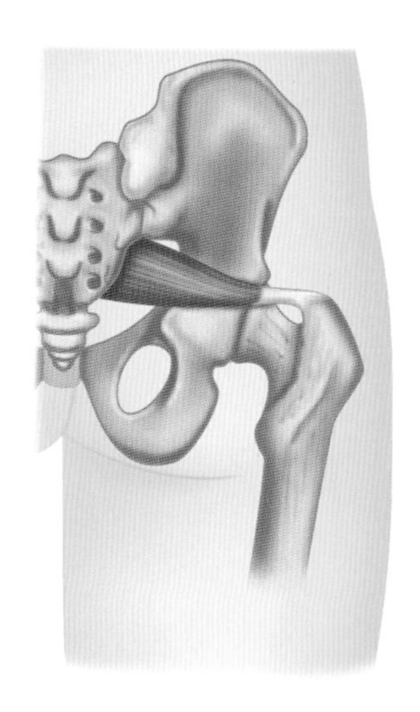

图 6.17　梨状肌

因此，梨状肌是骶髂关节和骶骨的重要稳定肌肉。在足跟触地时能够收缩，力闭合了骶髂关节（SI）。我们的观点是，梨状肌作为外旋肌的作用要比骨盆稳定肌小。

如果我们把两侧的梨状肌看成一个整体——它们也确实通过筋膜连接跨过骶骨前方，这一切就很容易理解了。总之，这两块肌肉通过微调骶骨的底部——恰好在骶髂关节的支点下方，以缓冲上部脊柱侧屈运动传导而来的压力（图 6.18）。

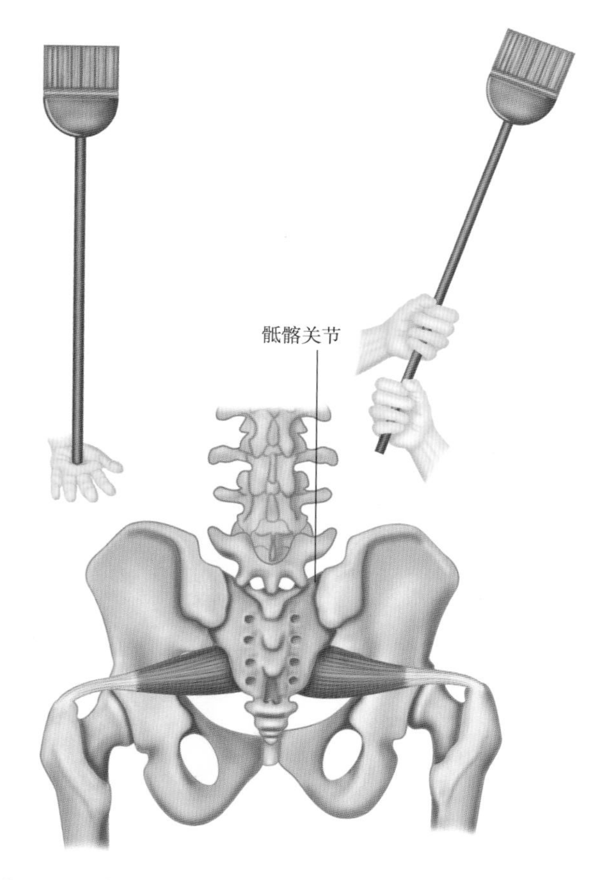

图 6.18　梨状肌像是脊柱稳定性的“调节韧带”，帮助稳定脊柱的底部，控制行走或运动瞬间的侧向力量。当其持续紧张时，肌肉功能就会失调

梨状肌的作用相当于一只手倒拿扫帚时手所需要做出的微调：为了保持平衡就必须不断调整手掌位置，如果扫帚超出我们掌控的范围，就必须握住拳头（单手或双手）抓住它，以免扫帚掉下来。当脊柱在姿势上不能保证对位的关系时，梨状肌的作用亦是如此（图 6.18）。无论出现任何形式的姿势异常，一侧或两侧的梨状肌的肌肉都会处于一种持续性的紧张状态，直至脊柱的问题得以解决，这种紧张才会得到缓解。

孖肌位于闭孔内肌的上下，后者体积更大，也更重要。孖肌起于骶结节韧带和骶棘韧带的远端，在一定程度上可以稳固这些韧带，孖肌的远端有时会并入闭孔内肌肌腱，与其成为一体，有时可以摸到一根或数根肌腱延伸到转子窝的深部（图 6.19）。

闭孔内肌是一块非常强大的肌肉，在坐骨结节的后方经过近 90° 的转角，通过坐骨小孔进入盆腔，并延展覆盖整个闭孔，就像是螺旋桨下叶片的内侧。闭孔内肌的外侧肌腱部分与两块孖肌上下并行。

这组肌肉有很强的外旋力量，也可以伸展髋关节。骨盆后倾的姿势常会使它们过度激活。这些肌肉与盆底肌和骶韧带一起，可以作为髋关节的一种“弹簧”或是减震器。

在这个扇面中，闭孔外肌（图 6.19 中几乎看不见）的存在非常奇怪：尽管它同样起到了髋关节外旋的作用，但是由于它的起始位置在螺旋桨下叶片的外侧，与耻股韧带并行，起到屈髋和使骨盆前倾的作用，这一点与其他肌肉不同。对治疗师来说，这块肌肉总是很难触到，也不容易治疗。

股方肌是转子扇和坐骨支扇之间的过渡肌肉，所以隶属于这两个扇面。股方肌起于坐骨结

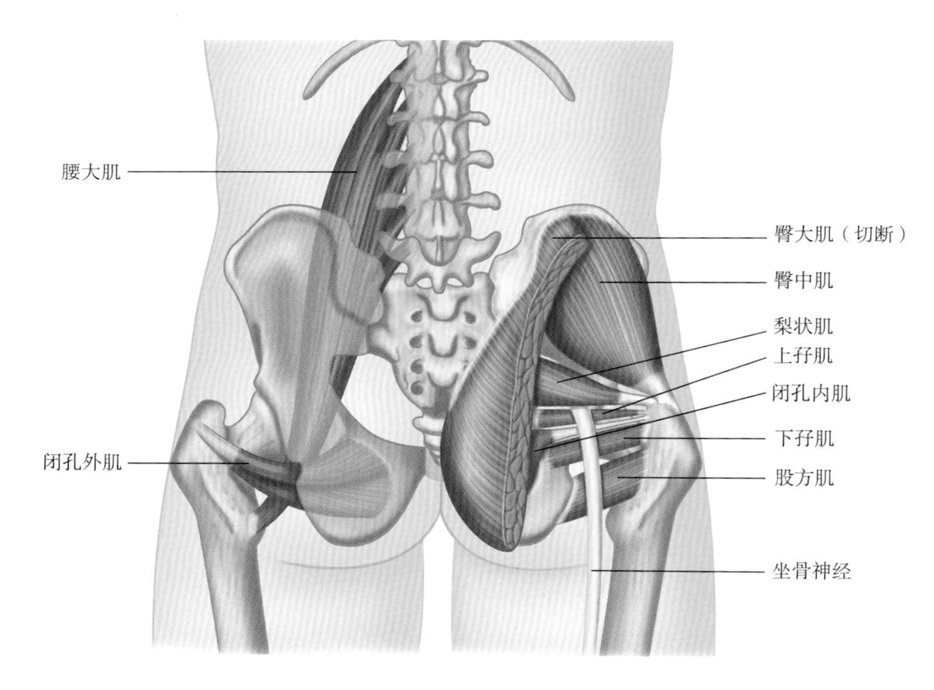

图 6.19　闭孔内肌与很多周围组织相连。当提起这块肌肉时，你会发现它下面有 5 根不同的肌腱。如果我们考虑上孖肌和下孖肌在股骨和骨盆间的活动，就会发现它们像闭孔内肌的第 6 和第 7 根肌腱〔髋短伸肌而不是深层外旋肌（Myers，2009b）〕

节后下方，所以成了转子扇边缘线的终点和坐骨支扇的起点，而其在股骨大转子的后下方进入内侧的位置则是坐骨支扇的边缘——股骨粗线。

股方肌是髋关节的一块强大的稳定肌。它连接坐骨结节到股骨后侧，并在人体站立时维持髋关节伸展姿势。

2. 坐骨支扇

轴：坐骨耻骨支。

缘：在股骨后方股骨粗隆内外侧。

肌肉：股方肌（过渡肌肉）、小收肌、大收肌、股薄肌（顶点）、长收肌、短收肌、耻骨肌（过渡肌肉）。

相较于另外两个扇面，坐骨支扇不容易看得出来，一方面因为大家对内收肌群还不够熟悉，另一方面是因为肌肉的排列使坐骨支扇的边缘不易被看清。它向下延伸到股骨粗线的外侧唇，又沿内侧唇向上，两者的距离非常近，所以很难区分。如果我们把这种结构想象成一把扇子，两边连在一起，并把中间部分撑开，那就可以更加接近肌肉－骨骼排列的实际结构了（图 6.20）。

从后面看，股方肌的远端附着于股外侧缘（或后缘），即股骨粗线外侧唇，同时我们可以

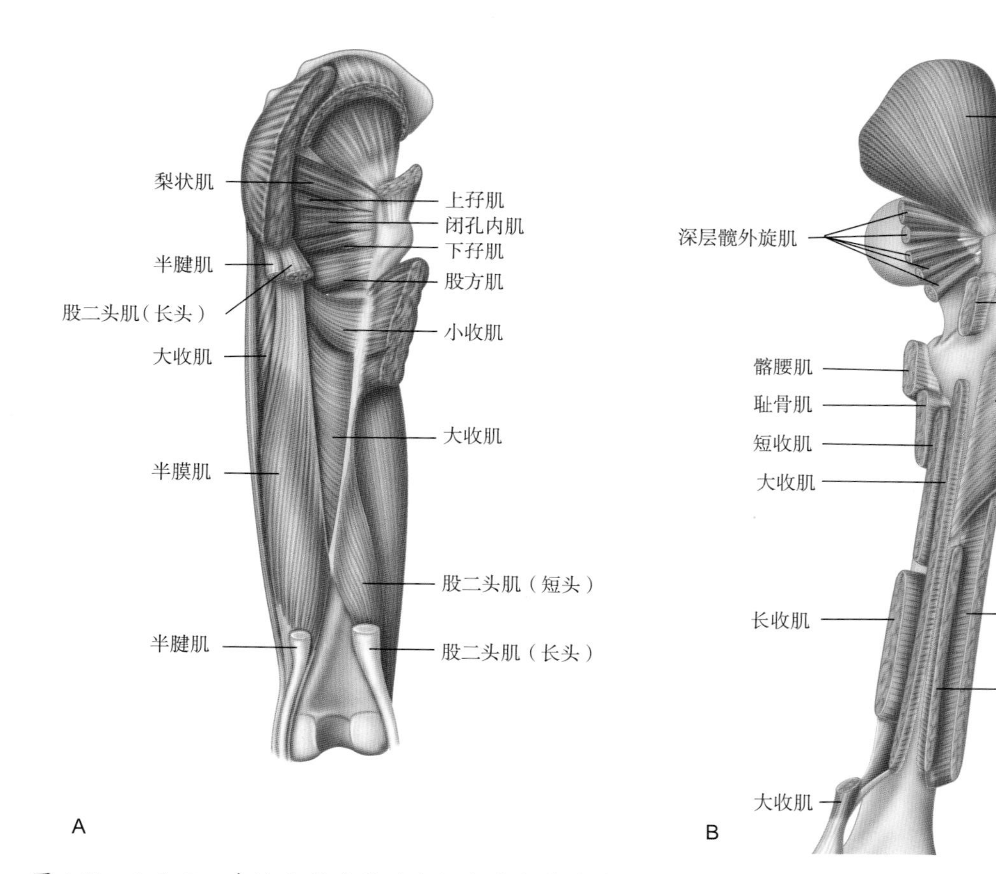

图 6.20 A 和 B：在这个角度更适合把坐骨支扇看作是一把折叠的扇子，一边沿股骨粗线外侧唇向下（大收肌），然后这个扇面的顶点肌肉股薄肌跨过膝关节（未显示），再与长收肌与短收肌一起向上经股骨粗线内侧唇回到骨盆，与耻骨肌和髂腰肌附着在一条线上。我们经由股骨粗线外侧唇与内侧唇沿着边缘线从一个转子跨到另一个转子

看到一组肌肉附着在这条线上：其下方是大收肌、小收肌，两者由闭孔神经单独支配。

在其下方是大收肌的中间部分（与股二头肌的短头连接）。有一道裂隙将大收肌和其最长的部分分隔开。这道裂隙一直向下延伸到股骨内上髁，很容易在膝关节中部上 1 英寸（约 2.5 cm）的地方触摸到。

坐骨支扇的顶点是股薄肌（图 6.21），在坐骨支底的下部有较大的附着区域，跨越髋关节和膝关节构成了鹅足肌腱的中间部分。

坐骨支扇的第二部分附着于股骨粗线的内侧或前侧（图 6.22），正好位于大收肌的旁边，但具有独立的筋膜结构，其中最长的是长收肌，这种大而圆的肌腱很容易在腹股沟的位置触及，在盘腿坐时能看到。

短收肌位于长收肌的深部，它们的功能相似，甚至可以被视为一个整体。

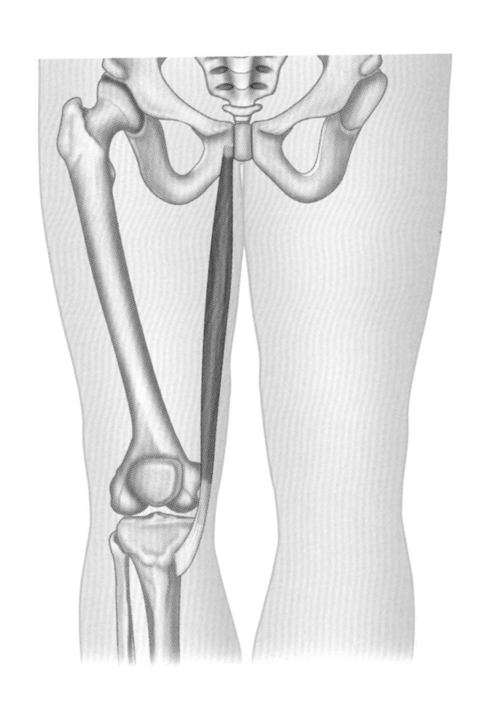

图 6.21　股薄肌

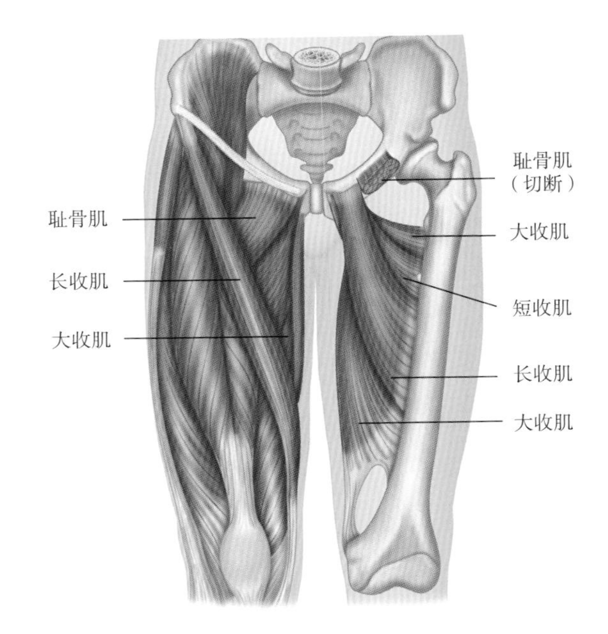

图 6.22　内收肌的前侧向上连接至骨盆和过渡肌肉耻骨肌

接下来的这块肌肉是坐骨支扇与第三个扇面的过渡肌肉——耻骨肌。耻骨肌沿着股骨粗线内部前侧走行，远端止于股骨小转子，即第三个扇面的轴。耻骨肌既是内收肌，又是髋屈肌。事实上，坐骨支扇的后部（主要是大收肌）是髋伸肌群，而前半部分包括长收肌、短收肌及耻骨肌，主要协助屈髋。所以这组肌肉与腘绳肌、股四头肌和腰大肌一起协同工作，调节髋关节的屈伸活动。

内收肌对于髋关节内外旋的作用一直存在争议：倾向于外旋（While Netter，1989）或倾向于内旋（Kendall and McCreary，1983）。旋转的方向在很大程度上取决于髋关节的屈曲或伸展状态。由于还没有明确的参数（见附录），我们的意见是内收肌群主要是在股骨旋转过程中的稳定性方面发挥作用。

当我们谈及骨盆在股骨上的运动时，唯一的例外就是耻骨肌本身。较短的一侧耻骨肌会把耻骨拉向这一侧的股骨。所以在做身体解读时，我们把这称为“耻骨会指向耻骨肌较短的一侧”。这就相当于髋关节做了内旋动作，但其实是髋骨在股骨上做了运动。

3. 腹股沟扇

轴：股骨小转子。

缘：骨盆内缘。

肌肉：耻骨肌（过渡肌肉）——连接腰小肌、腰大肌（顶点）、髂肌（连接腰方肌）。

最后这个扇面以小转子为中心，只有三块肌肉，我们还将探讨与这三块肌肉相连接的另外两块肌肉，并将其统称为腰大肌复合体。

耻骨肌近乎方形，是过渡肌肉，既是髋关节内收肌肉，又是深层髋屈肌。耻骨肌的近端附着于髂耻隆起，远端附着于小转子，在股骨粗线的上方。把手指轻轻地放在“腿窝”里——紧邻着长收肌肌腱——小心不要压在股动脉上。让客户向内上方向屈髋，就能感受到耻骨肌在指下的活动。

耻骨肌的筋膜与腰小肌相连（图 6.23）。根据 Travell（1998）的研究，腰小肌在一半的客户身上呈现为肌肉形态，在尸检中超过 75% 的大体上腰小肌只是一条筋膜带。腰小肌是一块薄薄的肌肉，是腰肌的一个高度敏感的神经张力调节器，其作用可能与跖肌对于跟腱或头后小直肌对于竖脊肌类似。腰小肌的作用是使腰椎屈曲、上提耻骨并使骨盆后倾。

耻骨肌－腰小肌复合体在做弓步时会有拉伸感，同时它们可避免腰椎进入过渡前突的状态。当股骨外旋、膝关节转向外且足部用踇趾支撑，或深弓步时，可以更好地感受到这种联系。

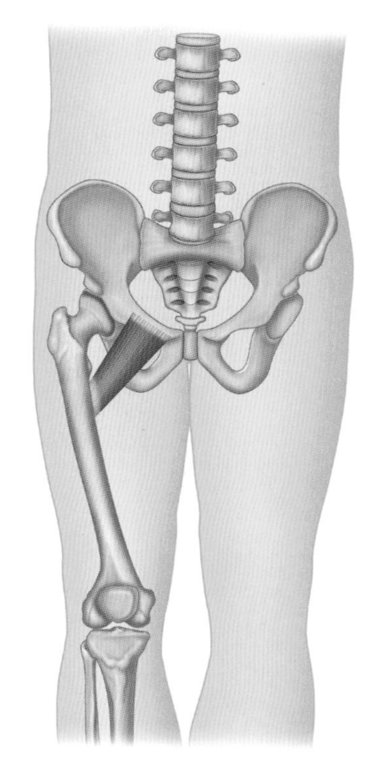

图 6.23　耻骨肌

腰大肌位于扇面中部的顶点，跨过骨盆的边缘至腰椎及 L12 的椎体和横突，是一个强大的髋屈肌，但对髋关节旋转的作用仍不清楚——像内收肌一样，腰大肌的旋转功能不强（图 6.24）。

此外，我们不同意 Bogduk（1992）的意见，他认为腰大肌对腰椎活动没有作用。我们的临床观察表明，腰大肌是一个三角形的肌肉（如三角肌，在四足动物身上观察这个肌肉的三角形形态更为明显），与腰椎上段相连的纤维如同腰小肌一样，可使腰椎屈曲、骨盆后倾；与腰椎下段相连的纤维会使腰椎过伸（通过连接 L5 和骶骨的纤维），最终会使骨盆前倾。

一旦理解了上腰部肌肉纤维主要是腰大肌的前侧和外侧，而下腰部肌肉纤维主要是在腰大肌

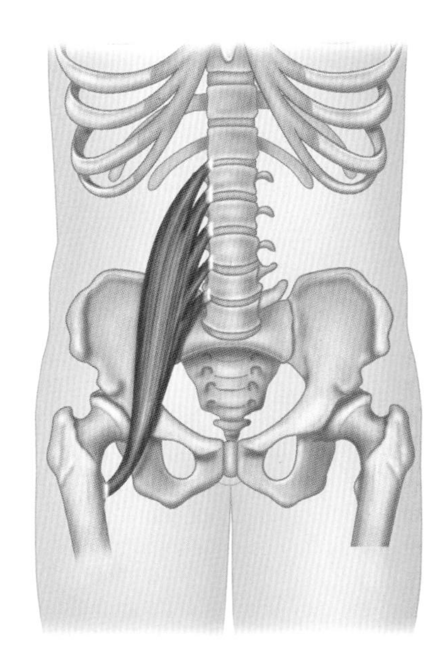

图 6.24　腰大肌

的内侧和后侧，我们就可以得到一个明确的关于椎体模式和位置的治疗策略。我们观察到，当腰椎曲度过大或者曲度反转时，这些位置的上方或下方经常会感觉紧张。

腰大肌是一块感觉非常丰富且敏感的肌肉，它沟通躯体的上部和下部、呼吸与行走，中轴骨和附肢骨、内部和外部以及前部和后部，只有极少数的肌肉内含自主神经丛，它就是其中之一，并且它与肾脏、肠道和性欲直接相关。腰大肌与梨状肌是身体最先失去平衡的肌肉，也是在整合过程中最难调整回平衡的肌肉之一。

该扇面的第三块肌肉，也是最后一块肌肉就是髂肌（图 6.25），它把我们又带回到了髂前上棘，同时也是开始提到的阔筋膜张肌的起点。

髂肌远端与腰大肌一起附着于股骨小转子。它跨过髋关节的前外侧，在腹股沟韧带的下部、腰大肌的下方或者在螺旋桨上叶片的内侧通过髂窝。髂肌是块髋屈肌，可以防止髋关节伸展。就像肩胛下肌之于肩关节，肩胛下肌在肩胛骨的前部，而髂肌在髂骨的前部。

髂肌近端附着点的位置较大，从骶骨翼旁一直到髂前上棘，沿着髂嵴内缘走行。腰大肌和髂肌之间是髂筋膜，筋膜还覆盖住了髂肌。但筋膜过紧时，它会将腰大肌向外拉向髂肌。髂肌与腰方肌（QL）筋膜相接，腰方肌附着于第 12 肋骨和腰椎横突（图 6.26）。

下面两块肌肉形成第二个复合体，平行走行于腰大肌的外侧，通过小转子止于 L12 和第 12 肋骨。弓步并内旋后股骨，用小趾侧蹬地可以拉伸这个复合体，而通过同侧上肢的伸展，牵伸同侧肋骨，可以让整个复合体得到释放。对于任何一侧的腰大肌功能异常（无力或僵硬），其同侧的复合体都能产生相应的姿势代偿。

现在，我们完成了围绕髋关节螺旋形排列的

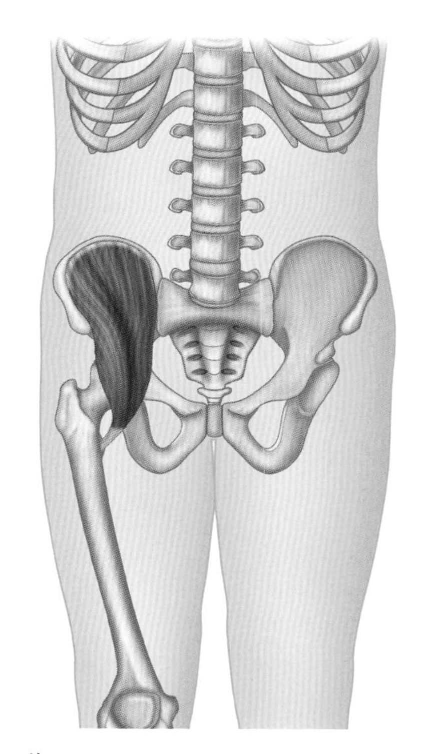

图 6.25　髂肌

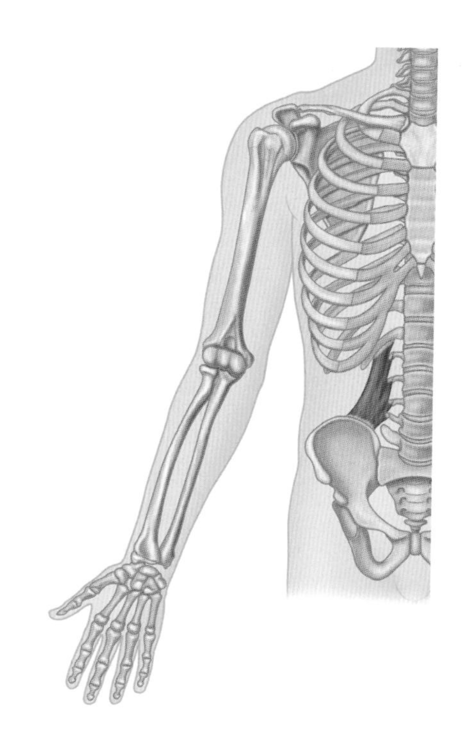

图 6.26 腰方肌

三个扇面的讲解。当然，在实际应用中，这些扇面在运动中会衔接紧密以保持稳定性和灵活性。当一部分出了问题时就需要其他部分进行代偿，过度激活或者完全受到抑制，这种不平衡的状态很容易在行走过程中被发现。

很明显，对侧髋关节周围也需要做一些检查。但对于大多数人而言，两侧的治疗并不完全相同。矢状面异常——骨盆前倾、腰椎屈曲、膝关节过伸——常会产生对称的代偿性紧张，而所有的旋转状态，如侧倾或侧旋，则会带来非对称的模式，这就需要进行良好细致的查体（视诊及触诊），以建立以客户为中心的治疗策略。

例如，一名客户可能用了腰大肌复合体的不同部位来稳定两侧下肢，优势腿和非优势腿具有不同的稳定模式的情况比较常见。在骨盆旋转的姿势下，右侧耻骨肌往往与左侧梨状肌保持一致，反之亦然。虽然在一些常规状态下，这些问题易于识别，但考虑到双侧髋周围的这 20 块肌肉的组合方式多变，所以个体差异性也较大。因此，基于整体观的个性化评估非常必要，应包括站立和行走状态下的视诊和触诊。

一般来说，扇面间的过渡性肌筋膜——耻骨肌和股方肌的位置——在明显的姿势异常中容易发生筋膜短缩。特别是当骨盆前倾或股骨内旋时，耻骨肌将缩短；当骨盆后倾或股骨外旋时，股方肌的筋膜增厚缩短。

解读骨盆

对于我们理解周围结构而言，骨盆可能是最重要的部分。对于骨盆和水平面或者垂直轴的关系，很多学说已经给出了一些参考。

许多治疗师都会学的就是测量髂前上棘和髂后上棘之间的角度。二者之间是应该水平还是有轻微的角度，根据文献不同会略有差异，不同性别之间也略有差异。然而，最近的研究表明，这些测量并不可信。原因是构成骨盆的骨骼结构形状和大小有天然性差异（Preece），除此之外髂后上棘也难以触摸，准确度不高（Cooperstein and Hickey）。

但是这种测量对于数据的校正仍然有用，因此我们必须记住，当骨盆位于稳定的中立位状态时，该角度的变化范围是 0°~23°。除了了解骨盆与水平面的角度和关系，我们更多的是了解其与股骨之间软组织的关系。

图 6.27A 显示了在没有倾斜也没有移动的中立位骨盆。但如果我们观察软组织（图 6.28），

你会发现髋关节前后的结构都处于平衡状态。

如果图 6.28A 中加入的转子扇和腹股沟扇，你可以发现所有通过关节中线前方的肌肉都会造成髋关节屈曲（骨盆前倾），而所有通过关节中线后方的肌肉都会造成髋关节伸展（骨盆后倾）。这种扇形排列的结构，使得身体在充分屈曲和伸展的状态下能够保持骨盆和股骨的稳定。

图 6.28B 显示了在前后移动上呈中立位但向前倾的骨盆，这意味着髋关节处于屈曲状态，从而造成髋部屈肌缩短，所以如果我们从扇面的角度来解释这一问题，所有的前倾状态都将使得转子扇和坐骨支扇闭锁缩短，所有的腹股沟扇也将闭锁缩短（记住，腰大肌可能根据腰椎状态会有所不同），肌间隔也会随着内收肌一起改变，后部将上提，而前部将下拉。

乍一看，图 6.28C 似乎向前倾斜，特别是腰椎，前凸（后弯）比较明显。但是如果我们深入地研究它，会发现骨盆相对于足部发生了前移并造成了股骨的前倾。我们必须理解骨盆与股骨的角度关系而不是它与地面的角度关系：在这种状态下，我们会发现骨盆相对于股骨向后倾斜，因此扇面的后面及伸髋肌群需要得到拉伸。

移动和倾斜骨盆的位置之间有 9 种变化可能：①无偏移、无倾斜；②前移、无倾斜；③后移、无倾斜；④无偏移、前倾；⑤前移、前倾；⑥后移、前倾；⑦无偏移、后倾；⑧前移、后倾；⑨后移、后倾。

当发生前移时，需要关注客户双脚，特别是足跟部，以确保客户的足部后方有足够的支

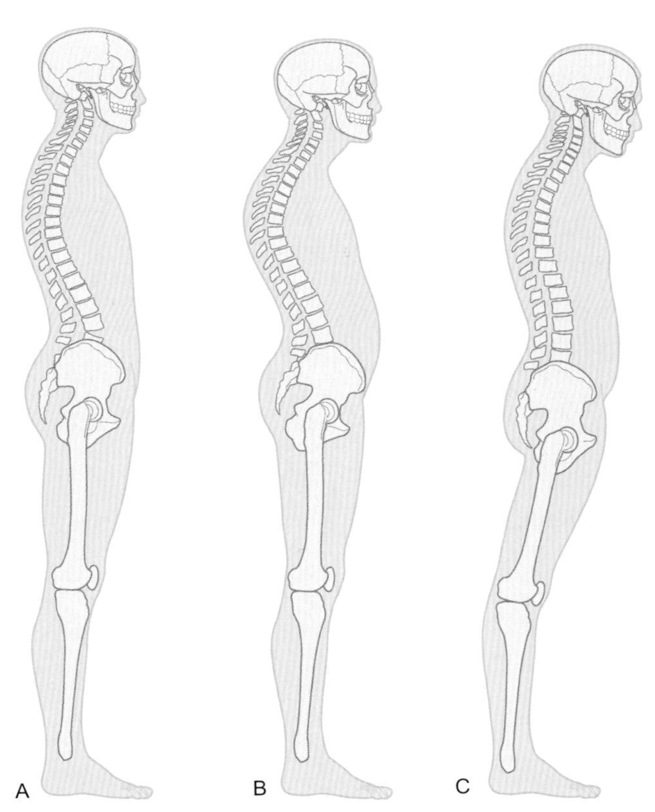

图 6.27　股骨、骨盆和腰椎三种可能的骨性关系：（A）骨盆中立位；（B）骨盆前倾；（C）骨盆前移

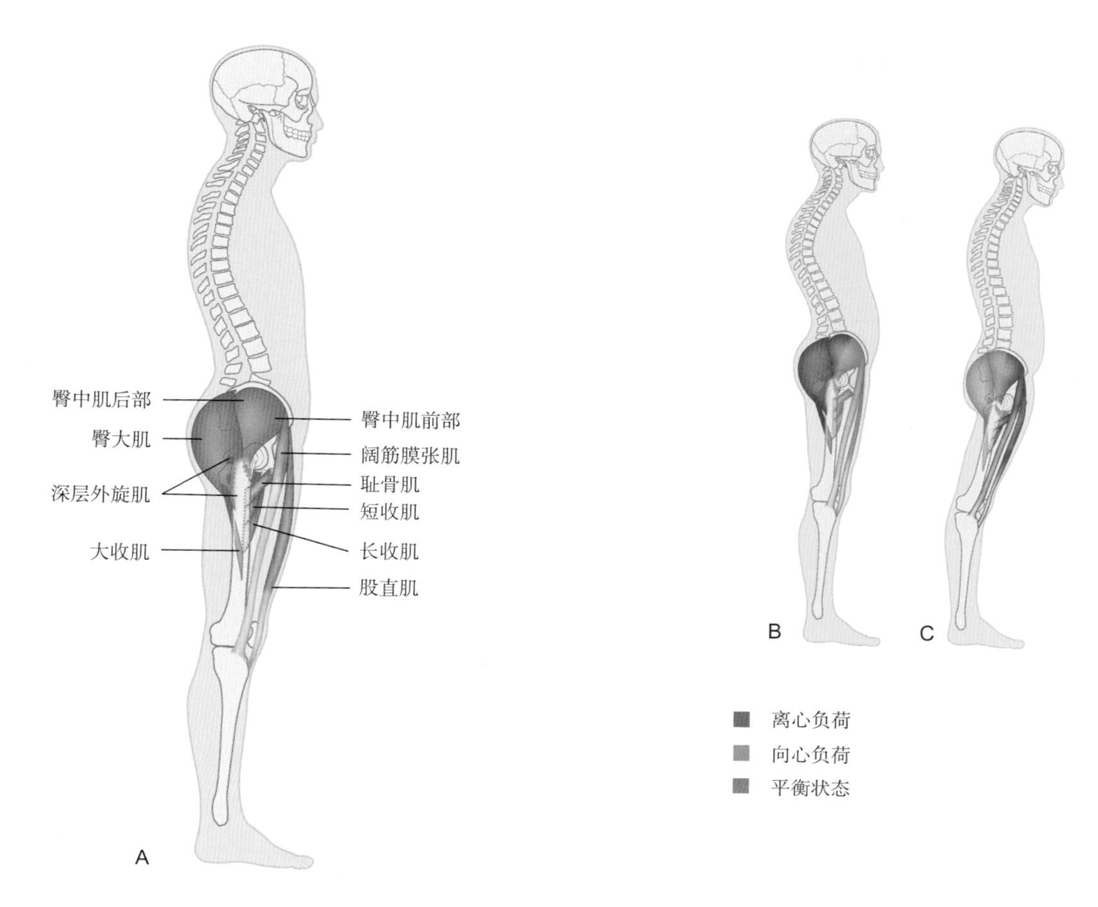

图 6.28 A~C：增加软组织结构后，可以清楚地看到哪些部分需要做更多的处理

撑；我们还需要关注筋膜部分，上提前部，下拉后部。

在图 6.29 中，客户的骨盆相对于股骨而言，倾斜程度较为中立。由于胸廓后倾造成腰椎后弯，而且能够清楚地看到腹部的长度大于腰部。

在图 6.30 中，客户股骨前移和倾斜，但是骨盆相对于股骨呈轻度后倾（尽管很难发现）。

图 6.31 中的模特也显示出骨盆的轻度前移，并伴有胸廓后倾，但在观察其骨盆时发现轻度前倾。为了缓解腰椎上的压力，她会通过腰椎以上部位的后弯来进行代偿，其位置可以达到 T5 和 T6 水平。

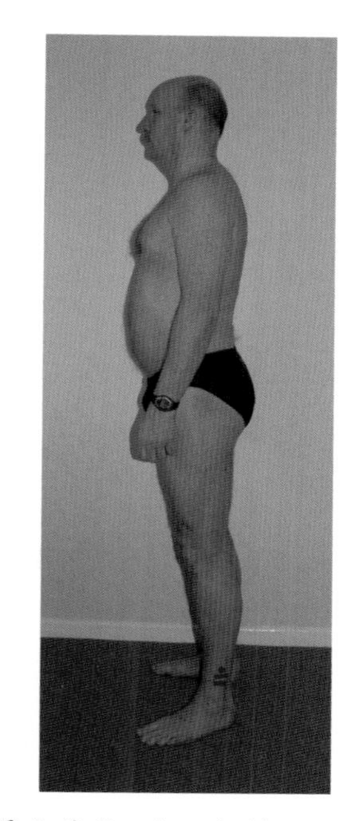

图 6.29 客户骨盆前移，但无倾斜

理解骨盆与股骨的关系有助于我们解读髋关节的位置。了解骨盆与地面的角度有助于我们理解 L5 在骶骨上的位置，这两点同样重要，但是提供的信息却不同。

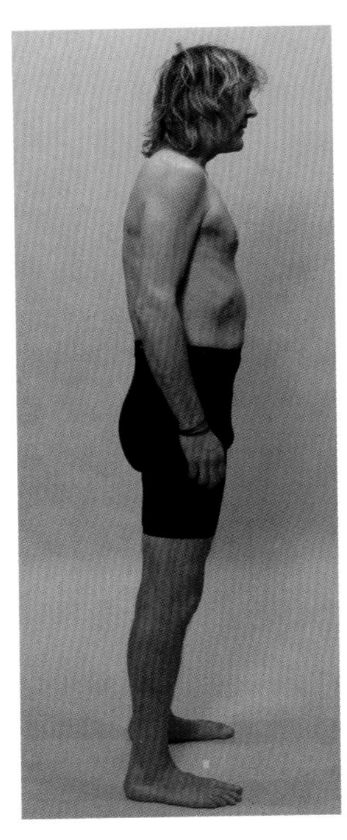

图 6.30　客户骨盆前移，并伴后倾

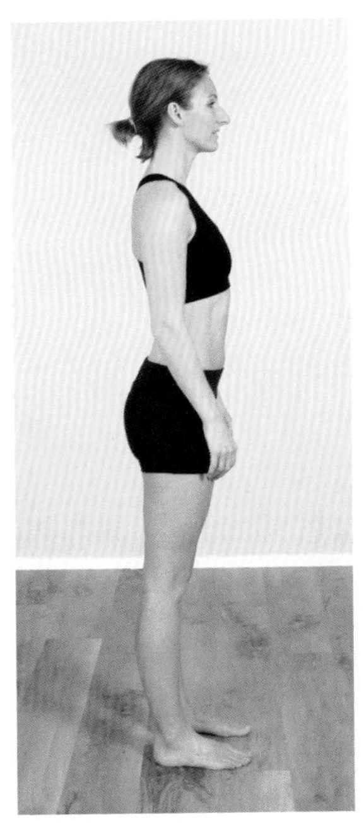

图 6.31　图中模特呈现出了一种骨盆倾斜的不同模式

我们了解骨盆与股骨的相对位置是为了分析客户产生动作的起始位置——髋关节是已经处于伸展位了吗（如：相对于股骨后倾）？还是处于屈曲位置（如：相对于股骨前倾）？髋关节前部组织状态可以通过一个简单的前弓步来进行评估，我们可以看到髋关节前部的打开情况（图 6.32）。

如果客户从骨盆后倾状态开始活动，那么我们应该会看到很小的活动幅度，因为起始状态就是伸展位置，而髋关节只有 10°~12° 的伸展能力（图 6.33）。因此，如果在站立状态已经过度伸展，那么当客户向前走时，我们将不会看到该关节的进一步伸展。

相反，如果客户从骨盆前倾、屈曲状态开始活动，那么关节活动会是屈曲—正常—伸展，我们就会发现更大范围的关节活动。除非局部组织“闭锁短缩”。

当组织“闭锁短缩”时，我们可能会看到关节活动范围减小——客户的步长不够大，或者产生一些其他部位的代偿活动，特别是脊柱部位的代偿。

髋关节的三个扇面都跨越过这个球窝关节，所以这个关节能够在各个平面内运动。每块肌肉依据角度的不同参与了不同的关节活动，例如当骨盆侧倾时，我们需要平衡下方外展肌群（转子扇）和对侧大腿内收肌群（腹股沟扇）之间的关系，因为两者都会闭锁缩短。

外展肌群和对侧内收肌群之间的张力失衡可能会影响行走过程中的重心传递。为了把重心传导到支撑腿上，骨盆会在足趾蹬离侧轻度下降。为了完成侧倾，一侧髋需内收，同时对侧髋需外

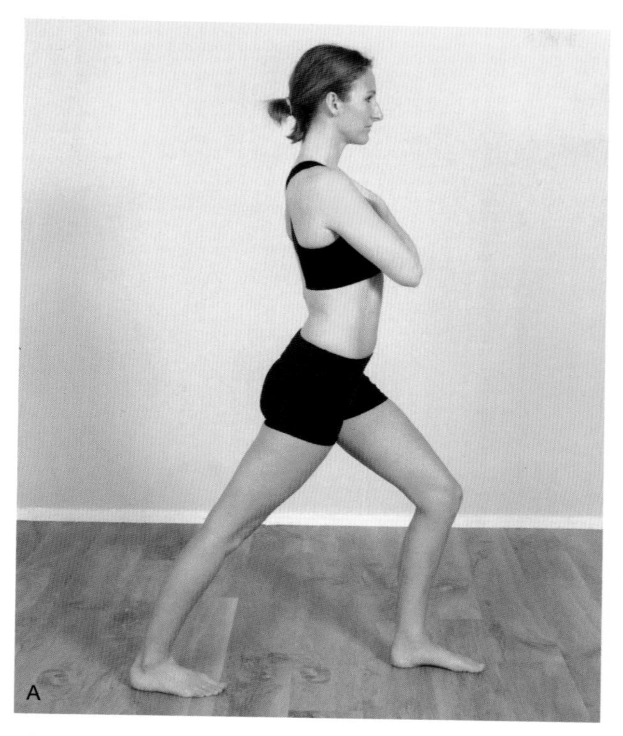

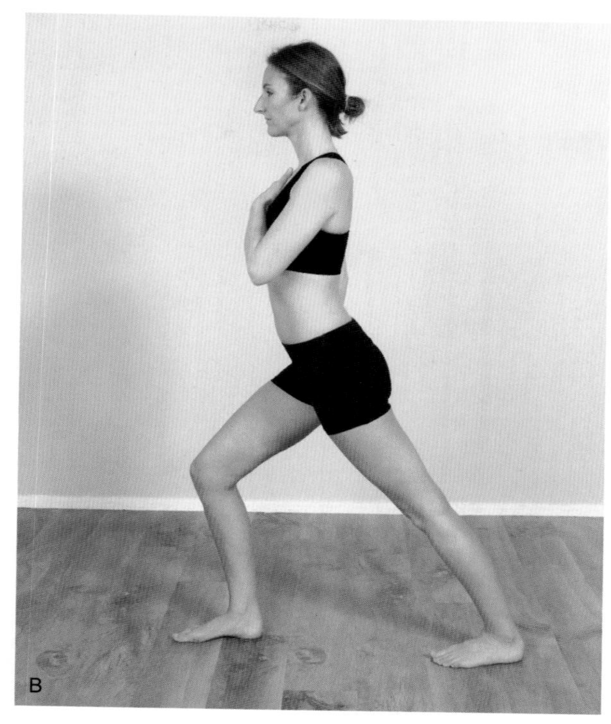

图 6.32 A和B：当我们要求模特向前跨步时，后侧腿的足跟要与地面接触。可以看到，她完成了一个合理的大范围运动。先从右侧观察（A）她的髋关节前方组织打开了一些，但没有发挥全部潜能。在这个位置我们可以在她的腰椎中上段看到一个明显的侧屈，骨盆倾向了右侧（脊柱弯向了左侧）。她的左侧看上去更好一些（B），脊柱没有像图 A 中那样因为骨盆旋转产生过多的腰椎扭转和腹部张力。虽然说这是一个夸张的姿势，但它可以很好地显示出踝关节背屈、髋关节伸展和背部伸展的关系

展（图 6.34）。

我们可以通过让客户站立和进行重心转移来完成检查（图 6.35）。这可能需要一点耐心来学会如何指导客户完成这个动作。但是一旦掌握这项技能并结合目标组织的触诊，将会指导我们下一步的治疗。

图 6.35 所示的位置和活动，可以作为一个非常有意义的治疗后再评估和再教育的工具。当对前侧内收肌进行治疗时（很多人忘记了的区域），对唤起组织的能力而言将非常有益。这样，我们干预所获得的效果将不只局限于诊所，而能够进一步延续至日常生活运动中去。

肌肉跨过关节作用线时越是水平，就越容易

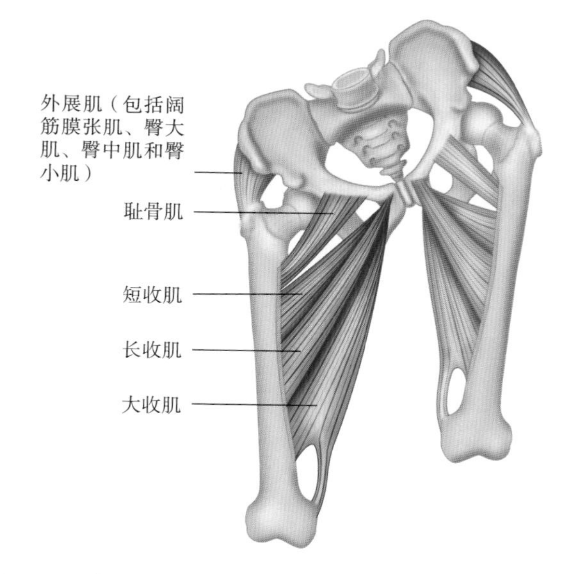

图 6.33 在侧倾状态下，髋较低的一侧外展肌将缩短，将髂骨拉向大转子，这将把坐骨耻骨支拉向对侧髋关节，也就是髋较高的一侧

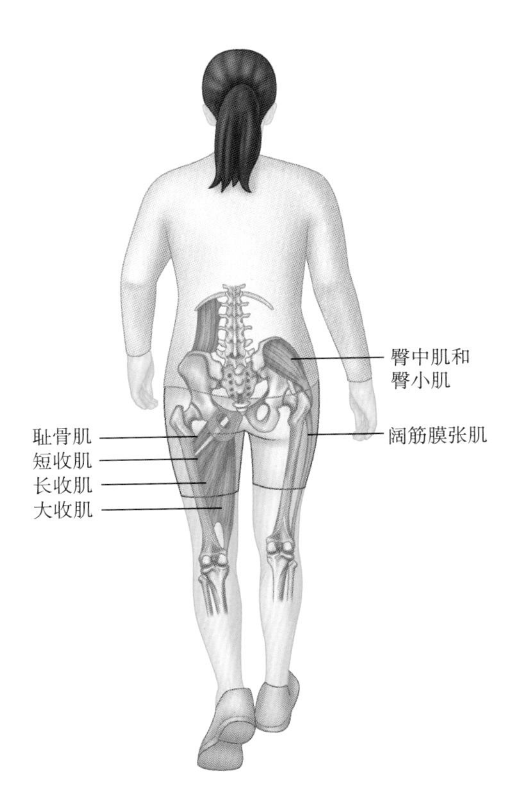

图 6.34　足跟着地后的骨盆倾斜需要支撑腿一侧外展肌的力量和适应能力。另一侧前部的内收肌（耻骨肌、短收肌和长收肌）需要拉长并控制后侧腿的外展动作（我们会在第 8 章讨论腰方肌在此运动中的影响）

发生旋转。水平位置的肌肉能够形成一定的力偶，例如骨盆右旋时，右侧耻骨肌可能会短缩，同时伴随着左侧外旋肌力偶性短缩（图 6.36）。

躯体的平衡状态就是通过这样相互之间的协同－拮抗关系来维持，一名经验丰富的治疗师必须注意不能被传统的解剖学课本所误导，因为实际工作中，组织结构之间的相互关系并不像课本上所呈现的那样清晰明了。

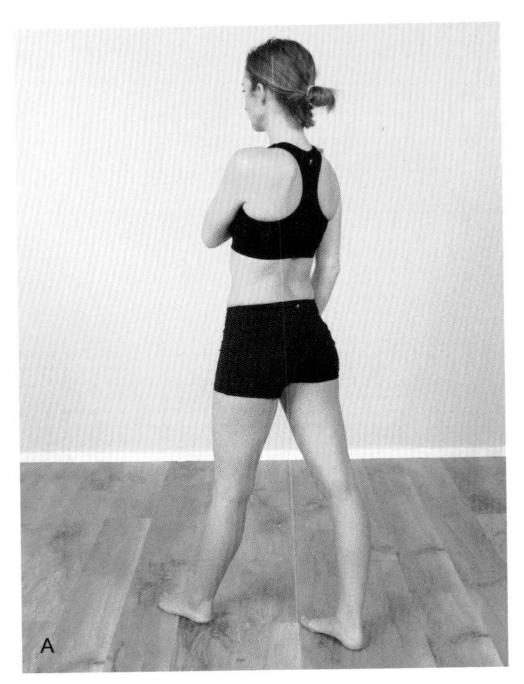

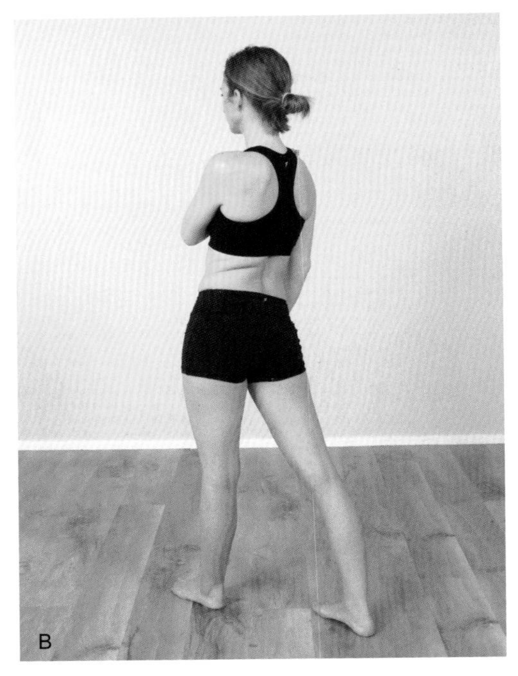

图 6.35　A 和 B：站立位评估右侧外展肌群和左侧内收肌群之间的相互作用（两侧交替进行）。治疗师一旦掌握这项技术就可以通过这个简单的动作中延伸出的变形获取信息。注意：这个姿势可能不适合老年人或平衡能力差的人。可以给他们提供一把椅子或让他们扶着墙，这样客户会有一种安全感，进而做出幅度更大的动作

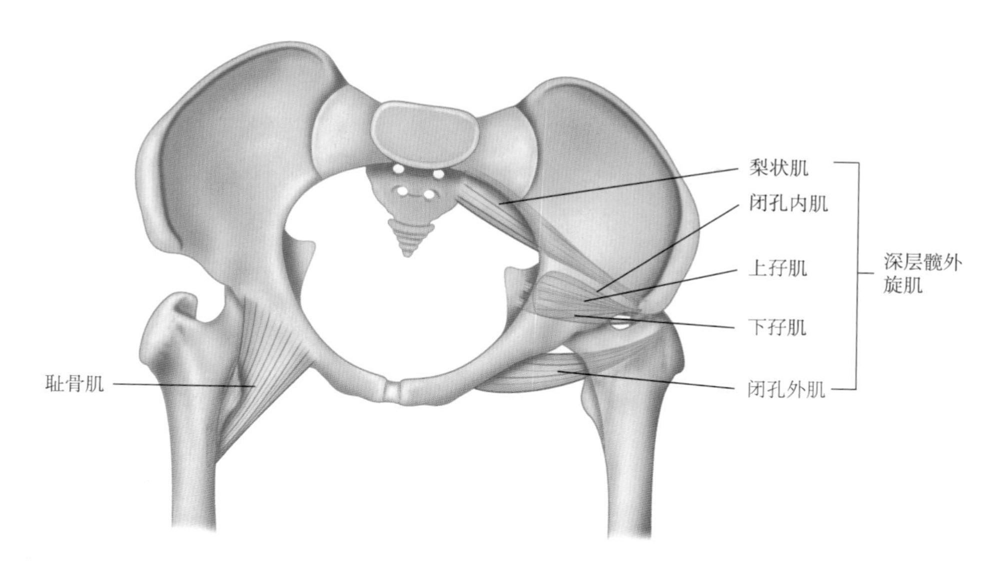

图 6.36 当骨盆右旋，耻骨支会靠近右侧股骨（耻骨肌缩短），左侧坐骨支将靠近左侧股骨（左侧所有的外旋肌都会缩短）

骨盆手法技巧

清理大转子（体侧线）

大转子上方的组织会让人感觉是紧紧地贴附于骨上，很难轻松地进行滑动。某些姿势问题，特别是骨盆侧倾或无法全范围屈伸时，可能使髋关节侧面结构承受额外的压力，因此这个动作能够使股骨大转子上方组织，特别是转子囊得以松解。

客户侧卧位，上侧大腿屈曲，并用软枕支撑，下侧大腿伸直。利用双侧示指和中指的指关节平面来推开大转子上浅层组织。先从双侧拳开始，然后一侧拳围绕另一侧做轻柔的滚动，这样会使接触更加简单和放松，这样也不再需要用力去推动上肢（图 6.37）。治疗过程中，可以让客户通过小幅度的骨盆前倾和后倾来协助治疗。

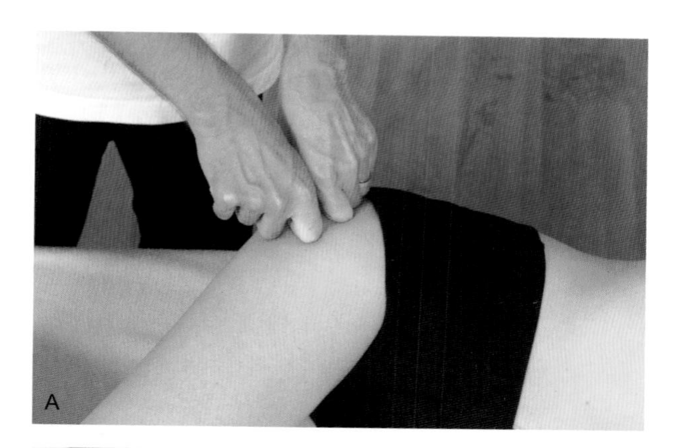

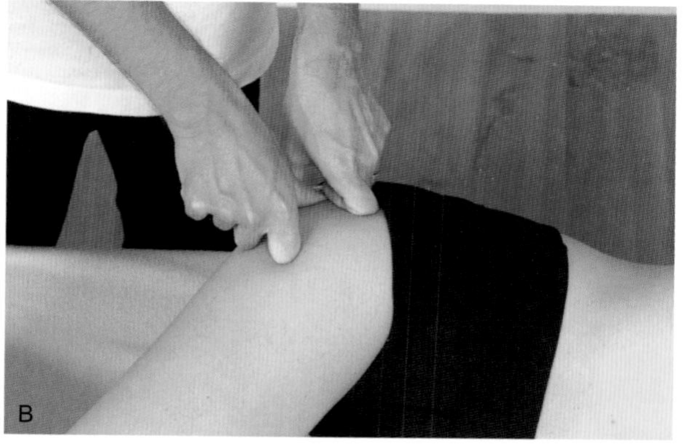

图 6.37 A 和 B：指关节滚动拨开股骨大转子上方组织，动作应从肩膀发力，以减轻上肢和手腕的劳损

清理髂骨的边缘（体侧线）

在髂嵴内外侧的肌肉附着点常常产生组织粘连和硬结，筋膜层粘连在一起造成躯干侧弯和旋转受限。

让客户保持与上一个手法相同的姿势，用手指指尖沿髂嵴上方松开组织。当骨盆处于中立位时，用双手指尖从中间开始将组织分离开，或者让组织微微发热；当骨盆前倾时，从髂前上棘到髂后上棘；骨盆后倾时，则相反。

在髂嵴上，你可以按摩到腹肌的各层筋膜组织。为了增加对腹外斜肌、腹内斜肌和腹横肌的精确推按，你可以在髂嵴外侧、髂嵴顶端和髂嵴内侧分别进行处理。

使用尺骨较平的一侧是前后推动组织的另一个方法（图 6.38）。坐在客户身后，用一只手的前臂尽量靠近客户并勾住他的组织，用另一侧手从后方稳定并支撑骨盆。在治疗过程中，可以让客户通过小幅度的骨盆前倾和后倾或者是向你推按组织的相反方向旋转胸廓来协助治疗。

因为髂嵴下部组织非常紧张，可能会使你的手指发生扭伤，所以较理想的方法是使用尺骨推开这些组织，如果你想使用更加敏感的身体部分也可以用指关节替代。松解臀大肌、臀中肌、阔筋膜张肌和上部的筋膜的方向可以是从髂肌向下推开或是前后向移动（图 6.39）。这都需要根据客户的情况来决定。

上述治疗技术都应该配合客户的主动运动，主要是骨盆前倾和后倾活动。这不仅有助于组织恢复到中立位，而且还对腰背部和骨盆周围薄弱肌肉的再教育和力量增强有辅助作用。强调向客户自然状态下的模式反向的运动有助于打开短缩的组织并打破薄弱肌肉的感觉运动障碍（图 6.40，图 6.41）。

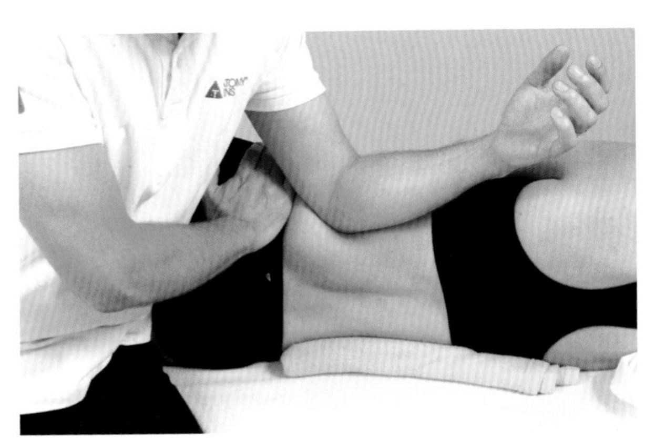

图 6.38　使用尺骨和鹰嘴向后推开组织

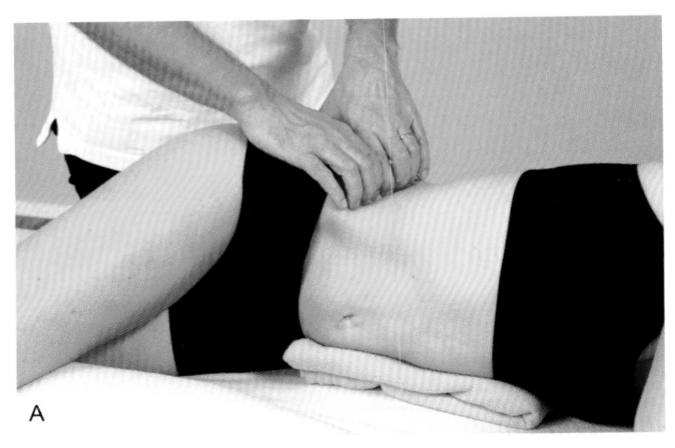

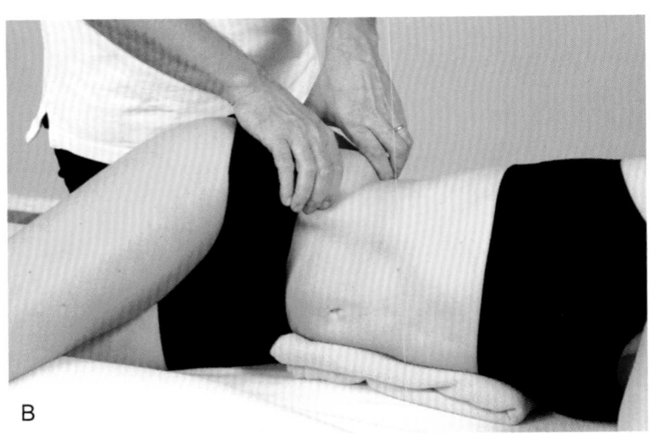

图 6.39　A 和 B：拨开腹壁连接处，对达成骨盆中立位非常有益

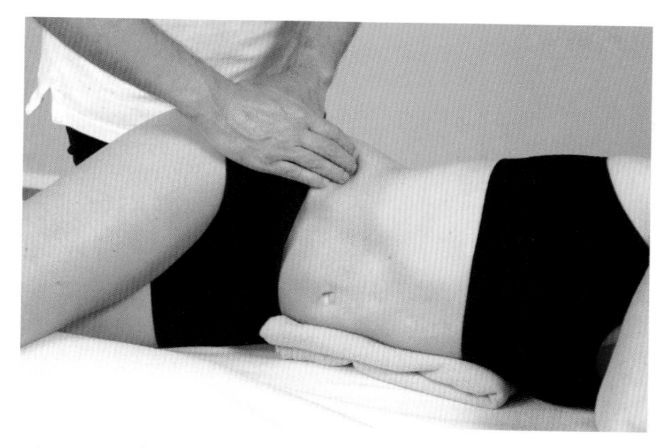

图 6.40　骨盆前倾要由前向后推动组织

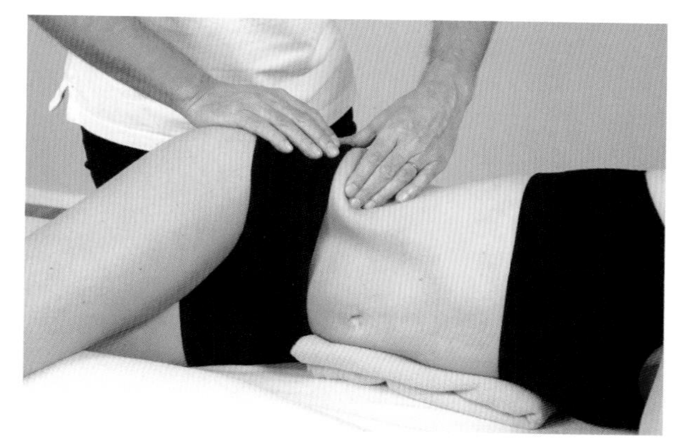

图 6.41　骨盆后倾要由后向前推动组织

打开扇面（体侧线）

在同一位置，你可以使用尺骨平面或鹰嘴部位，沿着附着于股骨大转子的肌肉扇形结构进行治疗（图 6.42）。从股骨大转子开始，沿着阔筋膜张肌向前向上至髂前上棘，然后逐渐扩展向后至髂后上棘和臀大肌上部，在此过程中能够触及臀中肌的前部（屈曲状态）和后部（伸展状态），尽量避免触及与中线垂直的丰厚筋膜，即髂胫束的上部。

治疗过程可以简单地沿着直线进行，或者让客户膝关节前后滑动以产生髋关节的屈曲和后伸活动来进行配合，同时你可以固定或向相反方向牵伸相应的肌肉（图 6.43）。

臀小肌（体侧线）

因为臀小肌的位置很深，位于臀中肌的深部，治疗需要特别的体位。客户的大腿需要被动外展，以放松臀中肌和浅层阔筋膜。将客户的足部放在治疗师的髋部，用一只手托住客户的膝关节，或者将前臂放在客户小腿下，并用手托住客户的膝关节来活动它。根据你自己的力量情况和客户的体重选择一个舒服的姿势（图 6.44）。

在股骨大转子周围、沿着侧面中线下沉肘关节至深部组织。让客户动员他们的内收肌，按压

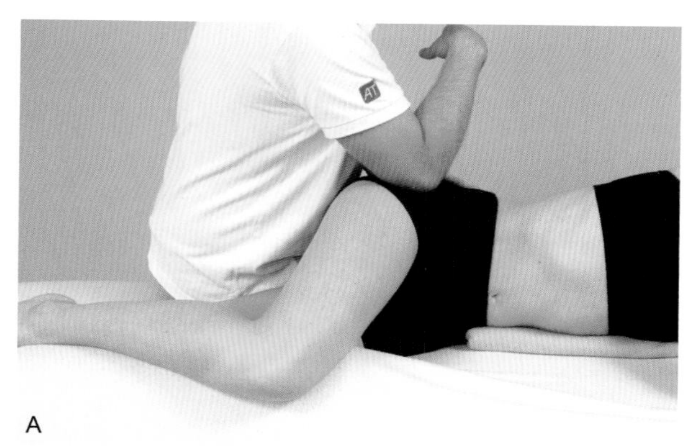

A

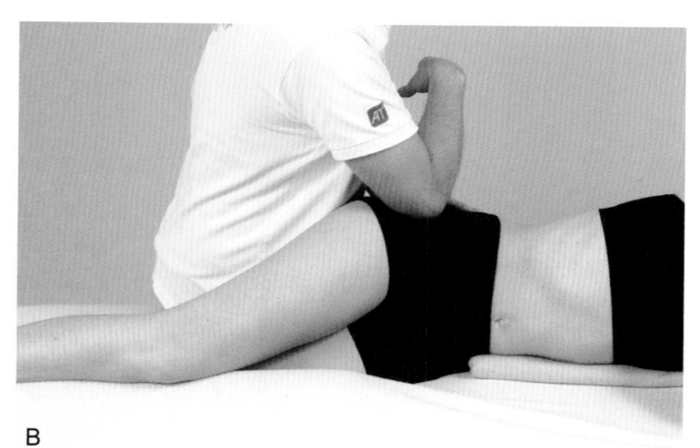

B

图 6.42　A 和 B：松解转子扇的前部，同时让客户伸展髋关节并向下伸膝，重点要放在短缩的结构上，在骨盆前倾状态下主要是中线前部结构，在骨盆后倾状态下则相反

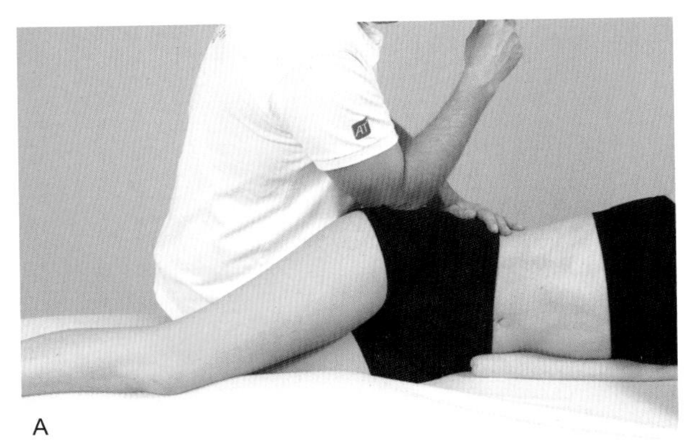

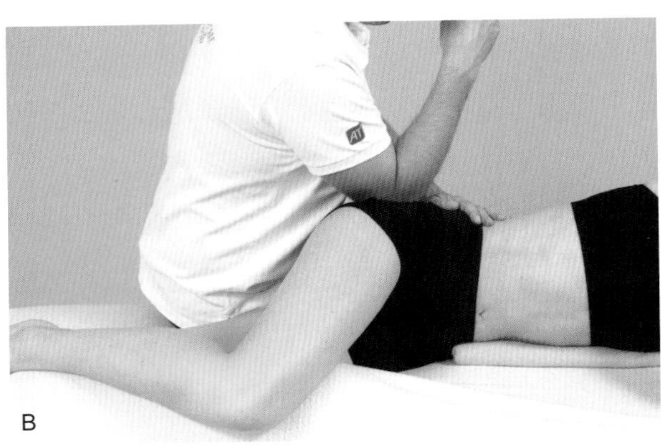

图 6.43　A 和 B：松解转子扇的后部（伸肌），同时让客户屈髋，大腿在软枕上滚动

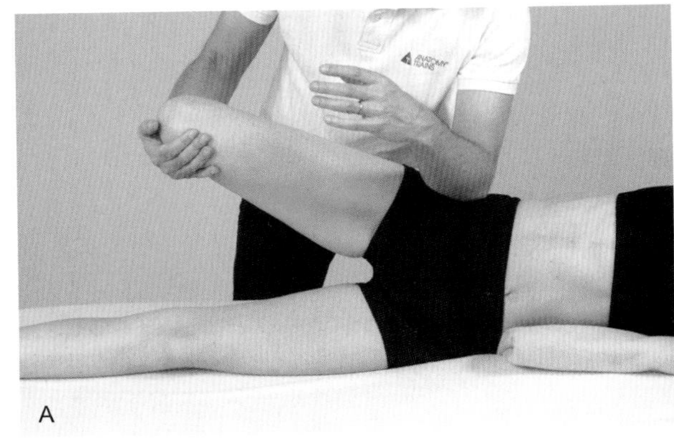

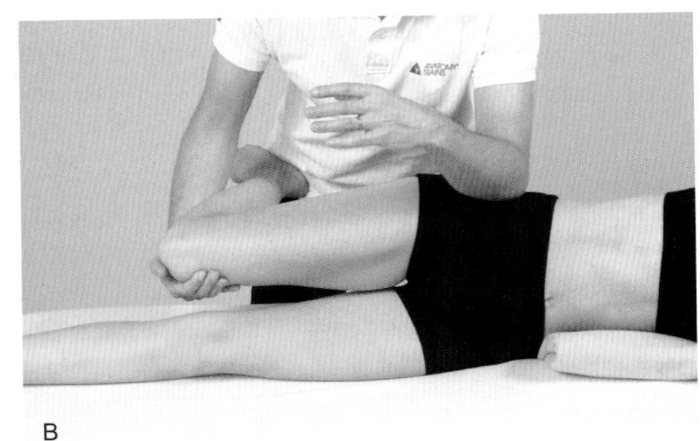

图 6.44　A 和 B：被动外展客户大腿，以保持浅层外展肌放松，下沉肘关节以按压深层臀小肌，然后慢慢内收大腿至中立位。因为臀小肌主要沿着中线分布，所以与骨盆侧倾的关系比骨盆前后倾更大

你的支撑手或前臂，通过交互抑制来去除部分保护性张力。对于大多数客户，这是一个非常敏感并很难触及的区域，所以你必须很有耐心，尝试不同的体位，以使客户能够放松下来。一旦触及深部的肌筋膜和髂骨，你就可以慢慢地将客户的膝关节放回床面。这时你已经与臀小肌建立了联系，并对它的纤维进行了一种独特的牵拉。

处理髂胫束（体侧线）

接下来你要放松张力的主要来源——紧张的髂胫束（ITT），它对手法治疗很敏感，也很容易放松。从臀部到膝关节，你可以使用尺骨或手指（如果足够有力）完成（图 6.45）。你的拳部、手指或尺骨都可使用。一般来说，在股外侧肌上部沿着侧面中线向外拨离筋膜组织，但在实际工作中，根据客户的情况可能会上下一起进行。

就像拉动小提琴的弓一样拉动你的尺骨，根据治疗的需要你可以着重处理大腿外侧的任意一个面，包括髂胫束的前后部分。由于客户骨盆位置不同，作用的方向可能会有所不同，前倾骨盆者可通过上调前部、下调后部进行校正；后倾骨盆者则相反。

图中所示技术的方向是向下的，但如果你站

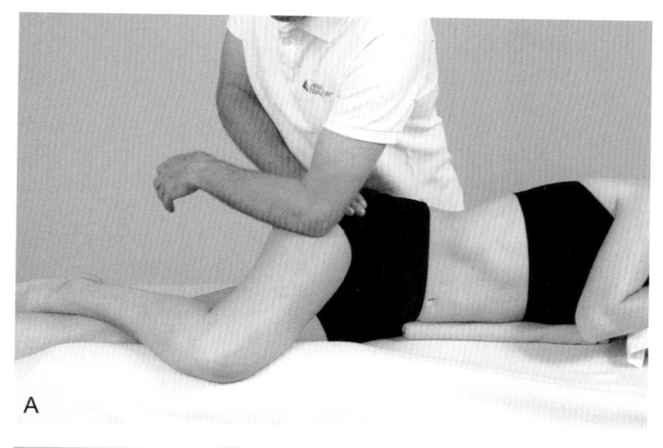

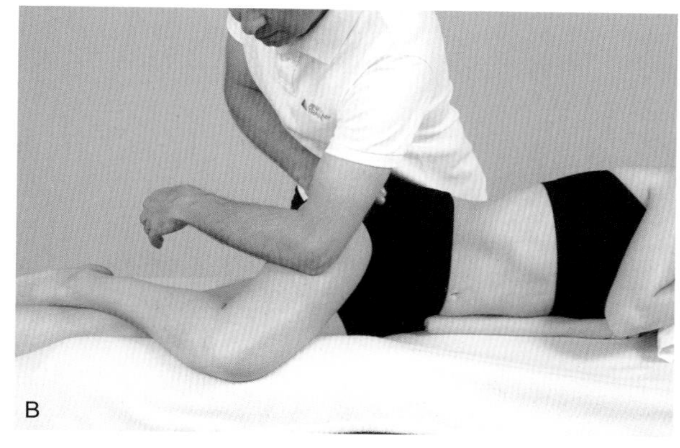

图 6.45　A 和 B：使用你的尺骨来松解髂胫束，根据客户骨盆倾斜的方向松解髂胫束的不同位置

在治疗床的另一侧，同样可以在大腿外侧向上治疗。另外，你也可以选择使用拳头和手指治疗。

梨状肌

梨状肌是决定骨盆位置和平衡的关键肌肉。作为转子扇的顶点肌肉，梨状肌跨越髋关节和骶髂关节。由于它跨过髋关节的后部，所以骨盆后倾时，双侧梨状肌会缩短。当骨盆侧倾时，骶骨、脊柱下段和骨盆发生旋转，需要梨状肌来维持身体两侧的平衡。

先确定客户的腰骶连结和尾骨，从二者的中点到股骨的大转子画一条线，就可以找到梨状肌（图 6.46）。梨状肌从骶骨前面向外下走行至股骨顶端，所以在这条线中点的外上或中下方向能够感觉到肌腹深而小的撞击。等肌肉放松下来，在锁定之前逐渐深入至梨状肌层面的方法可以是肩关节下沉向外牵伸近端肌肉纤维，或者是向内推开肌肉以使远端拉伸。

这两种方法都应配合客户的股骨外旋活动（图 6.47，图 6.48）。梨状肌很小，位于厚厚的臀大肌下部，所以它很难清晰地被感觉到。但是如果你按照上面的指导，无论能否清楚地感受到梨状肌肌腱，都可以确定你在处理的是梨状肌。

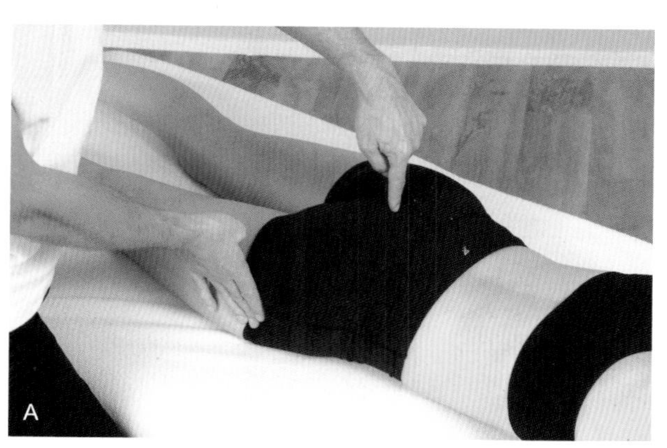

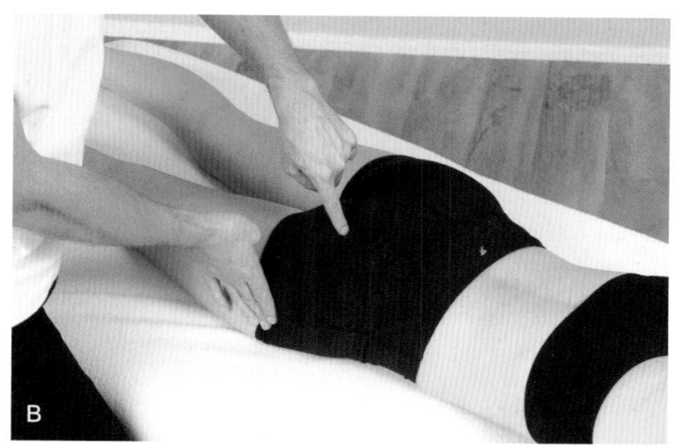

图 6.46　A 和 B：沿着骶骨中心找到其与股骨大转子的连线中点，就可以定位梨状肌

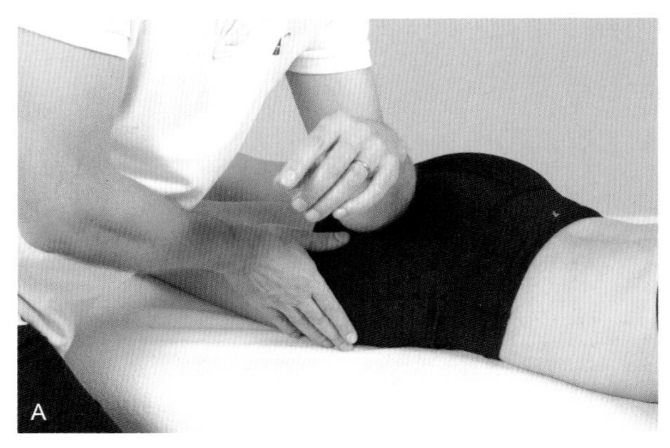

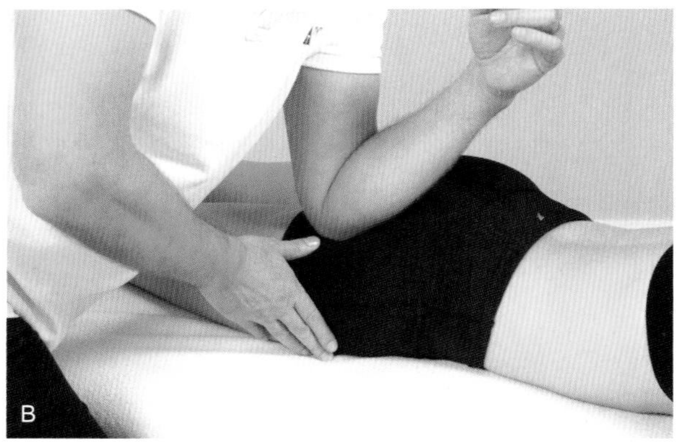

图 6.47　A 和 B：用你的肘部透过上部臀肌锁定梨状肌。肩肘向身体中心线横向移动，肘部向外拉伸筋膜，也可结合客户大腿内旋动作共同完成

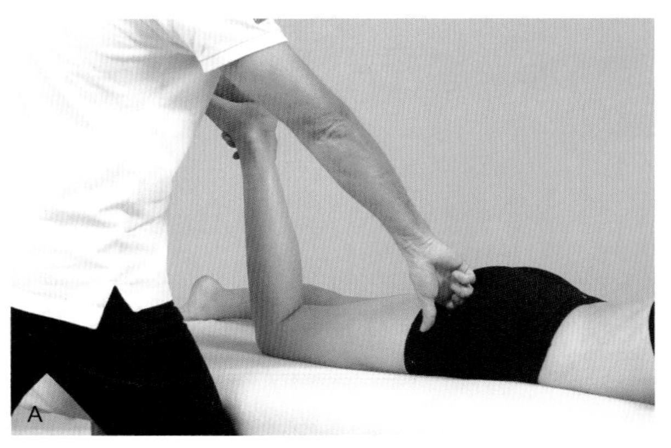

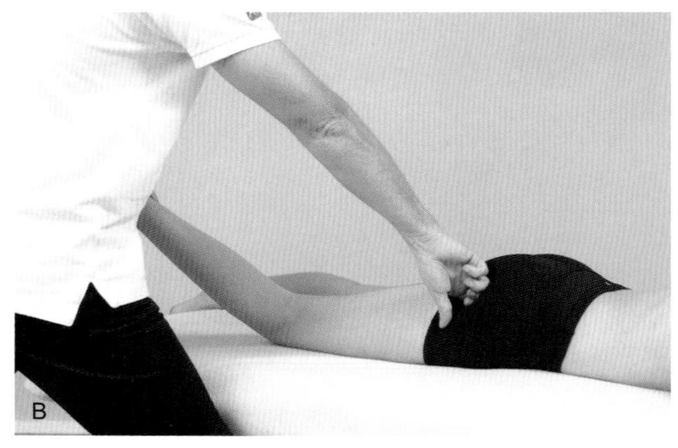

图 6.48　A 和 B：用你的指关节按压住梨状肌，然后主动或被动地内旋股骨以松解组织。在这个位置上，锁定的方向朝向客户身体中线，所以针对性地处理了梨状肌远端

闭孔内肌（前深线）

闭孔内肌和孖肌的外侧可以用类似的方式触及，它们位于梨状肌下部和臀沟上部。在一些客户身上，可以触及 2~3 个明显的肌腱，但在许多人身上，这 3 个肌腱摸起来像一个大的肌腱。当客户骨盆前倾时，要向下拉这些组织；当骨盆后倾时，则向外侧处理这些组织。

在客户允许的前提下，你可以触及闭孔内肌肌腹，这很有意义。让客户侧卧，确定下侧的坐骨结节，然后沿着骶结节韧带，手指轻轻地向前向上（肚脐方向）滑动，经过坐骨，即可触及闭孔内肌（图 6.49，图 6.50）。

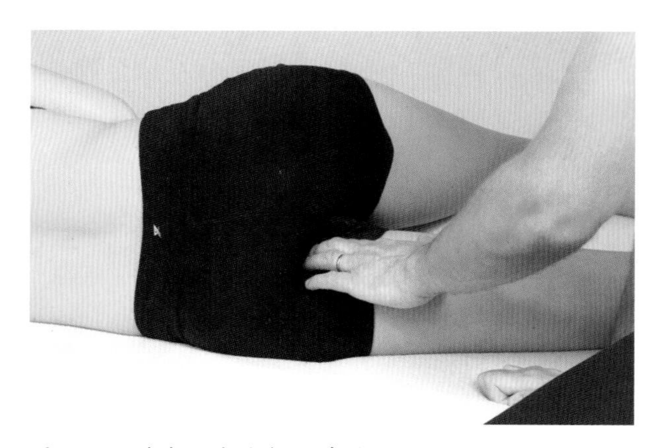

图 6.49　首先跟客户解释清楚你要做什么以及为什么这样做。沿着骶结节韧带向内侧下压，即可触及闭孔内肌

在触及组织后，让客户慢慢内旋腿部放松，这个技术对于骨盆后倾或者在美国称为"紧屁股"综合征的客户非常有用。请记住，针对该区域的治疗可能触及外痔，并影响盆底肌，因此对该技术的练习最好从比较友好的同事开始，在实践中多加关注，在治疗过程中要及时与客户沟通你在做什么及为什么这么做。

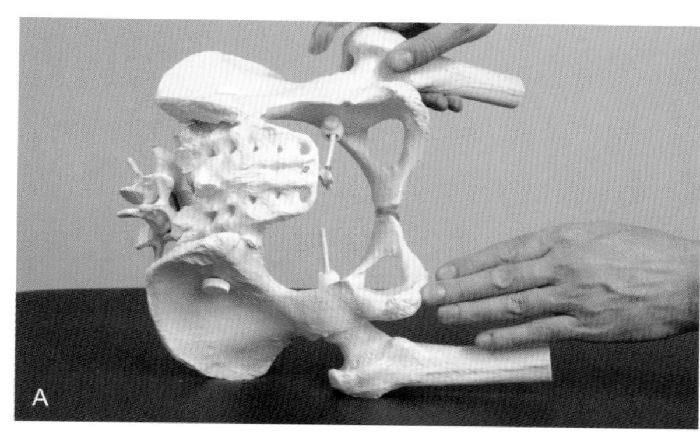

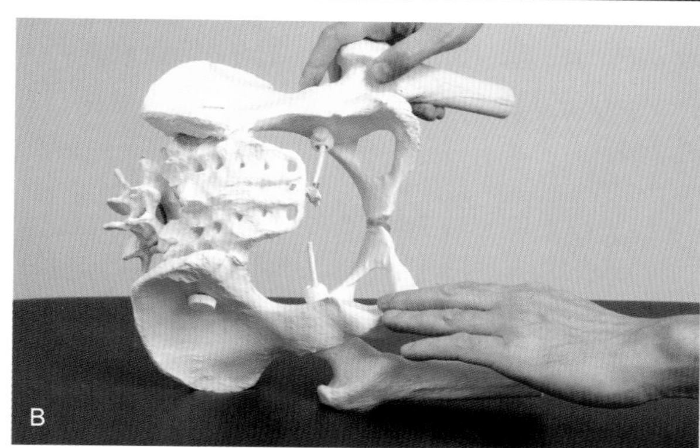

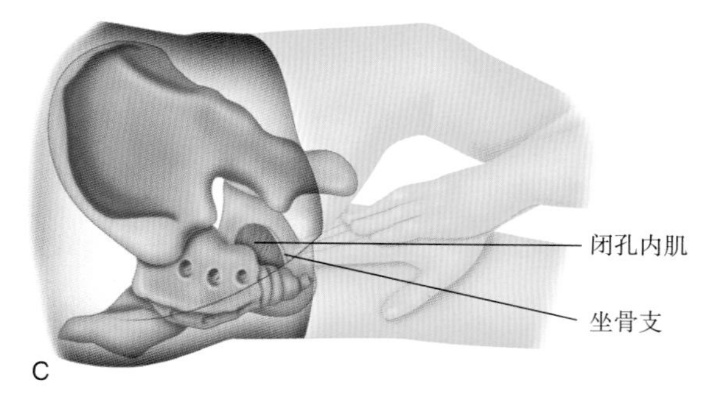

图 6.50　A~C：在这里，我们可以更清楚地看到指尖沿坐骨支内侧滑动，即可触及闭孔内肌。对于新手而言，骨盆的三维结构很难从图像上进行掌握，所以学习这项技术最好有人监督

股方肌

从坐骨结节下缘向外上方即可触及股方肌肌腹，它像一个柔软的圆形减速带。可以很容易地在大转子后侧臀沟的上方碰触到这块肌肉。轻轻地向不同方向拨动肌肉，并让客户慢慢向内侧转动大腿（图 6.51）。

内收肌群——坐骨支扇（前深线）

很多医生不怎么关注内收肌群，它们藏在大腿内侧一个很私密的区域。它们常常敏感又紧张，甚至其上覆皮肤好像也比大腿前部更薄似

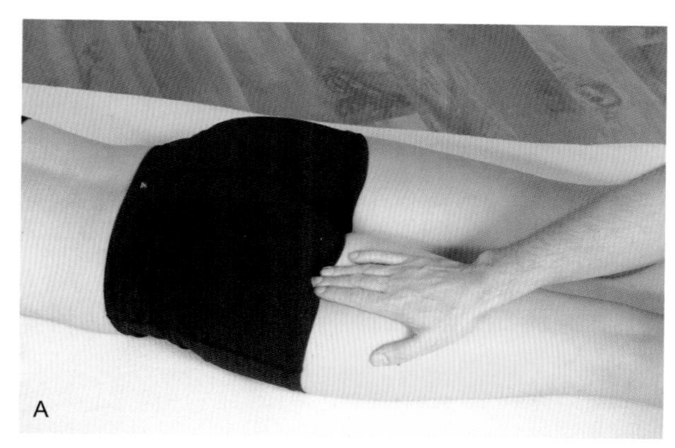

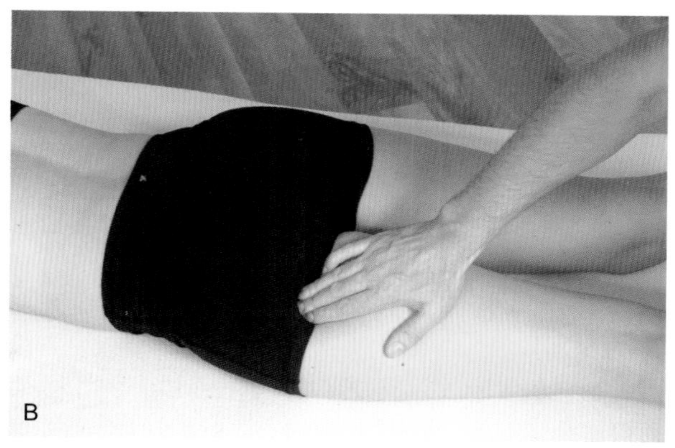

图 6.51　A 和 B：先找到坐骨结节，然后向外侧拨开上层组织，就能找到股方肌。向外侧推按组织（如图所示），同时让客户向内侧转动大腿

的。因此，当时间有限时，这部分内容常被省略。也很少有客户提出针对这部分肌肉的治疗需求，但是，如果你能够耐心的评估并给予治疗的话，很多人之后会非常感激你。

如前所述，内收肌几乎参与了除外展大腿外所有的活动。内收肌群对于骨盆的稳定也非常重要。它经常紧张或存在结节。此外，该区域的“情感负荷”并不鲜见，因此针对它的治疗要缓慢而又耐心。

为了感觉其范围，我们可以进行一个简单的练习。客户侧卧位，把你的手放在大腿中部，同侧手接触客户的同侧大腿，手指轻轻展开。考虑到大腿的粗细和手的宽度，你的拇指大致位于缝匠肌上部，长收肌将在你的示指下，股薄肌将在中指下，大收肌将在环指下，而圆形的腘绳肌肌腱将在小指下（图 6.52）。

客户侧卧位，用拳头轻压客户的大腿内侧，慢速将内收肌群推离中线，试着滚动拳面或交叉双臂用你的体重来完成这项工作（图 6.53）。

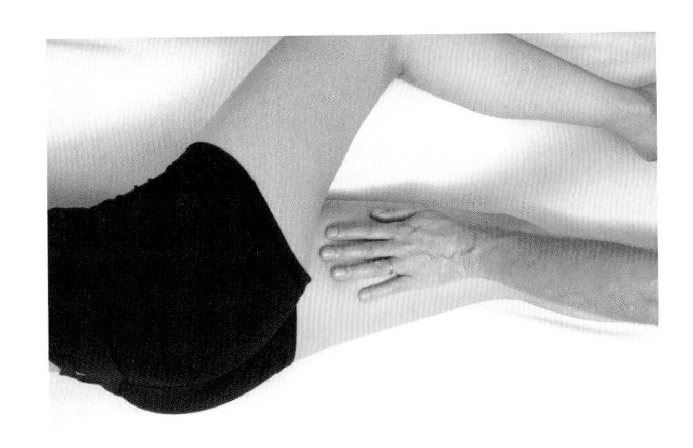

图 6.52　本图演示了手指伸开定位内收肌。拇指感觉到轻微的凹陷是细长的缝匠肌（前侧肌间隔）。示指对应的是长收肌，中指对应的是股薄肌，环指对应的是大收肌，小指位于腘绳肌肌腱和大收肌（后侧肌间隔）之间

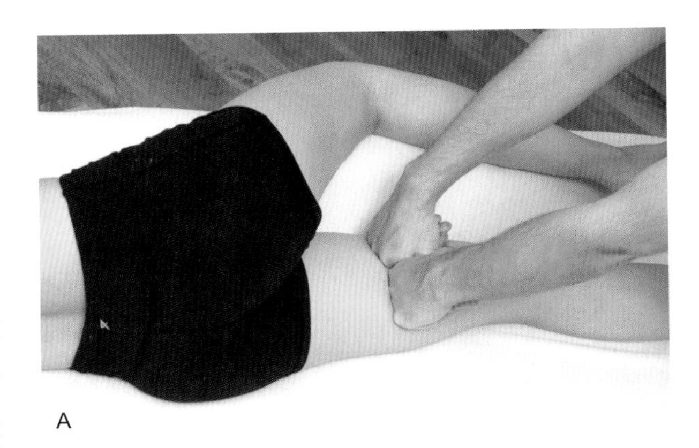

A

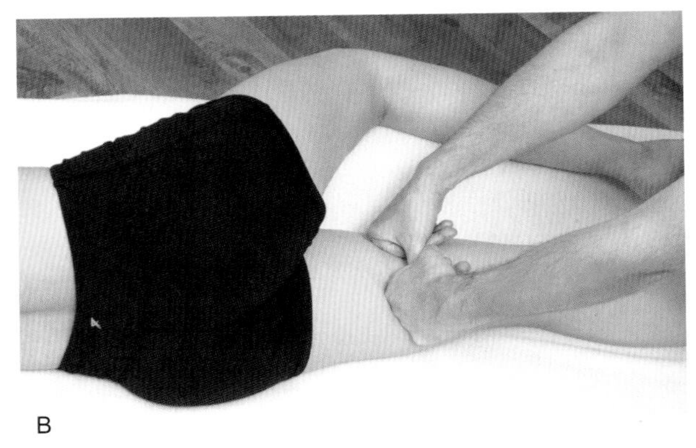

B

图 6.53　A 和 B：通过滚动拳头来打开内收肌群。另一种方法是双手交叉，通过你的体重来引导推按，获得牵拉的效果

该步骤的目的主要是打开前方的股四头肌、内收肌前群与后方的内收肌和腘绳肌之间的结构，也可以作为初步的评估以发现可能存在的问题（图 6.54）。

打开肌间隔（图 6.55）时适合使用尖锐一点的工具，比如指尖或手指关节（更适合足球运动员的大腿）。根据骨盆倾斜的状态，肌间隔可能需要上提或下降，例如，骨盆前倾时需上提前侧肌间隔，下降后侧肌间隔；后倾骨盆则相反。

治疗缝匠肌下的前间隔时要特别小心，因为它包含着股部走行的神经血管束。不要把力量直接压到大腿上，而要成一个小的角度以避免对这些组织造成直接的力量刺激。客户的麻木刺痛感

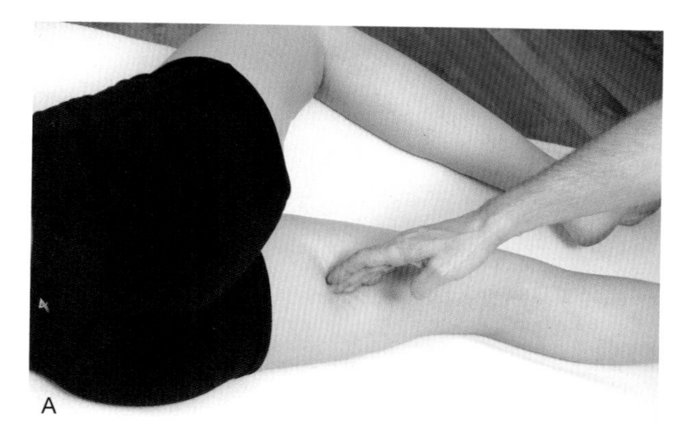

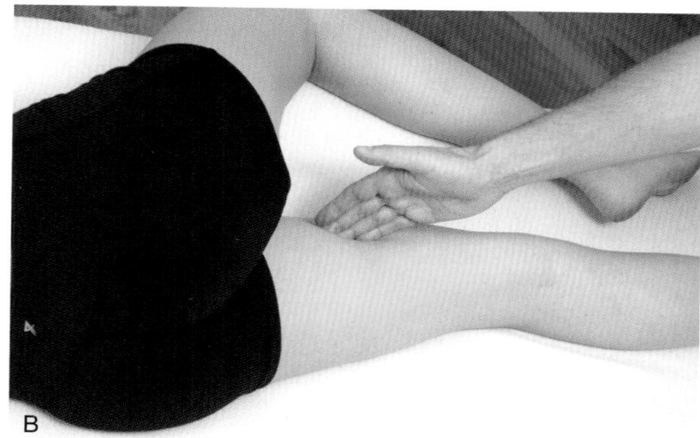

图 6.54 A和B：用指尖松解前侧肌间隔和后侧肌间隔，根据骨盆状态调整治疗方向

或挤压（这两种情况都很少见）都在提示你应该调整角度了。

腿部延长术

股骨小转子（“7”样结构的内侧）周围组织往往非常紧张，影响髋关节的后伸和外展，甚至导致功能性短腿或骨盆扭转。把指尖放在股薄肌和大收肌之间的空隙，你可以触及小转子周围组织。让客户足跟向下蹬，同时你在髋关节内手指弯曲回勾以向下牵拉组织（可用上面的手指给按压的手指以辅助来增加力量）（图 6.56）。虽然这个治疗在刚开始做时很让人紧张，但治疗后由于股骨内侧组织结构的改善，走路会感到轻松或感觉腿变长了，那时你会觉得一切都是值得的。

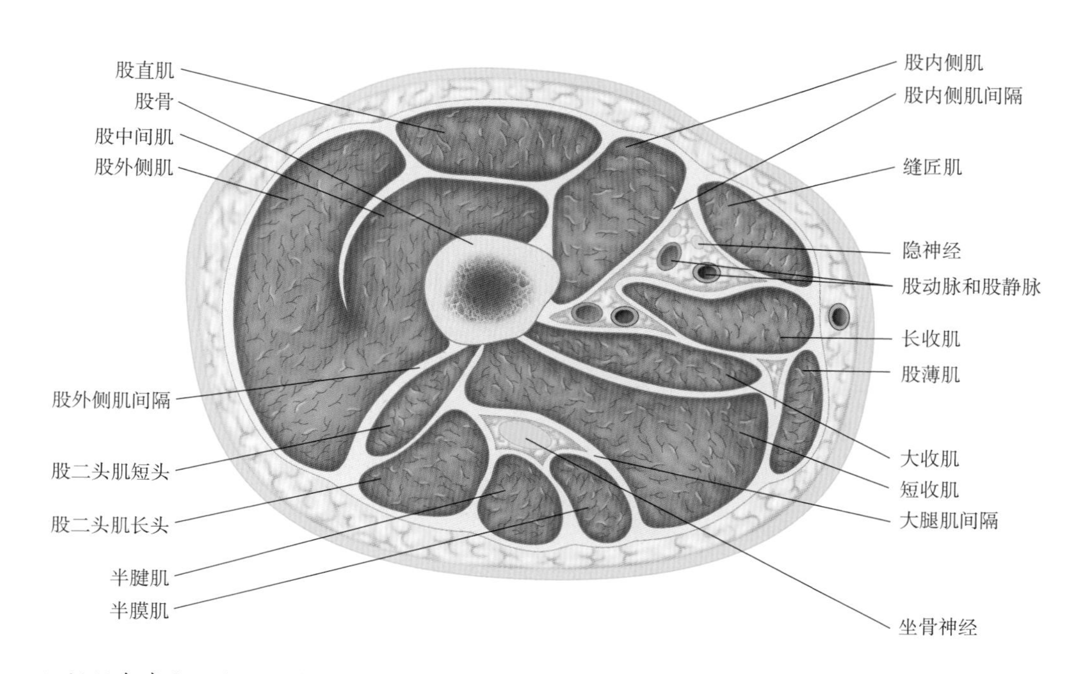

图 6.55 肌间隔负责分开大腿的各个肌群，同时也是血管神经束的通路

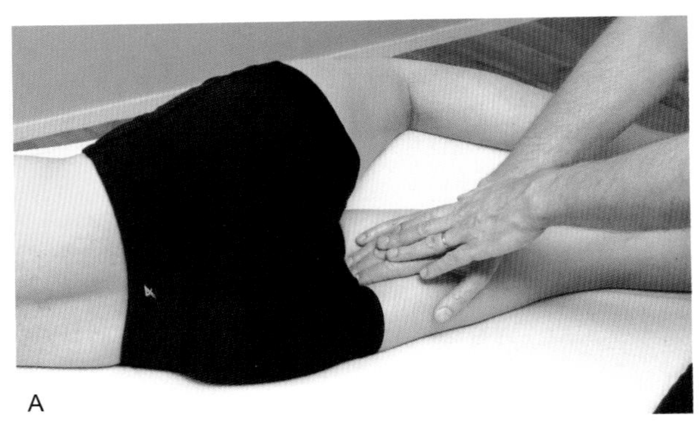
A

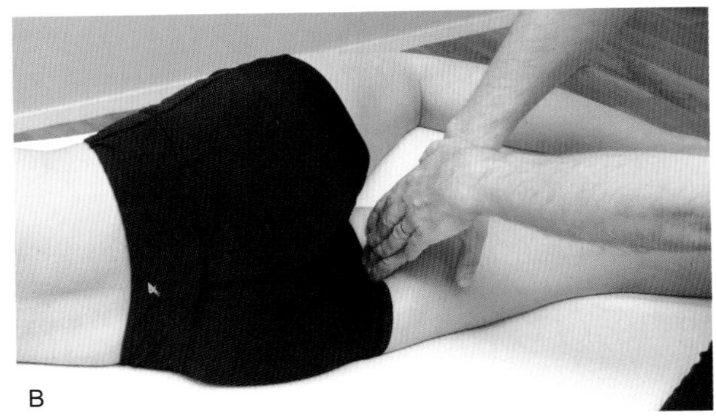
B

图 6.56 A 和 B：将手指沉入坐骨支下面，大收肌和股薄肌之间的空隙，让客户向下伸腿，同时治疗师向足端放松这些组织

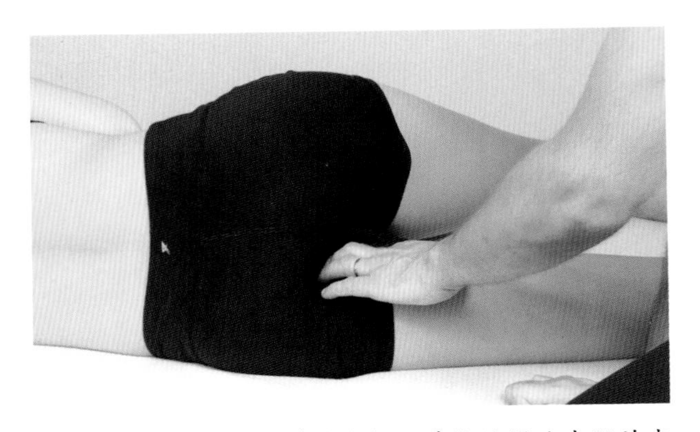

图 6.57 以骶结节韧带为坐标，手指沿闭孔内肌的内侧面用力，直至指尖触及软组织的阻碍区域

盆底肌（前深线）

客户侧卧位，上方大腿屈曲，并用软枕支撑，以上部髋关节的骶结节韧带为坐标，手指向肚脐方向用力，直至指尖接触到盆底肌（图 6.57）。当你感觉到了之后就可以用这种接触对客户进行指导教育。这种直接的反馈特别适用于难以独立控制盆底肌肉，需要建立更多肌肉力量感觉的客户。如果你发现这些肌肉已经非常紧张，可以弯曲手指向下轻轻拉动这些组织。在做这些处理之前，记得一定要让客户充分知情并同意。

做这个治疗时，也可以让客户坐在治疗床上，脚踩地板。让他抬起一侧臀部，刚好能够让你从侧面把手指放在其坐骨结节下方就可以了（注意：手不要向里伸太多）。用手指勾住坐骨结节，轻轻向侧方拉动，好像要把坐骨结节拉向你一样，同时让客户轻而慢的前倾或后倾骨盆，每个动作持续 30 秒以上。当你把手拿开后，让客户坐在双侧的坐骨结节上，然后再进行另一侧的治疗。这个简单的技术对加强客户的骨盆支撑感往往效果明显。

耻骨肌（前深线）

客户仰卧，膝关节弯曲，将环指放在长收肌肌腱上并以此为坐标，手掌沿着大腿内侧向前内侧滑动，至耻骨侧面，小心不要过度牵拉皮肤。

让客户向对侧肩关节方向抬起大腿，同时用你的上肢给予阻力对抗（图 6.58），以便于确定是否准确定位在耻骨肌上，并通过指尖拨动这块肌肉予以确认。

为了触及耻骨肌的远端，当客户膝关节向外放时，可以向骨盆方向勾动手指（如上）。为了使拉伸集中在耻骨肌的近端，可以向股骨方向勾动手指，同时让客户用支撑腿蹬治疗床，并缓慢向对侧肩关节方向转动骨盆和躯干（图 6.59）。

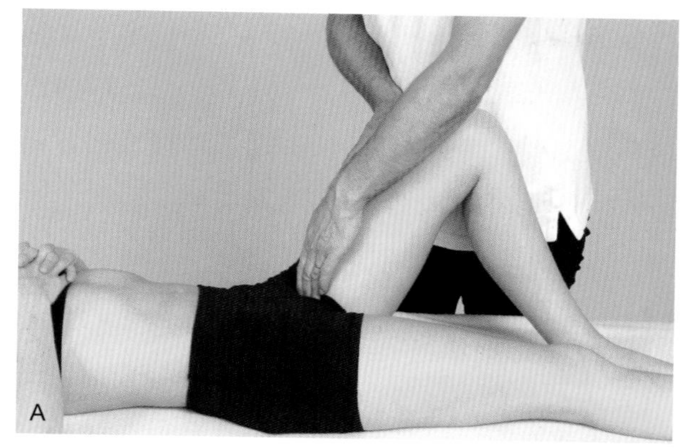

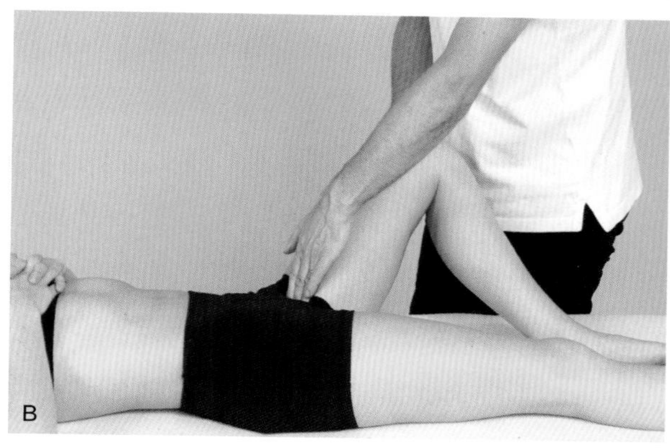

图 6.58 A和B：以圆形的长收肌肌腱为坐标（如果找不到，让客户内收大腿与你的手对抗，向对侧肩关节方向发力，就能找到长收肌），确保不要压在股动脉上。然后找到耻骨肌的肌筋膜，慢慢外展大腿，用另外一只手来引导客户慢慢放下膝关节，甚至可以让客户向外推，以减轻操作的阻力

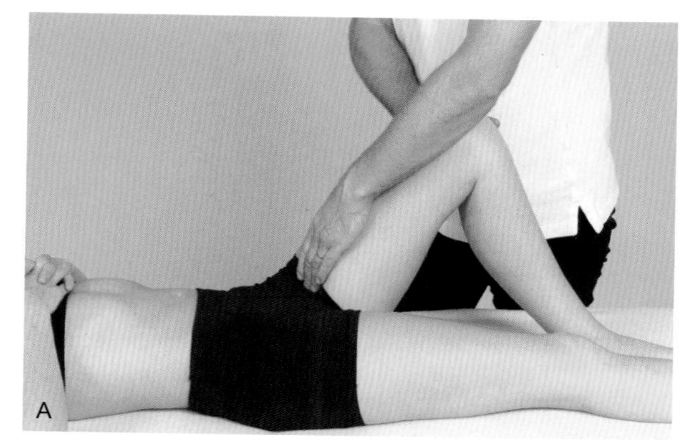

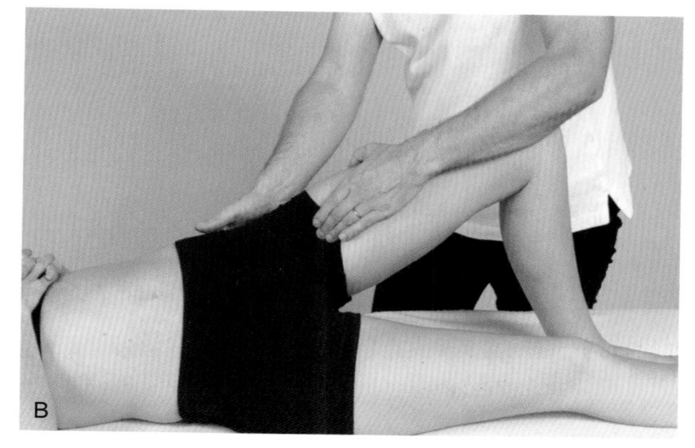

图 6.59 A和B：将手指放在与上图相同的起始位置，向外侧勾动组织，然后让客户蹬床，同时向对侧肩关节方向转动身体（特别是骨盆）。这种技术使近端组织（沿耻骨支）远离股骨附着位置，从而分离组织的不同部位，同时带来了更强烈的运动再教育环境

髂肌（前深线）

将皮肤从腹部轻轻向外侧推向髂前上棘，你的手指就会触及髂窝，只要在骨性结构偏中上的位置即可，不需过度牵拉皮肤，避免触及腹股沟韧带。髂肌就在你的手指下方，髂筋膜在你的指尖前方，如果位置够深，你的指端就能触及腰大肌。如果你到达了髂肌和腰大肌之间的凹陷，试着轻轻地游动手指或撬起组织以打开髂筋膜，以更好地分离髂肌和腰大肌。

先接触髂肌及其骨盆内侧的髂筋膜，然后向上方勾住组织，同时让客户沿着治疗床慢慢蹬直这侧腿，就可以给组织带来一定的牵张力（图 6.60）。最后，让客户向下向外把腿蹬直，可以进一步用指尖打开更深层的组织。

为了获得更好的效应，你也可以训练客户在伸腿时轻轻收缩腹部（张力太大可能顶开你的手或带来疼痛和不适），同时保持骨盆中立位，这会为薄弱的肌肉带来感知、控制能力并调整肌力，有助于增强手法的长期效果。

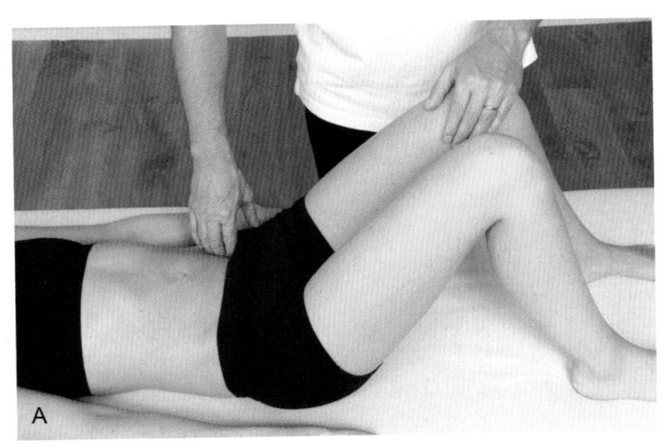

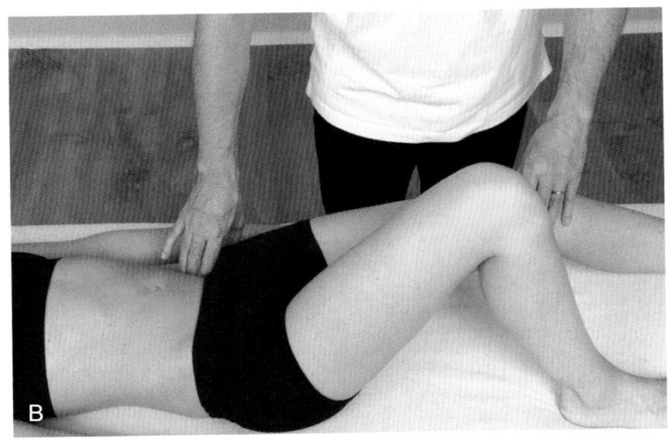

图 6.60 A 和 B：先让客户屈膝，治疗师手指缓慢深入髂窝，触及上端的髂筋膜，然后让客户沿着治疗床慢慢向下滑动足跟至腿蹬直，同时治疗师抵抗牵拉力量

腰大肌（前深线）

这块肌肉位置很深，结构上也非常重要。客户仰卧位，膝关节弯曲，脚平放在治疗床上，足跟靠近臀部。

与之前沉入髂肌的方式一样，继续沿着髂窝内侧向下滑即可触及腰大肌外侧。从这个角度触及腰大肌可以让你有机会评估腰大肌的相对位置及其与髂肌的关系，它们往往会通过髂筋膜合并在一起（详见上一部分），当那种情况发生时腰大肌会向外移。

如果腰大肌和髂肌结合得比较紧密，分离二者可能需要花一些时间。腰大肌可以根据客户骨盆倾斜状态改变收缩模式：所以如果骨盆前倾，应将重点放在内侧纤维；如果骨盆后倾或平背，重点应该放在外侧纤维（图 6.61，图 6.62）。

当你从侧方进入探查腰大肌时，会首先触及腰大肌的外侧。如果需要触及腰大肌的内侧，那么请保持手指与肌肉的接触，让客户轻轻抬腿以收缩那块肌肉，同时手指在肌腹上向前去碰触较短的肌肉内侧部分。只要始终保持与腰大肌肌筋膜的接触，在按压或拉伸肌肉组织的时候就不会影响到任何敏感的内脏器官。

治疗这部分要非常小心，不能超过肚脐水平以上。提前告知客户，如果感觉腹内有气体或尖锐的刺痛，或者需要咳嗽、打喷嚏或大笑（治疗这部分时不要讲笑话！）要告知你。所有这些情况，都需要你马上停止这项手法，可以先治疗其他部分，或者等不适缓解以后再进行治疗。肠道刺激征或其他肠道炎症是这项操作的禁忌证，如果必须要处理这个区域也需要动作更加缓慢和轻柔。

治疗腰大肌的哪一部分取决于骨盆的状态，向上固定住组织，然后让客户沿着床面慢慢把腿伸直。

即使你对两侧腰大肌进行了不一样的操作（如客户存在腰椎侧弯或者脊柱侧凸的问题），也要在结束前完成一个简单的能够平衡双侧的手法。客户依然仰卧，膝关节屈曲，脚踩床面，治疗师轻轻触压两侧腰大肌，同时让客户慢慢地前倾和后倾骨盆数次。可能客户一侧腰大肌比另一侧短很多，这使你之前把注意力都放在了短缩的这一侧上，但由于腰大肌是生理与神经上感受非常丰富的肌肉，所以仍然要完成一个双侧平衡类

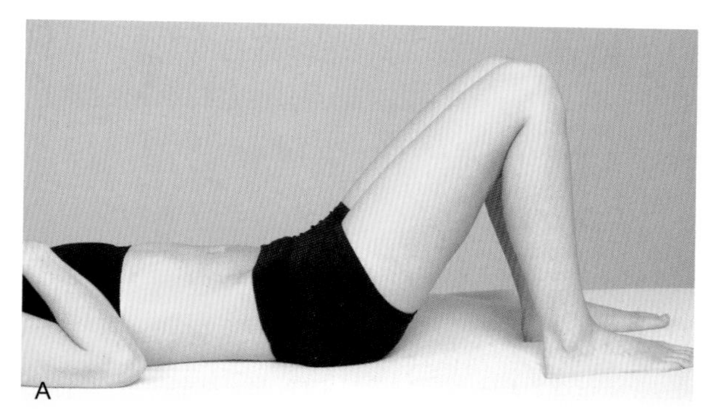

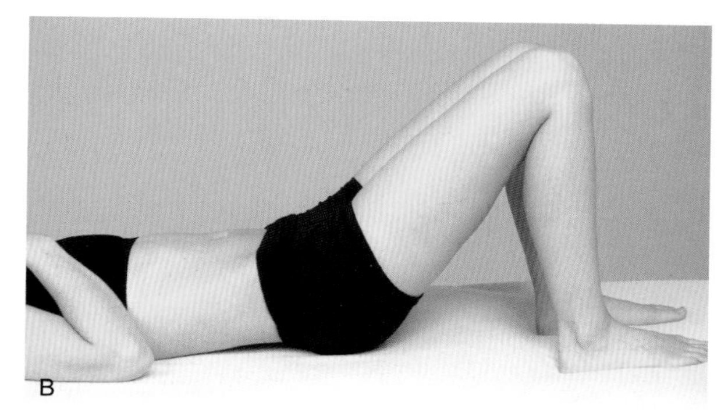

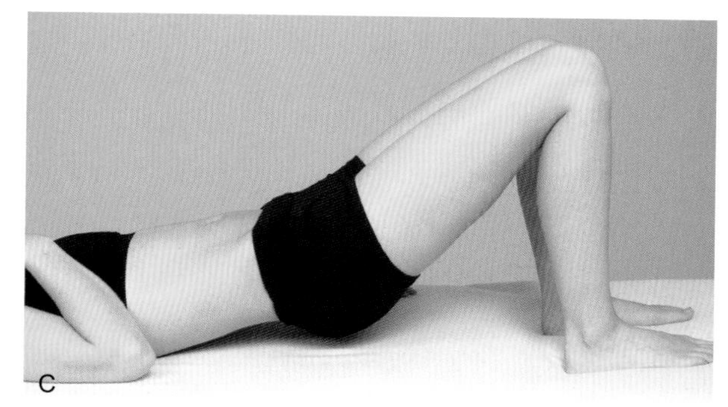

图 6.61 A~C：针对下背部和腰大肌的一个简单的整合训练，需要客户双脚向下蹬床面，同时缓慢抬起骨盆，让腰椎一节一节地向上卷动离开床面。一直抬离至 T12。然后反方向依次将椎体缓慢地放回到床面

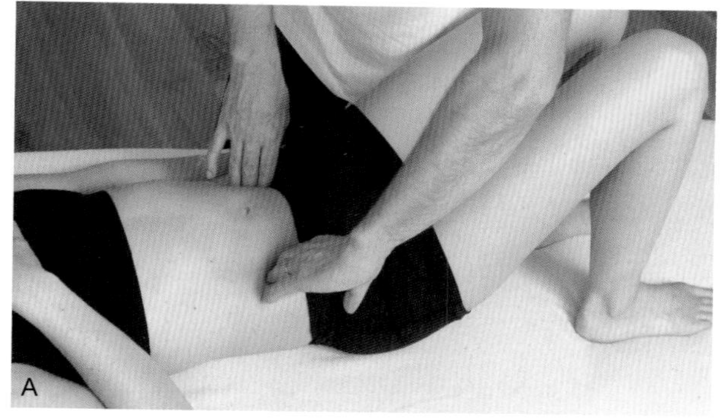

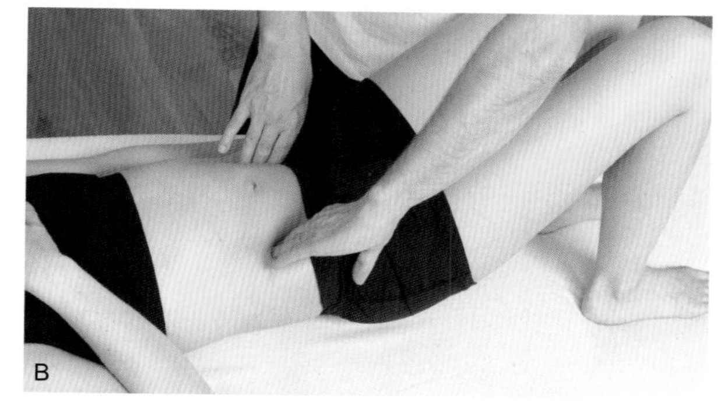

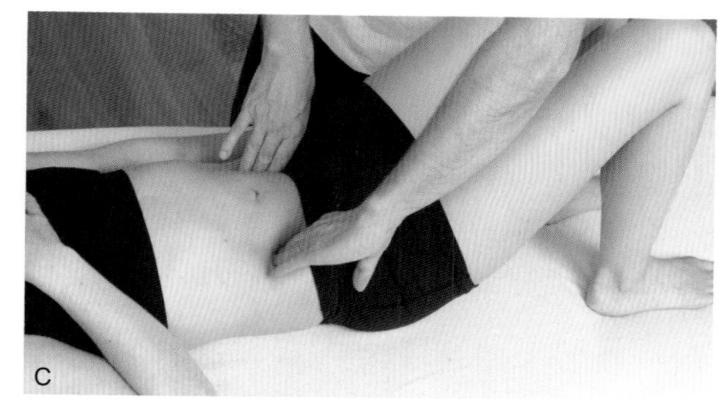

图 6.62 A~C：一个难度更大一些的整合性手法，治疗同时针对双侧的腰大肌。客户做与上一个抬离腰椎一样的动作，治疗师像图 6.60 那样按压腰大肌。不同的是这次双侧要同时进行，而且客户应抬起骨盆去接触治疗师的手指而不是手指按压到腰大肌里（A、B）。客户在上抬时治疗师手指正好放在腰大肌上，客户下落时治疗师再进行操作。在这个姿势下用这种方式可以保证双侧腰大肌张力对称。这意味着双手的操作目的可能有些不同——比如轻微的定点拉伸，轻柔地放松释放，或微小振荡而带来的唤醒（C）。这项进阶技术要求治疗师手法接触的感知能力很广，能够探索和熟知不同组织的特性，知道如何与之结合并改变现状。我们建议在进行了足够的单侧腰大肌操作后再进行这项进阶操作。因为只有这样你才能对腰大肌组织的各项特性有足够的认知

手法，这样客户的感觉会更好。

高级解读

1. 花些时间再看一下图 6.32。动作对后脚有什么影响？后脚对前侧的髋部有什么影响？

2. 图 6.35 中评估了一侧外展肌群与对侧内收肌群之间的平衡关系。然而，两者其实同时被测试。你能想到该如何设置测试才能更精确地暴露出这些结构的问题吗？

3. 图 6.63 给出了模特骨盆与小腿关系的三个视图。从前面，你如何描述骨盆（考虑用“相对于”来描述倾斜、旋转，同时也要观察是否存在不对称性）？

两张侧视图可以告诉你髋关节屈肌和伸肌之间的张力关系，你如何描述骨盆相对于足部、股骨以及重力的关系？你会选择什么样的手法治疗方向来纠正结构模式？还有哪些功能测试可以评估髋关节屈肌的状态？

4. 图 6.64 显示了重心转移测试的结果，你发现左、右图之间的差异了吗？如果存在差异，你能描述一下吗？下一步你会做什么？你能把功

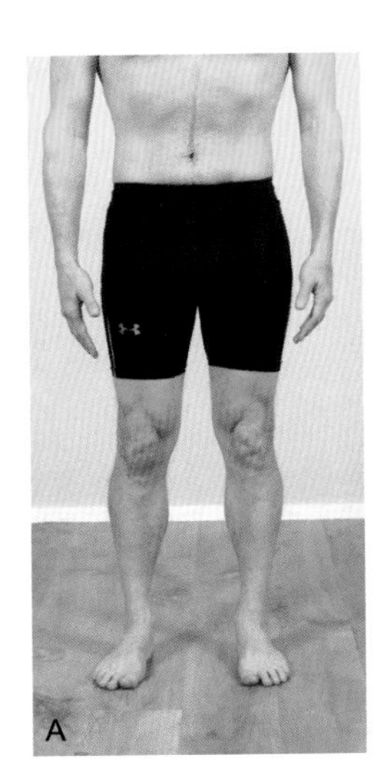

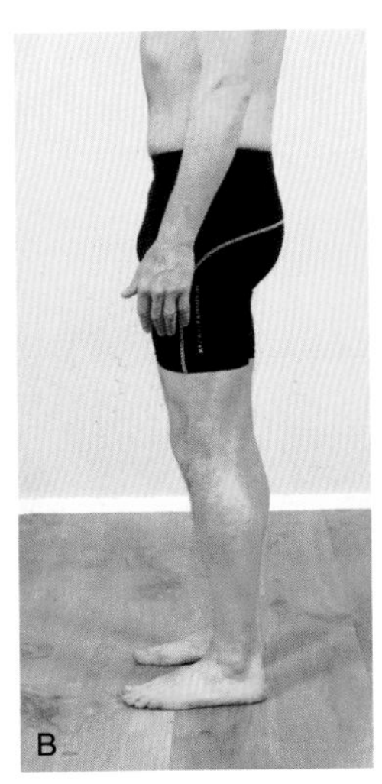

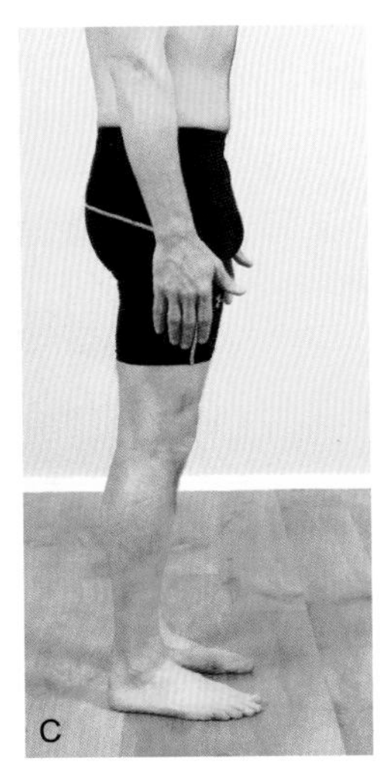

图 6.63　A~C：骨盆与小腿关系视图

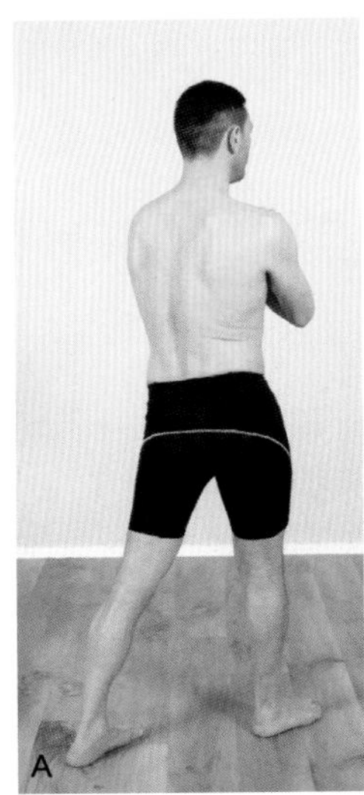

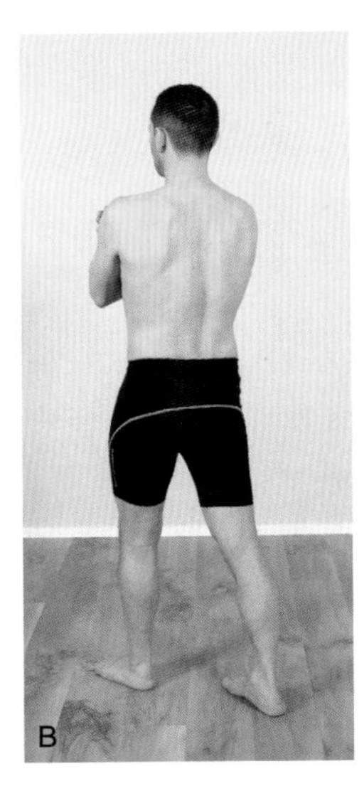

图 6.64　A 和 B：重心转移测试

能性测试与姿势测试的结果结合在起来分析吗？

答案和讨论

1. 足后部轻度外翻，这可能是足和踝关节活动受限所带来的代偿，也可能是因为髋关节前部紧张——如果髋关节直接屈曲受限，就会通过向外转动来代偿，而髋外旋会把动作传导给内收肌，特别是耻骨肌、短收肌，通常还有腰大肌。

这种关系也可能来源于足与踝关节——如果踝关节（或足趾，注意踇外翻）不能正常伸展，就会通过足外翻而代偿。

对于这种情况，我们需要通过调整足部来放松髋关节和腰背部，还需要调整髋关节状态，来缓解踇外翻以及放松腰背部。

2. 在征得客户同意后，首先你可以直接触诊组织，检查它的牵长过程，体会在不同姿势下，不同结构和组织提前绷紧的情况（预张力）。比如跨步可以大一些或小一些，宽一些或窄一些。跨大一点的步子之前，内收肌 / 屈肌的预张力会更强；而步长减小，就会放松上述肌肉，使它们的活动度更大。

较宽的站姿会使内收肌的预张力变大；而较窄的站姿或叉腿站立将给外展肌群一些预张力。

通过限制某一过程——运动在哪里发生，它什么时候不发生？——治疗师可能了解有关运动过程的更清晰的信息。

3. 前面观显示，骨盆相对于足部出现轻微的左移和右倾，所以左、右外展肌的轮廓出现了一些变化，这可能与双侧足部的对线不平衡相关（见第4章）——看起来右侧足相对于胫骨更加内倾和外旋，这导致了右下肢的功能性缩短。

腹部右下方的瘢痕组织，可能是阑尾切除术造成的。这两个因素提示内收肌和外展肌之间不平衡，尤其是由于手术瘢痕所造成的左侧前深线不平衡。

侧面图显示，骨盆相对于足部出现前移（由胫骨相对于地面前倾造成——股骨相对于胫骨中立，但是相对于地面则前倾）。骨盆看起来相对于地面中立，但是它位于前倾的股骨之上。因此，骨盆必须相对于股骨后倾才能达到相对于地面中立的位置。

骨盆前移，相对于股骨后倾是一种很常见的模式（注意不是所有的情况都是这样！要用开放的态度对待每一位客户）。骨盆相对于足部的前移可能从足踝就开始了（如上所示），或者从膝开始，或者是一种组合存在的情况。该模式甚至可以从胫骨相对于足部后倾开始，然后股骨前

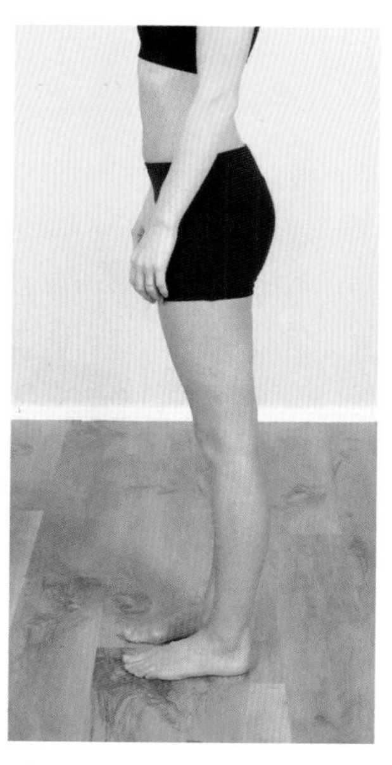

图 6.65 骨盆前移并不能预示下肢的倾斜状态。我们可能认为股骨和胫骨的前倾会是连续的，但是这个模特却表现为胫骨相对足部后倾，另外股骨存在明显前倾

倾，如图 6.64 所示。

如果模特骨盆相对于股骨后倾，我们也可以将其描述为伸髋位置。由此得出这时屈肌处于伸长的状态，而伸肌处于缩短的状态。请注意，这些组织是“长”“短”“紧张”或者“无力”，并不是一种诊断结果，这些只是表明图 6.66 模特的动作将从伸展位开始。在观察他做动作之前，我们不能做出相应的诊断。

当要求模特分别迈左腿和右腿向前做弓步时，我们可以看到躯干有向前倾斜的趋势。前弓箭步可用于检查后侧髋关节是否具有适应性——组织是否能够打开以满足更大程度的伸髋?

这个模特几乎没有什么伸髋动作出现，这可能是因为他在正常站立时髋关节实际已经处于伸展位。此外，右下腹阑尾切除手术的瘢痕组织可能也会抑制右侧髋关节的伸展。

要纠正这种模式，我们可能需要采取以下方法。

在下肢区域上提前侧的浅层组织，下拉后侧组织，重新“教育”这个系统，同时确保浅层和深层组织之间有一定的自由活动。

尽量释放并牵伸所有髋屈肌，可能也需要包括腘绳肌、深层的外旋肌及后部的内收肌等（大收肌和小收肌）。

髋屈肌可能处于“闭锁延长”状态。因此可以通过横向的操作来恢复平行组织间的层间滑动。这些平行组织可能受到了蜂窝组织的粘连。

功能性前弓步测试表明，尽管图 6.66 模特站立时髋屈肌“较长”，但在做动作时却没有更多的伸髋发生。因此，我们可能要使用再教育式手法，保证组织自由可滑动，可能也需要既延长伸肌（为了维持姿势）也延长屈肌（为了增加功能性范围），从而实现结构和功能上的统一。

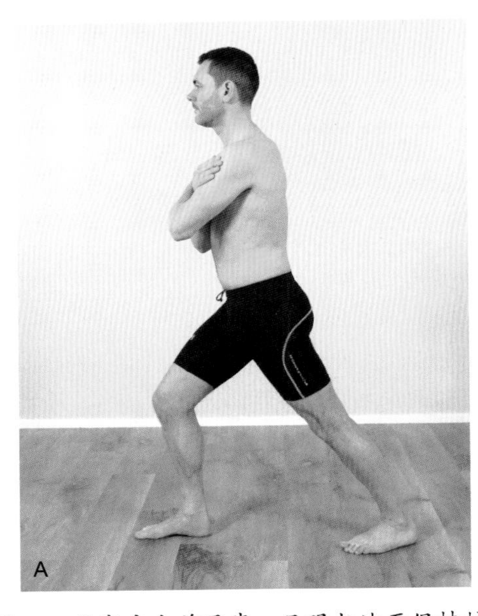

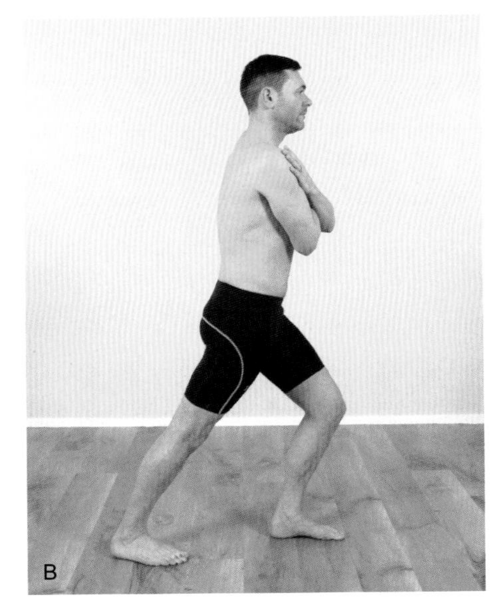

图 6.66 A 和 B：让客户向前弓步，足跟与地面保持接触。这会显示出他整个身体系统的很多信息。可能是前面章节说到过的踝关节背屈、膝关节伸展的问题。在这个案例中则是髋关节伸展。髋关节只有 12° ~15° 的伸展范围，而髋的伸展位姿势已经占用了一部分活动度，所以从这个位置开始做的伸展动作会少很多。模特的代偿模式是跨步时上身前倾，这减少了对伸髋的需求，使他把伸展转移到了大概在 L2/L3 的位置

4. 右腿向前迈步时，模特的骨盆进一步前倾，腰椎出现轻微弯曲。而跨左腿向前时，步幅变小，且弯曲发生在更高节段——腰椎和下胸椎（将在第 8 章详细讲解脊柱）。

因此，我们更感兴趣的是左侧外展肌、右侧内收肌与右侧腰背部肌肉，这符合我们在图 6.63A 所看到的现象，骨盆相对于足部出现了轻度的左移和右倾。

如上所述，这种姿势模式形成了一种左侧内收、右侧外展的状态，这可能与上文描述的足部模式相关。正如在问题 3 中关于屈肌 / 伸肌平衡的讨论一样，骨盆倾斜可能会导致某些肌肉“闭锁延长”，而功能相反的肌肉则会出现“闭锁缩短”。

这种模式进一步说明了骨盆、下肢以及足部的协同作用——是骨盆的移位和倾斜改变了足部的穹顶形模式还是因果关系相反呢？自己试一试——先移动你的骨盆并感受足部变化，再反过来试试。纠正两个相似的模式可能需要两种不同的方案。

在这种情况下，我们一定要处理体侧线（外展肌和髂胫束）和前深线（内收肌、髂肌、腰大肌——注意腹部的瘢痕）。第一个简单的策略可以是向上处理右侧体侧线，并在左侧做好组织区分；接下来处理双侧腰大肌——侧重左侧，确保内收肌和股四头肌之间的肌间隔能够充分滑动，还要尽量使足部平衡。

7 腹部、胸部与呼吸

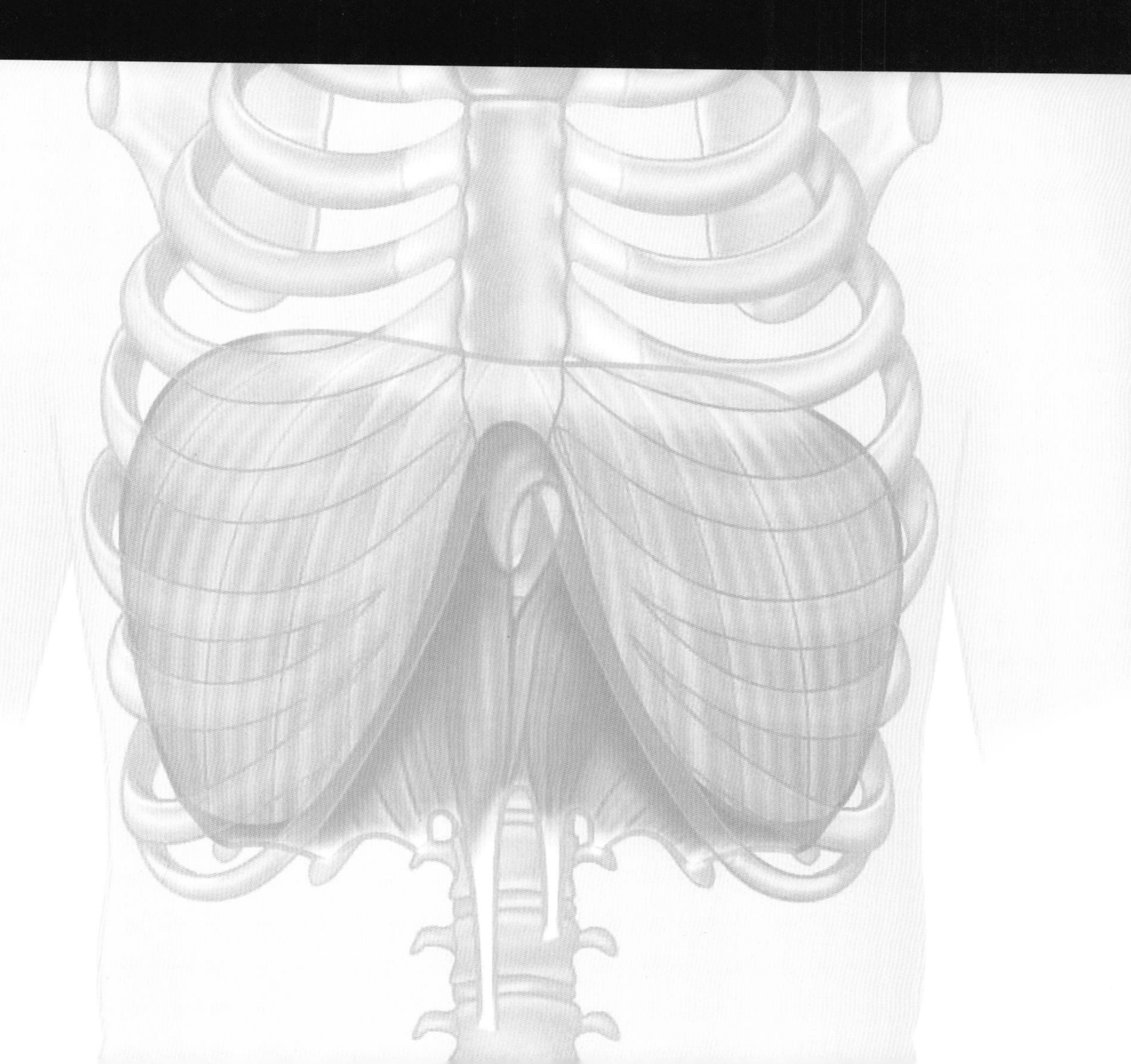

腹部与肋骨：腹侧腔的支撑

自下而上处理过下肢之后，我们来到了身体自然的功能区分位置——下肢和躯干的交汇处。我们依然遵从传统的划分方式，但有一点必须注意，下肢对脊柱并非仅具有生物力学的支撑作用，它们之间存在着多种形式的内脏连接和筋膜连接。

体侧线上的阔筋膜虽然附着在髂嵴上，但它却是腹肌筋膜中腹内、外斜肌外侧的筋膜延续。腘绳肌通过骶结节韧带与竖脊肌相连，关于这点我们将在第 8 章进行讨论。最后，前深线的核心组织将腘绳肌与内收肌群之间的隔膜（坐骨神经除外）连接到盆底和骶骨的前后侧，并穿过“下肢肌肉间隙”进入腹腔，直达腰大肌和髂腰肌的前部（沿股神经血管束）。因此，下肢和躯干之间的“自然”分离只是一种假象，内脏借助神经和血管延伸至下肢，而且下肢本身也是从腹腔脏器后面，第 12 肋及腰椎部分延伸而来的。

也就是说“腹侧腔”（ventral cavity）是一种实用的归纳性术语。它包括了身体上部小的腔体——口腔、鼻腔、咽喉，以及大一些的腔体——胸腔、腹腔和盆腔。接下来我们会由下至上地探索人体中的各种腔体。

腹部气囊

在外科学上，腹腔与盆腔的区别在于：腹腔内的大部分内容物位于膈膜下和腹膜里，而盆腔内的脏器则位于腹膜下，这点区别在外科学上十分重要。但从生物力学角度来看，腹腔和盆腔则是一个由多块肌肉构成的“腹部气囊”包绕着的整体。呼吸膈膜是“气囊”的顶端，骨盆隔膜是“气囊”的底端。获得呼吸膈膜与骨盆隔膜这两种结构之间的一种平衡的相互作用对于“核心支撑”和长期的机体生物力学，以及呼吸健康来说都是十分必要的（图 7.1）。

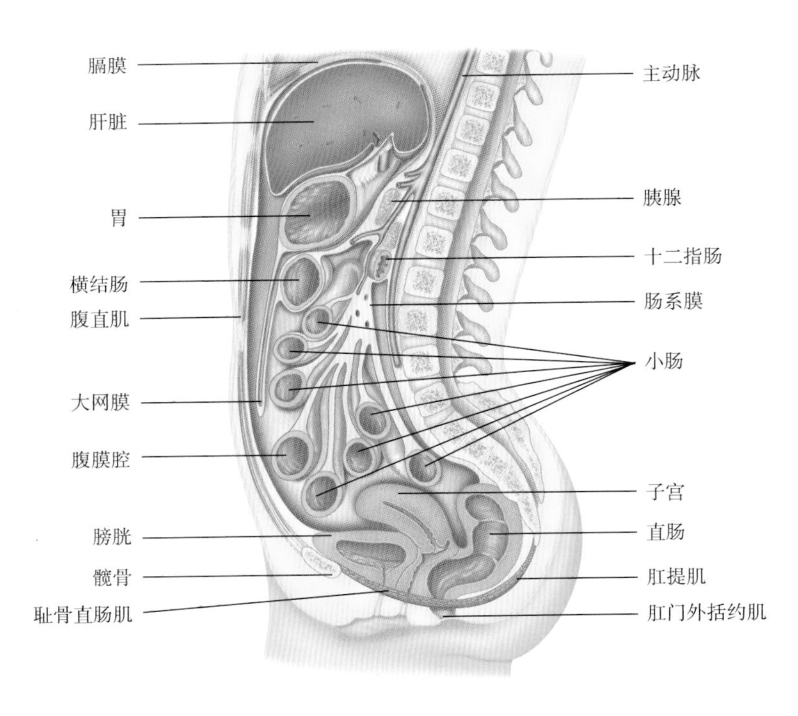

图 7.1　腹－盆腔脏器位于上方的弹性呼吸膈膜和下方的盆底之间

呼吸膈膜与骨盆隔膜之间的这种平衡在一定程度上可以保障健康的声调、膈肌与肛提肌的健康运动，但实际上这两块肌肉的健康运动更依赖位于它们之间的肌筋膜管内组织成分间的平衡，这些组织成分也起到了稳固内脏和支撑躯干的作用。它们主要由“米字旗”腹肌群（前面的腹直肌、腹横肌，以及腹内、外斜肌）组成。后方的腰大肌、腰方肌和脊柱则构成了坚实的“后墙”。在骨盆内的盆底附近，还有少量的梨状肌和闭孔内肌也参与其中。

在第 6 章中，我们对腰大肌、腰方肌、梨状肌和闭孔内肌已经作了阐述，接下来在关注膈肌运动和肋骨运动之前，我们将集中讲解四大块腹肌的筋膜，以及它们之间一些有趣的筋膜行迹。

“米字旗”腹肌群

当我们注视英国“米字旗”的时候，会发现米字旗中的“圣安德鲁交叉”看起来像字母 X。我们就把互为对侧的腹内、外斜肌的组合比作“米字旗”腹肌群中的“X”形腹肌复合体（图 7.2）。这一“X”形腹肌复合体从一侧肋骨发出，穿过中心线，到达另一侧髋部。也就是说，“X”形腹肌复合体必须通过处于中心位置的腹直肌筋膜和腹白线。从腹直肌鞘中去除腹直肌后，这一“X”形腹肌复合体看起来非常像从一侧肋骨连至另一侧骨盆的双肌腹肌肉。

“X”形腹肌复合体等长收缩时（像跳乡村舞蹈）确保了肋骨和骨盆之间的稳定性。除此之外，它们也对肋骨和骨盆之间的螺旋式旋转进行了微调。这种微调包括：当我们行走时，“X”形腹肌复合体的“一条腿”和“另一条腿”会发生交替性微缩；当我们在跳非洲舞或投掷标枪时，“X”形腹肌复合体的一侧会发生强有力的协调性收缩。

“X”形腹肌复合体由几组方形肌和三角形

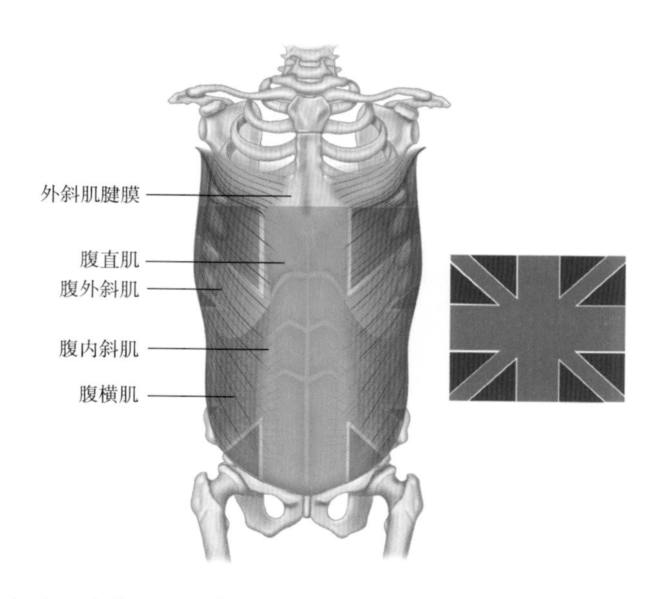

图 7.2 4 块腹内、外斜肌组成一个类似“米字旗”的“X”形交叉，腹直肌和腹横肌则组成“米字旗”的“十”字形交叉

肌组合而成，方形肌负责稳定性，三角形肌则负责大范围内的运动控制。前一段落刚描述了机体对“X”形腹肌复合体的需求。许多情况下，当我们用肩膀发力进行挖掘、抬重物或跳大多数西方舞蹈时，都希望将骨盆上方的躯干稳定在一种坚固而且能承受压力的状态。

腰椎与下段胸椎之间的连接相当于骨盆与肋骨之间的球窝关节，可以进行弯曲、伸展、侧屈、旋转和回环等运动。因此，若想跳好肚皮舞，“X”形腹肌复合体的四大块腹肌同等重要；若要完成各种投掷动作，这四大块腹肌也同样发挥着很大影响力。

然而，这四大块腹肌的复杂性远非仅用“X”形腹肌复合体这一理念就能完全诠释。例如，连接下段肋骨和肋软骨的腹外斜肌，不仅可以到达对侧的髂前上棘（通过对侧的腹内斜肌），还能直接进入同侧的耻骨（图 7.3）。虽然这种连接看似十分牢固，但它正好位于腹壁的薄弱处旁边，男性精索从这个薄弱处穿出，连接睾丸。女性在该处也有个出口，只有圆韧带通过。因此，当腹内压增加时，女性发生腹股沟疝的可能性较小。“X”形在螺旋线中很容易观察到，它连接耻骨与对侧的内收肌，使一侧肋骨与对侧股骨的连接更为稳定。这就是前功能线中的肌肉轨道。

当我们寻找腹外斜肌的最外侧部分时，可以看到它从后下肋部分到达同侧的髂前上棘。此处可以为身体侧屈提供很好的支持，虽然它也具备旋转的功能，但功能上更偏重于体侧线。

腹内斜肌类似于薄片状，也是三角形的，它向上伸向对侧的肋骨，构成“X”形腹肌复合体的一部分；向下伸向对侧的髂前上棘，帮助腹横肌加固下腹壁，然后沿着腹股沟韧带继续下行到

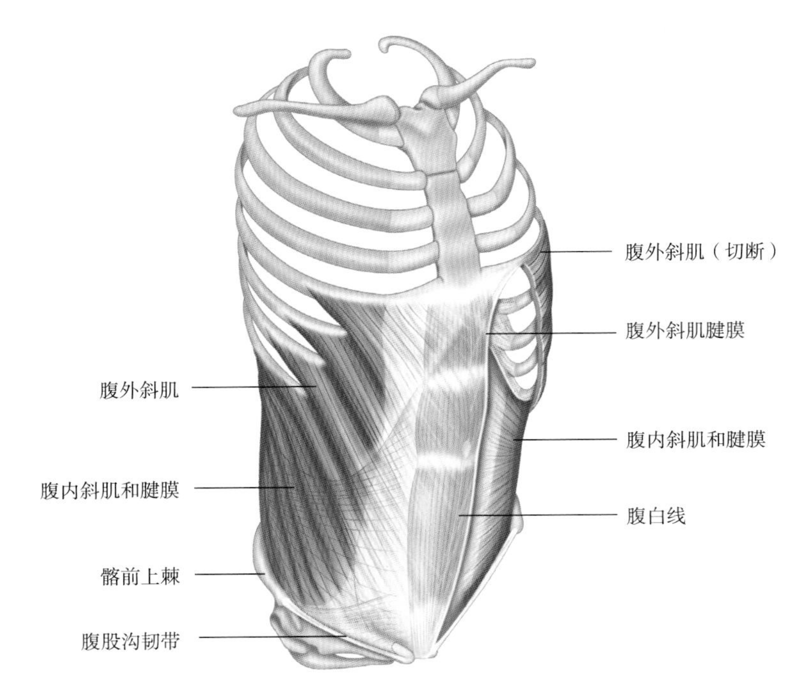

图 7.3　腹外斜肌不仅与连接着互为对侧的肋骨和骨盆的腹内斜肌（螺旋线）相连接，而且还与同侧的肋骨、耻骨（前功能线）及髂嵴（体侧线）相连接

达耻骨。

“米字旗”腹肌群中的“圣乔治”“十”字形腹肌联合体由腹直肌和腹横肌组成，腹直肌的纤维呈垂直状排列，腹横肌的纤维呈水平状排列（就像给柔软的腹部围了一条宽大的皮带）。腹横肌（同骶骨多裂肌一起）在维持腰部稳定和骶髂关节稳定方面起着关键作用。腹横肌的作用是通过挤压腹内脏器而产生稳定性压力，并对胸腰椎筋膜产生预加应力——没有腹横肌我们不可能搬动钢琴。

研究表明，腹横肌和盆底肌之间具有神经连接，它们经常共同收缩。当它们共同收缩时，为腹－盆腔气囊提供有力的稳定性支撑；而当它们不能正常工作时，会导致尿失禁和腰椎不稳。人体有两块腹横肌，左右各一块，它们通常在腹筋膜的最深层（也就是器官腹膜的外侧）发挥作用，腹横筋膜从一侧横突延伸，穿过腹部白线，到达另一侧横突（图 7.4）。

在腹部肌肉中腹直肌最为众人熟知，因为位置最表浅（但我们也要花一分钟来讨论一下它的筋膜）。腹直肌的肌腱把它雕刻成漂亮的六块腹肌，十分性感；有人则把它们埋在啤酒肚里。实际上，腹直肌左右两侧通过肌腱分别分成四块，因为腹直肌需要横跨耻骨到胸骨这一段很长的距离，而其下面又缺乏坚硬的骨性支撑。因此，腹直肌的肌腱对肌肉的雕刻方式就保护了腹腔内柔软的脏器，以防止它们在剧烈运动或拉伸运动中受到伤害。

在经典的仰卧起坐或卷腹运动中，腹直肌因躯干弯曲、胸廓靠近耻骨而激活，肋骨、腰椎，甚至骶髂关节都参与其中。腹直肌和腹部其他肌肉一样，也可以作为稳定肌（比如腹斜肌，腹直肌是方形肌和三角形肌的结合体），同时也可以成为抵抗腰椎过度伸展的限制性肌肉。

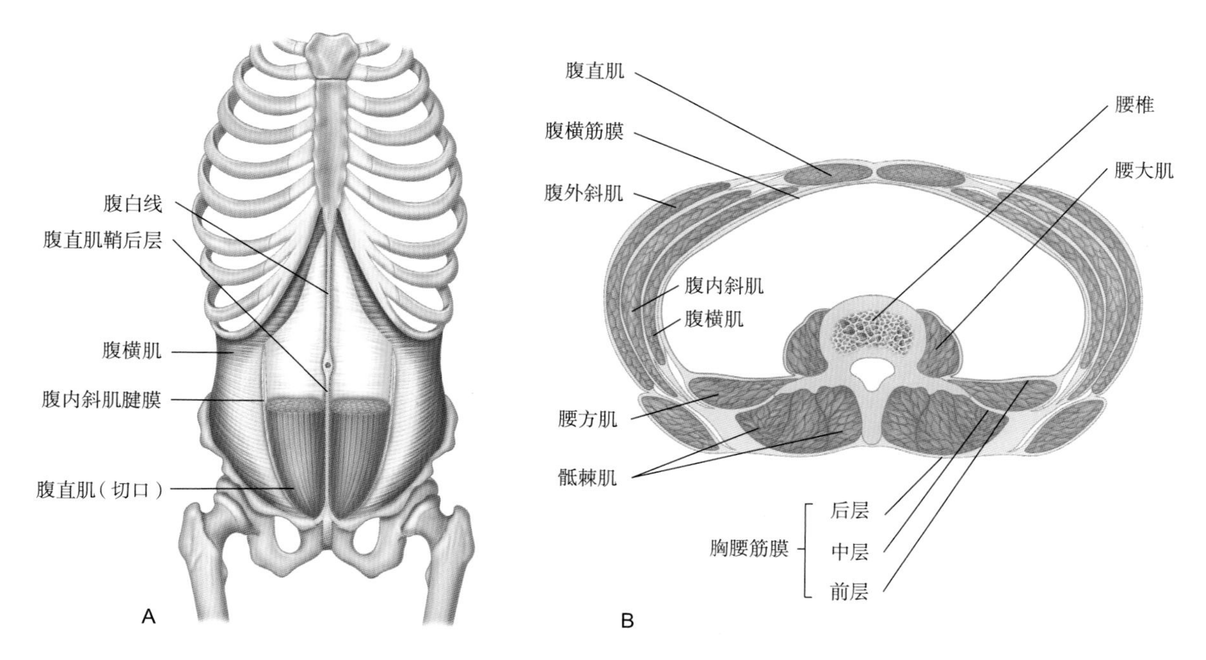

图 7.4 A. 腹横肌是人体少有的一块纤维呈水平状排列、环绕躯干一周的肌肉。B. 围绕在竖脊肌和多裂肌周围的胸腰筋膜使与腹横肌一起形成“肌肉腰带”，将腰方肌和腰大肌包裹其中

腹部筋膜鞘

腹直肌是腹部最表层的肌肉，从腹部前方的任何一点刺进一根大头针，第一个碰到的就是腹直肌。但从筋膜的角度看，就截然不同了。在第5肋处可以触摸到最浅层的腹直肌，上面只覆盖了胸肌筋膜的下部。但在第5肋下几厘米处，腹外斜肌筋膜却覆盖在腹直肌上，因此，从筋膜的角度看，它比腹外斜肌更深。再往下，腹内斜肌的筋膜也覆盖着腹直肌。

在弓状线上，大约在脐下几厘米处，腹直肌在腹横肌筋膜和腹膜之间继续下行，成为腹部最深层的肌肉，并到达耻骨（图7.5）。这为腹直肌和盆底肌之间提供了一个连接——这一点在应对女性产后恢复问题上至关重要。

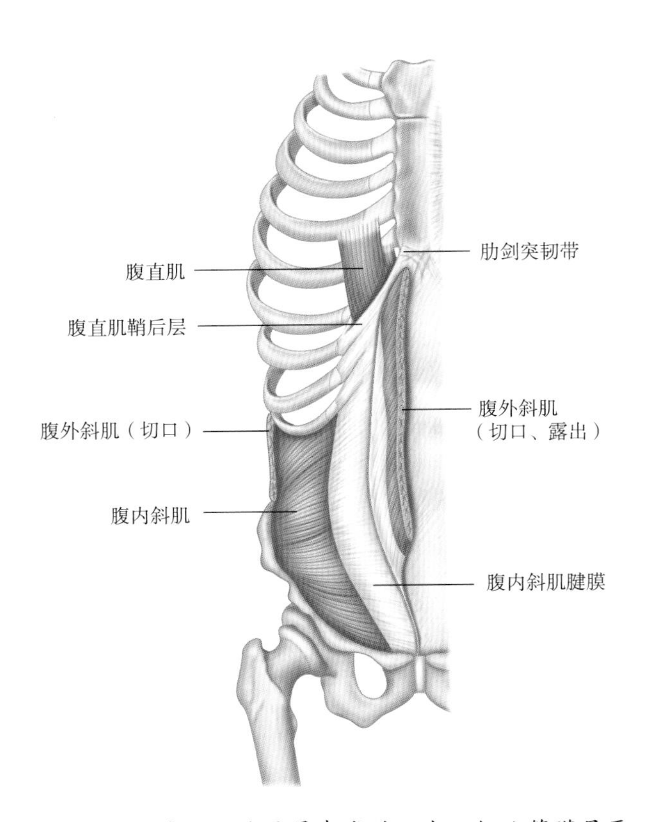

图7.5　腹直肌可能是最表浅的肌肉，但从筋膜层面看，它又从最浅变成了最深，当触及耻骨时，它在腹内、外斜肌和腹横肌的下方

腹直肌和腹横肌是腹部气囊中两块十分重要的肌肉腰带。腹横肌通过前面的腹白线从一侧横突到达另一侧横突，构成了水平肌肉腰带的大部分。水平肌肉腰带的另一小部分则由竖脊肌周围的筋膜构成，即腰部筋膜的深层和表层在棘突和横突处相遇而成的筋膜。

垂直肌肉腰带从腹直肌开始，向上越过膈肌中央顶部到达膈肌脚，向下沿前纵韧带直达盆底。耻尾肌从腹部气囊的底部穿过，沿着这条腰带的走向与腹直肌后侧筋膜在耻骨部分再次交汇。横、竖两条肌肉腰带的生理平衡为胸腔和头部的稳定性打下了良好的基础。

降落伞线

在结束腹部力学的学习之前，我们必须对另一组独立筋膜结构有所了解，它们就像从热气球上垂下来的四条绳子。膈膜就是气球，而骨盆是气球下面的篮子或船身。

膈膜以多种形式与骨盆连接——从肌肉连接形式看，膈膜通过腰方肌、腰大肌复合体、腹斜肌和腹直肌与骨盆相连接。但如果我们把关注点从肌肉转移到肌肉周围的筋膜上，就可以看到对人体平衡起至关重要作用的四条“绳线”（图7.6）。

腹直肌外有一条叫作“半月线”的筋膜带（图7.5中标记为“腹内斜肌腱膜”），其中腹内外斜肌和腹横肌这三层肌肉在腹直肌周围是各自走行的，行至半月线时才合为一体。肌肉间的平衡固然重要，但在半月线内形成的筋膜均衡也同样重要。这条筋膜线从耻骨结节上行至第7肋软骨。我们可以在腹直肌外侧缘和腹斜肌之间感觉到这条“沟”状凹陷的存在。

在背部，有两条相对应的短而富有韧性的“绳线”，它们与半月线同样重要。侧缝是一组从第 11 肋和第 12 肋下行至腰方肌侧面再至髂嵴的厚筋膜。可以说，它是胸腰筋膜的一部分，它与竖脊肌、腰髂肋肌以及腰方肌和腹横肌最宽处的肌肉相连接。另外，它由不同筋膜层合为一体，在背部提供了强劲而稳定的肋骨和骨盆之间的连接。

前面的两条半月线和后面的两条侧缝——这四条筋膜束是筋膜合并线，是体侧线与前表线、体侧线与前深线、体侧线与后表线的分隔标记。虽然这四条筋膜线穿行在彼此之间，但每一条筋膜线在矢状面的不同侧深度不同。

当脊柱过度前凸或向后伸腰时，或当胸廓位于骨盆后方时，后面的侧缝筋膜束会因为变短而需要拉伸。同时，前面的半月线筋膜束通常也会发生离心性绷紧。当脊柱屈曲或椎体塌陷时，前面的筋膜束相对于后面的筋膜束会变得较短（由于骨盆前倾和胸廓向前抬高，前面的筋膜束始终处于较长状态——这就是我们所说的相对平衡，而不是使用相同的度量标准）。

当然，当脊柱向左侧弯曲时，身体一侧的前后两条筋膜束与另一侧的前后两条筋膜束相比会变短。

当脊柱旋转时，例如脊柱侧屈并扭转，对侧的两条筋膜束会绷紧，也就是说，左后侧筋膜束和右前侧筋膜束会绷紧，反之亦然。当然，脊柱过度前凸或椎体塌陷姿势可能会伴有旋转现象，这种情况下可能出现的情形就会有八种之多，个别动作情形还会有细微变化。

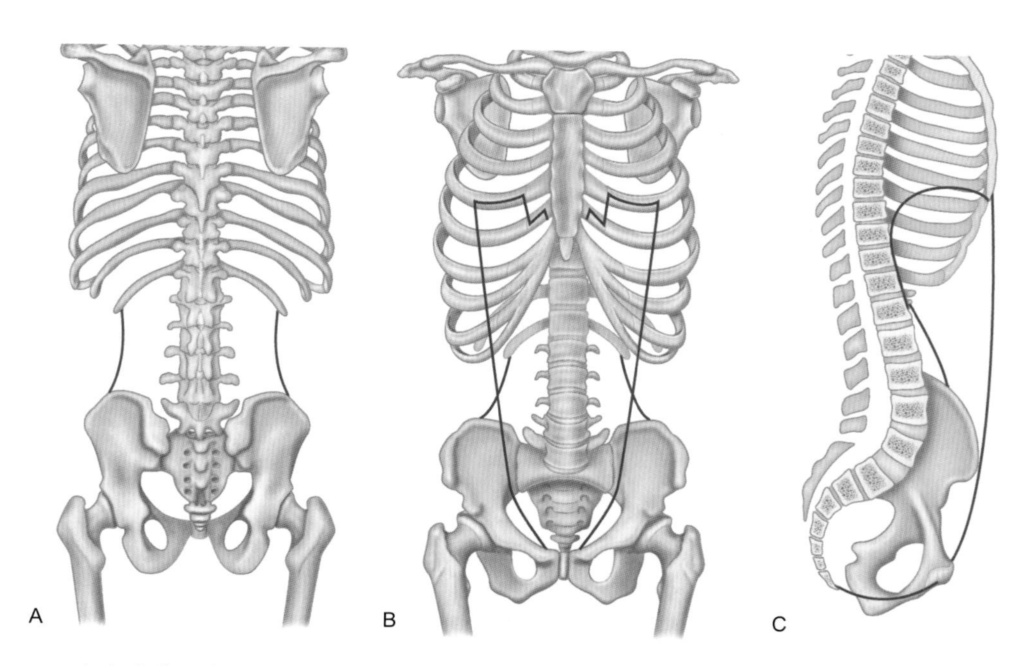

图 7.6　A~C：腹腔的筋膜连接。A. 背部相对的两条线是侧缝，它们使髂后嵴和下肋之间形成了短而有力的筋膜连接。B. 在腹直肌外，腹内各种筋膜层面覆盖到一起，为耻骨和第 7 肋骨之间提供了强健的筋膜带，将肋骨绑缚于骨盆前侧。C. 腹直肌鞘的更深层面通向膈膜和腰大肌。这是前深线的一部分（可在图 7.4B 的横截面图中观察这些线）

腰椎周围的脂肪分布

为什么我身体的中间部分这么柔软，而其余部分那么坚硬？——Paul Simon

考虑到有些人的身体中间部分有一点超重，保持身体结构的最佳方法是将这部分体重作为“备用轮胎”——均匀地分布到身体的前面和后面。我们都知道，醉酒的壮汉跳舞；体重似乎使他们的动作更流畅，而不是限制他们的动作。如果仔细观察他们，你就会发现，虽然根据总统健康委员会的规定他们可能超重，但分布在他们脊柱前面和后面的体重却是均衡的。从我们的经验来看，这样的体重分布相对于“啤酒肚”或妊娠后期妇女的体姿来讲，对结构完整性的威胁要小。

背部筋膜束短的人通常会伴有“啤酒肚”，也就是说身体前面积聚了脂肪。这类人的身体结构模式更为糟糕，它会拉紧颈部，压迫腰部，双腿后侧变得更加紧绷。在这种情况下，我们通过延长背部侧缝筋膜束一段时间后，即使体重没有真正减轻，其“备用轮胎”也会更加平衡。

器官间的“关节”

在呼吸膈膜和骨盆隔膜之间的腹－盆腔其实是一个光滑区域，当中有一系列我们尚未完全了解的“关节”——器官与器官间的接触面。每次呼吸时，这些器官会像两个湿的玻璃盘子那样在相互的表面上滑动；感染、外伤或使用不良导致的粘连会限制这些小而重要的“关节”。Jean-Pierre Barrall（1996 年） 和 Peter Schwind（2006 年）曾在他们的书中阐明了器官筋膜囊和腹部气囊体壁之间的重要关系。这些技术超出了本书所描述的范围。

然而，平衡腹部气囊肌肉带和膈膜筋膜束非常有助于人体轻松控制这一复杂区域，有益于骨盆和双腿，以及骨盆上方的胸廓、双肩和颈部的健康。下面，我们将把注意力转移到占据腹侧腔前一半的胸廓与呼吸上。

腹部与肋骨：肋骨篮

整个腹侧腔在很大程度上与外界进行着化学交换。对于生物体来说这是一个不可改变的事实：如果生物体继续遵守熵定律（热力学定律），那它们就必须从外界获取“物质”并转化为己有，同时排出体内无用的废物。在腹侧腔的下半部分，我们可以看到消化道和肾脏周围的肌肉。这些器官在很大程度上负责提供燃料，构筑生命，并处理掉身体不能再使用的化学物质。

胸廓的上半部分有一个为细胞循环提供动力的中央泵，和一个用于气体交换的特殊风箱——我们的心和肺。

心脏需要保护，也需要一个稳定的动力基础，而肺需要一个恒定的压力交换变量来上下运动。为满足心肺不同的功能需求，肋骨和胸骨就需要从结构上发生变形，并与胸椎形成外扩型构架。心脏位于胸骨后和脊柱前有许多附着点的一个坚韧的袋状组织中。海绵样结构的肺组织位于心脏两侧，左右各一，垂直地悬挂于颈部和腰背部之间，并因肋骨的快速起伏而产生交替性拉伸和压缩。单根肋骨和多根肋骨的可移动性表明，使用“胸廓”（英文直译为肋骨之笼）这一词语描述其保护心脏的作用比较合理，但我们也建议把肋骨包围肺的方式想象成手编的旧柳条篮。

四个区域中的肋骨

肋骨篮从下往上依次分为四个功能区（图 7.7）。首先，最下面的 3 对肋骨形成的功能区建立起了肋骨和髋的联系。这 3 对肋骨中至少有 2 对，有的甚至 3 对全都是远端游离的浮肋。这些浮肋的自由度很大，它们能够产生更多动作的优势，对于腹肌（尤其是连接着这 3 对肋骨和骨盆的 2 块腹斜肌）来说是非常有益的。腹肌可以允许或限制发生于这一功能区两侧的扭转运动和侧屈运动。

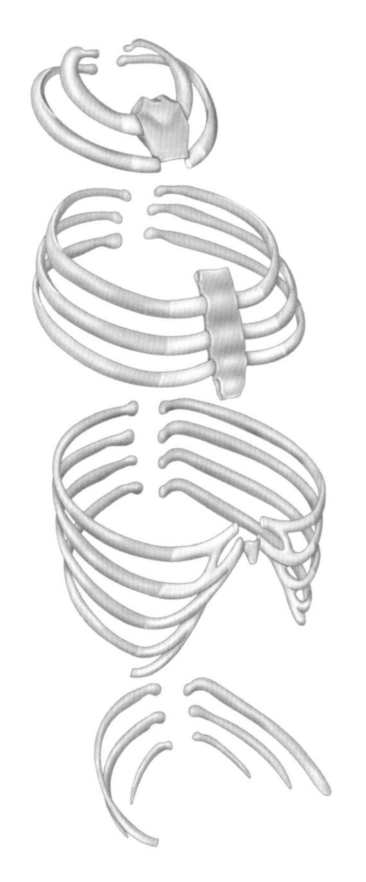

图 7.7　可以把肋骨篮看成四个主要功能区域：首先是 2 对颈肋，然后是 3 对胸肋，接着是 4 对腹肋，最后是 3 对骨盆肋

这些“骨盆肋”包绕着肾脏，并与肾脏和位于肾脏顶端的肾上腺产生关联。这几对肋骨在呼吸过程中通常不是上下运动，而是在吸气时在后方打开。

肋骨篮的第二个功能区由 4 对与肋下软骨相连接的肋骨组成，我们称为“腹肋”。这些腹肋虽然不像浮肋那么自由，但大块的软骨胸板仍允许该区域发生大幅度的运动。这些肋骨具有很强的“桶柄”作用，吸气时可以向外侧扩展。左侧肋骨包绕着胃部和脾脏，右侧肋骨包裹了肝脏。

肋骨篮的第三个功能区是直接与胸骨体相连接的第 3 至第 5 对肋骨，这些肋骨也因此而更加牢固，称为“胸肋”。胸肋包绕着心脏（也因此与胸腺相关联），并在纵隔和肩部之间形成牢固的连接。主要参与肩胛运动的胸小肌与这 3 对胸肋相连。它们仍可轻微活动，但与下面的腹肋相比，则发挥着更多的稳定作用。

肋骨篮的最后一个功能区是最上面的 2 对肋骨。这 2 对肋骨更加短小而平坦，结构比其余的肋骨更加牢固。这 2 对肋骨都与胸骨柄相连，我们称为“颈肋”，它们通过斜角肌为头颈部的运动控制提供了稳定支撑。在练习中，它们还为肩部提供了一个稳定的平台。颈肋与甲状腺相关联。

肋骨和脊柱

如果我们从背部来观察肋骨如何与脊柱相连，就会发现一个非常有趣的结构。在人类的进化过程中，我们可能曾一度有 3 对肋骨，它们从脊柱中央或脊索发出，组成一个类似六角海星的结构，具有前部、侧部和后部的构架（见图 8.3）。后部的肋骨从后面弯曲融合，形成椎弓和棘突。侧部的肋骨则变成了横突。

但前部的肋骨却至今仍保留着它们古老的结构，它们在肋骨角（大概在竖脊肌的外缘，我们可以清晰地看到肋骨角度的明显改变）处弯曲，从背部肌肉下穿过，在横突（借助肋横突关节）前像箭头一样倚靠在椎间盘上——至少第 2 至第 9 对肋骨是这种结构（图 7.8）。

这就意味着在呼吸过程中，肋骨的整体运动起到了促进椎间盘水化、保持椎间盘健康的作用。对于我们多数人来说，我们对于肋骨运动的认知仍停留在侧面观察，而没有扩展到背部，实际上，肋骨的整体运动有助于我们的长期健康，尤其是当胸椎间盘变干变薄时。本节所描述的动作有助于加强肋骨前部的运动，在第 8 章中，我们还会介绍在肋骨与脊柱结合处加强感知和运动的方法。

辅助呼吸肌

一提到主要呼吸肌，我们自然会想到膈肌，我们稍后再提这个。但还有其他几块围绕在肋骨篮周围的肌肉帮助（或阻碍）着我们的呼吸。下面让我们一起来看看这些肌肉。

腹斜肌使骨盆肋和腹肋与骨盆相连接，为膈肌运动的起始部分提供了稳定基础，但它们在膈肌运动的后一阶段却必须变得宽厚以抬升肋骨。作者认为，持续的腹直肌张力与轻松而又彻底的呼吸似乎有些背道而驰，但依然有许多追随者用

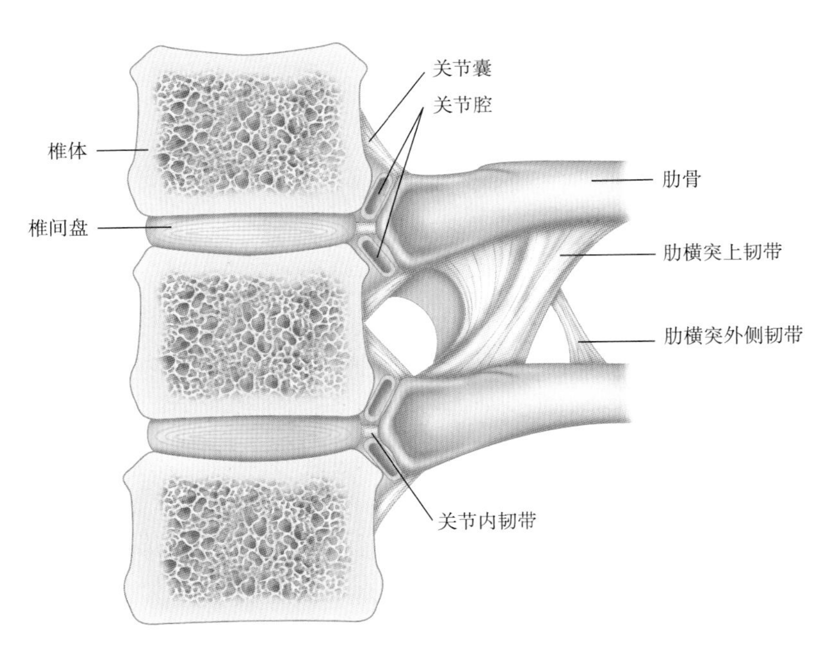

图 7.8　肋骨头沿其走行与横突相连，并与相对应的椎间盘和上下两个相邻椎体组成了一个复杂而有趣的关节

诸多“合理呼吸”的理论支持着这种现象。

腰方肌从第 12 肋到骨盆为膈肌提供了一个直接的伸展力量，如果背部的这块筋膜过紧（更多时候）或过短，则会抑制深呼吸。

后上锯肌和后下锯肌通常被称为辅助呼吸肌。这些筋膜支持带的肌肉成分含量微小，以至于我们怀疑它们是否真的会对呼吸起到很大作用。肋提肌（我们会在第 8 章详细阐述）同样也被称为辅助呼吸肌。虽然当这些肌肉发生痉挛时，一定会造成屏气，但它们是否会对肋骨施加更多动力，同样值得怀疑。

当然，还有其他辅助肌也参与呼吸，比如在某种危急状态下，胸锁乳突肌、胸肌和背部竖脊肌会辅助呼吸。但从原则上讲，辅助膈肌进行呼吸的主要肌肉是斜角肌和肋间肌。

辅助呼吸肌通常被认为只在吸气困难的时候起到辅助作用，但在肌肉保持等长张力时，它们可能会阻碍顺畅的呼气动作。反过来也是一样，用力呼气时持续的肌肉张力会阻碍下一次的完整吸气过程（图 7.9）。

一般情况下，我们认为吸气时，肋间肌会将肋骨“拉”到一起，但当我们将指尖放在肋骨间并做深呼吸时，我们就会立即否定这一观点。事实上，即使在深吸气的时候，肋骨也并未相互靠近；呼气时，它们也没有展开。如果在呼吸过程中肋间肌是主动参与的话，那么它们的活动应该是为了将肋骨滑动至彼此倾斜的状态。本书作者与 Jon Zahourek（私人信函）的观点一致，主要将肋间肌看作是协助行走的肌肉——它们只是在每一次迈步中收紧或放松躯干的旋转。

最后，让我们来看看斜角肌（图 7.10）。目前普遍将其视为呼吸肌第二位，肋间肌则位居第

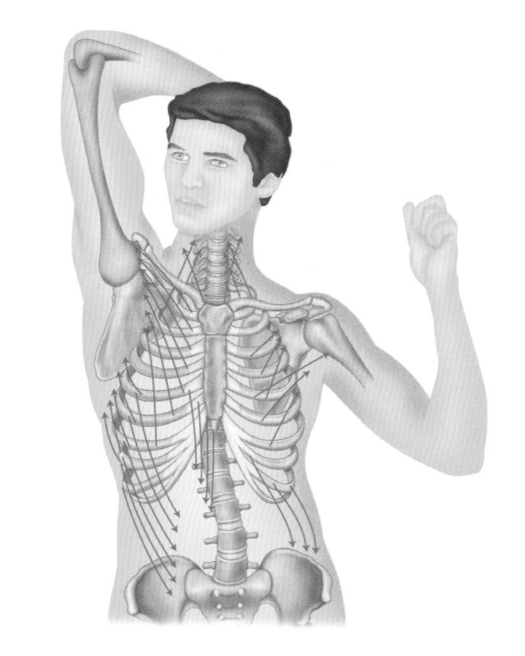

图 7.9　当需要时，肋骨篮周围的许多肌肉都可以辅助呼吸；当这些肌肉因过于紧绷且短缩时，则会抑制呼吸

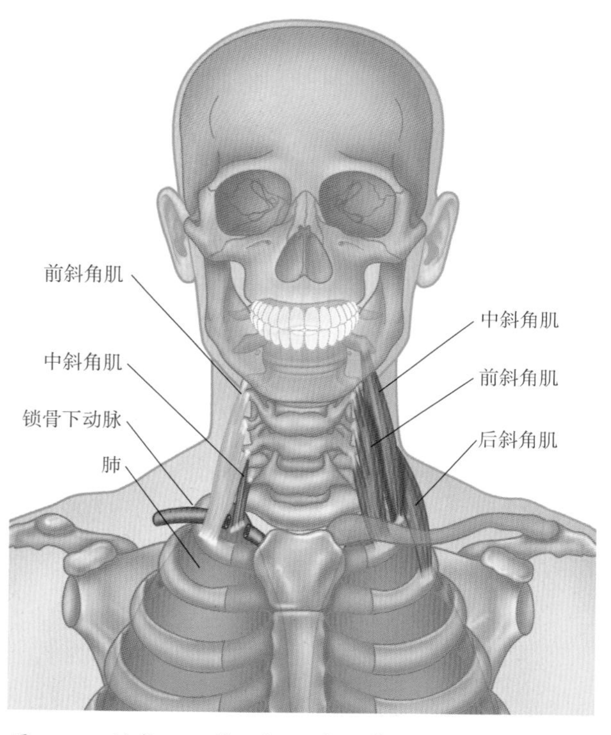

图 7.10　斜角肌从第一根肋骨和第二根肋骨开始在颈部周围形成裙形。中斜角肌和后斜角肌控制着头部的侧向活动并辅助呼吸。当出现功能障碍时，前斜角肌会把颈椎向前向下拉

三。斜角肌包绕第 2 至第 6 颈椎的横突，然后向下穿行至第 1、第 2 肋，像穿在颈部周围的一条裙子。呼吸时，斜角肌可以提升颈肋，或防止它们被下拉。

在出现功能障碍的情况下，我们应将中斜角肌和后斜角肌（任何情况下它们都不是完全独立分开的肌肉）与前斜角肌分开。中斜角肌和后斜角肌是椎旁肌肉，因此扮演“颈部腰方肌”的角色，产生颈部侧屈，或者更多时候是防止或稳定颈部侧屈。

前斜角肌较靠前，从第 3 颈椎至第 6 颈椎的前结节向前下方行至第 1 肋——因而可以充分发挥“颈部腰大肌”的作用。其作用原理是以颈部为起点，以肋骨为附着点，在吸气时上拉肋骨。如果将胸锁乳突肌向内侧推开，并将指腹放在下面光滑而又紧实的肌肉上，然后吸气，你会感觉到前斜角肌绷紧，要么在呼吸过程中一直绷紧，要么在呼吸达到峰值时绷紧。

不幸的是，颈部不是脊柱中最稳定的部分，尤其是当枕下肌开始变短（这种情况常常发生于持续恐惧时，参见第 8 章）时。通常是前斜角肌变短，将颈部下拉至肋骨；头前移姿势下或者它的变形体——胸廓后倾的姿势下都需要打开前斜角肌。

膈肌

下面我们来看看最主要的呼吸肌——膈肌。只需要在剑突上使劲打一拳，感觉要“背过气去”了，我们才能意识到，如果没有膈肌，其他的呼吸肌是多么的没用。

膈肌是一种薄而强韧的肌肉，它泰然自若地横卧在腹腔消化器官和胸腔心肺器官之间。“泰然自若”这个词用得很恰当。在四足动物体内，膈肌受重力作用而有所倾斜地前后泵动。在我们人体内，膈肌则是或多或少地沿重力线方向上下泵动着。但是，在呼吸末段，来自下体腔的正压力（不论你是有多饿或排便多么顺畅，都存在这种正压力）和来自海绵状肺部吸气时的负压力（肺永远是想缩成一团，无论吸气或呼气多彻底都存在负压）是平衡的。使得膈肌恰好处于上、下两个腔体间的压力平衡点处。

膈肌像一把大伞，伞柄部由两条与腰椎前部相连的“腿”组成，大多数人的柄干部都靠近身体中央。“伞”边缘与剑突和围绕在剑突周围的肋骨下边缘相连接，形成两个位于双肺下方的穹顶。这两个穹顶在呼吸过程中的运动方式像极了海里的水母（图 7.11）。

膈肌是一个有着中心腱的双穹顶，位于心脏下方，中心腱从一个穹顶的中心跨至另一个穹顶的中心。实际上在胚胎发育时期，膈肌的中央部分与心脏同位于“头顶上方”，随着发育进程，膈肌中央部分以一种独特的向下折叠方式进入胸部。所以膈肌的中央部分下移没有多少就开始牵拉心包膜了。因此，对于大多数人来说，膈肌中央点只能下移半英寸（1~1.25 cm），但歌手、潜水员和瑜伽练习者能通过训练使膈肌中央点下移达 4~5 cm 的距离。

双肺下方的两个穹顶也同样可以通过活动和训练下移几英寸（1 英寸 =2.54 cm），并将空气吸入每个穹顶上方的肺中，就像腹腔中的活塞，使所有器官发生移动。而心脏则安全地待在形似三角形的纵隔中，纵隔又与胸骨和胸椎相连接，以避免心脏被大幅度地移动。肝脏和胃都会下移，

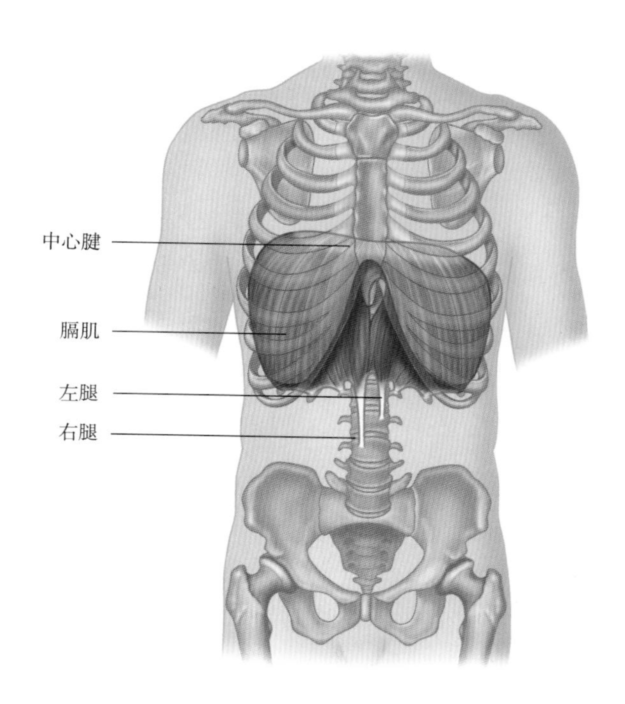

图 7.11　膈肌是一个双穹顶——每侧肺下一个穹顶——吸气时向下移动，呼气时回弹。其下部压力始终为正，上部压力始终为负

同时肾脏也会在腰大肌表面上下浮动，肠道随着膈膜的泵动而蠕动。甚至肺脏本身也会在我们呼吸时，在肋骨的活动范围内发生旋转：当它们吸气膨胀时，转向中间“拥抱”心脏；当它们呼气回弹时，又转向两边。

膈肌运动

膈肌纤维多数是垂直的，了解这一点非常重要。身体的大多数肌纤维的走向或是平行于身体纵轴线，或是与身体纵轴线略微成斜角。人们普遍认为膈肌纤维是水平肌，但事实上只有中心腱（即肺和心脏下方的结缔组织）呈水平排列，而位于穹顶面的大多数肌纤维呈垂直走向。

这种肌纤维排列方式使膈肌成为一种起点与止点在动作过程中规律性互换的特殊肌肉。吸气之初，当膈肌纤维收缩时，肋骨和腰椎的下边缘为起点，中心腱为止点，中心腱下拉，引起肺向下拉，从而将空气吸入肺内（图 7.12）。当穹顶下移时，腹部气囊内的器官也随之下移，从而挤压腹部。但内含液体的腹腔器官只会轻度受压，因为中心腱会很快对抗阻力减缓下沉，腹腔仍然保持液体填充的气囊状。由于膈肌不能进一步下拉，在呼吸的这个时候膈肌的起点和止点完成“互换”。降至腹部的中心腱变成了起点，中心腱的垂直纤维继续收缩，开始上拉肋骨篮的下缘。在大部分呼吸模式中，斜角肌从上方辅助提升上部肋骨。

将我们的双手手指置于自己或他人的第 6 至第 9 肋骨处（双手放在身体两侧最简单），并仔细体会几个呼吸周期，就可以感觉到体内的膈肌运动。呼吸模式会有所不同，但大多数人都会存在两个明显的吸气阶段。第一阶段，肋骨几乎静止不动；第二阶段，肋骨才开始显著上移（手指的感觉则是向外扩张，见图 7.12）。肋骨在吸气阶段的动作过渡，在受过呼吸训练的歌手或瑜伽练习者体内更为平缓，甚至觉察不到，但你会在呼吸结束时比在呼吸开始时更能意识到他们的隔肌运动有别于常人。

膈肌的第二次运动是向上拉肋骨，主要负责肋骨篮的扩张，这种扩张方式既包括肋骨向两侧移动“篮柄”的运动，又包括肋骨离开胸椎前面的“泵柄”运动。膈肌在肋骨处依靠自身的收缩上拉肋骨，但肋骨篮完成扩张的方式与肋骨外扩的形状有关，而不是肋骨被某些肌肉向上向外拉出（虽然这些肌肉的确有辅助作用）。为吸气提供动力的主要运动来自膈肌。

人们普遍认为呼气是一种肺组织弹性回缩的自然过程，无须任何运动，但在快节奏的西方社会，极少有人的呼气是完全不需要收缩。谁能等那么长时间，等着自然的呼气完成？评估客户呼气过程，观察是否有膈肌过度收缩的情况，试着让他用轻松且少费力气的方式呼气。

另一种经常遇到但又难以发现的呼气问题是——膈肌不能在呼气末段完全放松。许多人，尤其是那种焦虑的人，很容易使膈肌自始至终保持一些张力，从未完全放松，也从未完全排空过空气。追踪客户的呼气过程，并同时用手辅助，使膈肌完全放松，这是为客户身体的所有调节系统（包括参与呼吸的神经、器官，以及肌肉骨骼）提供的一种服务。

我们每天大约要呼吸 17 000 次，因此，将呼吸称为“生命之河”一点也不为过，但它更类似于涨涨落落的潮汐。在任何情况下，呼吸都是

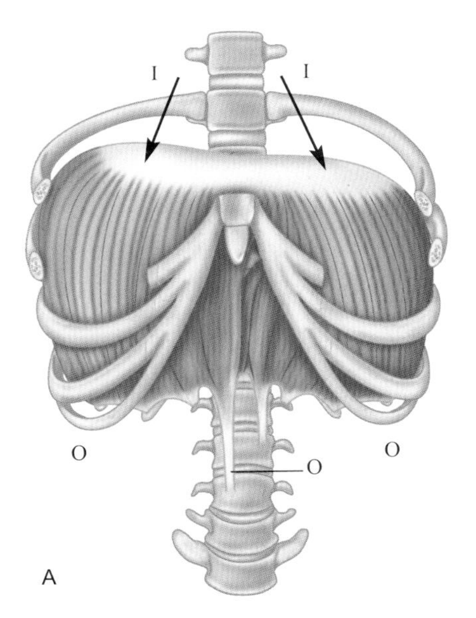

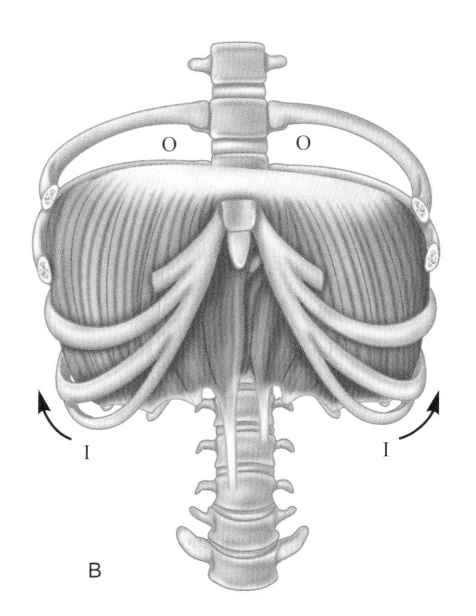

图 7.12 膈肌在收缩过程中完成了起点与止点的互换。A. 起初，肋骨作为起点，穹顶中央被下拉；B. 在吸气的第二个阶段，中心腱变为起点，膈肌收缩提升肋骨（O，起点；I，止点）

最重要、最基本的核心运动，其他许多运动都建立在这种基础之上。如果每天在前深筋膜线和脏器中间重复着错误的呼吸模式，就算问题微小，但由于每天重复次数多，持续时间长，那么终有一天会导致很多不平衡出现。相反，如果能让呼吸一天天变得正常起来，那么各种类型的问题也同样会随着身体的自我纠正而逐渐消失。

身体解读：腹式呼吸与胸式呼吸

人们似乎对于呼吸有着许多不同的看法，正如老师们谈及呼吸时亦众说纷纭。构成完美呼吸的因素或许并不取决于那些我们耳熟能详的固有观念，而是取决于一种能够与任何给定活动的需求（或要求）相匹配的能力，无论这种给定活动是马拉松、瑜伽练习，还是看电视。没有哪一个人的呼吸是完美的。任何一个特定瞬间的完美呼吸取决于保证所有与呼吸相关的解剖因素是“清醒的”和“有意识的”，从而使整个躯干（前后、左右、上下）都能对呼吸适时做出响应（图 7.13）。

肋骨产生运动：第 1~4 对肋骨的泵柄式运动，第 7 ~10 对肋骨的桶柄式运动，第 5~6 对肋骨有一些小幅度的向上和向外的扩展运动。深吸气时，双肩也应该以一种放松的状态与肋骨协同地向上并向外扩展。

对于呼吸周期的完整分析需要具备与正常人群呼吸进行比较的能力，且需要花费时间来完成，受限于本书主要阐述的内容，我们在此无法展开讨论，但十分鼓励大家在这方面进行因素研究。我们对躯干调整的目标是将膈肌（也叫膈膜，即呼吸的主要肌肉）与下方的盆底膈膜对齐；这两个层面的平行程度越高，它们之间的双向互动性也就越利于健康。在第 6 章中，我们讲到将骨盆平衡地置于双脚之上，那么本章的阐述重点将是将膈肌平衡地置于盆底之上。若要做到这种平衡，就需要我们的身体通过平衡“X”形腹内、外斜肌来满足我们前面所提到的 4 条“绳线”之间的前后平衡、两条体侧线与胸骨和耻骨联合（其在一条线上）之间的左右平衡。

另一种使呼吸受限的常见因素是一条一般位于第 5 肋的水平方向上的水平带。它是 Schultz 和 Feitis（1996）所描述的一系列水平带中的一条，如图 7.14 所示。

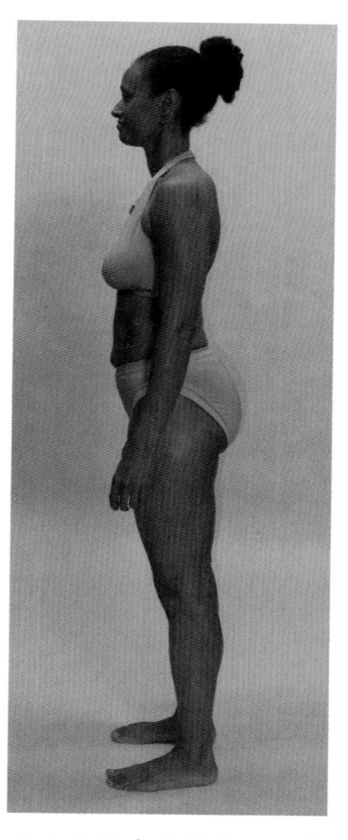

图 7.13　从这位女士的身体结构可以看出，她骨盆底的方向是向上并向前的，同时她的膈肌向下并向前。这两股反向力量的汇聚点落在她腹部的前面。我们需要通过平衡前文描述过的四条线，以及拉伸并放松她的髋屈肌来促进更好的交互关系

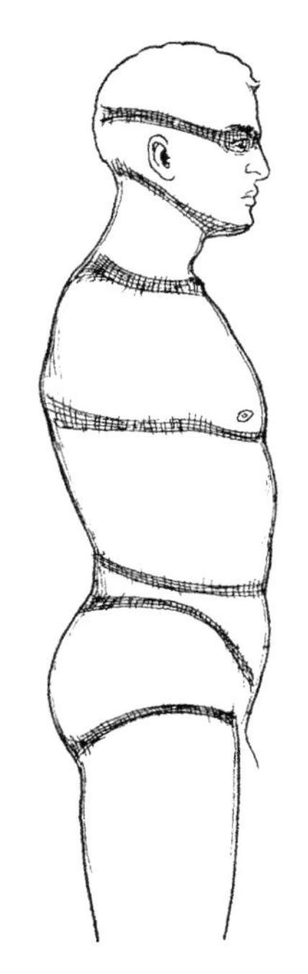

图 7.14　Schultz 和 Feitis 描述的水平带（1996）

这条水平带是一种自然形成的压痕，它作为腹直肌部分和胸大肌部分之间的过渡带而存在，但在呼吸和剧烈运动中，这条水平带仍然应该在肋骨表面移动。如果想对该区域的健康状况做基本评估，可以让客户将双臂举过头顶并向后伸展（在他舒服和安全的范围内进行），或者分别向两侧侧屈。做这些测试的目的不是关注客户的活动范围，而是要关注这一水平带在骨架上的活动质量——有滑动还是卡住了？在哪里卡住了？

还有一种常见的模式是胸廓向一侧倾斜。在这种情况下，我们需要上提并牵长较短的那一侧，缩短较长的一侧腹斜肌。如果需要，可深入到更深层的组织，处理缩短的腰方肌。腰大肌可能也参与胸廓倾斜，把第 12 肋和膈膜拉向短侧胸廓。

腰大肌也经常参与胸廓的旋转，一侧腰大肌把横突向前拉以使肋骨转向另外一侧。但在处理腰大肌这种深层组织之前，我们需要先解决较浅层的腹内、外斜肌，即牵长从一侧髂前上棘到对侧肋骨的这条对角线（图 7.15，图 7.16）。

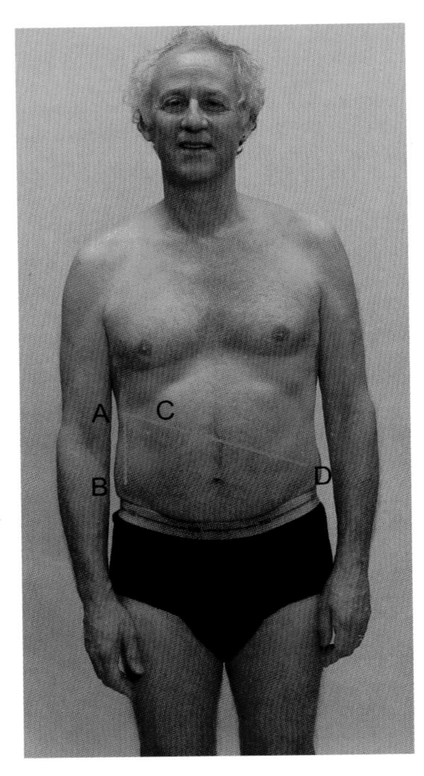

图 7.15　这位先生演示了胸腔向右倾斜（AB）的情况，因此我们应该上提他的右外侧组织（最终处理右侧的腰大肌和腰方肌）和扩展他左侧体侧线的组织。另外，他还表现出了一种胸腔向左旋转的情况，因为从他的右肋弓到左侧髂前上棘（CD）的这条线看起来比另外一个对角线要短一些

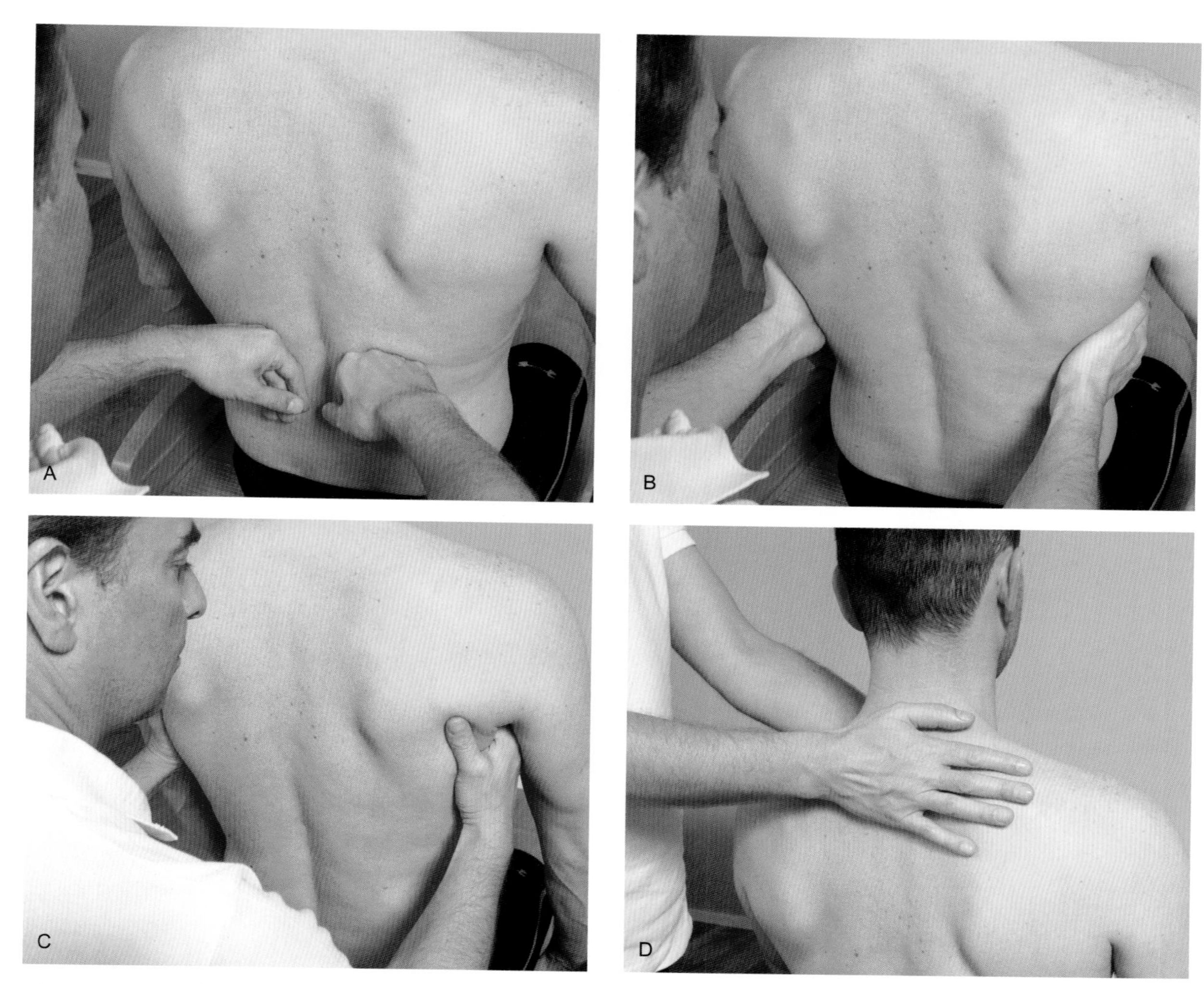

图 7.16 A~D：在姿势评估之后，可以将手置于以下 4 个重要位置以进一步获得有关呼吸的信息。首先，我喜欢用手背去感受低处肋骨（第 10~12 肋）的"钳子"运动（A）；其次，用手掌去感受中间胸肋（第 6~9 肋）和它们的"篮柄"运动（B）；然后，将双手插于腋下（C），去感受较高段肋骨（第 3~5 肋）"泵柄"运动和"篮柄"运动合二为一的联合运动；最后，将一只手置于胸骨柄上，另一只手置于身后的竖脊肌上，可以很容易地感受到最上段肋（第 1~2 肋）的运动（D）。在最后一个检查姿势（D）中，治疗师需要体会左手和右手在吸气时分开得更多了。虽然活动范围很小，但有一种普遍模式值得关注：在上胸廓，第 1~2 肋后面的呼吸运动受到抑制，这常与头和肩的位置有关，我们将在接下来的两章中讨论这些因素

腹部技术与胸部技术

腹直肌和胸肋筋膜（前表线）

作为前表线的一部分，腹直肌的筋膜和胸锁乳突肌相连。因此，当骨盆前倾、腹部过紧或像这位模特一样髋屈肌过紧时，腹直肌的被迫下拉就会导致头部前移（图 7.17）。

我们将从阴毛上方的位置或者更高一点的位置（根据客户的具体情况）开始手法。手指弯

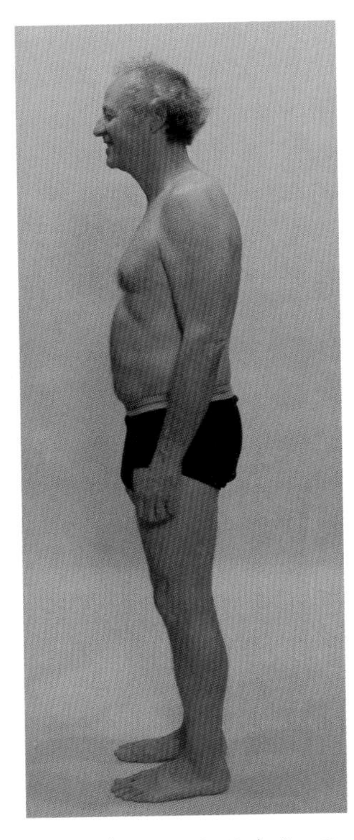

图 7.17　图 7.15 模特的侧面观我们可以看到胸骨表层的组织是如何被拉向下方的，甚至被拉到了骨盆前方。沿着这条线往身体上部看，我们可以看到这些组织与头部前移之间的关系

曲，向下按压到腹直肌肌层，然后将手指伸直，用手指伸肌去推按组织，向远离骨盆的方向拉伸。手肘下垂，使手部动作与肌肉层保持在同一水平，而无须更深入腹部。否则可能会引起疼痛，并使较为脆弱的下层组织受到挤压（图 7.18，图 7.19 和图 7.20）。

手法上提这些组织会使许多人受益。从靠近耻骨的地方一直推按到胸骨顶端，对这些结构是有益的。这种手法很难持续不间断地推按，因为脂肪组织通常会聚集起来形成阻碍，而且女性的文胸带也会成为一种障碍。因此，移开双手，然后在略低于之前位置的地方重新进入，也能有效地提拉组织，且效果更好（图 7.21 和图 7.22）。

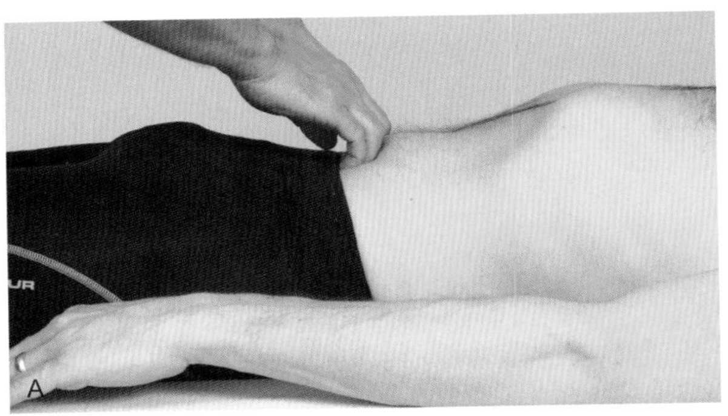

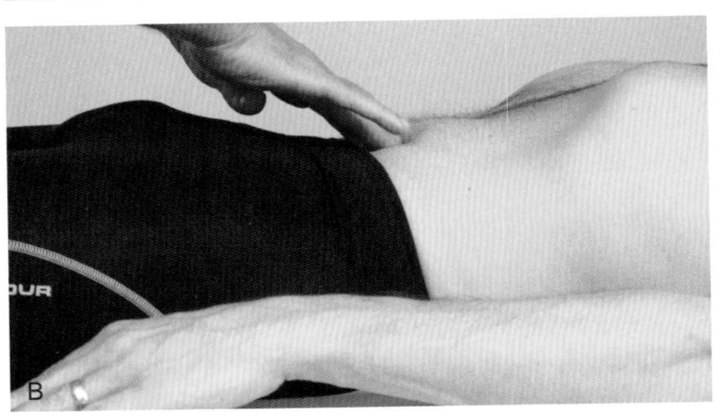

图 7.18　A 和 B：通过伸直手指和下垂手肘在合适的层面推按组织，做一个“上挑”的动作

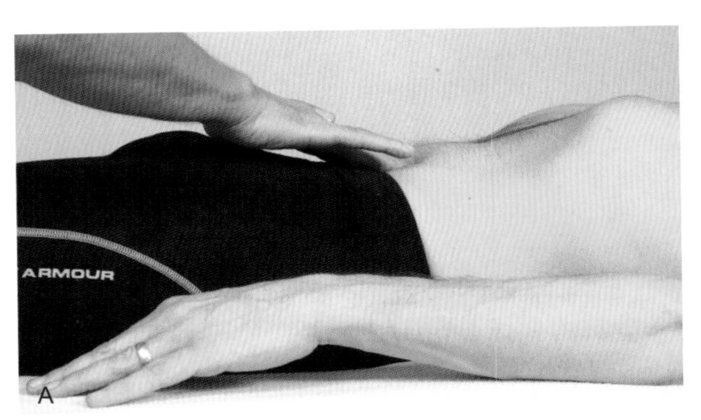

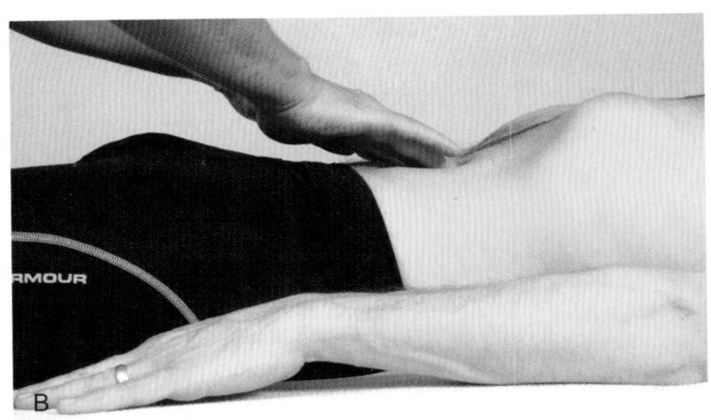

图 7.19　A 和 B：继续沿着腹直肌一直推按，当脂肪组织影响到该动作的连续性时，先放松，然后再重新进入，接着推按

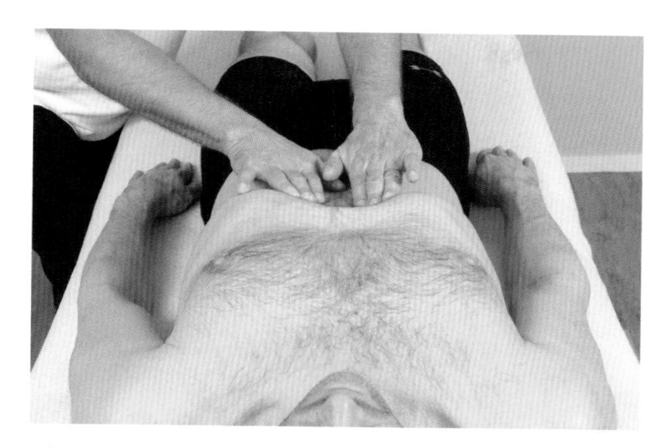

图 7.20　再次下垂手肘，以“上挑”的动作推到肋骨上方，避免压迫到骨或软骨。避开剑突，将推按延伸至胸骨

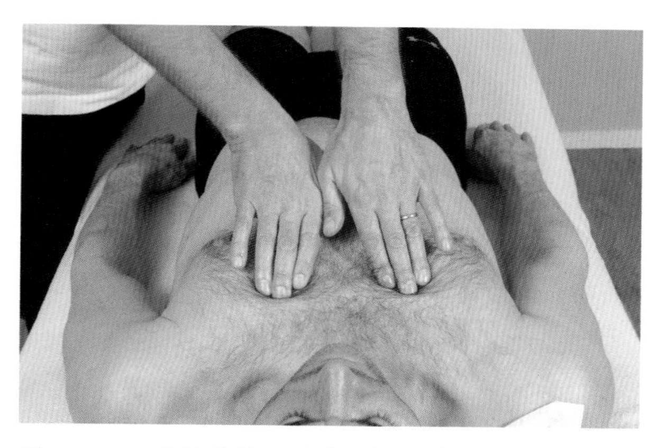

图 7.21　一直沿胸骨及两旁的组织进行推按，以放松各胸肋关节周围的组织

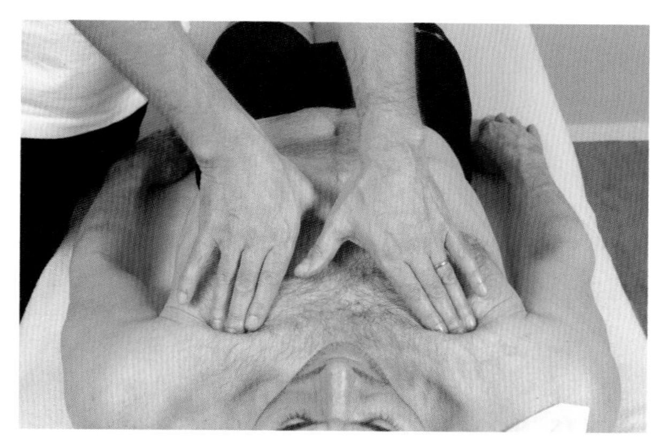

图 7.22　当推按到胸骨顶端时，以同样的手法向两侧推按到手臂，这能帮助打开胸部。切勿一直上推按到喉咙

对女性客户文胸带下方的部位进行推按或许已超出了治疗师的专业守则。如果是这样的话，就停止。但如果已经向客户解释清楚手法的意图，同时客户也意识到这样做不会伤及乳房组织，那么客户往往还是会接受继续治疗的。这的确是一件好事，因为文胸带下面的组织（前面、后面、侧面）常常粘连在一起。

侧卧位胸部技术（体侧线）

为了拉起胸腔外较短一侧的组织，可以通过手肘下压有效地提拉深层筋膜，以使推按深入到髂嵴上方的组织。但连续推按到胸腔上方须注意，既不要按压过重，压至外侧肋骨，也不要力度过轻，只是在皮肤和脂肪组织上滑过；应注意手感，带动中间各层肌筋膜向上提拉（图 7.23）。

胸廓另一侧较长的组织处于“闭锁延长”状态，因此，需要横向扩展而不是纵向延长（图 7.24）。一些客户在吸气时，其肋骨做横向运动非常有限，而这种扩展组织的手法对这类客户也是非常有效的。

当推按经过胸部时，需要抬高肩部，伸直双臂压在客户身上，然后双臂交叉，用拳头后部柔软的部位进行推按。也可以使用手掌根部按压客户的组织，并将身体重量向治疗床的方向下压。客户在整个过程中应保持正常呼吸，保证胸部存在正压力，以对抗推按，这样才能给客户以更好的反馈和更好的治疗效果。

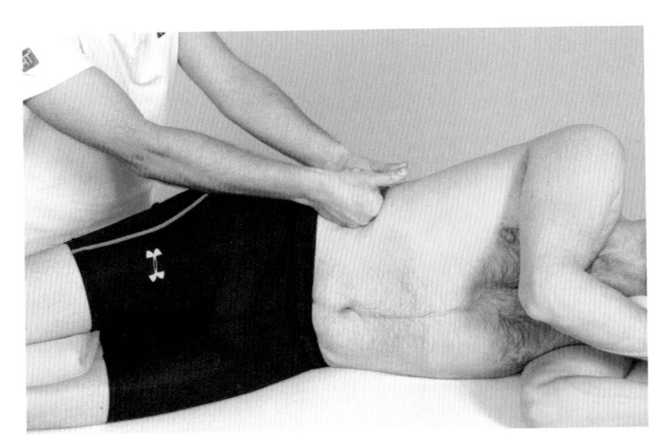

图 7.23 前臂做“上挑”的动作可有效提拉筋膜组织，并延长体侧线

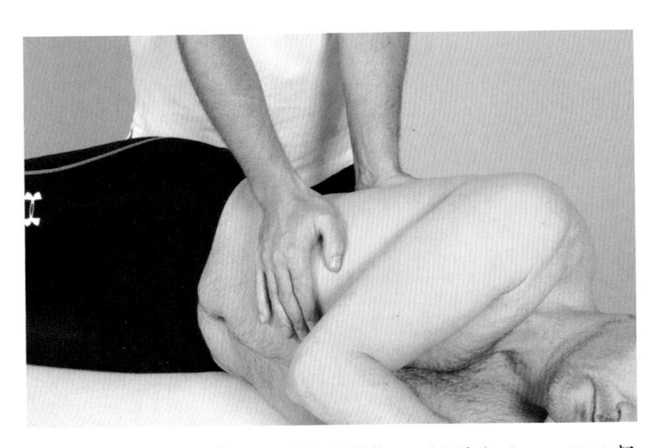

图 7.24 扩展腹部“闭锁延长”一侧的组织，可以帮助放松由于筋膜僵固而产生的限制。扩展手法有助于“区分”筋膜层（见图 5.23），让客户配合手法推按，“往我手下的位置吸气”，有助于进一步打开组织，好让推按的作用由内而外地展开，而不是只单纯地从外部向组织施加压力

“X”形腹内、外斜肌（螺旋线）

让客户仰卧，膝盖弯曲，开始平缓而轻柔地对髂前上棘内侧偏上的位置进行按压（图 7.25）。使用前文中处理腹直肌筋膜的相同方法按压组织——将手指伸至筋膜层——但这次的推按方向要朝向对侧的肋骨，沿着腹内斜肌至腹外斜肌的走向，最终过渡至前锯肌（图 7.25）。

这种手法可以配合呼吸运动被动进行，或者让客户将双膝摆向治疗师站立的一侧；这样有助于拉开髂前上棘到对侧肋骨的距离。另一种让髂前上棘远离对侧肋骨的方法是让客户将靠近治疗师站立侧的手臂斜伸过身体，产生拉伸效果（图 7.26）。

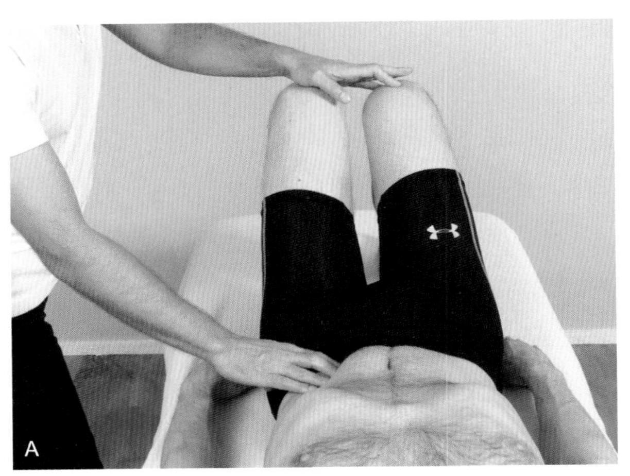

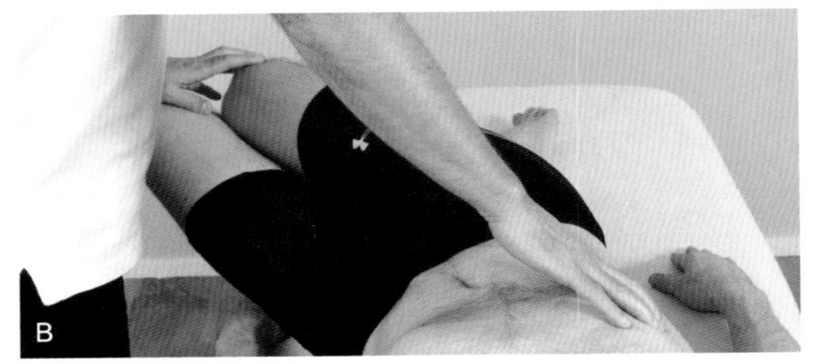

图 7.25 A 和 B：针对腹内外斜肌的推按，从平缓的按压髂前上棘开始，朝向对侧的肋弓下缘和前锯肌进行推按

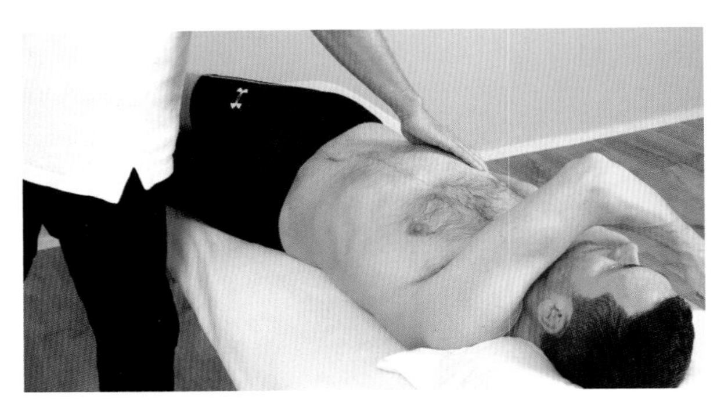

图 7.26 为了辅助这个伸展动作，客户可以将双膝摆向治疗师的站立侧，或者将同侧的手臂伸向身体对侧。治疗师将推按过渡至肋骨，即腹外斜肌与前锯肌的接触面（如客户无不适，该推按可延伸至前锯肌组织）

注意：如果客户存在腹直肌分离现象，手法治疗时不要将组织向远离中线的方向牵拉。而应该将两侧腹直肌向中线做聚拢性手法。

为了保证推按的完整性，至少通过上述方法到达前锯肌与腹外斜肌的连接点，并根据客户的模式，把手法延伸到肩部的稳定肌上。

侧卧位——腹内外斜肌（体侧线）

身体侧面的组织常常是不平衡的，这与身体前面和背面之间存在的问题有关。我们可以沿腹内外斜肌的方向进行推按，以达到拉伸任何较短斜肌的效果。使用前面讲过的弯曲手指手法，如前图所示（见腹直肌和“X”形腹内外斜肌），当客户上臂前伸时，我们可以从髂后上棘一直推按到腹内斜肌纤维的肋骨前端（图 7.27）。这种手法可以纠正很多胸腔后移并下坠的情况。

为了接触到腹外斜肌，我们可以使用相同的手法，即当客户上臂向后伸展时，髂前上棘朝胸腔后方靠近（图 7.28）。这种手法可以解决不太

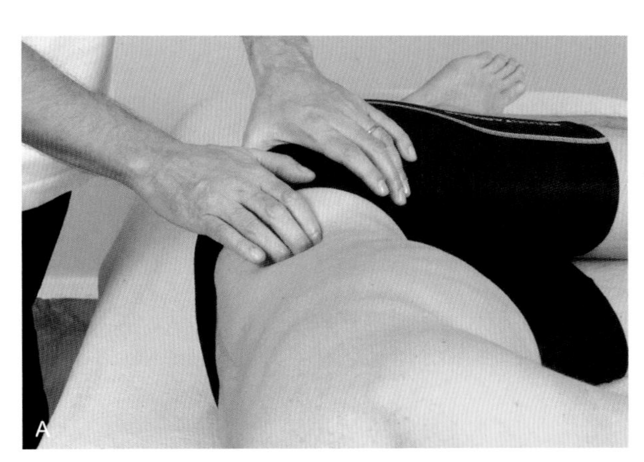

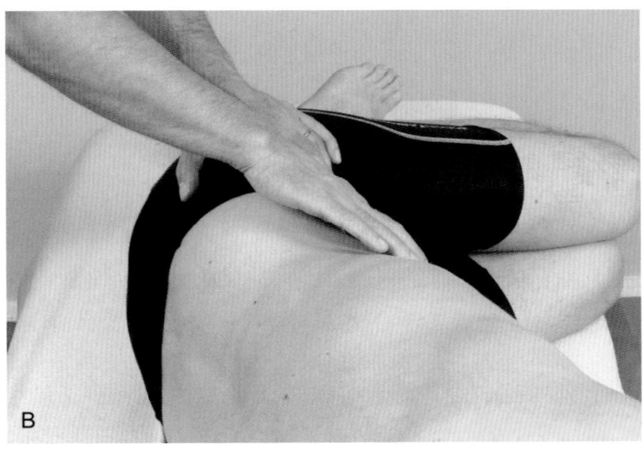

图 7.27　A 和 B：当客户的上臂向前伸展时，让客户屈曲髋部，以帮助稳定骨盆

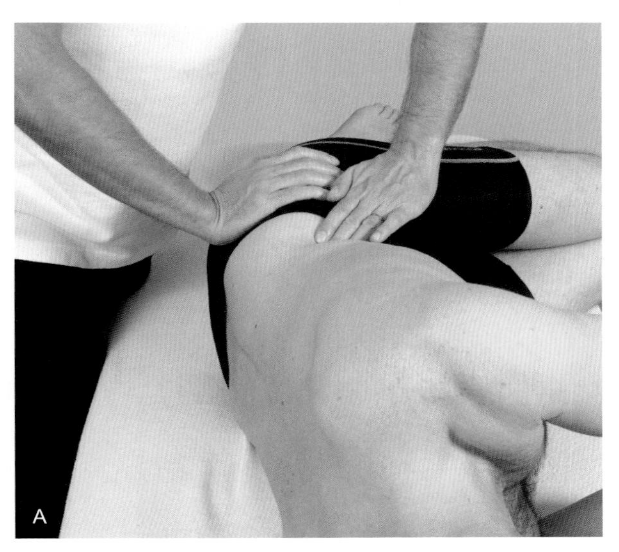

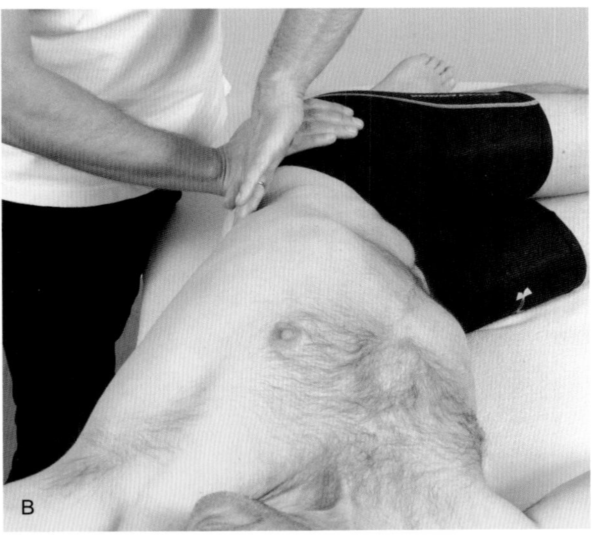

图 7.28　A 和 B：站在客户身后，当客户向后转身时，用非操作手稳定骨盆

常见的胸腔相对于骨盆前移的情况。

按压住正确的肌肉层可以增加这一手法的准确度，这与 124 页出现的“清理髂骨的边缘（体侧线）”的手法一致。

侧缝拉高（后表线和体侧线）

先让客户坐在凳子上向前弯曲身体，操作者跪在他们身后，将指尖陷入两侧竖脊肌处的组织内。然后让客户慢慢向后挺身直至坐位，此时，手指陷入的组织被拉高至第 12 肋处（图 7.29）。这是纠正胸腔后倾的理想动作，因为这条筋膜线将会缩短。这种手法往往需要重复几次，在一个疗程内或几个疗程后，可以放松紧张的侧缝筋膜。

肋间与第 5 肋带（体侧线）

Schultz 带（图 7.14）通常沿第 5 肋出现，可以使用轻柔的延展手法将其沿侧面打开（图 7.30）。让客户往治疗师手按压的位置吸气可以协助组织的放松。

为了更精确地推按第 5 肋带，并放松肋骨间隙，可用指尖推按肋间肌任意一处紧张受限的部位。当手指治疗手法熟练后，我们可以进入更深层的组织，但仍要注意一次处理一层，由浅入深（图 7.31）。

掌握了腹直肌手法和腹部“X”技术后，我们已经能解决大部分浅层组织的问题，可以进一步沿肋弓的连接处进行推按。最常见的方向是向后推，这是由于胸腔向后倾斜的发生率较高，这种姿势会把下肋部顶到前面来。

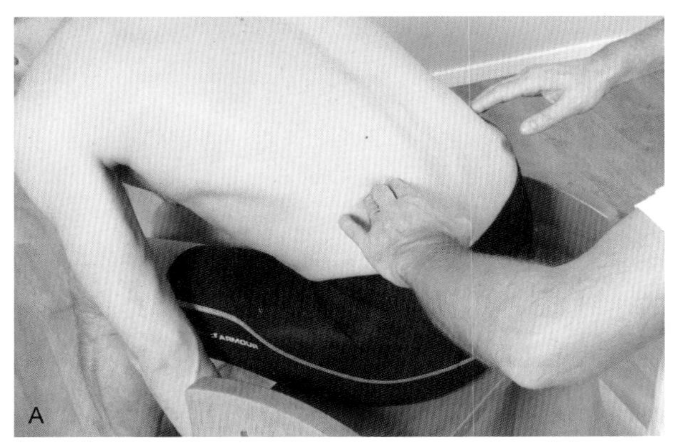

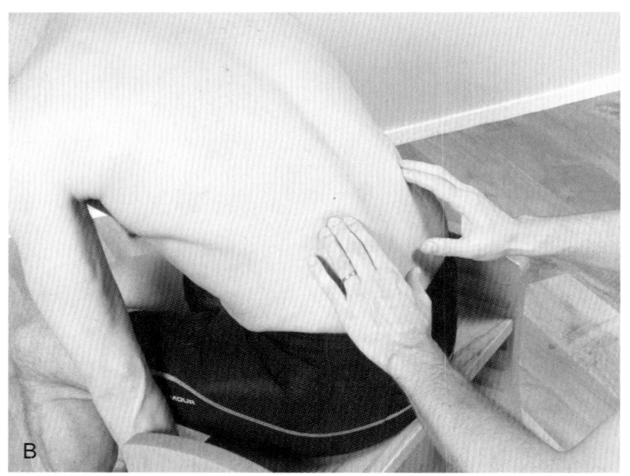

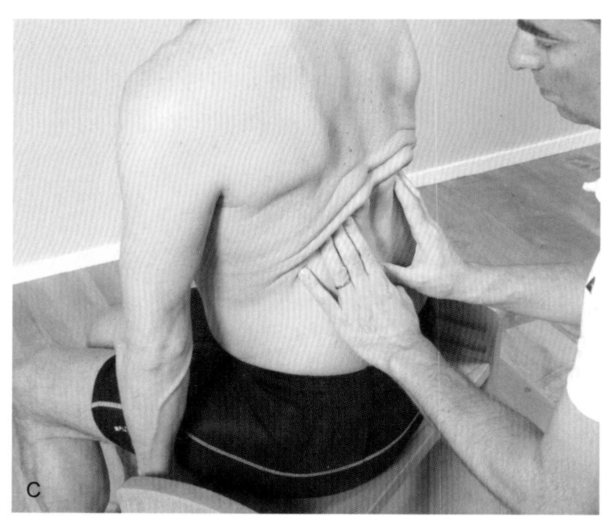

图 7.29　A~C：客户坐位，治疗师跪在客户后面，指导其前屈，然后用手指推按竖脊肌两侧的组织，保持手指和手腕竖直，随着客户慢慢挺身并坐直的动作，慢慢地上推组织。手和手指的位置不要影响客户直腰坐起，感觉组织绕过了你的手指，客户的腰椎既不需要弯曲，也不必过度后伸

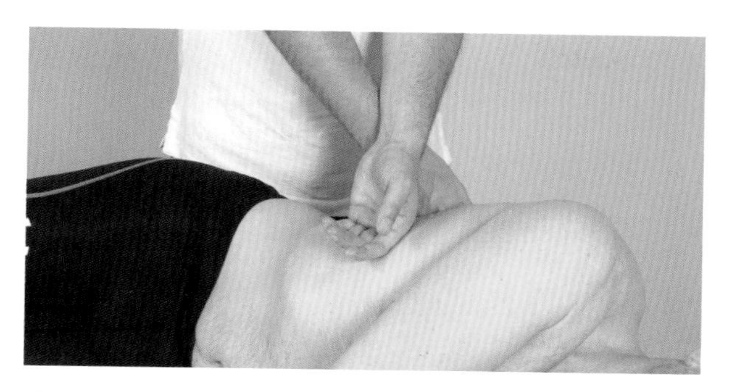

图 7.30　手背可用于塑造胸廓形状，按压到第一层感觉僵硬或紧张的组织。当客户将气体吸入至两侧肋骨时，通过把重心压在双手上的方式获得延展组织的效果

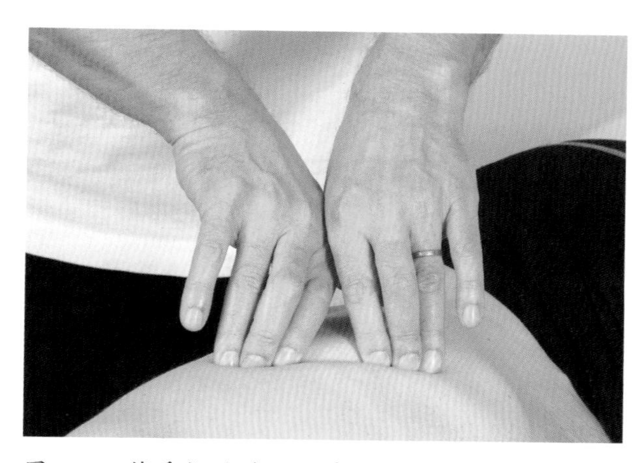

图 7.31　将手指游移于肋骨之间，并让客户顶着你的手指吸气（这也可以作为客户的一个简单的意识练习）。随着肺部压力的增加，推按可以滑入肋间组织，通过弯曲示指的掌指关节来分离双手的指尖，这样可以达到提高精确度且省力的效果

靠近客户头部的一只手支撑住上方的肋骨，轻轻地向里按压，以使部分组织放松下来，然后用另一只手的手指沿肋弓线方向向后拉组织。

这种手法不仅对呼吸困难有效，对走路时出现转身困难的情况也同样有效。因为它可以让肋骨再次运动起来，使胸廓在步行周期中有能力扭转再反扭转（见 151 页“辅助呼吸肌”）。

清理肋弓（前表线和体侧线）

肋弓沿线区域往往会出现粘连和受限的问题。腹部肌肉的深层筋膜附着在肋弓上，浅层筋膜从肋弓上经过，膈肌的筋膜延伸附着于肋弓深处。因此，在不同的深度存在着许多不同方向的力。如果肋骨篮有任何的倾斜或移位，组织就会被拉向不同的方向。

放松膈肌（前深线）

使用相同的手部位置（图 7.32），这一次，让胸腔更加松弛一些，这样推按的手指能够探入到前部肋骨的下方，直至腹直肌外侧，在肋弓里侧勾起手指，手指能达到的深度取决于组织的开放程度。你可能没到达肌筋膜这层，但是可以肯定

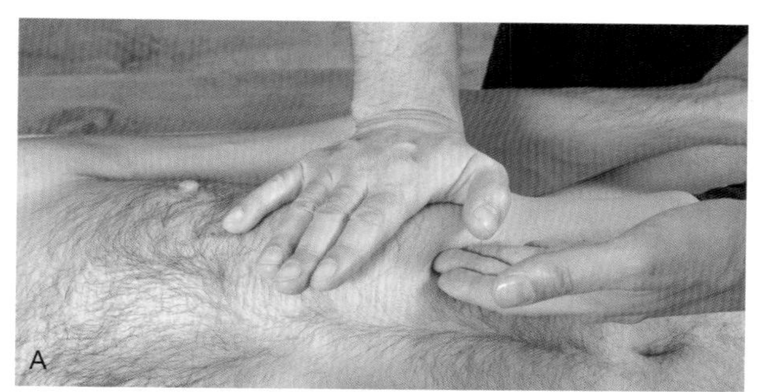

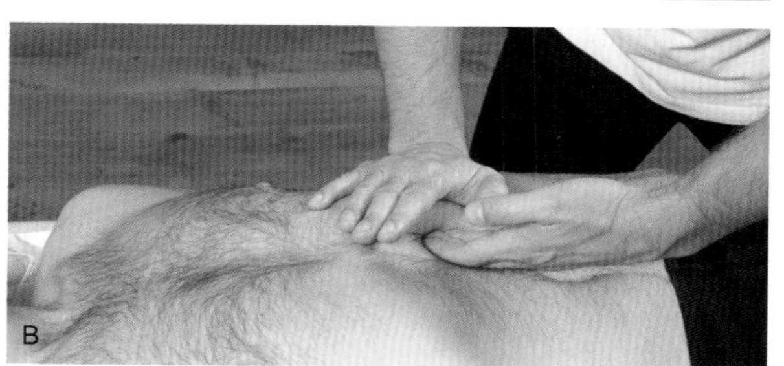

图 7.32　A 和 B：为了让你看清手的位置，图 A 中上方的手掌轻轻抬起了一些。然后用上方手支撑住肋骨，把组织向下手手指的方向推（B），下方手手指就可以将该处组织向前或向后移动了

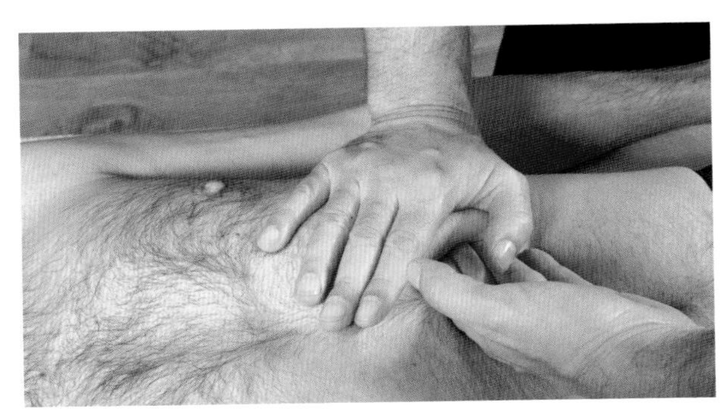

图 7.33 注意：如果客户的肋骨及其附近区域存在健康问题和（或）机体存在骨质疏松或骨量减少，则禁止采用此种训练技术

已经在膈肌的筋膜连接上了。

在肋弓里侧勾起手指的时候确保方向是朝向肋骨，而不是角度继续向下勾向内脏，否则容易导致内脏组织受损（图 7.33）。嘱咐客户及时告知感受，如果他们感觉到灼烧或刺痛，这就表明推按手法挤压到了内脏组织。

一旦双手放在适当位置上，通过移动手臂来带动手腕向前或向后，我们就可以轻易地向任意需要的方向拉伸组织了。膈肌的筋膜可能也需要向表浅方向提拉，可以通过沿着胸腔的前面向上伸展手指的方法；也可以采用弯曲指尖至组织，然后从胸部下方慢慢收回手的方法。

这些技术的目标不是为了“完美”的呼吸，而是为了达到一种支持我们身体进行所有活动的“轻松而又起伏”的呼吸状态。有一点还需注意，治疗师在治疗时应注意保持自由的呼吸和轻松的身体状态。在使用这些技术方法的过程中，如果治疗师过度呼吸或屏住呼吸就不太可能把轻松的呼吸带给客户。治疗师值得花些时间让自己的操作技术达到轻松自如的地步，这不仅可以延长治疗师的职业寿命和身体健康，对客户而言治疗效果也会更好。

鼓励呼气

我们经常发现有些人吸气深而呼气浅，胸廓几乎没有完全回缩，因此调整吸与呼之间的平衡很有必要。让客户侧卧，治疗师站在客户背后，将靠近客户头部的手置于客户的肩胛骨、肩峰和上肩胛带锁骨处。将另一只手置于胸廓处（若是女客户，则需将手置于乳房下的胸廓处）。这种姿势可以使我们用一只手的掌根下压肩胛带对上段肋骨施加压力，用另一只手的大鱼际和小鱼际对中段、下段肋骨施压，按顺序加压来促进胸廓回缩。

鼓励客户吸气，当他们慢慢呼气时，依次给上段、中段、下段肋骨加压。当完成呼气后，暂停一下，然后再次给外扩的肋骨轻微加压以完成下一个吸气动作。吸气时，按照下段、中段、上段肋骨的顺序逐一释放大部分压力（但不是全部压力），以使肺再次膨胀时保持一定程度的向内压力。

当客户再次呼气时，要鼓励他（她）把所有肋骨的活动度都用尽，尝试加深呼气动作，然后再依次放开压力让客户吸气。这种循环练习可以反复 4~5 次，以使每一次的呼气逐渐变得更加饱满。

高级解读

健康的呼吸需要健康的脊柱，健康的脊柱也需要健康的呼吸（见第 8 章）。在解决某一区域的问题时，往往需要先处理另一区域的问题。正是基于这一点，我们在后面的两个章节中只给出了一些处置范例，好让读者充分了解处理腹部、

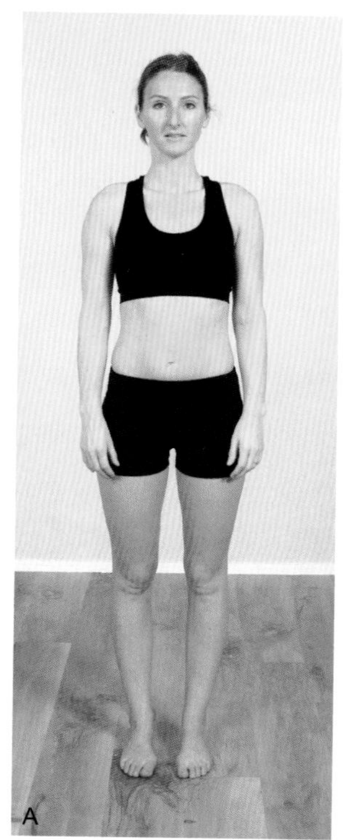

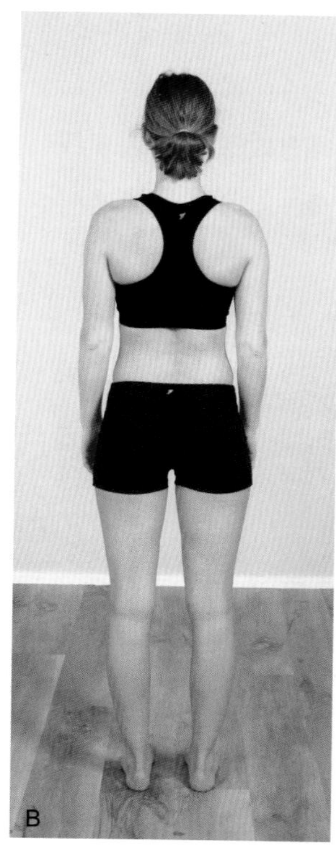

图 7.34　A 和 B：前面观与后面观

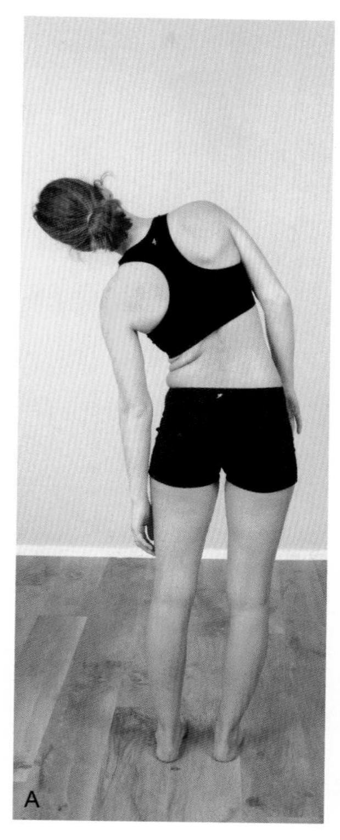

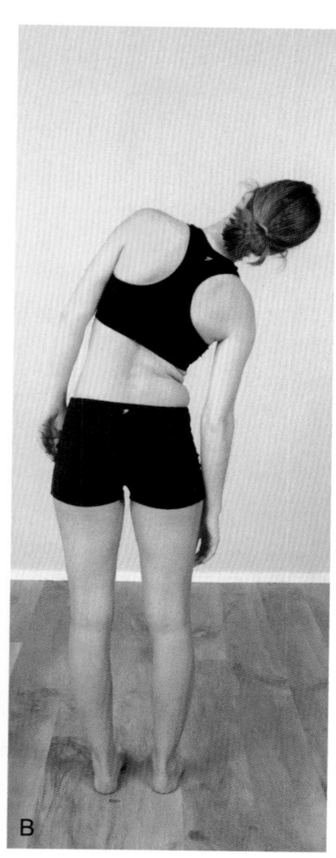

图 7.35　A 和 B：让客户向左侧和右侧弯腰，不但能够带来这一动作范围内的一些信息，而且能够观察伸展侧腹内、外斜肌和肋间肌的情况

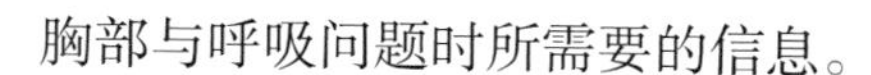

胸部与呼吸问题时所需要的信息。

我们的主要结构目的之一是平衡呼吸膈膜与盆底隔膜。前面观允许我们就左右体侧线（腹内外斜肌与肋间肌）和螺旋线的腹段（前锯肌、与一侧腹内斜肌相对的腹外斜肌）提出疑问。

虽然我们受限于用本书的二维画面来展现有关呼吸的四维画面，但至少我们可以借助二维画面去尝试着观察女模特的结构中可能存在哪些限制或问题（图 7.34，图 7.35）。这不是为了让我们有能力去诊断感兴趣的症状，而是让我们能够拥有就客户的身体系统提出更好问题并能够把这些问题合理理解的技巧。

1. 比较左右侧躯干——您能看出胸廓相对于骨盆的任何移位或倾斜吗？前面观与后面观带给您相同的信息了吗？如果没有，考虑下旋转的因素，但从前面观和后面观很难观察到这一因素是否存在 。

在前面观，一侧的肋骨篮更靠近对侧的髂前上棘吗？

2. 我们通过让客户侧向弯腰来评价一侧组织的情况——你发现左、右侧的不同了吗？如果发现了不同，这种不同与结构评估证据相匹配吗？

3. 在图 7.36 中，你将如何描述胸廓相对于骨盆的位置？你能想象到呼吸膈膜与骨盆隔膜（膈肌与盆底肌）之间的位置关系吗？它们是相互对应的吗？如果不是，你将使用什么策略去纠正呢？

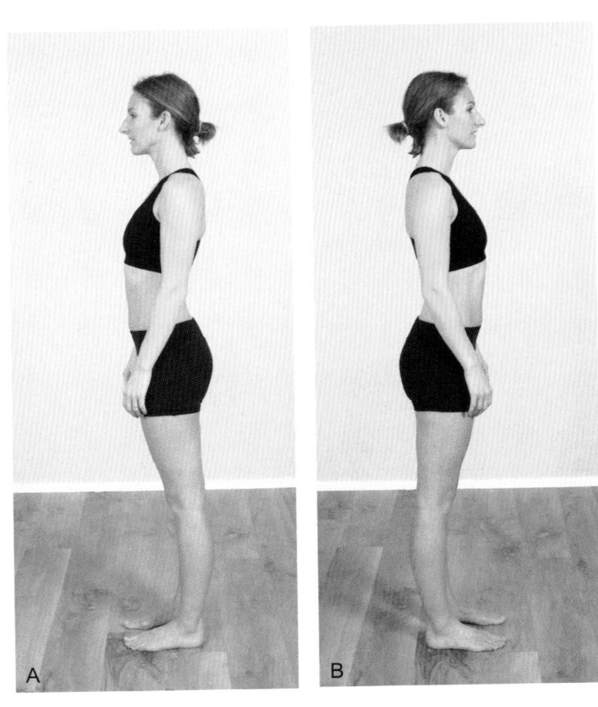

图 7.36　通过侧面观，前面组织与后面组织之间的平衡信息给我们展现了膈肌与骨盆底之间的关系

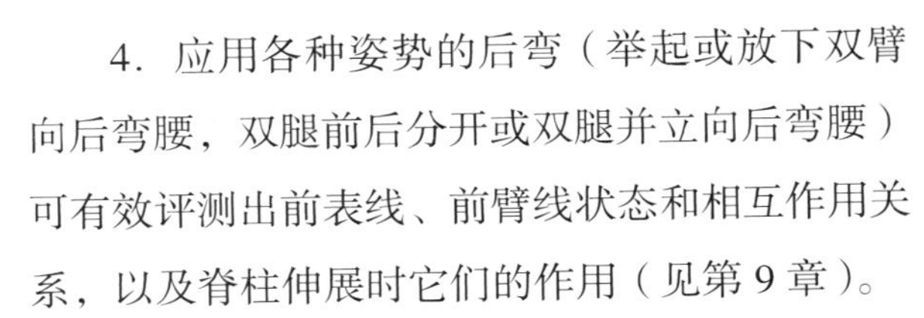

4．应用各种姿势的后弯（举起或放下双臂向后弯腰，双腿前后分开或双腿并立向后弯腰）可有效评测出前表线、前臂线状态和相互作用关系，以及脊柱伸展时它们的作用（见第 9 章）。

你注意到女模特的伸展模式是什么样的了吗？有没有什么问题？伸展是流畅而一致的吗？这是你所认为的那种身体健康且非常灵活的年轻运动员应具备的活动范围吗？

答案和讨论

1．前面观与后面观表现出相当好的左右侧平衡，但左体侧线和左螺旋线似乎稍短了些。

2．比较图 7.35 的 A 和 B，左侧侧屈表现出较大的活动范围——左手到达的位置更低一些。

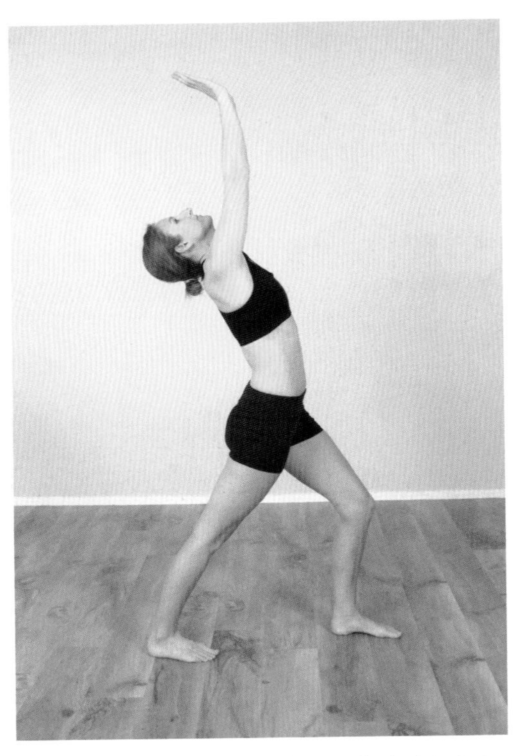

图 7.37　不同形式的后弯能够提供有关前侧组织及脊柱伸展能力的信息

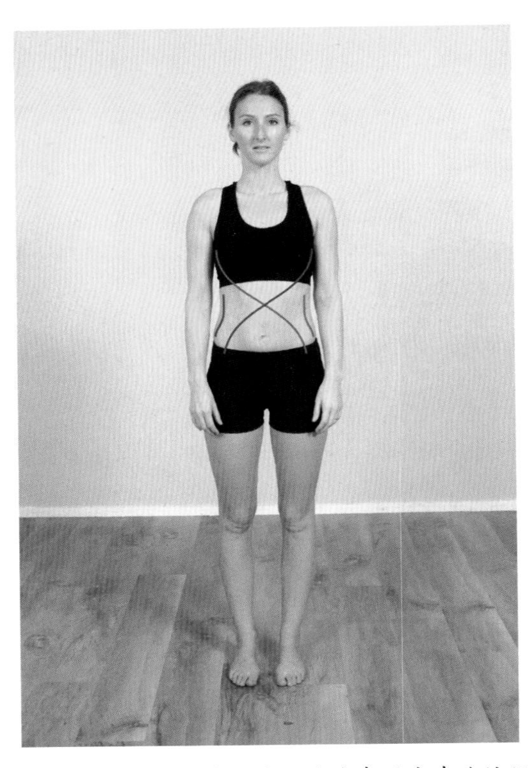

图 7.38　模特左体侧线和左螺旋线表现出有些缩短

但在图 7.35A 中，我们应当注意到脊柱向左侧屈达到这一活动范围的动作似乎并不流畅，腰椎和骨盆的右移并不明显。遗憾的是，有些可能的代偿动作被文胸带所掩盖，但比较图 7.35 中 A 和 B 的脊柱左、右侧屈，我们可以看出在 A 图中，中下胸段有着更明显的侧屈。

没有进一步的检查还不能明确这一点，但位于这一区域内右侧的肋间肌、上部腰方肌区域（在第 8 章中着重阐述）和较少部分的腹内外斜肌则处于比较关闭的状态。处理这些问题所包含的必需技术有——上提右体侧线、延展左体侧线和打开肋间肌。

3. 图 7.36 中的侧面观表现出胸廓相对于骨盆后倾，骨盆相对于重力存在前倾（但相对于股骨则是中立的）。

我们一定想从侧缝着手去纠正后倾，因为从模特 B 的伸展模式中可以看出侧缝限制了她低段肋骨的活动。我们可以把肋弓下缘组织向后拉，但我们也需要处理前表线组织（腹直肌和胸骨筋膜），这不是为了胸廓，而是因为可以调整头的位置，我们还可以看到乳突和剑突由于胸廓的后倾和头的前移而更加靠近（更多内容详见第 8 章）。

4. 在图 7.37 中，模特后弯的活动范围似乎低于我们的预期。可能会有许多原因导致了这种结果，应搜集足够的信息并整体考虑——沿着这个思路去发现更多线索。

线索 1：胸廓后倾——她是怎么到达这个姿势的？许多人将负重点放在胸腰椎结合处，但模特则表现出将负荷分散在整条胸椎上，例如，她的脊柱已经处于伸展位置。脊柱伸展的这个问题和之前说过的髋部前侧问题是一回事——如果我们要求一个身体部位做动作，我们首先需要观察动作从哪里开始，现在我们继续要求已经伸展了的脊柱去做更多伸展。正如我们所看到的，女模特的胸椎没有更多的活动范围了，她的策略是借助腰椎的活动来完成脊柱的后弯。

线索 2：前面“3”已经提到过答案。看起来似乎模特的上段前表线是短的（从剑突到乳突），我们没有看到这两点之间有什么滑动和拉长。但这一点线索可能会被手臂的位置所遮挡。

在女模特手臂上举的状态下，她的肩部组织是拉紧 / 伸长的，尤其是胸大肌、胸小肌和背阔肌。如果这些肌筋膜单元中的任何部分或所有部分都受限，那么一个常见现象就是下方的组织会出现伸展代偿。有关这点更详细的阐述请见第 8 章。

第 4 个可能需要探究的区域就是肋间肌。我们观察到肋间肌在脊柱向左右侧屈时没像预期的那样打开，在脊柱后弯时也同样需要肋骨打开和延展。观察图 7.36 的模特侧面观，我们可以看到腹肌牵长的起始部位，虽然这一点会被文胸带所隐藏，但我们能在第 5 肋处看到 Schultz 带的存在。

女模特的纠正总策略是放松脊柱伸展模式（见第 8 章），打开侧缝、第 5 肋 Schultz 带和肋间肌，同时进一步探索并区分上段前表线和肩臂前面的组织（见第 9 章）（图 7.38）。

8 脊柱

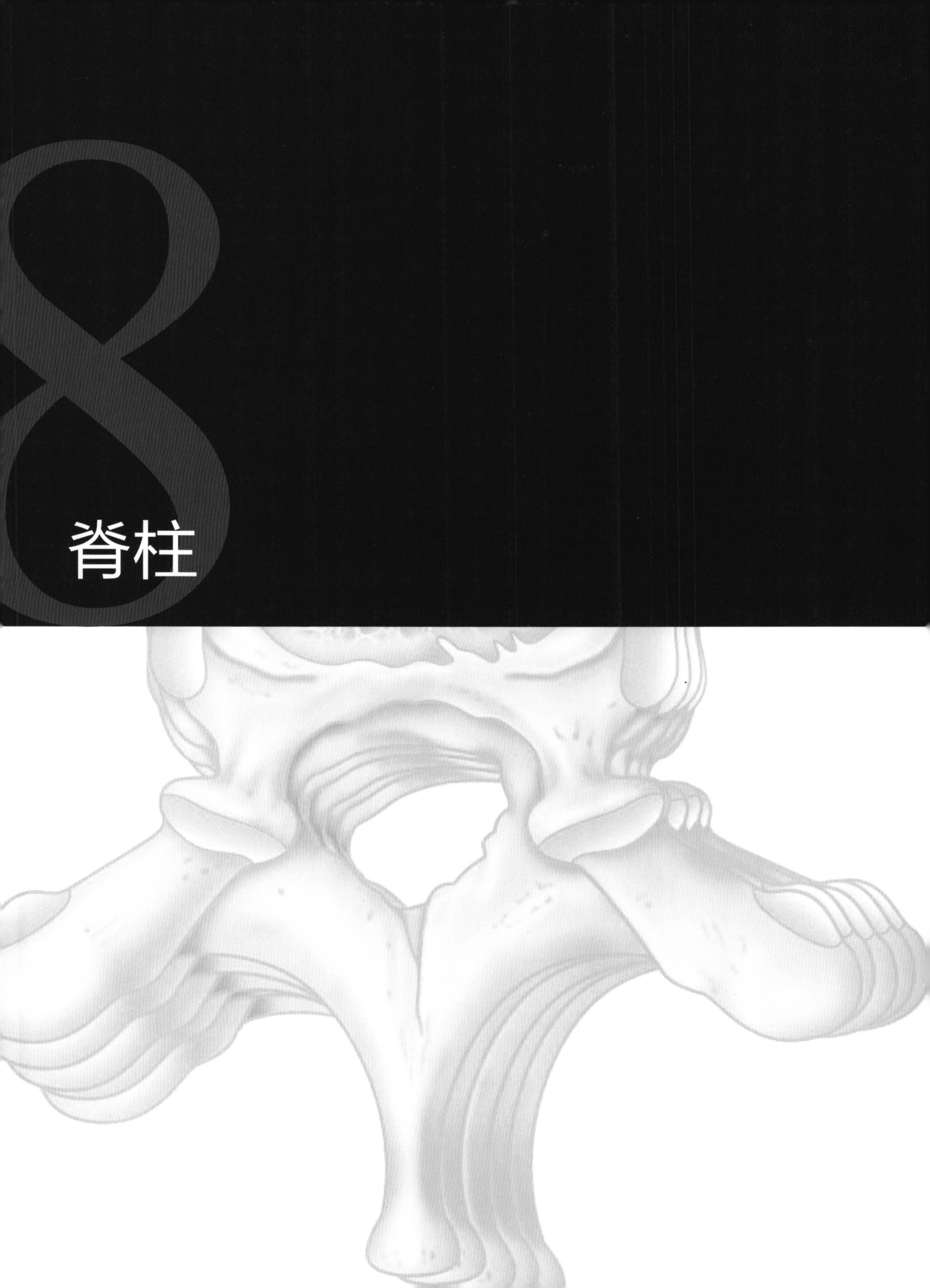

在腹腔的后面是包绕着背腔的复杂脊柱解剖结构。由于我们将重点关注筋膜和肌筋膜解剖，因此在此只讨论几个脊柱骨骼和韧带排列的突出特点，以及与脊柱稳定和活动相关的肌肉。

脊柱

脊柱分为前后两部分，椎体和椎间盘在脊髓的前方，椎弓则在脊髓的周围和后面（图 8.1）。

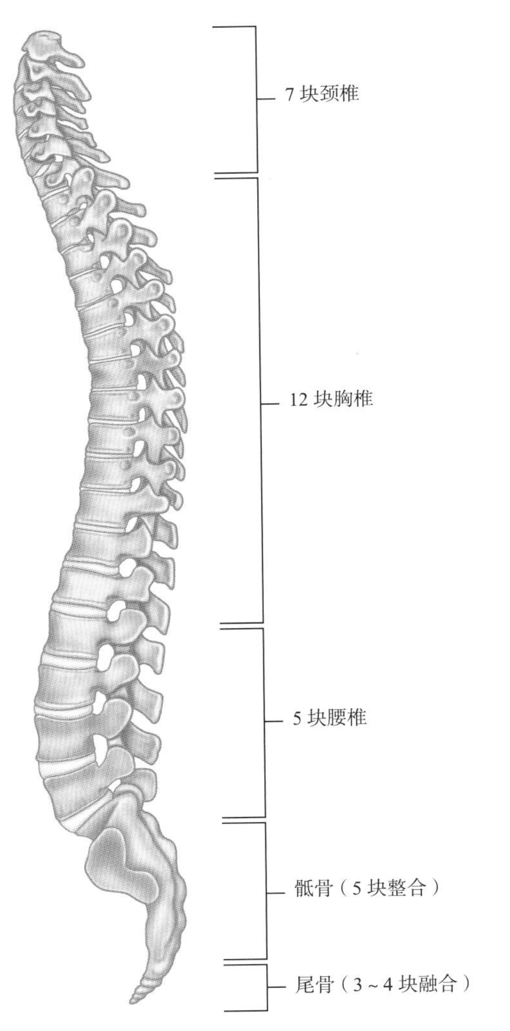

图 8.1　脊髓将脊柱分为前柱（原始脊索的椎体和椎间盘）和后柱（椎弓及竖立的棘突）

前柱：椎间盘的首要性

谈到构成脊柱的椎间盘和椎体，解剖学多从脊柱是由一系列中间夹着椎间盘的椎骨组成说起。而完全相反的说法是：脊柱是由一系列中间夹着椎骨的椎间盘组成，这种看起来无意义的区别却值得研究。如果从种属发育和个体发育的角度考虑，最先出现的是椎间盘。最原始的脊柱是一个长的椎间盘：由一系列不同方向纤维排列的纤维层组成了坚硬的外膜：纤维向左螺旋、向右螺旋；纵向纤维和环状纤维。而密封在纤维层内的是柔软的液体核心，其在早期脊索动物中间形成了一个强壮的具有鞭样动作的防卫器官。

亿万年后，椎体才从长椎间盘（称为脊索）中进化发展出来。椎间盘环形外膜中的筋膜胶原蛋白网与椎体骨性部分中的胶原是连续的，因此所有的椎间盘都“滑”不走。椎间盘可以出现破损，以致柔软的椎间盘中心部分从环状壁突出，进而压迫神经。但椎间盘实际上不能相对于椎骨移动，因为椎体和椎间盘是同源的纤维组织。

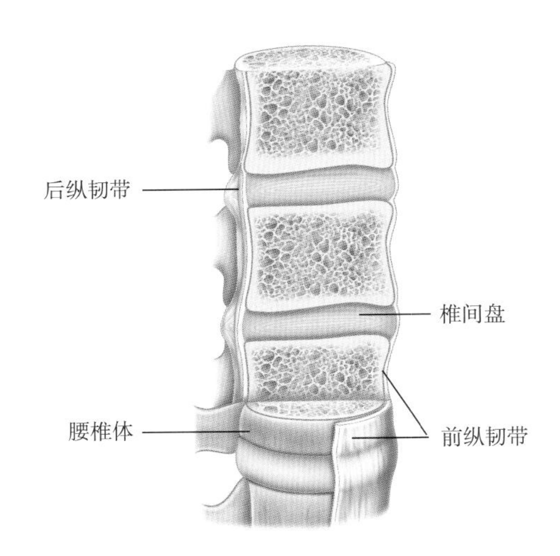

图 8.2　椎间盘结构非常古老，在日常生活中不断经受着磨损和撕扯，另外在损伤时也需要承受一些冲击

椎间盘和椎体通过长而紧密并且还非常强韧的前纵韧带相连。前纵韧带覆盖于脊柱的前方，从尾骨一直向上延续至枕骨底，连接整个脊柱，阻止过度的、具有破坏性的脊柱伸展。如果长时间处在一个缩短位置（如驼背），前纵韧带则有可能被缩短，但它能够通过有力的脊柱打开型动作（如瑜伽后弯）训练来变长。

同样强壮但是稍窄的是后纵韧带，其走行于椎体和椎间盘后部。后纵韧带位于椎间盘和脊髓中间，阻止不良的前屈及椎间盘向后扩展而压迫脊髓。然而严重的创伤有时会破坏后纵韧带，使椎间盘组织对脊髓产生严重的损害。

椎间盘周边没有被前、后纵韧带限制的区域最容易发生椎间盘突出。不幸的是左右两个象限是脊神经根由脊髓发出至身体其他部分的区域。因此，当椎间盘突出时神经根非常容易受压（图 8.2）。

如果单独考虑，脊柱前部本质上是一系列中间具有坚韧且湿软椎间盘的圆线轴。因此，可以向各个方向运动——屈曲、伸展、侧屈、旋转、环形运动——甚至包括少部分的轴向伸展和屈曲（像蚯蚓样的运动）。

后柱：吊索和箭头

脊柱后部不能允许太多的运动——椎弓和从椎弓突出的许多棘突为肌肉和韧带提供了附着点。椎体间接触面的形状会允许或者限制某种运动，接下来会提到。

神经弓由两组“肋骨”形成，即横向肋骨和后部肋骨，这在古老的脊椎动物中即出现。后部肋骨向内弯曲直到形成弓形，后面部分连接在一起形成棘突。这种分叉的棘突在一些人的椎体上

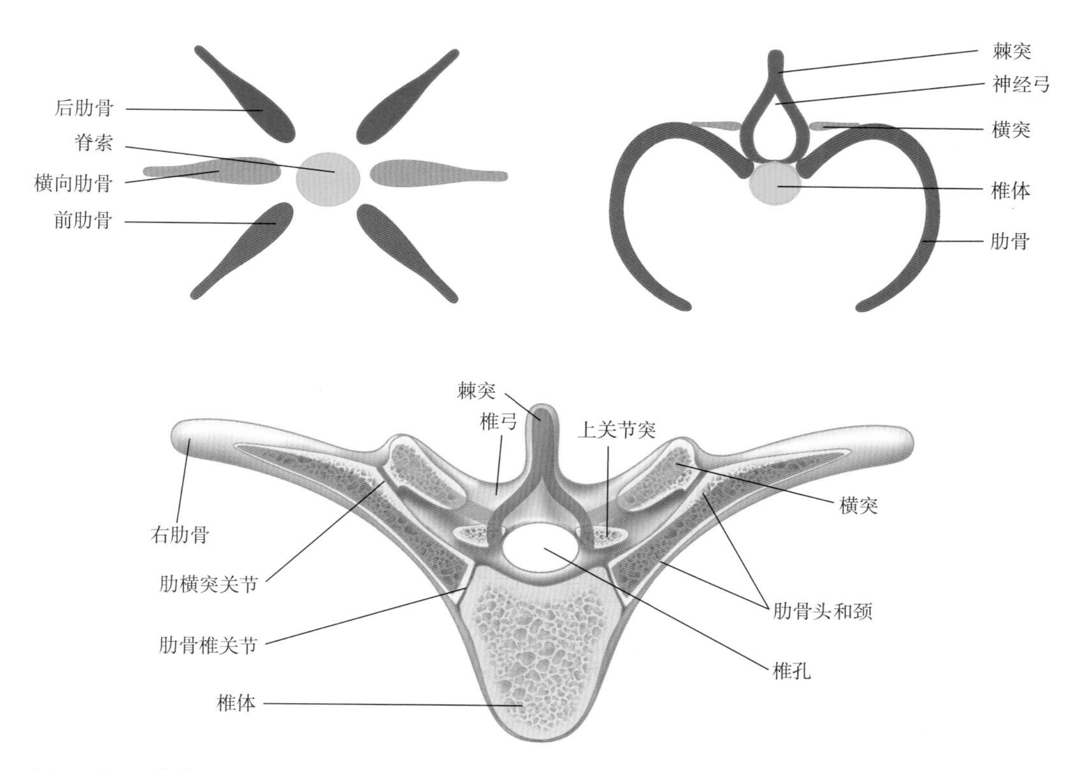

图 8.3 原始三组肋骨中的两组融合成椎弓，脊椎的棘突和横突形成了肌肉主要的附着点

仍可观察到，最容易出现于第 2 颈椎。

两侧横向肋骨形成了横突。在脊柱上，这些横突区分了神经弓部分（椎体和横突之间）和椎板（横突和棘突之间）部分（图 8.3）。

此外，一些起自椎骨的突出是呈瓦状重叠排列的关节突关节。两个上关节突竖起重叠在上方椎骨的下关节突上。这种排列结构限制了脊柱的移动，但有助于脊柱的稳定性和平缓的运动。

张拉整体结构

这种排列结构有助于维持脊柱的韧性。我们的观点是椎体本质上悬浮于下一椎体之上。这在脊柱的前侧是确切的：椎体悬浮于其下的椎间盘上。在脊柱的后侧，叠瓦状排列的关节突关节有利于这些关节的韧带囊形成吊索，连续的椎骨能够悬在吊索上并“漂浮”于下方椎骨关节突关节的上缘（图 8.4）。

这种力学结构被称为张拉整体结构，它使孤立的压迫性支柱悬浮在大量的张力海洋中保持平衡（见第 1 章），表明这种结构的完整性是由张力构件相对平衡所决定的。对于椎骨在这种弹力方式中浮动的程度，排列在脊柱后方的所有肌肉可能发挥了如下作用。

1. 使脊柱伸展以及创造次生曲线。
2. 依据方向、旋转和预应力调整张力整体

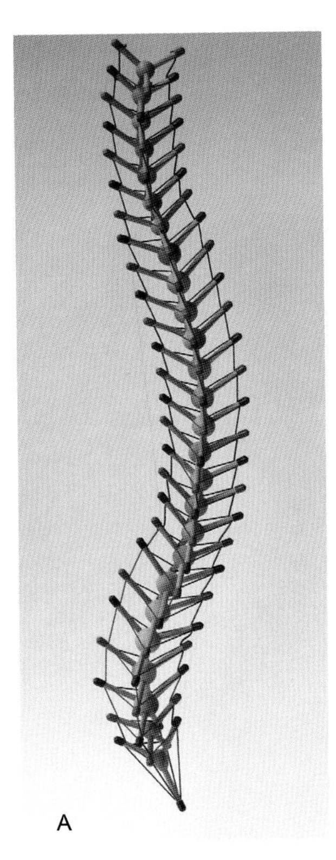

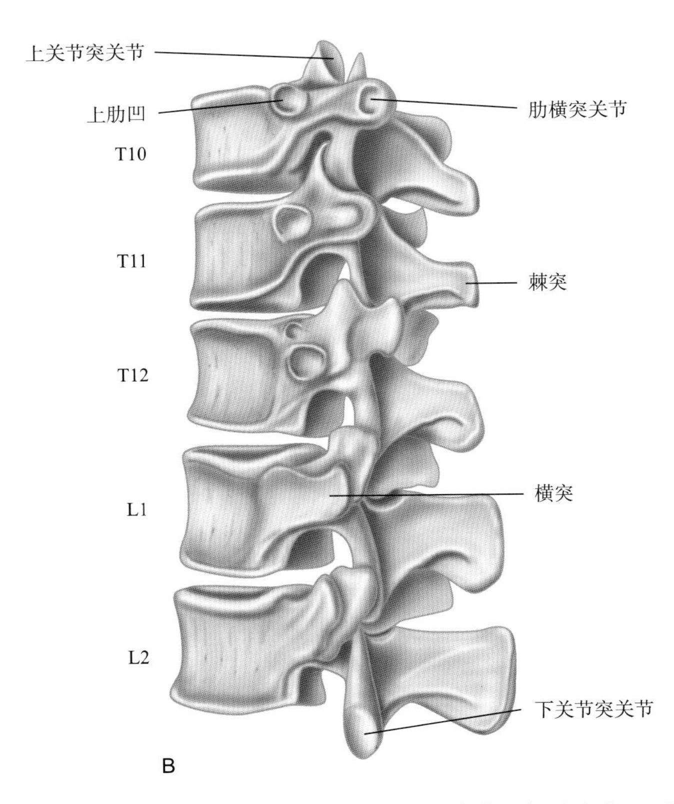

图 8.4　A：图为脊柱样的张力桅杆结构。它的一个必要元素是有一个上方压力构件（骨骼）的支柱，通过中间的拉力构件（电线、松紧带、结缔组织）黏住下方压力构件的另一个支柱。从上面的模型可以了解这种排列结构，在解剖结构中也可以看到这种排列，即上关节面向上连接上方椎骨的下关节面，两个关节面通过关节韧带囊的吊索连接在一起（模型和照片由 Tom Flemons 提供）

（预应力指的是脊柱张拉整体结构的绷紧程度），预应力越大，张拉整体系统就越有弹性，能够承受更多的负荷而不至于坍塌。预应力越小——身体有些韧带松弛（全身的筋膜网都很松），或是站立时肌肉张力的暂时放松——张拉整体为了达到最大的灵活性而放松它，它的弹性就变得更像玩具碰碰球。

3. 将棘突拉在一起（把小关节拉紧，像泵柄一样将向上的力转移至椎骨的前方，把椎骨从下方的椎间盘上拉起来，使椎间盘承受的压力最小化）。

那些在训练时只记得要放松背部的人应该要记住背部肌肉的这三个作用，在不同层面的竖脊肌和多裂肌中，深层的肌肉更为重要，因其可以在不同层面引导出一些更为复杂的动作。

在功能有障碍的情况下，过大的肌肉张力（包括腰大肌等位于脊柱前面的肌肉）会将椎体拉在一起，从而瓦解此悬浮张力，使整体成为一堆摞在一起的砖块。而椎间盘毕竟不是砖块，它们最终会被压垮。不对称的张力将会引发侧屈和旋转，比如在特殊的位置压迫椎间盘和关节面。当张力太小、脊柱向前倒时，张力将很容易传输至身体其他部分，如肋骨、四肢和骨盆。

最常见的脊柱模式都存在张力过高和张力过低（没有被用上）的多种复杂组合。这就需要全面考虑，设计进阶型策略来一步步解决该脊柱模式，把它调整成全面平衡、富有韧性、容易调整的张拉整体。

关节面的方向

关节突关节除了依赖“张力系统”之外，它们在特殊的平面内排列也会允许或者限制运动。在腰椎（为了简明，我们将每个部分视为一个整体），关节突关节面在矢状面重叠排列。这种排列很容易屈曲、伸展、侧屈，但是严重地限制了旋转。当想旋转腰椎时，关节面关节将撞在一起。尽管腰骶关节允许多一些旋转，但其他腰椎合在一起也只能旋转 5°。由于屈曲可以将小关节面彼此拉开，因此在旋转前先屈曲腰椎可以将角度小幅度加大；过度伸展（脊柱前凸）会更加限制旋转，原因是伸展使腰椎的关节突关节挤在了一起。

这种排列有助于在下背部形成一个强壮的铰链运动（想象海豚或者猎豹的移动），可以有效地将力量从腿部转移至躯干，不会使之消散在旋转类的动作里。

很突然，在第 12 胸椎，关节突关节面将迅速从矢状面变成近似额状面。前面的胸骨和后面的棘突很大程度限制了脊柱胸廓区域的屈曲和伸展，但此关节面的形状允许胸廓内有较大的旋转动作（图 8.5）。

胸椎越往上则关节冠状面逐渐向水平方向倾斜，直到颈椎部分关节面的平面接近横断面或者水平面。这个过程直到寰枕关节和寰枢关节才结束，而这两个关节都近似于水平面。因此，颈椎关节可以做屈曲、伸展、侧屈、旋转等各式动作，从而使有距离感受器的头部拥有最大的活动度。

因此，可以观察到一个关节面角度的渐进变化，即从底部的矢状面逐渐到冠状面，再随着脊柱向上到近似于水平面。当脊柱的前方具有充分的活动潜力时，脊柱的后方可以限制并引导运动方向。

现在来看能为脊柱肌肉提供附着点的更大的棘突位于后侧，横突位于左右两侧。这些突起由它们之间和上面的韧带相连，包括横突间韧带、棘突间韧带以及棘上韧带。

肌肉组织模式

3 个基本的单节段肌肉横跨这些突起。

1. 横突间肌，连接横突与横突，存在向心张力时这些肌肉可以产生侧屈，它们也可以通过离心收缩来阻止侧屈；

2. 棘突间肌，连接棘突和棘突，在脊柱伸展时牵拉棘突，或者在放松的时候允许脊柱前屈；

3. 回旋肌，连接上位椎体的棘突和下位椎体的横突，这些肌肉产生并调节旋转。

上述都是脊柱中最深和最短的肌肉。它们并不是非常强壮的肌肉，但是富含肌梭，而且神经系统为它们提供了更有力的肌肉收缩强度和方式。与最深层的肌肉模式相同，只有更大的表层肌肉会横跨多个脊柱节段。

这些深层单节段的肌肉是脊柱深层肌肉的一部分，统称为横突棘肌。像绳子样的横突棘肌填满了脊柱两旁横突和棘突之间的椎板槽。这包括上面提到的三组肌肉，也包括长回旋肌，其从上方棘突向外下跨越两个椎体连接至横突，而不是只跨越一个椎体。

长回旋肌和短回旋肌由走向相同（向下和向外）的肋提肌协助（名字起的不恰当），其从横突连接至肋骨的近侧部分。拉丁文的含义为“上提肋骨”，这些肌肉辅助回旋肌使脊柱肋骨扭转。从功能和位置上来说，它们应该被叫作“辅

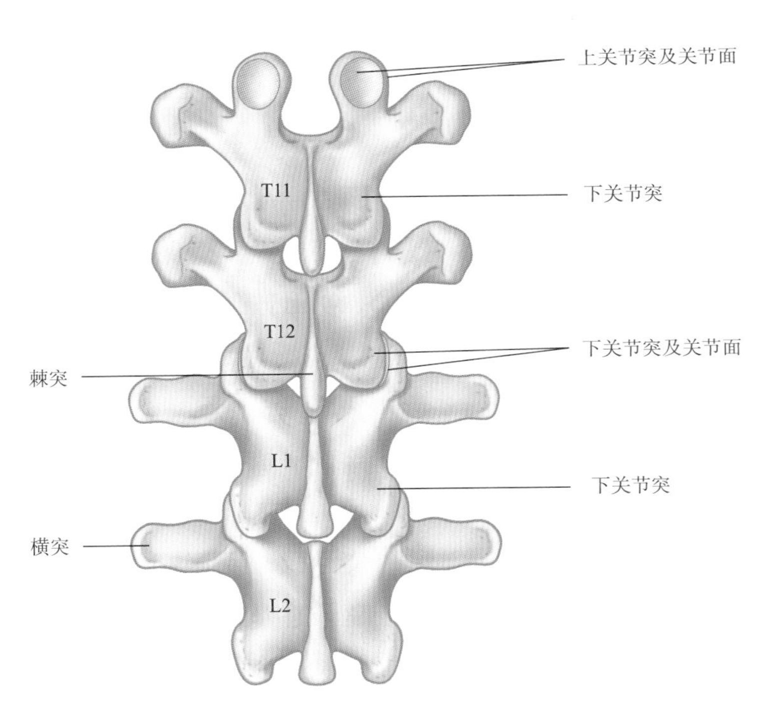

图 8.5　在 T12 以下腰椎关节面正好位于矢状面，允许除了旋转之外的所有动作。在 T12 以上关节面近似额状面，允许旋转和侧屈，但限制了屈曲和伸展

助旋转肌”。肋提肌像回旋肌一样，短的跨越一个节段，长的则跨越两个节段（图 8.6）。

多裂肌与回旋肌的模式相同，即从一个棘突向外下跨越 3~4 个脊柱节段连接至椎骨的横突（3 个是短肌，4 个是长肌）。半棘肌重复此模式，但其跨越 5~6 个脊柱节段。尽管具有相同的模式，但跨越节段越多则意味着这些长肌的方向更加垂直，产生的动作也更加趋向于伸展。小的肌肉像其名字的含义一样，更多的是产生旋转。多裂肌向下延伸至脊柱的骶骨节段，在胸腰筋膜和强韧的骶筋膜之下，将横突棘肌肌群牢固地固定在骨盆上。

竖脊肌

外层肌肉是上述相同模式的更长表达。从中间到两侧来看竖脊肌、棘肌（和颈部的半棘肌，后续再谈）将多节段的棘突拉在一起。此小肌肉——最突出的部分也不足 1 cm 宽——在棘突的侧面就可以找到。其在第 8 胸椎最容易触及，

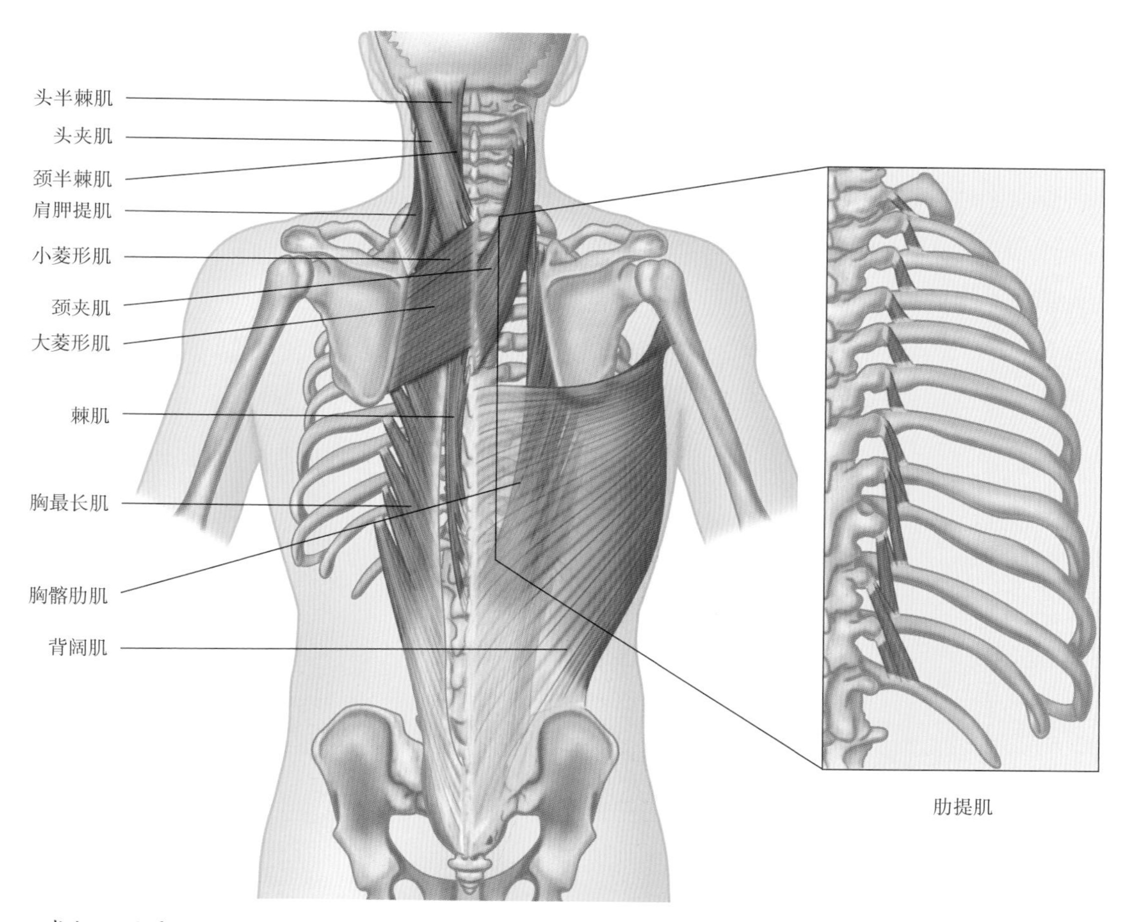

图 8.6　脊柱位置最深和最短的肌肉揭示了覆盖在上面的长竖脊肌的模式。由于它们辅助回旋肌扭转脊柱的作用比呼吸时上提肋骨的作用更大，因此肋提肌应该被称为“侧回旋肌”或者其他称谓。竖脊肌是充满筋膜的肌肉，以慢肌纤维为主，可以持续工作一整天以避免人体蜷缩成球状。内侧部分大多是棘肌和半棘肌。中间部分是最长肌。在外侧近肋角处则是小的一条一条的髂肋肌

在棘突两侧向上或向下几英寸（约 10 cm）的位置，透过表层的肩部肌肉也可以追踪到它。

最长肌复合体可能是工作最努力的肌肉群了，它是可以经常在棘突两侧约 5 cm 的位置很容易地触摸到一组平行于脊柱的条索状组织。这些组织“块状”越明显，脊柱做细微动作的能力越差。尽管在脊柱，这些肌肉都是从横突到棘突的模式，但每个肌束跨越的节段越多其力线越倾向于垂直，确保了其主要成分为竖脊肌，而不是与其对应的深部回旋肌。

最外侧的脊柱肌肉是髂肋肌。从肋角内侧来看其从后面的髂嵴逐渐向上至横突旁边的肋骨，在肋角内侧。此肌肉仍是横突间肌模式，但其连接的是肋骨而不是横突。髂肋肌主要引起脊柱的侧屈和伸展，经常可以在肋角内侧触摸到多个小肌腱。第 8 胸椎是最容易摸到此肌肉的部位，由此向上或者向下也可以追踪此肌肉。在腰部，髂肋肌与最长肌的肌肉组织会混合在一起。

上述肌肉被不同的胸腰筋膜层所包绕（图 8.7）。此筋膜结构在传递张力方面起着重要的作用，如从肌肉均匀地向脊柱下段椎体和腹部传递张力，以及从一侧肋骨经过腰骶中线向对侧臀部传递张力。这种斜向的负荷传递有些不经过肌肉本身，而是垂直走行，并影响许多垂直肌肉的肌腱。这些肌肉包含很多筋膜，事实上就像在邮局看到的捆扎带一样：坚韧、纤维状、非常有劲。这些肌肉筋膜的优势是具有慢收缩的、耐力类型的肌纤维，因为这些肌肉必须一整天和半个晚上都轻度“活跃”着，以防人体倒在地板上。

所有表面薄层的肩部肌肉、后锯肌支持带、胸腰筋膜以及筋膜和肌腱强大的复合体，这些强壮粗大的肌肉都需要接受重复治疗。本书后面部分所列出的治疗方式以及它们的变形形式，其设计目的就是想要你反复操作多次，这样可以逐渐打开这些更深层的肌肉以完全恢复其功能。并且，根据对每个客户的触诊判断配合对他们各自

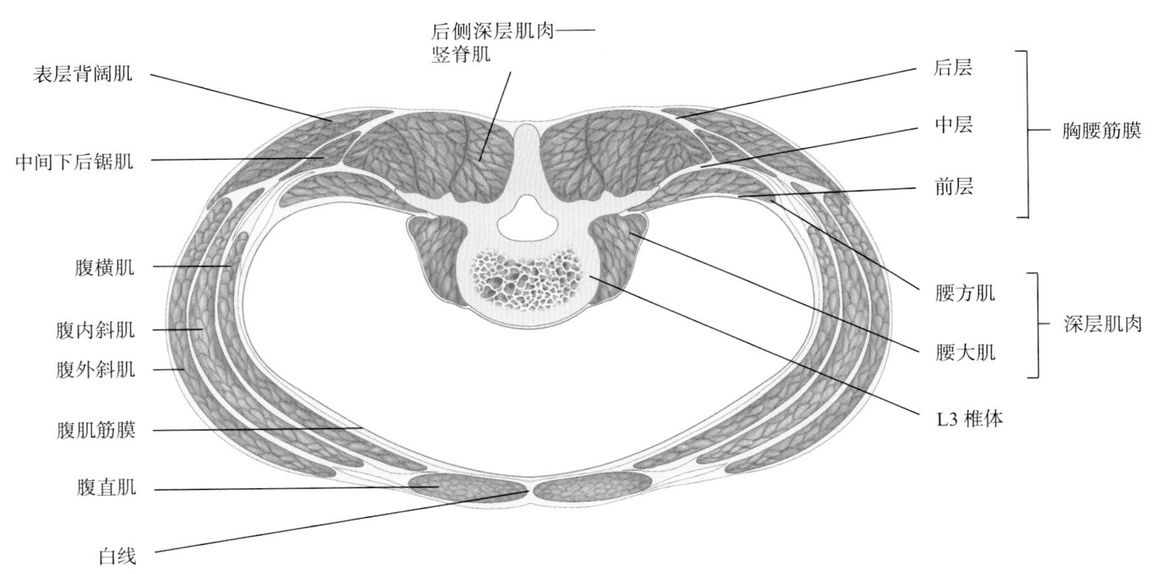

图 8.7　竖脊肌完全被胸腰筋膜包裹在内，胸腰筋膜薄层覆盖在这些肌肉的表层和底层。后锯肌在外层，本质上就是竖脊肌的支持带。外层和内层的肌肉都与腹部肌肉相连。胸腰筋膜也从臀部向对侧肋骨和肩膀传递应力，反之亦然

动作的观察，最终建立起个性化的治疗方案。这类方案超出了一般教科书的范畴，但是对于运动员和艺术家的治疗来讲却是非常必要的。

颈部

上述肌肉模式在颈椎也同样存在。然而在颈部操作更为复杂，需要通过颈部的许多内脏管道以及可以轻易被调节的小的颈椎更为细致地处理更小的肌肉。因此，颈椎具有特殊性，相应技术也应使用柔和的手法并细心处理。

从解剖学和治疗策略来看，颈部筋膜有 3 个圆柱体：表面柱包括周围的大片肌肉，还有前面的内脏柱和后面的运动柱（图 8.8）。轻轻地捏自己的喉部并向左右移动，看看身体的内脏柱是如何轻易移动的。摸到颈椎后部并试图用相同的方式移动运动柱，将发现运动柱是紧的且能自动调节，这与被动的内脏柱正好相反。

我们对于颈部的讨论主要针对表面柱和复杂的运动柱。内脏柱的肌肉，包括舌骨复合体和相关舌下肌肉以后再详述或者课上进行说明。

表层筋膜柱：斜方肌和胸锁乳突肌

尽管人们可以在颈部皮肤上找到颈阔肌（这块肌肉使下颌到胸部的皮肤突出），但颈部主要的保护者和发动者是双层的颈部浅筋膜。斜方肌从棘突和项韧带开始——位于筋膜里面并包绕颈后部。斜方肌是肩部肌肉，在第 9 章中根据其与手臂的关系进行过处理，但其也具有保护和旋转颈部的作用。

尽管大部分解剖学将斜方肌分为三部分，但我们将其分为四个功能部分。其中最高的是枕骨至锁骨部分，即从枕骨后中部向外下至锁骨的外

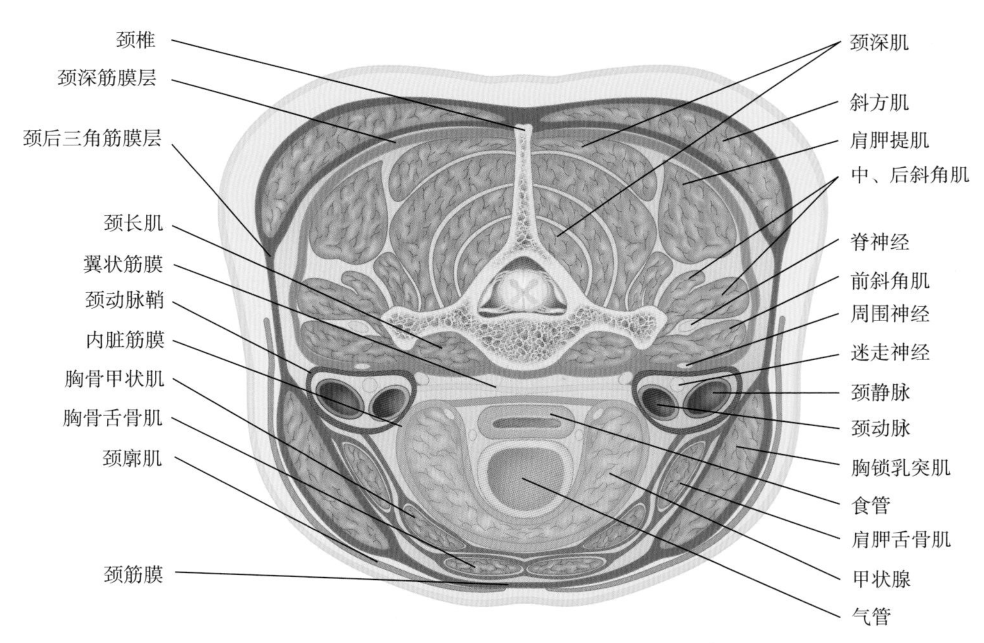

图 8.8　颈部筋膜本质上由三个圆柱体组成：表面柱围绕在整个颈部周围，包绕前面的内脏柱和后方的运动柱，它们围绕在颈椎周围，形成保护和活动颈部的复合体

1/3。第二是斜方肌下部至颈肩峰部分，即从颈椎棘突越过项韧带再向外下至肩胛骨的尖端。这两部分均为头至肩的对侧旋转肌（与胸锁乳突肌相同），同时也能上提肩胛。然而有时候它们却在相反方向上发挥作用（称为功能障碍），肩部附着点是起点，让这块肩部的肌肉参与到了颈部和头部的稳定。这个常见的功能错误让附属肩膀参与到头部稳定性的轴向功能上，为许多肩部损伤创造了条件。

胸锁乳突肌覆盖着颈部的侧面和前面。其为头部的对侧旋转肌，但在功能障碍时经常更多地起到姿势肌的功能，帮助头部向下和向前。胸锁乳突肌和斜方肌位于同一个筋膜鞘内。对大多数人而言，这块筋膜需要进行向后上的调整，以抵抗向前下的拉力。

这两块肌肉胚胎来源相同，锁骨的生长使之分为两部分。胸锁乳突肌下面有两个附着点，连接胸骨的一头非常容易被触摸到，侧面更宽的头则连接着锁骨的内侧 1/3（图 8.9）。

因此，在底部的位置，斜方肌前缘和胸锁乳突肌后缘被中间 1/3 的锁骨所分离。在上方的枕骨侧面和颞骨后面，这两块肌肉紧密连接在一起，它们的筋膜也融合在一起（并继续向上至头骨，与头部筋膜融合在一起）。因此，这两块肌肉中间形成的细长的斜三角区域就为表层组织下方的斜角肌和其他运动柱肌肉提供了一个“窗口”。

运动筋膜柱

运动筋膜柱由大约 13 个附着在颈椎（主要是横突上）的肌肉组成。这些肌肉分为 3 组：①前面的长肌；②两侧的斜角肌和肩胛提肌；③在后面包绕脊柱肌肉的夹肌（图 8.10）。

按顺序说，头长肌和颈长肌走行于颈部前方。缩短的时候它们能使颈椎屈曲，在离心运动时也可以阻止颈椎过伸。因此，这些肌肉在颈椎

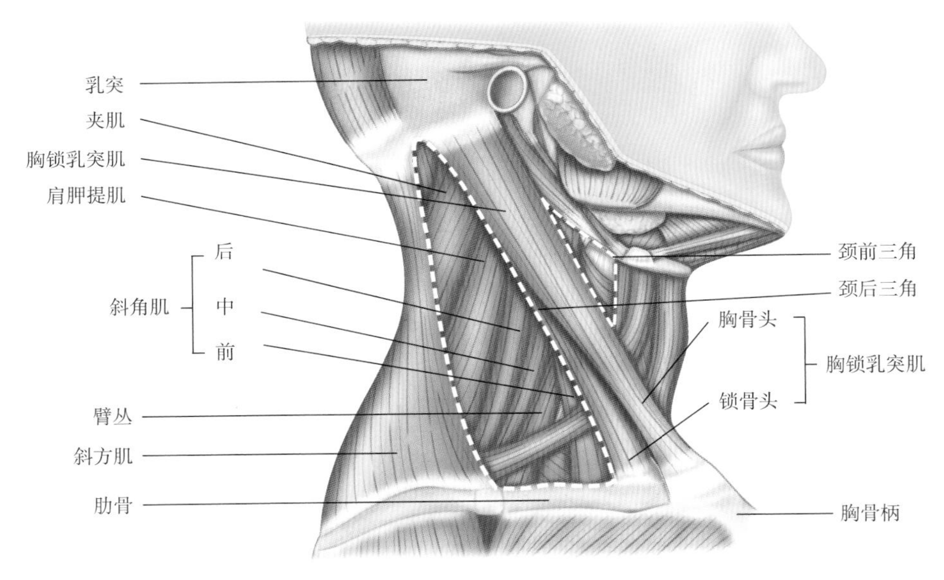

图 8.9 胸锁乳突肌和斜方肌起源于同一块肌肉，锁骨的生长使它们分开。这就形成了一个长且薄的三角形筋膜窗，通过这个筋膜窗能够触摸到运动柱。在功能障碍时，斜方肌有时会被调用以代替胸锁乳突肌

曲度过伸（颈椎前凸，在许多头前伸的姿势中常见）的情况下需要被加强，或者在曲度减小或者反转的情况下被拉长（军人的颈椎）。

客户仰卧位，你可以坐在治疗床边的客户头端，仔细地寻找这些肌肉。身体前倾，这样你的肘部可以放宽，手指可以互相瞄准，指尖朝下，在胸锁乳突肌后缘的下方用指甲侧提起胸锁乳突肌。在胸锁乳突肌深部可以感觉到运动柱坚硬的肌筋膜干，特别是斜角肌。指尖滑进斜角肌前方运动柱和内脏柱之间的空间内。这种方法可以保证所有内脏柱内组织的安全性。如果任何动作引起了臂丛刺激或者客户脸变得通红，那么立即停止。

操作者如果保持肘部打开并且直接在斜角肌前滑动，将会在上下（轻柔）滑动的同时在指垫下方感觉到横突的隆起。颈长肌（一直向下到胸腔的 T4 椎体前面）和头长肌在这些横突的内侧，只要让客户把头稍微抬起一点儿，你的手指就能立即感觉到它们。但不是每个人都会让你深入到这些肌肉。在过伸的姿势中，你的手指是为了帮助客户找到长肌并且激发它们。如果这些肌肉缩短，同时颈椎曲度减小或者反转，那么在这里可以用手指作为工具将其拉长。

横突的侧面是裙子样的三个斜角肌。臂丛神经（以及臂动脉）在前、中斜角肌之间，因此触摸的时候要轻柔小心。可以说斜角肌为颈椎提供了主要的侧向支撑，而其自身又是非常坚韧的筋膜。忽视它们对于你的技术和客户的康复来讲都是一个错误的选择。

触摸斜角肌的方法是将手放在胸锁乳突肌后缘近锁骨处。再一次用指甲提起胸锁乳突肌，手指尖滑动至锁骨头下方。前斜角肌是一个致密的带子，大约 1.5 cm 宽，恰好在胸锁乳突肌锁骨

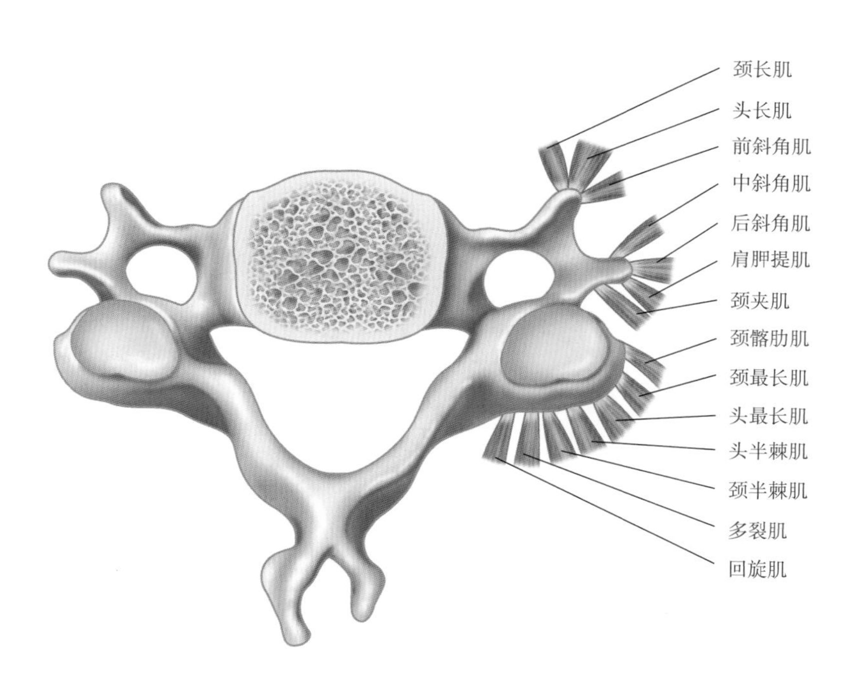

图 8.10　许多肌肉都附着于横突（及其周围）。包括：①颈长肌；②头长肌；③前斜角肌（在此肌肉后面为臂丛神经沟）；④中斜角肌；⑤后斜角肌；⑥肩胛提肌；⑦环绕的颈夹肌；⑧髂肋肌；⑨最长肌；⑩半棘肌；⑪多裂肌；⑫回旋肌

头的深部。在吸气过程中它将被激活，有时候在呼吸的全程它都是激活的，有时候只是在吸气末时被激活。此肌肉——或者更确切地说是肌筋膜复合体——用来在呼吸的时候上提最上方的两根肋骨。不幸的是，当肋骨更为固定的时候，向上和向后拉肋骨的动作会转变为向前下拉低位颈椎的动作（图 8.11）。本书中的技术可以用来恢复下颈椎和上肋本身的功能。

中、后斜角肌不是完全分离的肌肉，因此可将它们一起治疗。这两块肌肉在一起就像颈部的“腰方肌”，防止头部过多的侧移动作，在身体移动时帮助保持头和眼的稳定。斜角肌能保护臂部神经血管，因此起自这些肌肉的筋膜同样可以到达肩部，在肩部抬到不同高度时受到影响。

治疗师可以很容易地找到中斜角肌：它是运动柱最外侧的肌肉，当像弹吉他一样拨动颈椎侧面时可以感觉到一块最突出的肌肉（在胸锁乳突肌和斜方肌的下面）；其触觉像一个明显的、突出的吉他弦。后斜角肌在其后面并恰好外邻中斜角肌，因此可以将指尖挤入中斜角肌后方并挑出后斜角肌。

在后斜角肌的后面可以容易地找到肩胛提肌。将三个指尖放在斜角肌后面，另一只手横跨并维持肩胛骨向下。让客户抵抗你手部的阻力上提肩胛骨，此时你的手指就能感觉到肩胛提肌。这时可以沿着斜方肌的下面到达肩胛骨的顶点，或者向上到达恰好在斜角肌附着点后面的横突。

肩胛提肌后方的夹肌——头夹肌和颈夹肌——缠绕着脊柱肌肉。髂肋肌在最外侧，向上到达颈部，但未到头部。最长肌与头骨存在连接，向深部附着在胸锁乳突肌和二腹肌下面的乳突上。半棘肌和多裂肌在垂直方向上绑在一起，可以在距离颈后中间的棘突大约 1 英寸（约 2.5 cm）的地方摸到。这个头部主要的附着

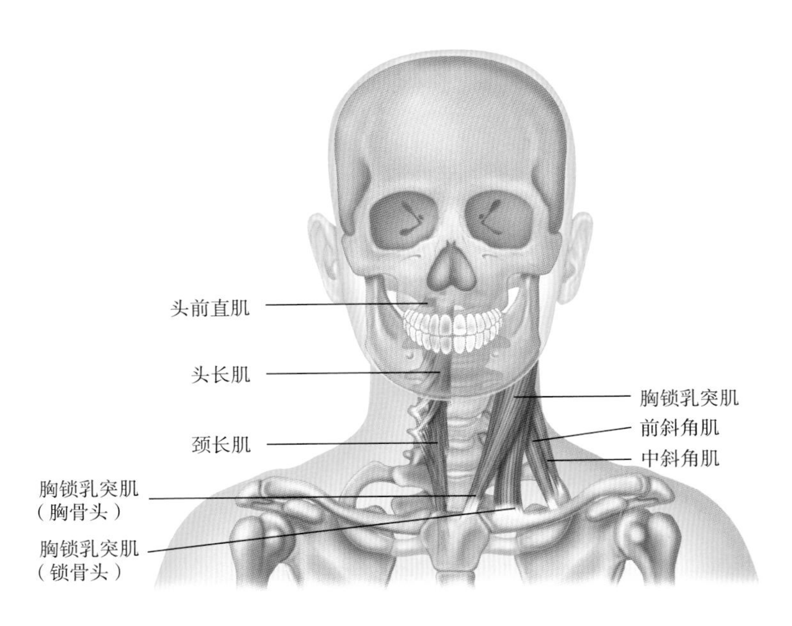

图 8.11　走行于颈椎前方的长肌必须是激活的，来阻止颈椎呈过伸姿势，但如果颈椎在屈曲位置，就必须对它们进行放松。中、后斜角肌既能限制又能引发颈椎的侧向运动。中间的前斜角肌具有独特的作用，可以在呼吸时提升上肋，而在功能障碍时则可以把下颈椎向前下拉

点在头前倾的姿势下会承受张力（离心负荷）。

最深层是枕下肌，是一组小的但非常重要的肌肉，包括头后小直肌、头后大直肌、头上斜肌和头下斜肌。这组中的另外两块肌肉是头侧直肌和头前直肌，但两者不容易找到和治疗，留待将来再讲（图 8.12）。

这些肌肉形成了一个星形，附着围绕在第 2 颈椎（枢椎）的棘突上，此棘突是枕下第一个能够很容易摸到的部位，而寰椎事实上根本没有棘突。如果将拇指慢慢地插入枕下此棘突的两边，其余手指放在头上阻止头移动，这时转动眼球（睁、闭眼都可以），在拇指下方会感觉到这

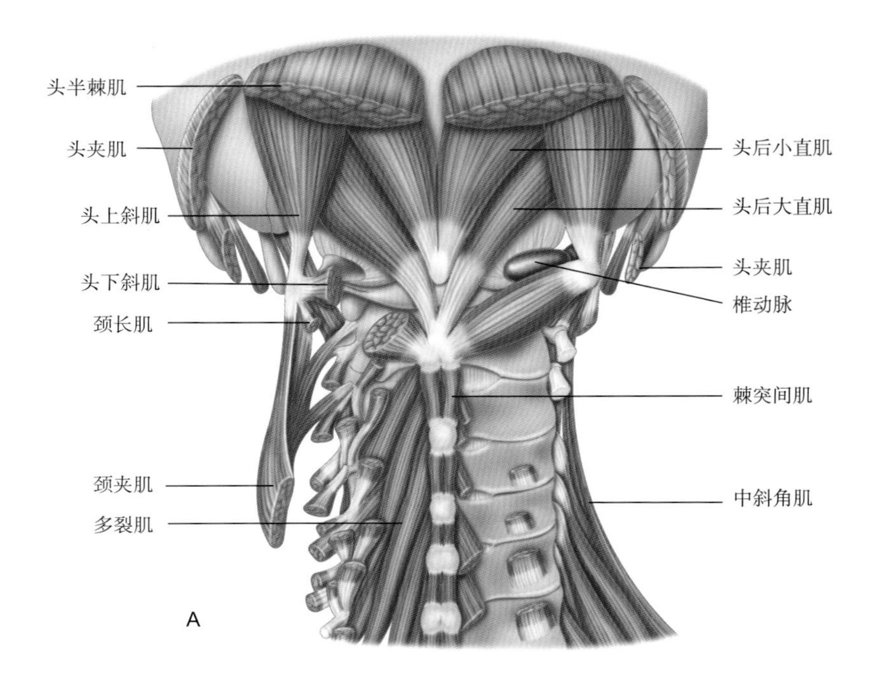

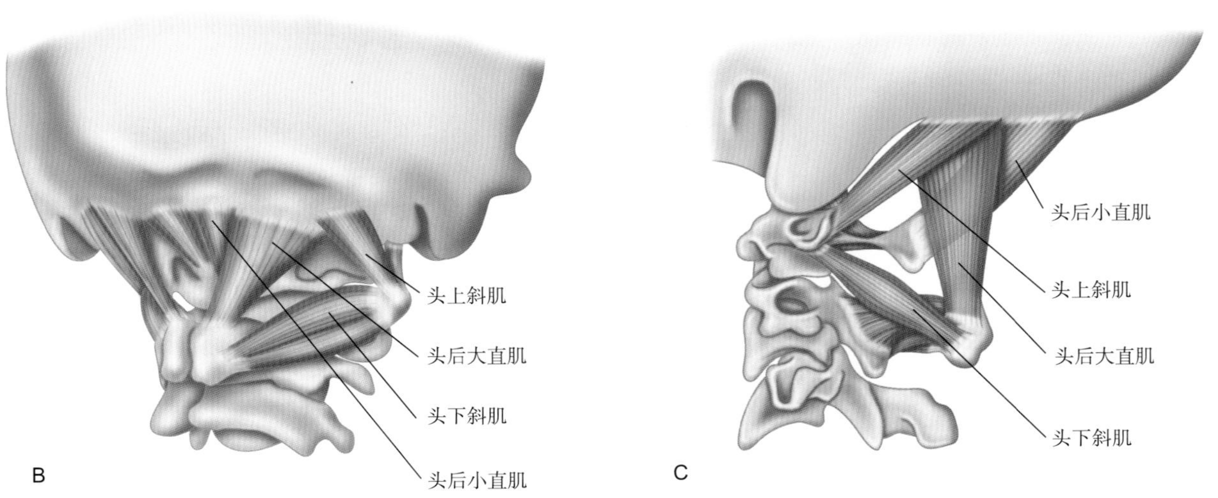

图 8.12　图 A 是枕下肌群后面观，它包含了不同的解剖面。图 B 是倾斜的视图，能看出不同走向的肌肉在不同旋转瞬间的作用。图 C 能看到头后小直肌和头上斜肌向前下拉枕骨，并用此方式将枕骨拉向寰椎——在恐惧、近视和伤后的情况下经常出现的一种失常动作

些肌肉的收缩变化。这些肌肉拥有大量的肌梭并与眼睛紧密相连。当眼睛移动时，这些肌肉可以“听”到此动作，并相应地调整脊柱。这也是猫用脚着地的机制，它们用眼睛和内耳找到水平位置，然后快速伸直脊柱。

这些肌肉收缩可以使寰椎上的枕骨向前运动，使枕寰关节产生过伸。这种收缩常见于恐惧反应，在焦虑的客户身上也经常可以看到。单侧头上斜肌缩短会使头骨在寰椎上产生旋转——这是一种不受自主控制的旋转。单侧头下斜肌缩短也很常见，由于其经常伴随着脊柱的旋转，因此需要寰枢关节的代偿，进而导致一侧头下斜肌紧张。

为了寻找头下斜肌，将你的指尖放在乳突后下部，胸锁乳突肌上部和斜方肌上部之间。呈45° 向颈椎中心移动，穿过夹肌和下方多裂肌可以找到头下斜肌。将拇指或手掌放在客户头部，让其一边抵抗你的阻力一边将头转向一侧，然后换另一侧。这时你会感觉到头转向一侧的头下斜肌在收缩。同样你也会感觉到两侧肌肉在组织密度或收缩持久性方面的差异（这种差异是很常见的）。

能够沿着枕骨背侧深部感觉到另外 3 块肌肉，即头后小直肌、头后大直肌和头上斜肌。让客户仰卧，你坐在客户的头端，双手滑到头骨下面，把枕骨舒服地放在手掌形成的弧面上，手指则自由地放在颈下。屈曲手指，用 6 个指尖——每只手的第 2~4 指（将小指伸展在桌面上）——触碰枕骨底。为了找到正确的位置，指尖要几乎接触到颈椎的中间，即项韧带的位置，示指应该仍然在枕骨后面（而不是绕到乳突侧）。指尖应该朝向自己而不是朝向天花板。指尖在枕骨下方要伸得尽可能地远，仿佛是钩住了枕骨并将它拉向你自己。

在此位置上，头后大直肌将会在你中指指尖的下面（如果用中指在枕骨下表面来回弹拨，经常可以触摸到明显的条索或者突起）。另外两块肌肉，头后小直肌和头上斜肌（起于深部并由此向下向前）通常不能够明显地被摸到。如果将中指放在头后大直肌上，其他两指尖将会自动定位。

这些肌肉的放松给脊柱运动带来的效果常被人们低估。它能释放骶骨、减少头痛、放松眼部、矫正头前位姿势、缓和恐惧反应和提高老年头颈活动度。这些肌肉是后表线的功能中心，也是亚历山大技术（Alexander Technique）的焦点。

脊柱漂浮在由大大小小的软组织成分构成的“海洋”中。脊柱的复杂性要求我们重视、谨慎，还要进行多年细心的学习，但我们不应该惧怕在脊柱软组织上进行手法操作，因为操作为许多深层组织找到了放松方法。

脊柱的身体解读

脊柱是一个奇妙的生物工程学组件，被一系列肌肉支持链所包围（但实际上是肌筋膜组织），并能有较大的活动范围。这是人们来找我们治疗的一个最常见原因。我们的目标是帮助客户重建自然平衡的曲线，减少任何侧向弯曲，最终松解旋转问题。我们的工作顺序如下，从前面组织开始到后面组织，再到侧面的弯曲和倾斜组织，接着解决旋转问题。由于过程有些复杂，下面用两个案例来展示（图 8.13~ 图 8.17）。

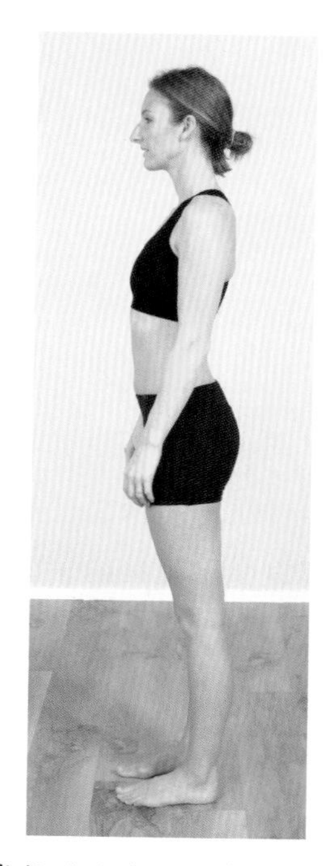

图 8.13 观察脊柱的曲线。观察此模特时，可以看到较长的腰椎后凸，并且一直延长至胸椎中上部。在上胸椎和下颈椎处具有明显的后凸，从而形成了头前移

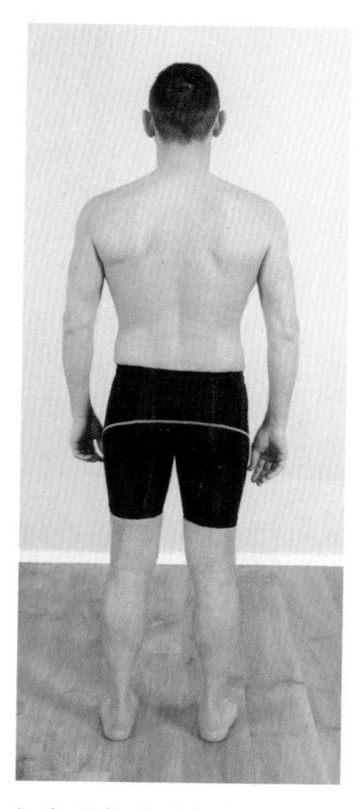

图 8.15 后面能看到脊柱的侧倾和侧凸。这里为腰椎左侧弯曲（右凸），并通过上胸椎逐渐向右侧弯曲（左凸）进行了自我纠正

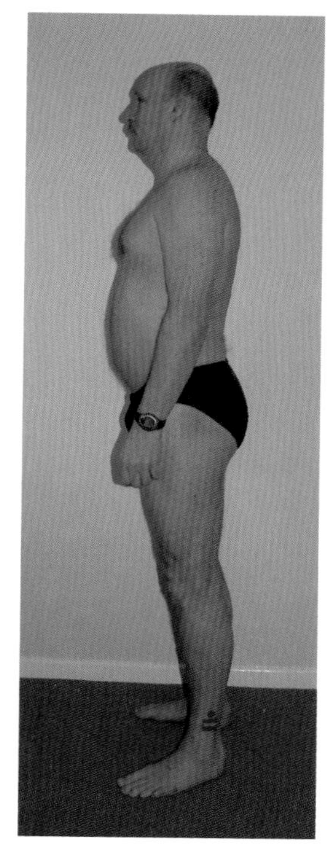

图 8.14 此客户显示出相同的腰椎前凸，但从胸椎中段到下颈椎区域出现了一段较长的后凸

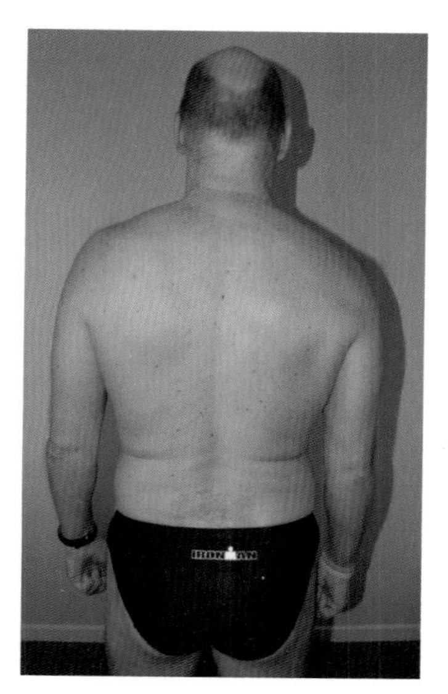

图 8.16 客户 T12~L3 处有一个很长很明显的弯曲，脊柱下颈椎向左侧弯曲（右凸）以使头部能够处于中立位

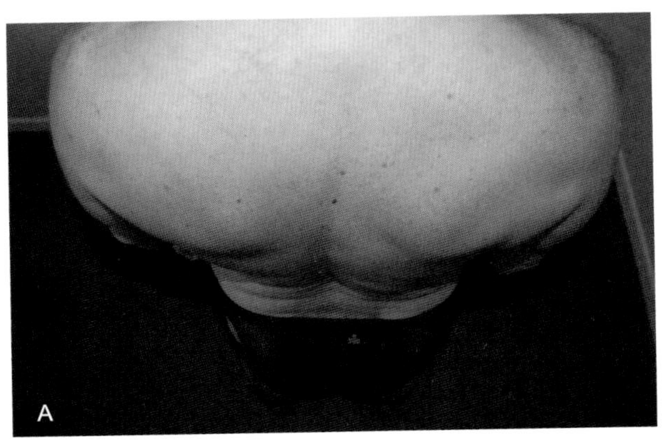

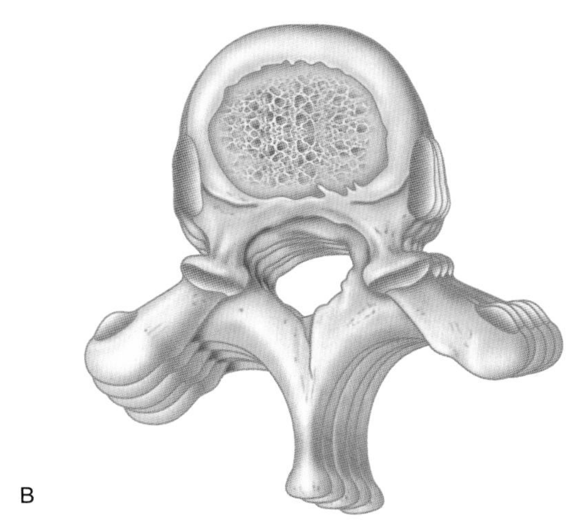

图 8.17　从上面观察模特的背部，能够看到在右侧中下胸椎区域的竖脊肌比左侧更加靠后（A）。除非是客户正在进行严重单侧化的练习或运动，否则通过这张图就可以合理地判断出他脊柱的姿势特征，即椎体逐节旋转而导致右侧横突向后推竖脊肌（B）

脊柱技术

竖脊肌——背线（后表线）

竖脊肌参与了脊柱和胸廓的各种姿势，但在解决不平衡问题、重建完整的脊柱长度时，我们会先从矢状面着手来处理不同的屈曲和伸展角度，以及平衡脊柱的原生和次生曲线。

当脊柱屈曲和竖脊肌筋膜受限时，竖脊肌有离开棘突向两侧移动的趋势。当脊柱处在相对伸展的位置时会出现相反的情况：竖脊肌筋膜向棘突方向靠拢。

可以边读边自己感受一下，屈曲胸椎然后再伸直。感受后背的组织屈曲时是如何打开，伸展时是如何拉向中间。虽然其他肌筋膜成分也需要被矫正，但使竖脊肌组织恢复正常自然的位置是很有用的，而且有时候单是做完这个矫正，效果就很好。

为了让组织做好准备并帮助平衡前后筋膜面，应先从简单的后背线开始。让客户坐在长凳或合适的凳子上，髋略高于膝（肯定不是低于膝），双足与髋关节同宽并且在膝关节的前方。训练客户正确向前弯曲，一次一节椎骨，头顶向前探出并超过膝盖，而不是向腹部屈曲（图 8.18）。

让客户进行 1~2 次上述动作，同时你对脊柱受限节段（棘突不能分离太远的节段）进行视觉或触觉评估。把示指和环指的指关节放在胸椎最高的那一节（不要压迫到颈椎），然后配合着客户的动作在脊柱两边向下滑动。目的是打开竖脊肌周围的组织，向下拉深部的筋膜组织，为更多针对性的治疗创造条件。此治疗可以重复几次以达到较好的效果，不但可以预热脊柱周围组织，并且能够让治疗师和客户发现那些充血、高张力或疼痛的部位。

组织预热和准备完成之后，下阶段是解决组织偏移的问题。如果脊柱的组织因为过屈（或向前凸）已经移向两侧，这时要把它们拉回内侧。如果组织靠近内侧，则试着将它们向棘突两侧分

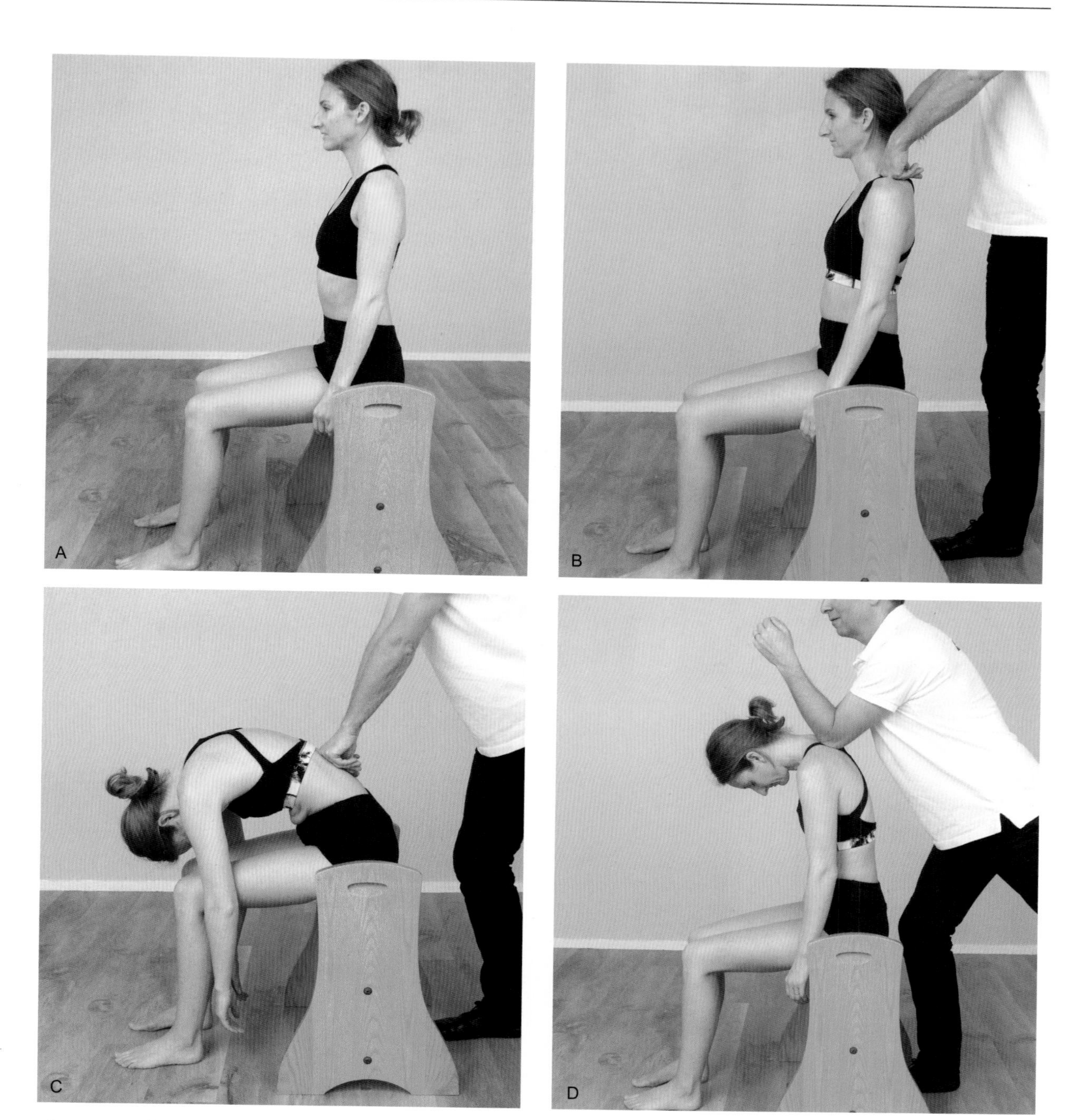

图 8.18　让客户正确坐好（A 和 B），当你向下推按竖脊肌组织时，让客户慢慢向前弯曲（C），一次一节椎骨。每重复一次此动作可以更深一些，直到逐渐深入到竖脊肌肌腹

离。在图 8.19 的例子中，她只需要将上胸椎部分的竖脊肌向内侧拉（注意，为了展示得更清楚，图中治疗师手的位置比实际要低），然后，由于她有很长的一段脊柱是后凸的（过伸），因此要将其余的竖脊肌组织向两边拉。

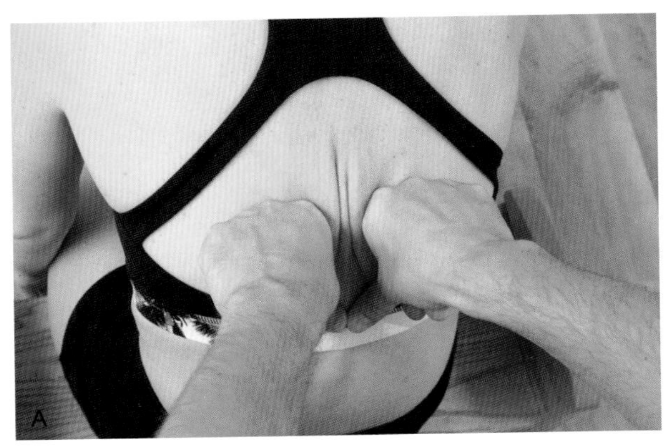

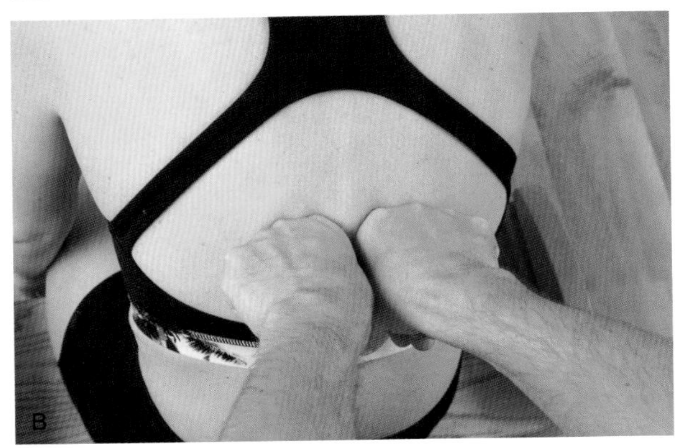

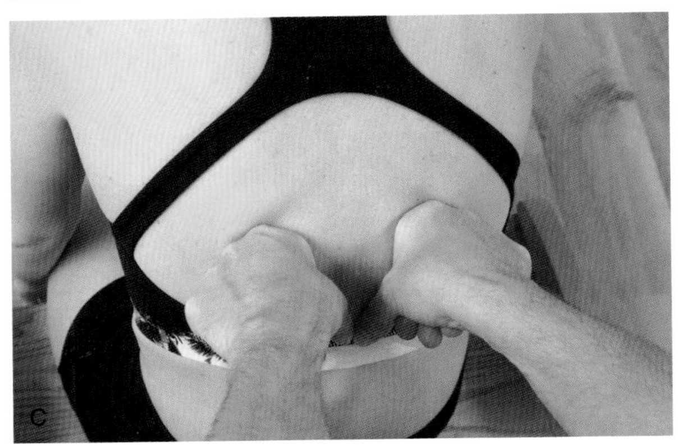

图 8.19　为了帮助矫正竖脊肌及其周围组织的内移和外移，可以向内侧（A）或者外侧（B 和 C）拉这些组织

竖脊肌——脊柱弯曲（后表线）

当脊柱向一侧弯曲时会产生同侧竖脊肌的缩短，就像把弓弦拉弯一样。肌筋膜的短缩可能是侧凸的原因，也可能有其他原因，这只是同时出现的现象而已。如果回看图 8.15 和图 8.16 两个模特的脊柱弯曲，我们会发现中间胸椎区域右侧的竖脊肌短一些且离脊柱远一些，因而左侧竖脊肌一定更长并且紧挨着棘突。如果要矫正这个模式，我们需要通过逆转这种关系来帮助筋膜重塑。我们需要把外移的组织向内推，把内移的组织向外推（图 8.20 ~ 图 8.22）。

这个技术在客户俯卧位时同样可以做，客户侧凸一侧的手臂沿着身体向下滑动，手法操作方法与前面一样。俯卧位对于最初打开组织是有益的，但获得新的位置和动作的最佳结合还是要在长凳上操作才能实现。因此在做完俯卧位的操作后，最好增加长凳上的操作。

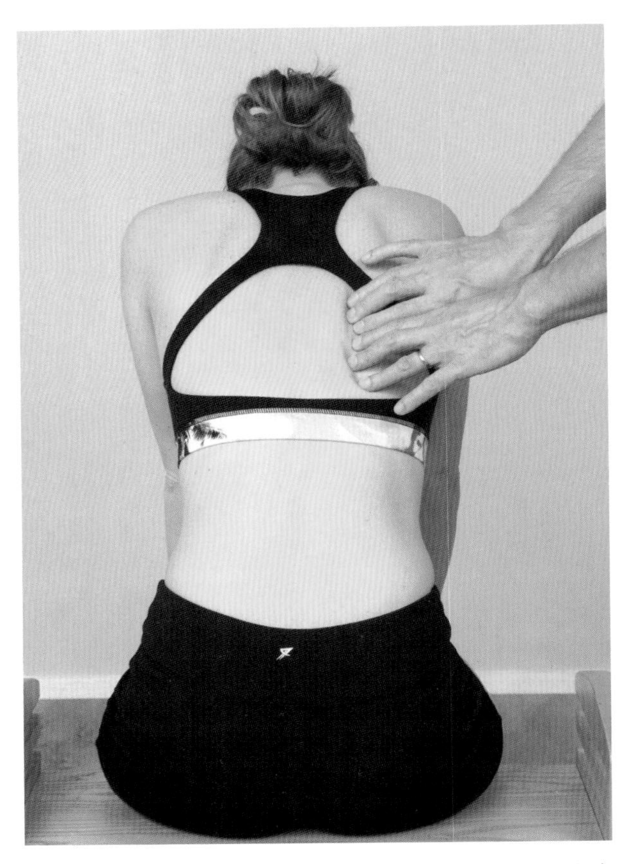

图 8.20　让客户坐在长椅上并向前倾斜，双肘支撑膝盖，在竖脊肌较短的一侧按压住组织外侧

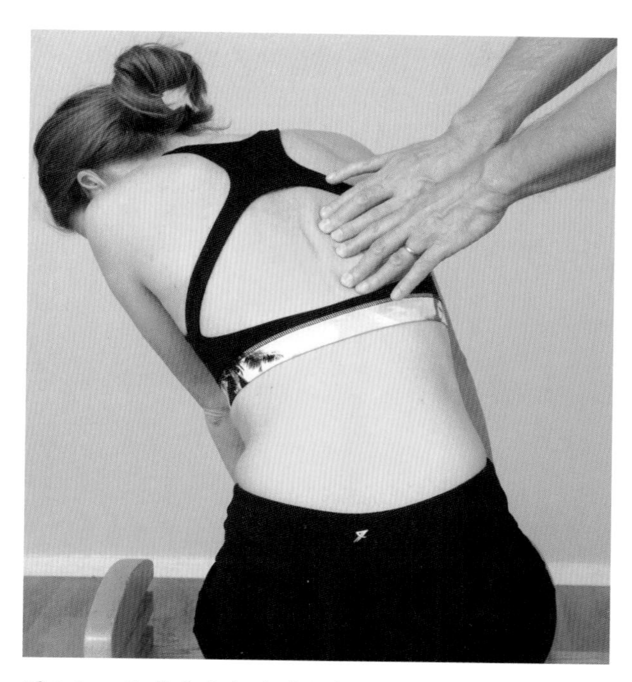

图 8.21　让客户向相反的方向侧弯，同时你把组织往内侧推，以帮助组织向中间移动

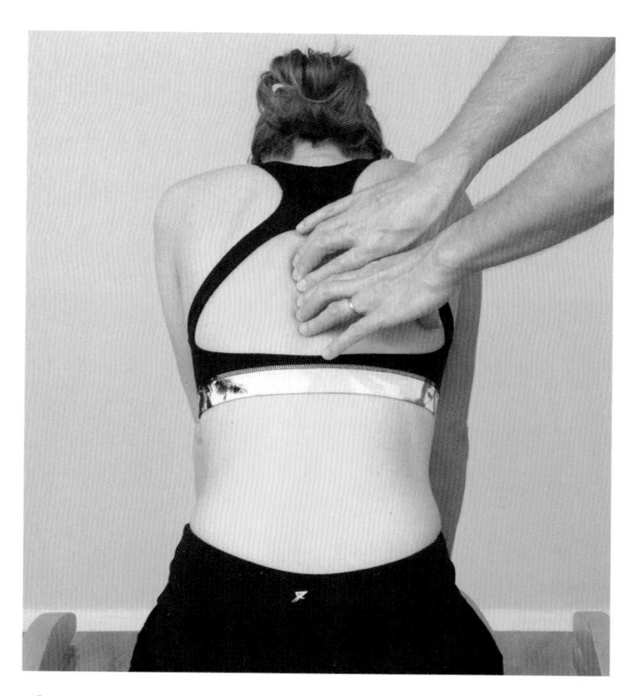

图 8.22　一侧处理完后开始处理脊柱的另一侧，这次要按压住竖脊肌的内侧，一边向外推按肌肉，一边让客户继续向刚才的方向侧弯

脊柱旋转

不同的脊柱部位具有不同的旋转能力，这取决于脊柱关节的特性，如上面所描述的那样。如果想深入研究这个有价值的部分，你需要进一步地阅读和学习，可参考书目中有价值的参考文献。需要澄清的是，我们对脊柱的调整和操作与物理治疗、骨科疗法和整脊手法不同，只是简单地应用脊柱张拉整体中具有弹性的软组织调整骨间关系、放松骨内张力。

同样，我们想指出并提醒自己的是，我们是根据客户身体本身来解读其自身，而并不总是与特定的脊柱力学规则相一致。我们的经验是，身体是多变的而并不总是遵循规则，它在生命中具有自己本身的历程，并不知道自己“应该”遵循什么原则。应根据个体的特点来治疗不同的脊柱问题。当客户的脊柱不正常弯曲或旋转时，他会感到背部或其他部位不舒服，如果不加以改善就会越来越严重。要处理严重的脊柱偏移必须有专业人士指导或治疗师系统学过操作方法。给客户提供动作指导——老师的经验比方法更重要——能帮助客户在接受手法治疗之外，增强日常的活动能力。很多脊柱的模式具有惯性，徒手治疗和动作再学习都是解决方案的一部分。

脊柱的旋转需要深部脊柱肌肉的维持，这些肌肉是背部最深层像夹板一样排列的软组织。这些短而斜的肌肉将棘突拉向下方椎体的横突，试图向相反的方向转动脊柱。

图 8.23 中，伴随着脊柱向右侧旋转，能够看到在旋转中有一个渐进过程（你能把它跟更大、更明显的侧凸区分开吗？）。它开始于上腰椎，于 T7/T8 处最严重，然后向上逐渐回到正确位置。

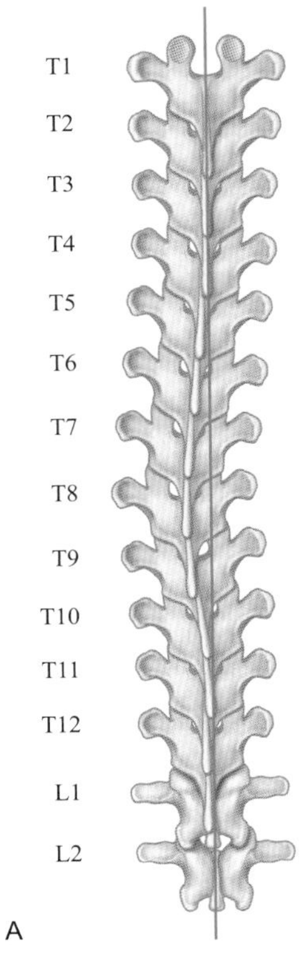

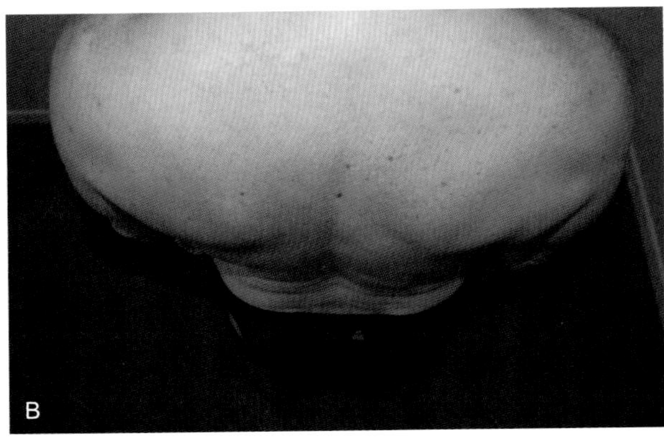

图 8.23　A 和 B：再次从上面观察模特的背部，可以看到大约在 L2 水平开始旋转一直到大约 T3 水平，从这里开始脊柱和竖脊肌的旋转消失。为了让起点和终点都保持中立位，脊柱不得不向两个方向旋转。图 B 中，可以看到脊柱旋转至 T8 时棘突偏离中线最远，形成一个顶点，之后上面的椎体逐渐开始向脊柱的中线靠近

这意味着脊柱节段在 L1/L2 和 T7/T8 之间向右旋转，为了自我纠正这一旋转，脊柱必须在 T7/T8 和 T2/T3 之间向左旋转（图 8.24）。

如果继续追踪这个病例，L1 棘突与它下面的 2 个、3 个、4 个节段的横突相连接。因此为了调整这些绳索，我们必须在旋转起始点下方 4 个节段水平开始我们的治疗。我们将采用相同

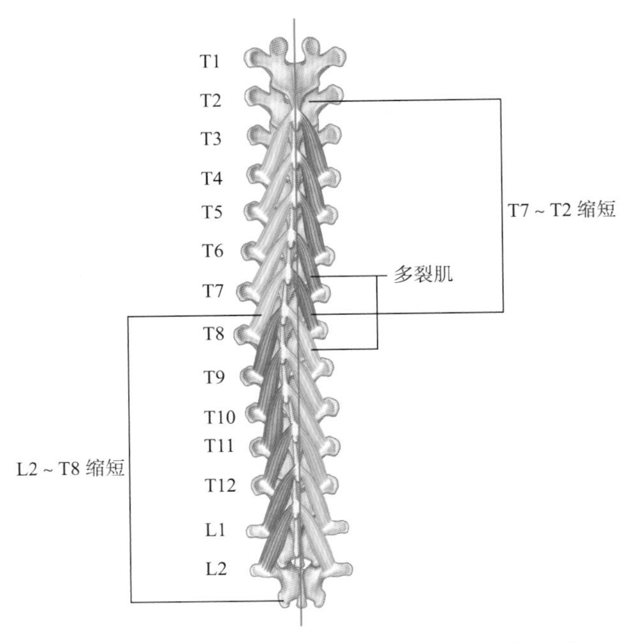

图 8.24　为了清楚，图中把多裂肌画成了单关节肌肉，可以看出脊柱旋转肌在 T8 水平以下是短缩的，而在 T8 以上，旋转方向改变，所以对侧的旋转肌短缩

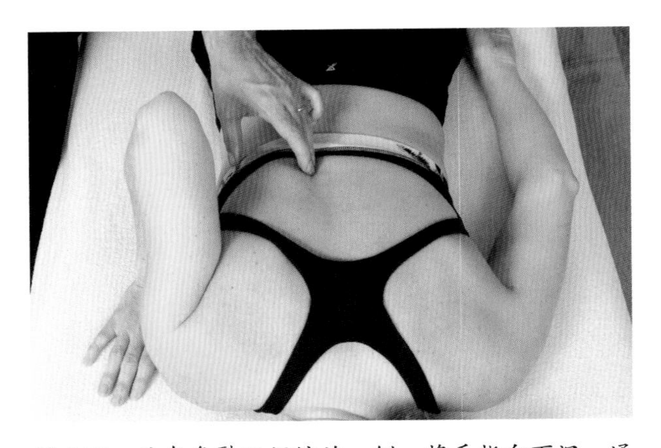

图 8.25　站在多裂肌短缩的一侧，将手指向下沉，通过棘突和竖脊肌之间摸得到的“山谷”进入深层脊柱肌。让客户将手放在同侧肩部下面按压床面，以便把相应节段旋转到相反方向。在客户转动的时候，把组织向内上带动，以拉长多裂肌，注意不要按压棘突

的方式，从下面4个节段开始，朝着棘突向上向内松解组织（图8.25）。

所以我们继续往上，重复之前的步骤，直到到达开始自我纠正的那个点，这个点就是之前我们看到的椎体开始向另外一侧旋转的地方。在这个例子中，我们在纠正右旋时最后到达的是左侧的T7。这时我们需要换到客户的另一侧，从T6以下4个脊椎节段开始处理，以纠正因代偿而产生的左旋（图8.26）。

由于伴随着侧屈，此操作可以在长凳上进行，但总体来说技巧是相同的。客户通过把手放在体侧，可以锁住某些区域以限制旋转，这样就能把关注点放在其他节段上。

应用长凳治疗脊柱旋转问题是一个新的策略。我们可以将前面用过的“辅助”手法（图8.25~图8.27）与“抵抗”手法相结合。应用辅助手法会使整个动作加速，使客户快速通过受限区域，降低了手法处理的效果。通过调转推按的方向（图8.28），就把客户主动旋转的效果固定在了接触点上方的节段。

通过将两种策略相结合（辅助和抵抗），能

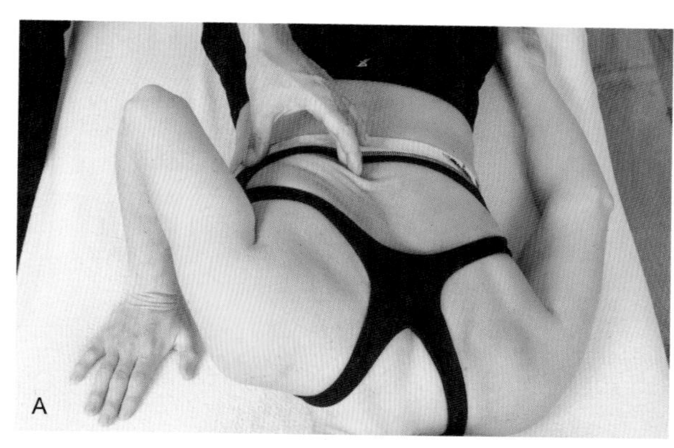

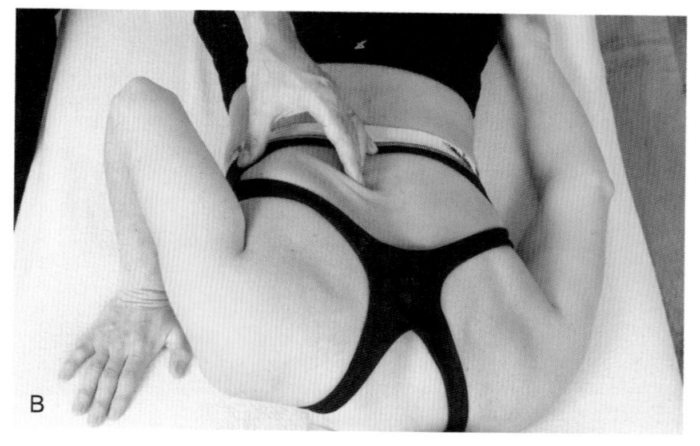

图8.26 A和B：从旋转起始点的下方4个脊椎节段开始，按压住深层的脊柱旋转肌，朝着左旋椎体棘突的方向拉长深层脊柱旋转肌，同时客户单手按住床面，把躯干转向操作的一侧

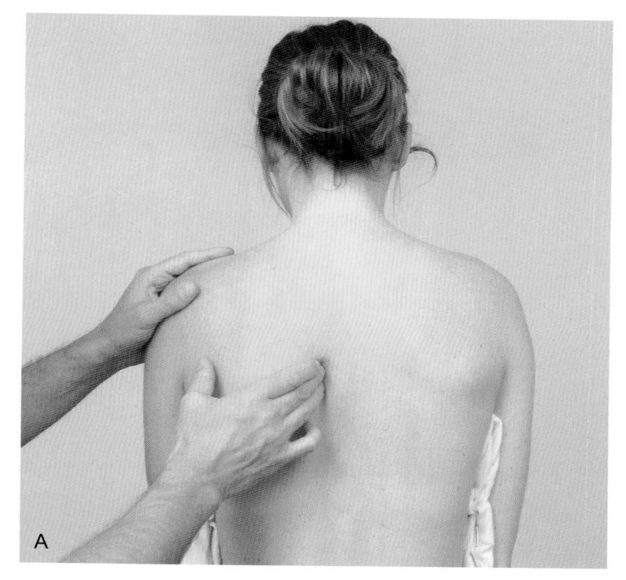

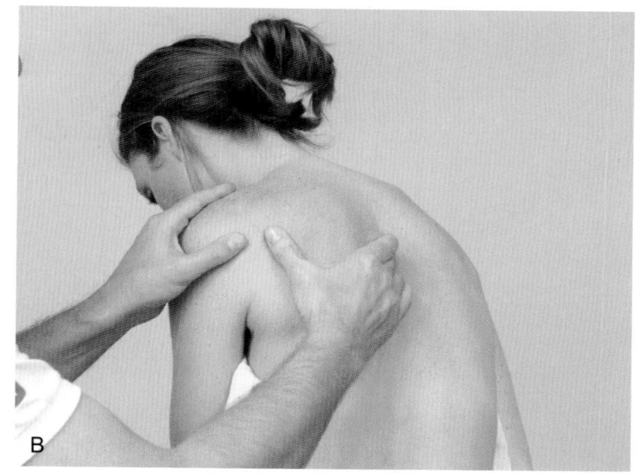

图8.27 A和B：跪在客户的一侧，当客户旋转的时候用手指（与俯卧时相同的模式）向内上推按组织。在这个姿势下菱形肌和斜方肌处于放松状态，所以对于处理胸椎旋转特别有利

尽量避免压力，或者使存在功能障碍的脊柱节段所受到的压力最小化。我们可以在节段上方采取抵抗策略以限制下方节段的运动（图 8.28）。在功能障碍区域下方使用辅助策略（图 8.27），可以增加下方椎体的运动，帮助松动一些平时没有活动过的节段。

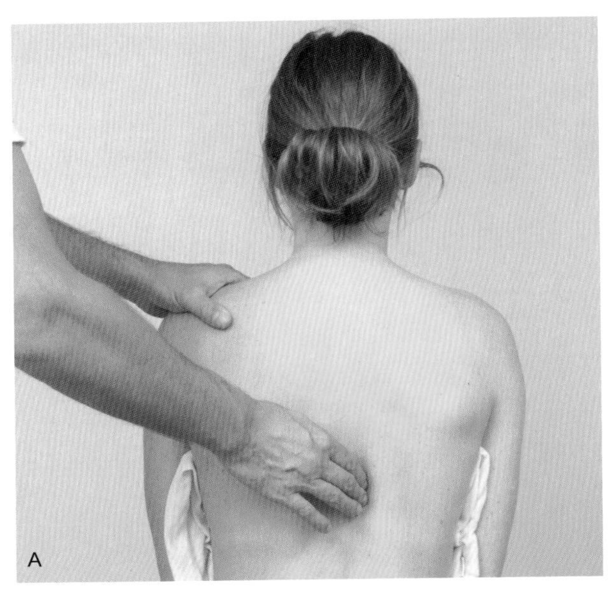

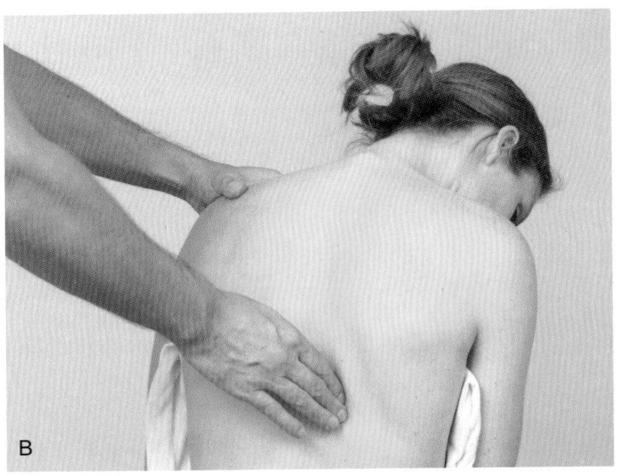

图 8.28　A 和 B：通过改变参与方向，重点关注治疗师手指上方脊柱节段的活动效果。通过比较脊柱旋转（图 8.27B 和图 8.28B），可以发现辅助方式（图 8.27）可帮助松动整个脊柱以及手指下方组织，但其疗效并不总能令人满意，有时不像本例中的抵抗方式那么有效

侧卧位胸腰筋膜（后背功能线、臂前表线、后表线）

胸腰筋膜在维持下背部的稳定性方面十分重要，针对其不同作用已经有过很多的研究。打破它的受限状态对重获背部健康至关重要。

可以坐在治疗床上用手指操作，也可以在站立位用拳头操作。向上处理腰骶区域厚的、通常会受限的组织，要让客户向后慢慢倾斜骨盆（向下卷起尾骨）（图 8.29）。处理不同部位最终以完全覆盖这个区域。客户运动产生的拉伸效果在靠近骶骨顶点的部分最为显著，随着继续向上这个效果将会减弱。感觉得不偿失时就可以停止了。

客户的许多肌肉需要再训练，此技术有很多

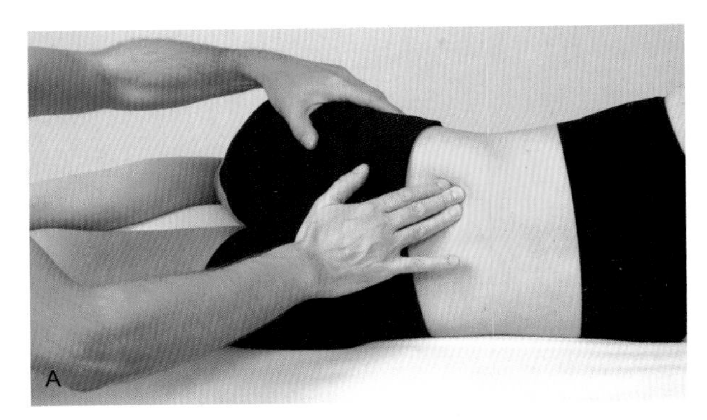

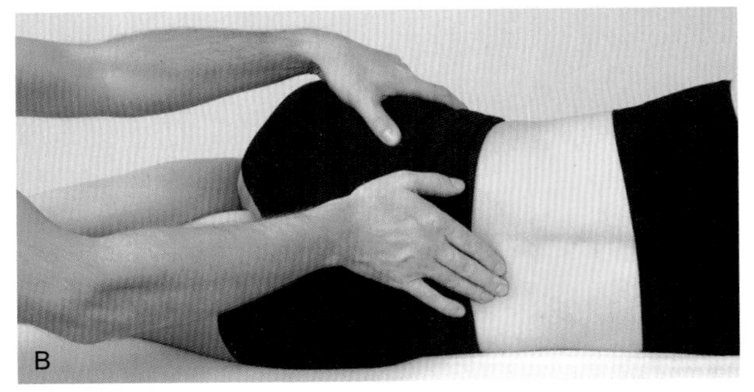

图 8.29　A 和 B：保持手指（或者用柔软的拳头代替）伸直，同时用非操作手引导骨盆后倾和做“夹住尾巴”的动作

额外的益处，如强化、协调骨盆周围控制骨盆的肌肉，以及加强它们的感知力。此技术也能引入许多核心稳定模式训练中，例如当客户做这个动作时让腹横肌参与进来。

刚开始，对于你的手指来说这是非常困难的工作，因此，可以先用手指处理骶骨，然后改用拳头处理下背部。

侧卧位腰方肌（体侧线和前深线）

大多数背部疼痛问题都有腰方肌参与。因为腰方肌筋膜覆盖在髂骨和第 12 肋之间并附着在每个腰椎上。腰方肌在很大程度上被这些骨所影响，也反过来影响这些骨的位置。

熟悉腰方肌在这三个不同层面的分布后，你会发现它可以产生不同的力学方向。垂直纤维更多地参与到脊柱伸展或者侧屈，但有角度的纤维可以把腰椎拉向髂骨（下方的髂腰纤维），也可以把第 12 肋拉向腰椎（上方的腰肋纤维）。在处理胸腔相对于骨盆的侧移时，这将会非常重要，这种侧移模式可以在那些用一侧髋撑住孩子而腾出优势手来干活的父母身上看到。模仿此模式，感受一侧腰椎和对侧第 12 肋的活动。如果向左移动胸廓，你能感觉到腰椎如何向左侧髂骨靠近，但是右侧的第 12 肋会向下移动靠近右侧的腰椎吗?

客户的姿势模式决定了腰方肌周围筋膜的处理方式，差别很大。对于平背或者军姿模式，需要把它拉向中线而不是拉长，而骨盆前倾或胸廓后倾则需要打开此区域以减少腰椎前凸。

找到腰方肌筋膜，屈指将指尖放在髂骨缘上，大致沿着中线向后移动。稍微移动就能感觉到一个深层组织的边缘线，这就是腰方肌筋膜的侧面。你的手指沿着这个边缘向上钩住组织，让客户慢慢将上腿蹬直。动作感知能力强的客户通过简单地倾斜骨盆也能达到相同的效果，让坐骨结节向下远离肋骨（图 8.30）。

向上钩住组织可以单独拉伸下方组织，即髂腰纤维。要打开上方的腰肋纤维则需要改变方向，向下进行处理（图 8.31）。客户的动作跟前面一样，手法方向可以相同以帮助牵拉，但是作用在腰方肌表层是有挑战的。

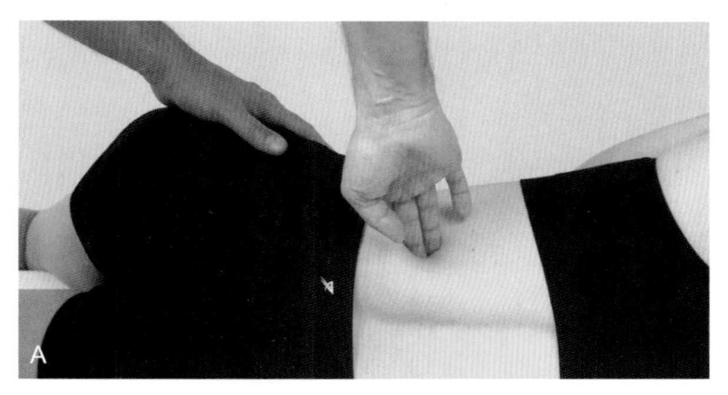

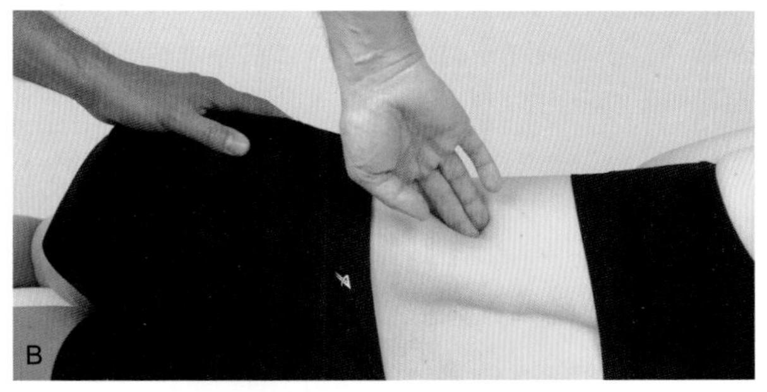

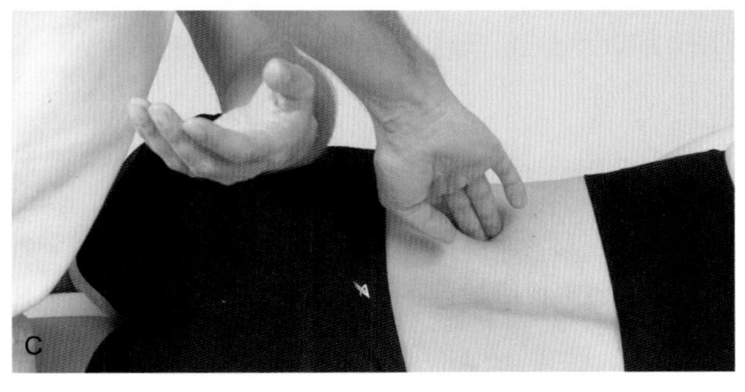

图 8.30　当客户的上腿向下蹬伸的时候，向头侧推按组织将会帮助放松腰方肌下部（A 和 B）。如果客户觉得蹬腿不舒服，可以在髂嵴和大转子之间滚动前臂（C）

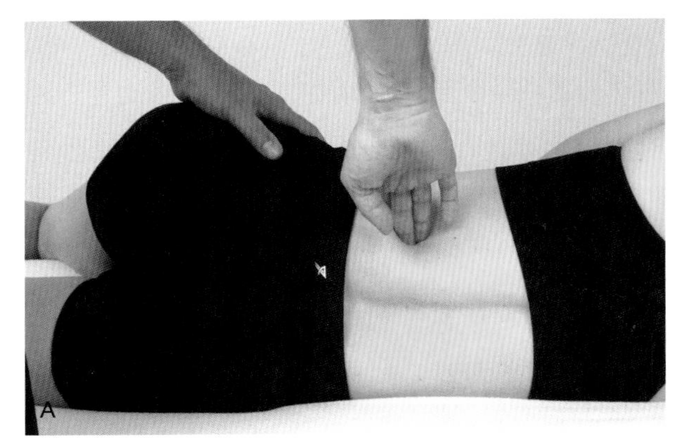

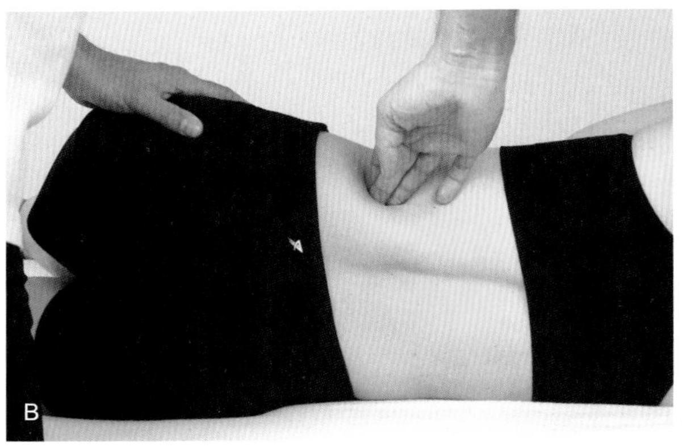

图 8.31　A 和 B：向尾端操作可以单独释放腰方肌上部纤维。非操作手可以用来引导骨盆和（或）帮助增加拉伸。如果将手放在胸廓上可以引导客户向侧肋方向呼吸，这也可以帮助增加拉伸

当试图拉长整个腰部区域时把两个部分分离是非常重要的，在两侧的两个方向上都进行操作将会取得更好的效果。当胸廓在骨盆上侧移时，两侧采取不同的操作方式将会获得最好的结果。

坐位腰方肌（体侧线和前深线）

让客户坐在长凳上进行下背部操作更有教育意义也更有效。保证所用长凳的高度使客户能将脚平放在地板上，膝关节略低于髋关节（不要坐在很高的按摩床上让客户的脚悬空，否则髋屈肌会缩短）。不要用带轮子的椅子或者凳子，找到一个平面使双侧坐骨结节在一个水平上。

肘部抬起来，用你的手指或指关节处理腰方肌的侧面，向下推按组织，如朝向髂骨方向，同时轻轻向后钩。当你锁住筋膜时让客户慢慢侧屈，可能要配合轻微旋转（图 8.32）。

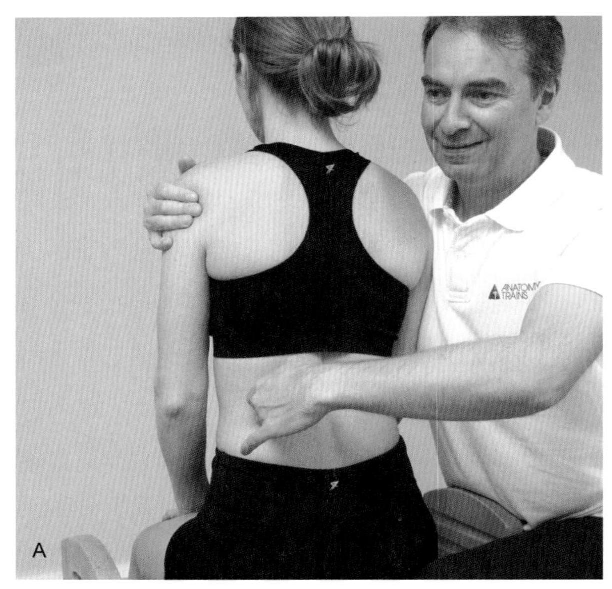

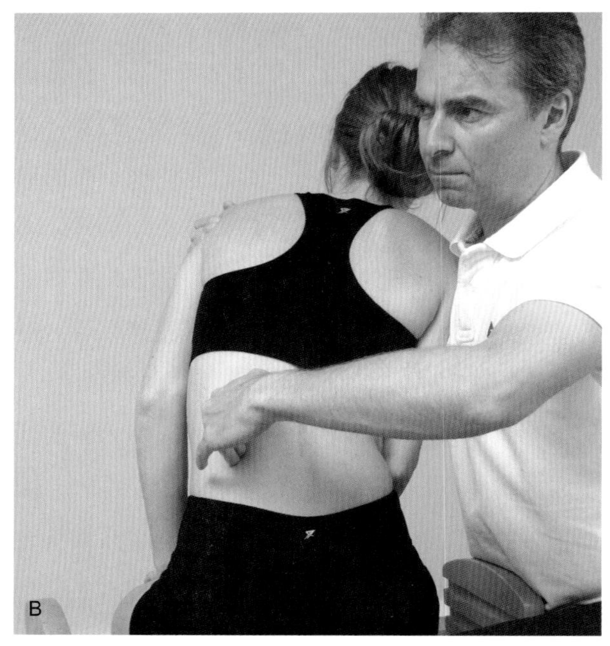

图 8.32　A 和 B：找到两侧腰方肌的筋膜边缘，让客户侧屈同时锁住一侧，也可以加一些旋转以打开组织。组织的处理方向向下，图中演示左侧组织被释放

这个技术非常有效，通常需要运用双手和双臂的力量。记住保持手臂的宽度以利用胸部的肌肉。当你有了力量和敏感性时就能找到正确区域并保持与组织的接触，客户只需要做很小的动作来与你配合即可。

这可能是一个分离腰方肌上方纤维更为有效的方法，因为你可以更高效地抵抗客户的动作。通常在前面提到的侧卧位或站立位（见“高级解读”部分），腰方肌下部能够获得最大程度的挑战。

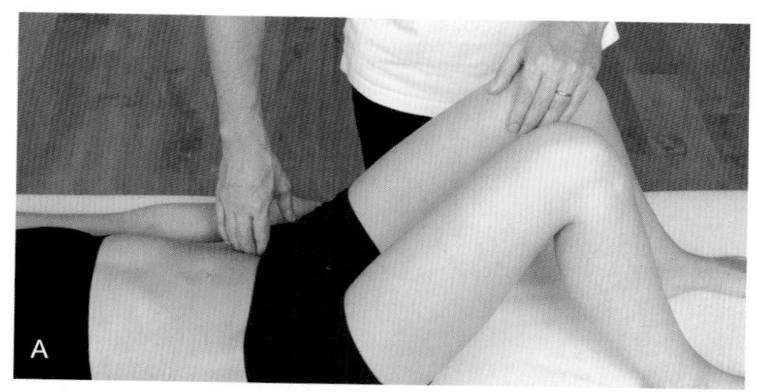

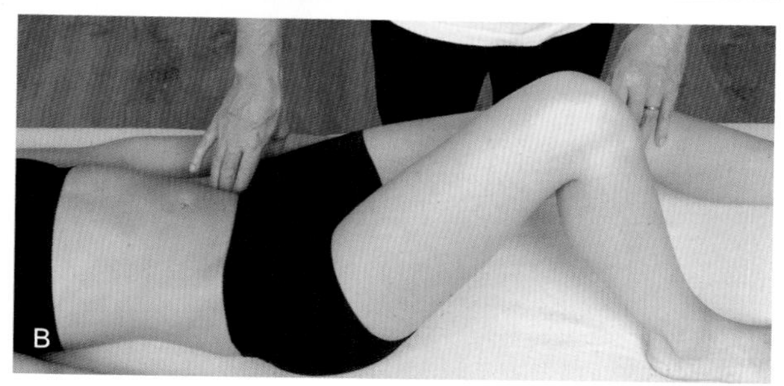

图 8.33 A 和 B：腰大肌操作在第 6 章的 134 页介绍过，处理大腿和骨盆

腰大肌平衡（前深线）

在与骨盆和胸廓位置相关的很多模式中都有腰大肌的参与。由于它是一块三角形的肌肉，内侧靠下的纤维可以增加脊柱前凸曲度并保持这个曲度，外侧靠上的纤维可以使正常曲度减少，帮助形成平背的模式。单侧缩短可以导致胸廓向同侧倾斜，还可能最终导致向对侧旋转。

每次操作一侧，将你的手指朝向髂前上棘深入腹部内侧。记得操作前将少量的皮肤和脂肪拉向侧面，以防你深入髂窝时拉扯到表面组织。当深入操作的时候，沿着髂骨前表面的轮廓，它可以引导你深入髂窝并最终向内。

用这种方式找到腰大肌还可以帮助你评估腰大肌和髂肌的关系，因为它们有时会通过髂筋膜连在一起。这种情况下，花一些时间在筋膜中“游动”手指并将其拨开是非常有效的方法。

然后就可以开始处理腰大肌组织了（图 8.33）。为确定找到了腰大肌，可以让客户把脚抬离床面。此时应该能感觉到手指下面的肌肉在收缩。如果不能直接触摸到，可以将手指稍微向内侧移动。一旦接触到它，客户可能会告诉你他完成不了这个动作了。这意味着他的这块肌肉较弱，已经被你的压力控制了。

外侧的纤维可能要最先处理。如果需要评估内侧的纤维，那么在翻转肌肉处理下方的纤维时要紧贴着肌肉。在更用力地压肌肉之前，可以将脆弱的血管拨离操作区域。不管是外侧还是内侧，你只需要将组织轻微地向上拉就可以抵抗相关纤维的拉长，同时让客户在床面慢慢滑动足跟以伸展髋关节。

要用双手进行双侧操作，用上面的方法找出两侧腰大肌，确保两手的压力相同。让客户将双脚慢慢下压，向上卷起骶骨和腰椎。当再次向下滚动时轻轻地操作腰大肌筋膜，每次一个椎体。利用双手的力量拉长组织，保证它是均衡的（图 8.34）。

操作腰大肌时，如果客户感到不适，如发

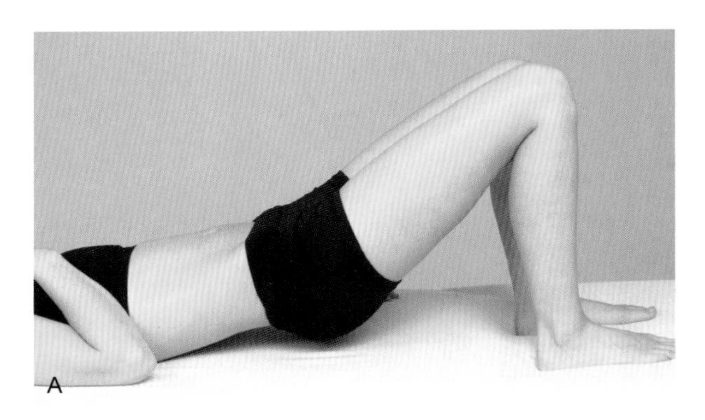

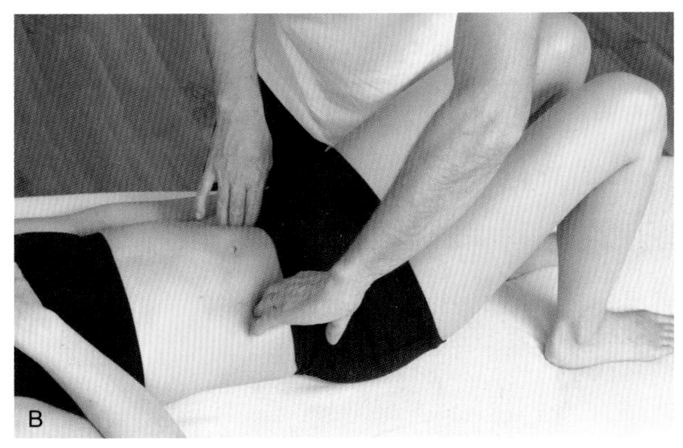

图 8.34 让客户双脚下压，向上卷起骨盆（A），但操作者要把手放在相应的位置（B）。处理双侧腰大肌，当客户的椎体一节一节回到床面时观察组织的延长

热、胀气或者灼热痛，请他一定告诉你。操作腰大肌时你可能会不小心碰到肠道组织——只需要退回来再稍稍改变进入的角度就可以解决这个问题。要注意客户是否做过阑尾切除术和其他腹部手术，操作时避开这些部位，并向精通内脏粘连的人寻求帮助。在开始时先小心操作表面以释放瘢痕组织，在进入组织时保持谨慎，就能避开疼痛或者可能的损伤。客户是否感到疼痛就是你的判断标准。

解读头和颈

理想的头部位置是其重心在胸廓之上。这个位置允许所有的支撑线正常工作，而不需要它们做维持头部前移等额外工作，以增加自身负担。许多参考文献的建议是耳与肱骨头在一条垂线上。然而这也有问题，因为肩带独立又有灵活性。肩带最好不要参与稳定头和颈的工作，除非做动作时需要维持平衡。

近些年，由于赤足跑步越来越多地被关注，肩带作为头部支持结构也更受重视。Lieberman（2011）认为，枕外隆凸的增大和项韧带（连接肩和头后部）的发育有助于降低足部落地时头前倾的速度。这一功能性连接可能是筋膜在项线及其周边集聚的另一个原因。那些经常运动的客户可以通过处理此区域（图 8.43~ 图 8.46）而受益。

图 8.35 所示案例中，肩部后移以平衡头前移。肱骨头通过肩胛骨内旋而前移。肱骨头在关节盂中也呈现出轻微的前移。

我们可以看到所有由前下至后上走行的组织

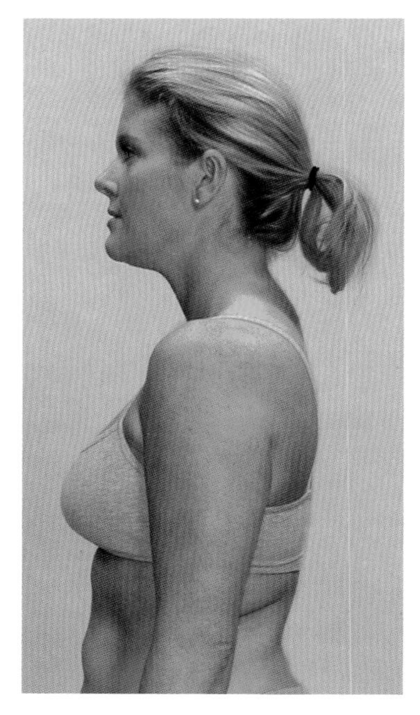

图 8.35 此客户头部相对于胸廓明显处于前移位，但如果用铅锤线测量，她的耳和肱骨头并没有太大的偏移

都缩短了（胸锁乳突肌、上斜方肌前部、前斜角肌、头后大直肌和头上斜肌），而上喉部前侧与颈胸连接处周围的情况正好相反（图 8.36）。这种情况下可以看到胸锁乳突肌走向几乎垂直，而不是向后上方乳突走行。

当颈部侧倾时，我们马上会考虑到缩短侧的中后斜角肌，但首先要解决更为表浅的同侧斜方肌和颈夹肌。这种情况下，客户头部经常会在颈部向后倾斜来自我纠正，以保持眼睛的水平方向（图 8.37）。为了矫正此模式，需要拉长同侧的枕骨下肌和头夹肌。

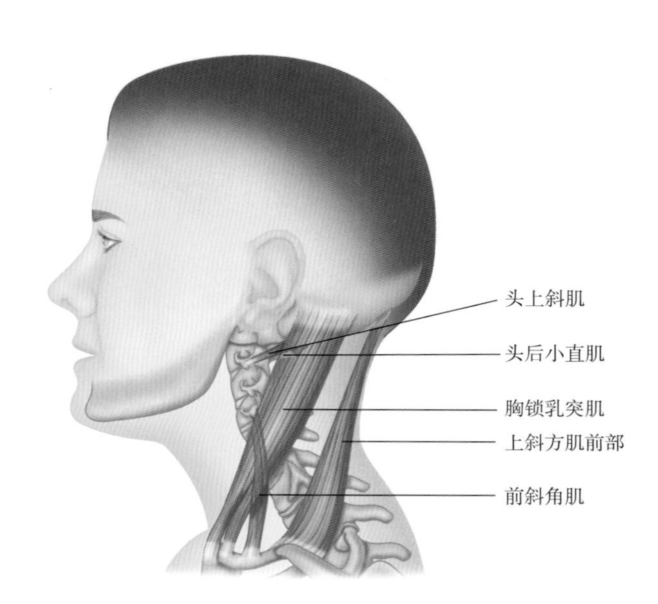

图 8.36　在这里能清楚地看到头前移时缩短的软组织

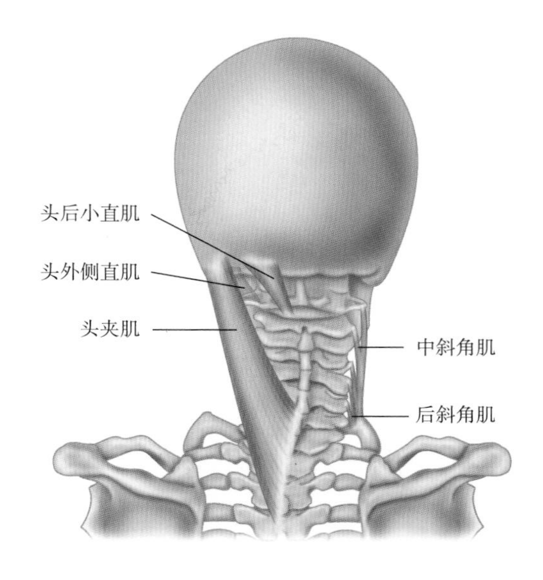

图 8.37　在侧向倾斜中，可见另外一个“X”模式与中线两侧组织的缩短和拉长相对应

颈部技术

胸锁乳突肌（前表线和体侧线）

胸锁乳突肌是把头颈往前下拉成前移位的肌群中最大的一块，胸锁乳突肌是头部一个重要的线。因为它紧邻着颈静脉和颈总动脉，所以很多治疗师在操作这个区域时会有些紧张。这是正常的——这些结构是非常精妙和重要的，因此需要非常注意。但在它们之上的胸锁乳突肌经常需要拉长，这是让具有高度活动度的头颈获得平衡的首要步骤。

第一下手法要做的是打开肌肉周围的筋膜并把筋膜层向后拉（图 8.38）。站在需要操作的一侧，让客户转头，就像在杆上转动一样，或者像转动一根棒棒糖一样转头（发挥你的想象力，让客户能够理解这个动作）。你可以用扶在头上的手去引导这个动作，手指分开，在转的过程中帮助客户保持头与床面的接触点在同一个位置——这与头沿着床面滚动的动作截然不同。

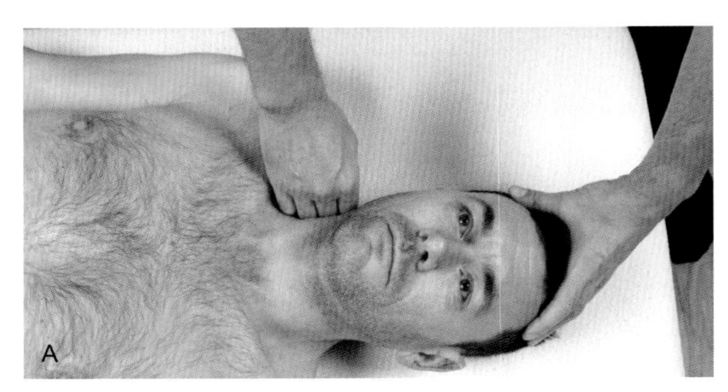
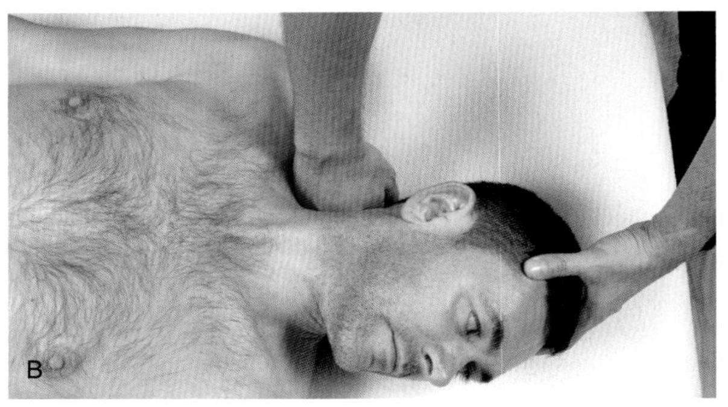
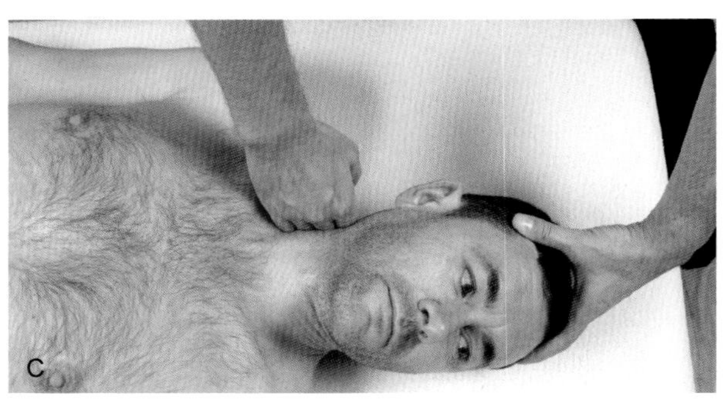

图 8.38　A~C：保证你按压在胸锁乳突肌和上斜方肌前部，用松软的拳头在颈部侧面滚动，把浅表线的组织向后拉

接着用中间的指关节（近端指骨间关节）按压住胸锁乳突肌的前缘。沿颈部轮廓慢慢转动拳头，持续向后剥离颈部浅表筋膜，从胸锁乳突肌一直到上斜方肌的前部。注意，在客户的旋转角度达到 30° 之前，不要按压下面的内部组织（图 8.39）。在你沿着颈部“赤道”跑的时候，要保持较大的接触范围，给浅表组织施加持续的压力——这些都是完成这一重要动作的关键。手小的人如果处理较大的脖颈，分两次操作比较方便，一次在乳突水平，一次在靠近锁骨的水平。

当客户的头部完全转到一侧时，可以用微屈的、放松的拳头沿整条胸锁乳突肌进行处理（图 8.40）。在这个位置下，那些比较脆弱的血管将不再处于肌肉深处，处理也更为安全。如果你不确定客户的病史，如果他们不能全范围转动头部，或者他们有眩晕、昏厥、复视或意识模糊等病史，则不宜进行这个手法，直到他们经过了专业医务人员的椎动脉缺血检查后再做尝试。

用掌指关节下缘处理组织，沿着其轴线向乳

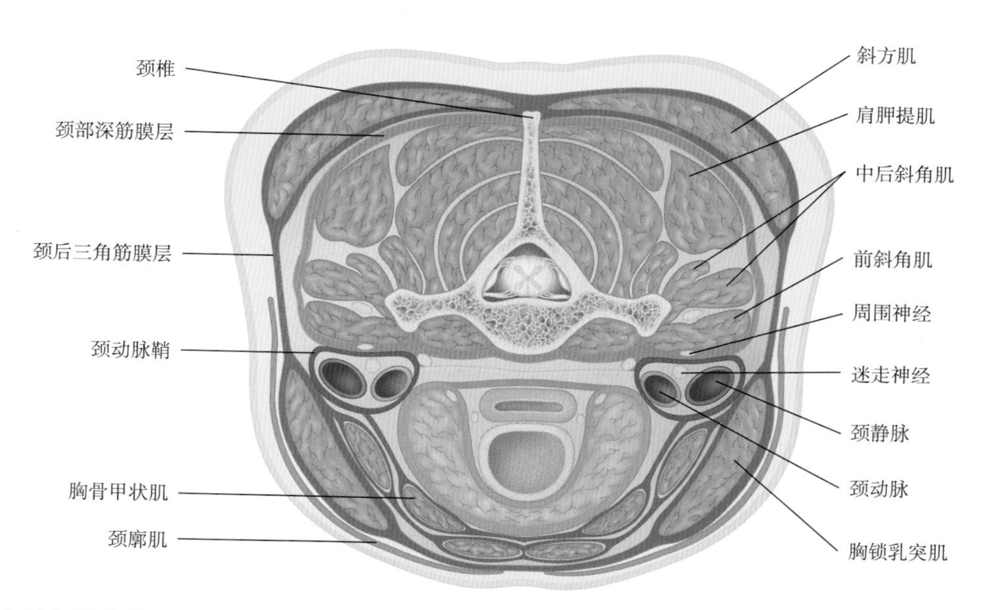

图 8.39　这两个技术所用的压力应该恰好足够渗透到胸锁乳突肌和上斜方肌的筋膜层，不应该太过深入，以避开下方的血管。头转动的时候（图 8.40），横突会处于胸锁乳突肌的下方，把动、静脉推向前面，从而避开你所施加的压力

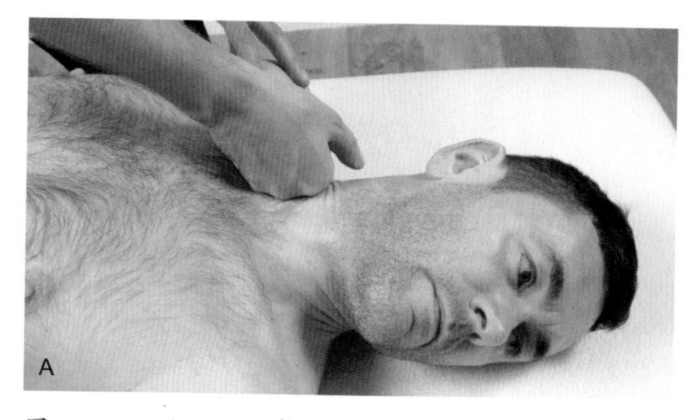

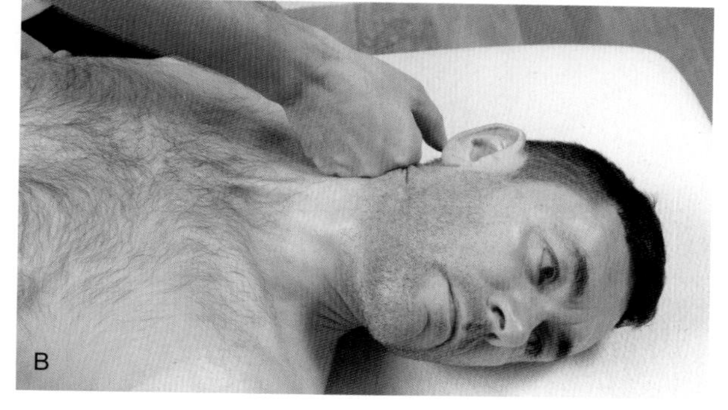

图 8.40　A 和 B：用掌指关节仔细处理胸锁乳突肌，引导组织向上朝向乳突，注意深度不要超过肌肉层，要向前朝前缘操作或压向茎突，它位于乳突和耳之间

突滑动（图 8.41）。这个技术可以扩展至骨头，前提是客户感觉舒服。当处理颅骨时换成手指可能使客户更加舒适。此技术的目的首先是延长和释放胸锁乳突肌筋膜，然后放松头骨的组织粘连，放松头皮一直到星点〔顶骨、枕骨、颞骨的骨缝连接处，通常在耳郭上后方 1 英寸（约 2.5 cm）处感觉到一个指尖大小的片状物〕。

打开斜方肌（臂后表线）

客户仰卧，治疗师可以很容易地分别牵拉上斜方肌的不同部分。拳头微曲，钩住肌肉的一侧，把头带到相反的方向（被动或主动），以拉伸特定的组织（图 8.42）。对于肌肉的前侧部分可以采用同侧旋转。单纯侧屈对肌肉的顶部会更有效，头部可以慢慢地抬起至屈曲位以操作后面的组织。在这个位置上能对上斜方肌任何一个需要关注的部分进行处理。

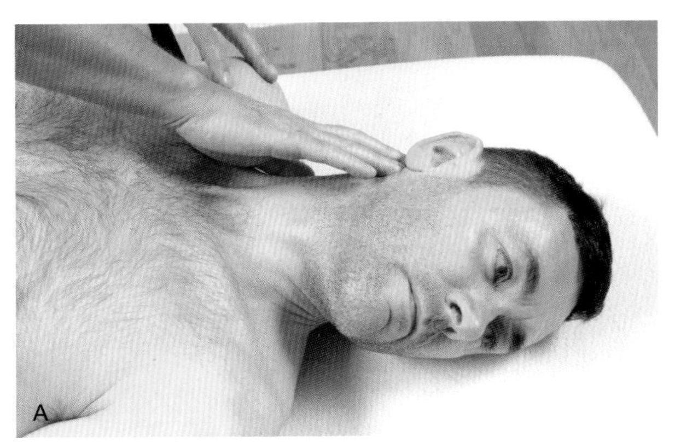
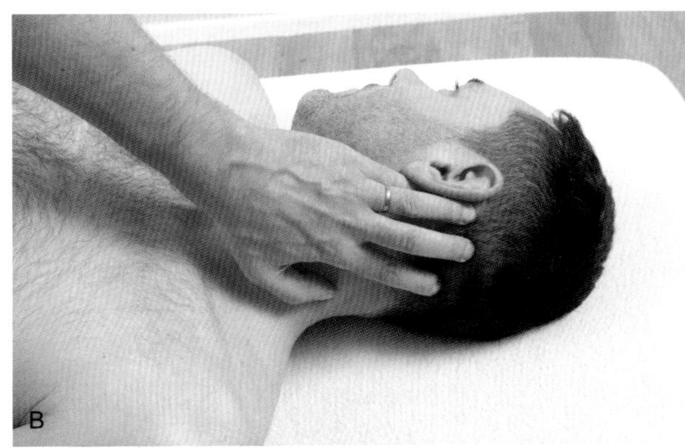
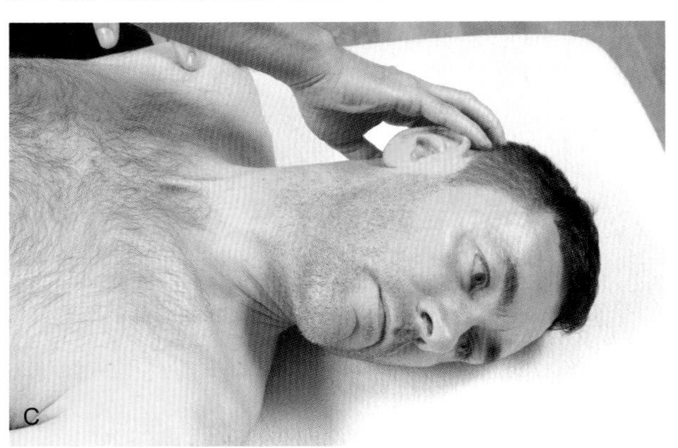

图 8.41 A~C：此放松技术可以扩展至头皮筋膜，以保证乳突周边和上面所有的组织得到释放和延展

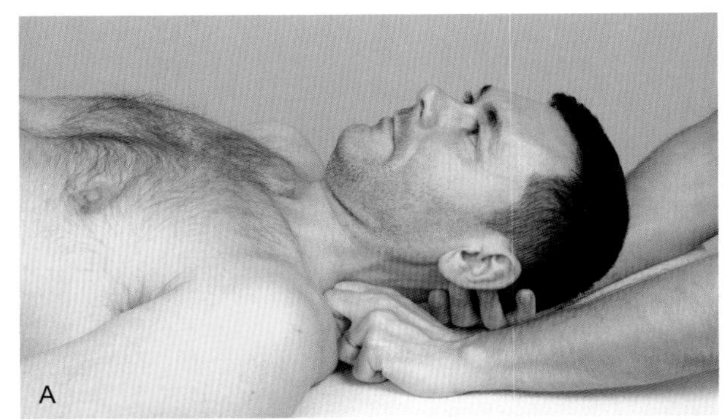
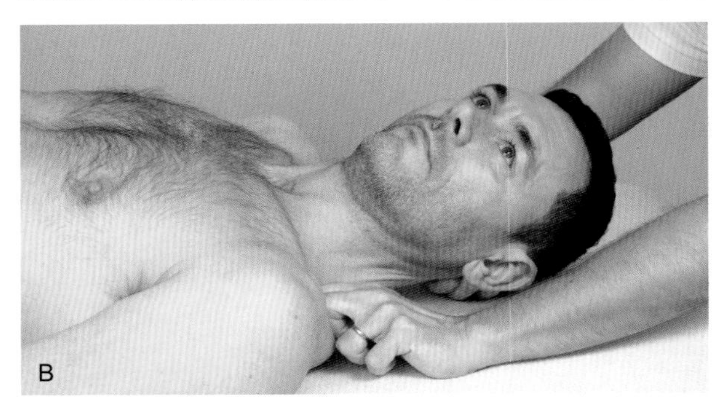
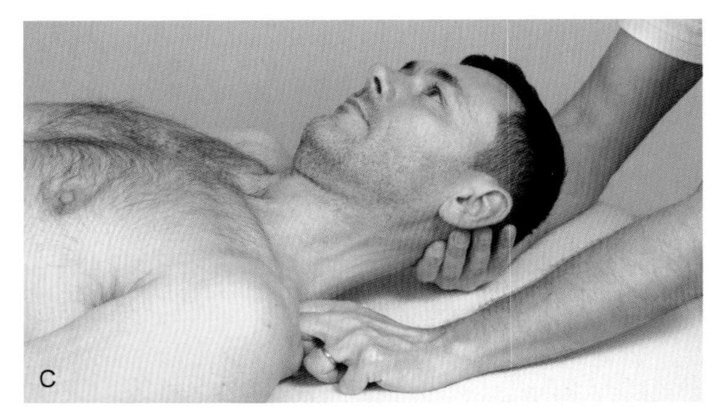
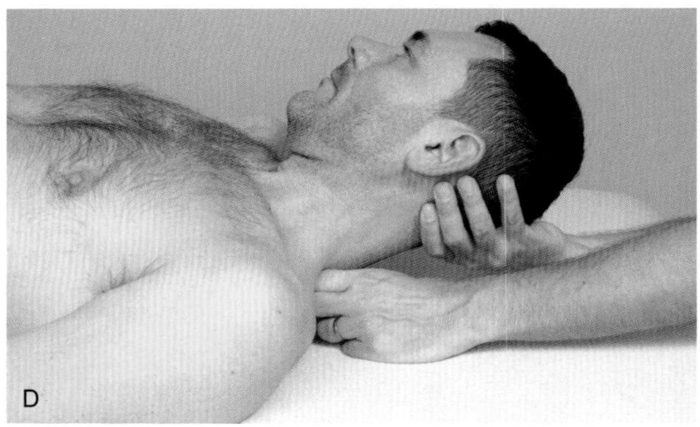

图 8.42 A~D：用柔软的拳头或指关节锁住组织，转动客户的头至侧屈位。可以通过增加或移除旋转和（或）屈曲以精确地处理具体部位——前部纤维（B）、中间纤维（C，单纯侧屈）、后部纤维（D，前屈和侧屈）

打开枕下区域和头颈夹肌（后表线和螺旋线）

行走时头部微微向前会给头后部带来额外的组织张力，最终枕骨基底部会严重受限。在用上述技术处理完浅表线之后，值得花一些时间打开此区域，为下一步深入枕下肌做准备。许多肌肉附着在上项线上——斜方肌的下面就是夹肌和半棘肌肌群——它们将会沿着枕骨基底部传送很多张力至各自的筋膜连接。你可以通过手指渐进地处理深层的组织以清除这些张力，同时让客户抗阻转头使组织从手下划过（图 8.43~8.46）。

夹肌参与了头部向同侧的侧倾和旋转，以及向对侧的侧移。因此，你可能需要选择不同的技术来处理两侧的组织。

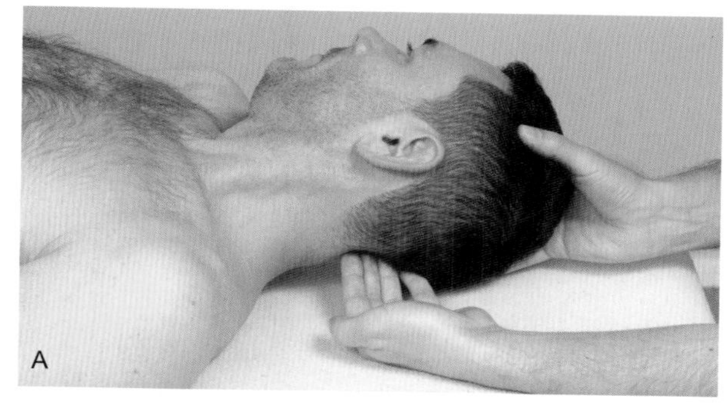

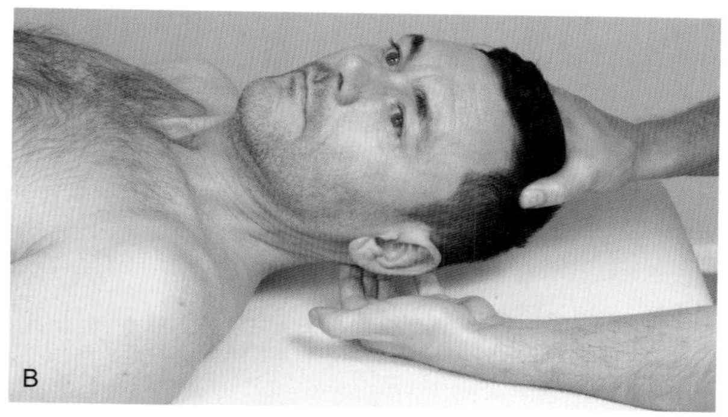

图 8.44 A和B：在中线附近开始向外操作，这对于打开头前倾客户的项线部位是非常有用的，相当于给脊柱后弯的客户做竖脊肌向两侧剥离的手法（图 8.19，B和C）

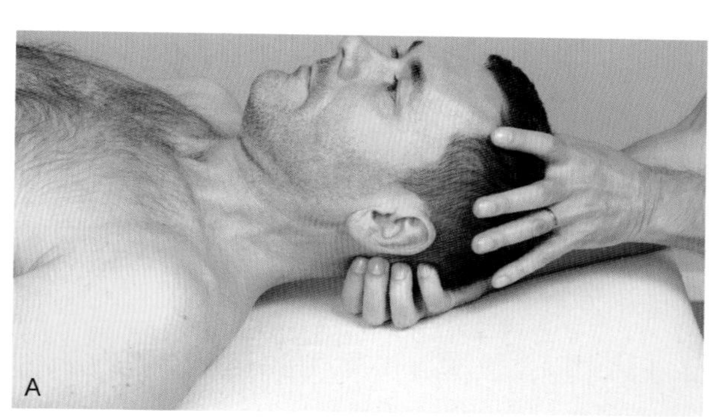

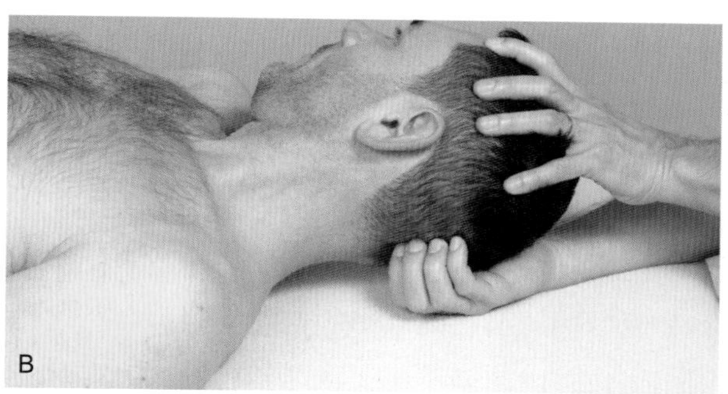

图 8.43 A和B：在乳突后面沿着上项线开始操作，当客户向反方向转头时，用手抵抗组织的运动。手尽量不要拉扯到头发，但要放在上项线的位置以获得最好的效果

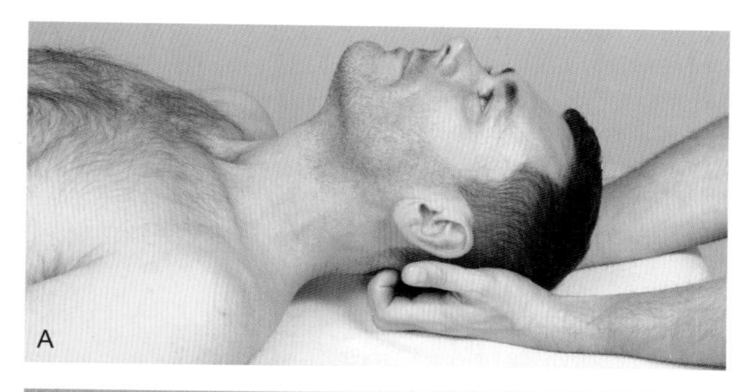

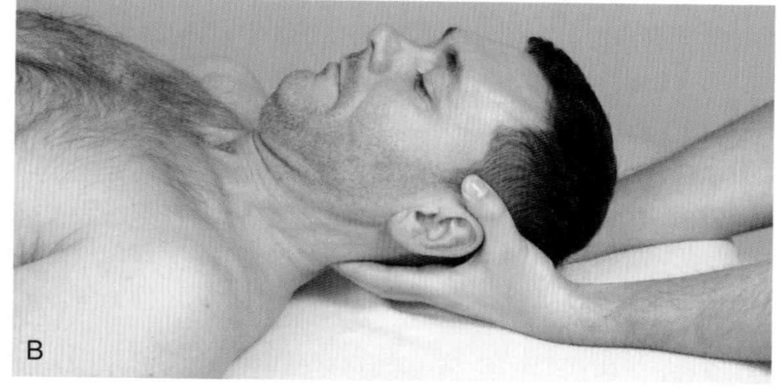

图 8.45 A和B：也可以通过向下推来释放组织，手指沿项线进入组织，然后慢慢地将手指伸直，向下拉组织，同时让客户朝着你的方向牵长头后部，以增加组织的拉伸程度

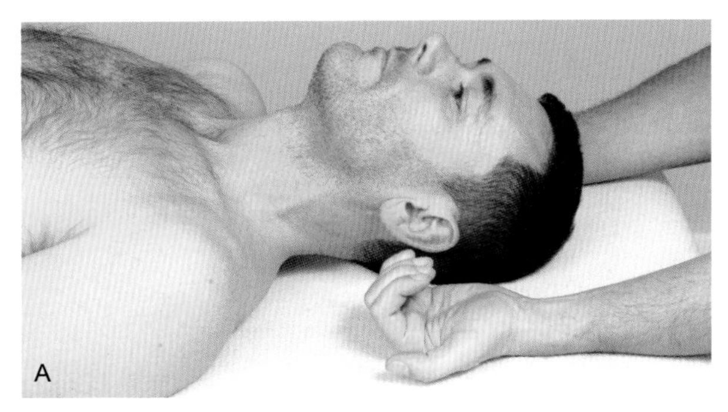

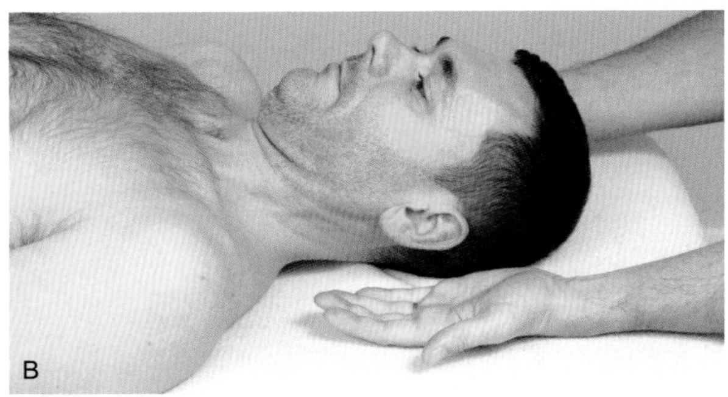

图 8.46 A和B：手指蜷曲，指尖深入夹肌的枕部附着点并向下拉组织，同时客户的头向反方向转动。客户可以通过轻轻地向下点头来帮助增加组织的延展。此技术要用到你手指的伸展力量，这需要通过练习来锻炼

枕下肌（后表线）

这组小肌肉对于本体感觉来说非常重要。它们能够持续监测和评估颈椎上头部的平衡，保持眼睛和耳朵一直在水平位或者在吸引你注意力的方向上，还能提前预知重心改变并产生收缩。

在学习评估和治疗这些肌肉时，它们对姿势的重要性或治疗价值常常容易被低估。

从侧面观察枕下肌时（图 8.12C），观察角度更好，可了解其各自独立的功能。头后大直肌自 C2 棘突微斜向侧方走行。然而与自深部 C1 向后走行至枕骨附着点的头后小直肌相比，它更偏向垂直。它与头上斜肌具有同样的角度，头上斜肌由寰椎的横突向后走向项线的侧面。头前移姿势时这两块肌肉都会缩短。头后大直肌和头上斜肌参与了头部和 C1/C2 的旋转。头后大直肌在头后倾的情况下也会缩短，此情况常见于戴眼镜的人，特别是戴双光眼镜的人。

为了定位每一块枕下肌，将示指、中指、环指的指尖深入到枕下，环指放在项韧带的一侧、枕外突起的下方。将手指深入到你已经治疗过的组织层，然后朝你自己的方向曲指，直到接触到枕骨的下表面。此处不同于枕寰关节放松的操作位置。在此技术中，你的手指不是朝向天花板，而是朝向自己并且紧密接触到枕骨下方（图 8.47）。

在这个位置，如果你来回弹拨，就可以感觉到更大更表浅的头后大直肌（像是“减速带”，偶尔也会像短弦）。你可以用中指指尖朝肌腹钩住，向下锁住该肌肉，同时让客户轻微点头（前倾）以拉长它。

收回中指，将示指、环指深入组织抵住骨头，中指找到同侧的头后大直肌。环指应该摸到头后小直肌，示指应该摸到头上斜肌。为了操作这些肌肉以及使深部放松，将双手手背按压到按摩床的泡沫里，引导枕骨在寰椎上向后（即治疗床的方向）滑动。这时（也只有这个时候）慢慢地向颅侧带动枕骨以打开缩短的筋膜（图 8.48）。

这个技术可以分阶段实施。通过前面的两个动作拉紧松弛的组织，这两个动作结合可以产生一个流畅的“钩”的效果。这时等待放松，之后进一步拉紧松弛的组织，再一次等着组织放松，然后再慢慢增加动作。

这些肌肉在中枢神经和生物力学上都有作用，所以可以反复进行这些动作以达到治疗效

果。你和客户将会从中受益，他的颈部活动会更轻松，视疲劳会缓解，有时还可以帮助解决肩部或脊柱的问题。

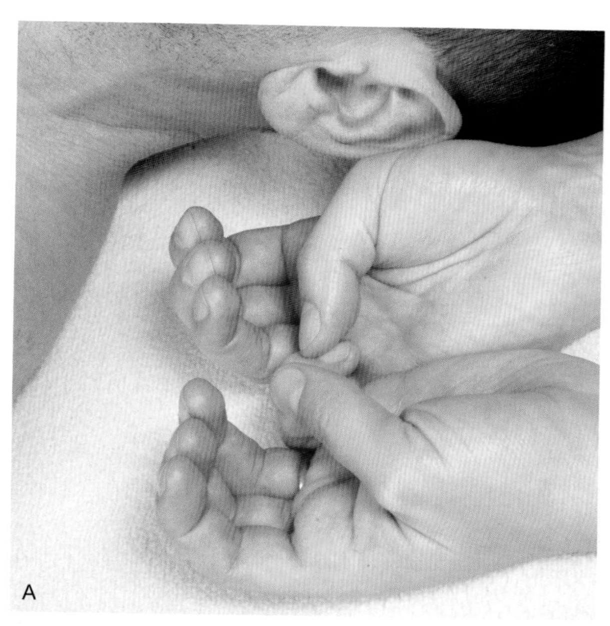

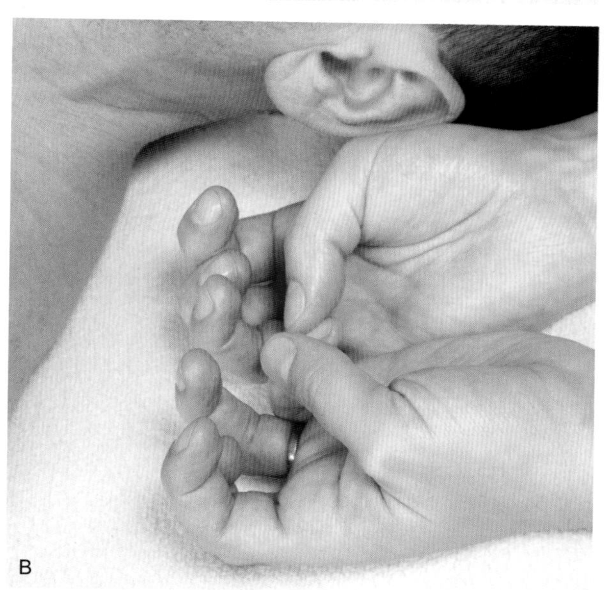

图 8.47　A 和 B：这里可以看到手指在三块枕下肌下方放置的方式。中指回缩以操作头后小直肌和头上斜肌

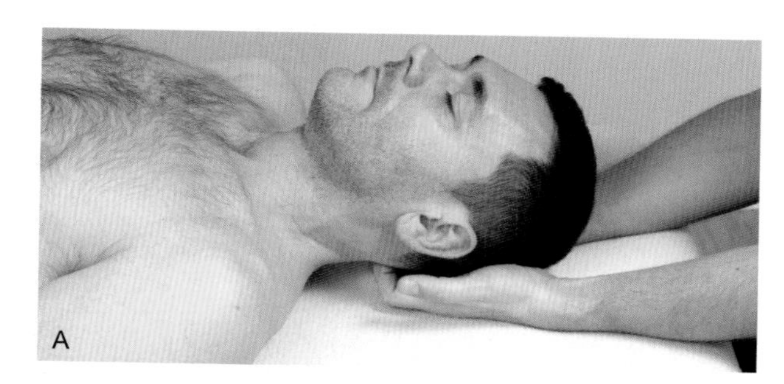

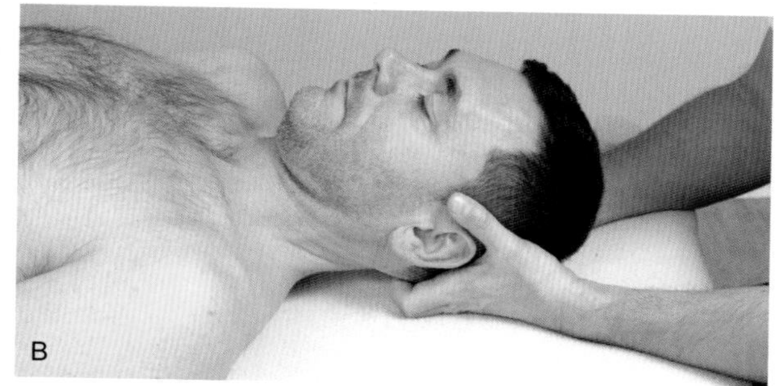

图 8.48　A 和 B：将指尖放在枕骨的下方，把头部下拉至床面，这时慢慢地向上朝向床头的方向处理组织

斜角肌

这组重要的肌肉从不同的角度帮助稳定颈部，为了维持组织的平衡而有多种不同的模式。前斜角肌向前下拉颈部，在两侧不平衡时也可以发生旋转。中斜角肌和后斜角肌把颈部拉向一侧，从而产生侧移或倾斜。

前斜角肌在胸锁乳突肌下方且部分被其遮盖。从后面把手指滑入胸锁乳突肌下方来评估它们，大概在颈部中点的位置。手指的指甲侧应该贴着胸锁乳突肌的深面，指腹放在前斜角肌的上部。朝着第 1 肋骨方向沿肌肉向下滑动，同时让客户屈腿，用脚蹬床面（屈膝），头部朝你的方向滑动，将前弯的颈椎放平以牵长目标肌肉（图 8.49 和图 8.50）。

更为有效的技巧是压住肌肉远端附着点，主动或被动地让客户向同侧转头并向对侧侧屈。

要确定你摸到和处理的是否是斜角肌，可以感觉一下手下的组织，它应该是绳状的，像低音吉他弦。同时也可以通过让客户深呼吸来检查。斜角肌在吸气最后 5%~10% 的阶段会收缩，因为它们会在最后上提肋骨（尽管如此，如果你什么都没感觉到，要确保它们确实参与了整个过程；如果有呼吸问题，它会在早期收缩或已经具有一定的张力）（图 8.51）。

弯曲手指深入上斜方肌前部，你可以用一到两个指尖压住中后斜角肌的远端附着点，同时指导客户向对侧滑动头部。如果目标是后斜角肌，可以将头颈略微向对侧旋转，帮助一些组织增加延展性。

斜角肌在斜方肌深部并且与其有相同的动作模式，但它跨越的关节更少。前斜角肌和前斜方肌向前向下，中斜角肌和中斜方肌主要是侧屈，而后斜角肌和下斜方肌则向后下。这里描述的技术与图 8.41 中的相似，只是位置更深，并且主

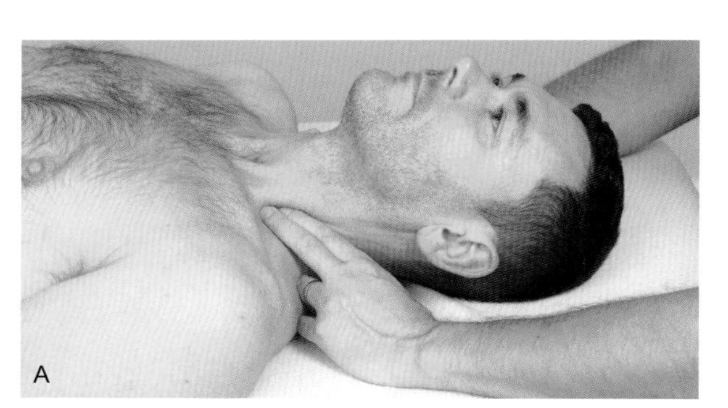

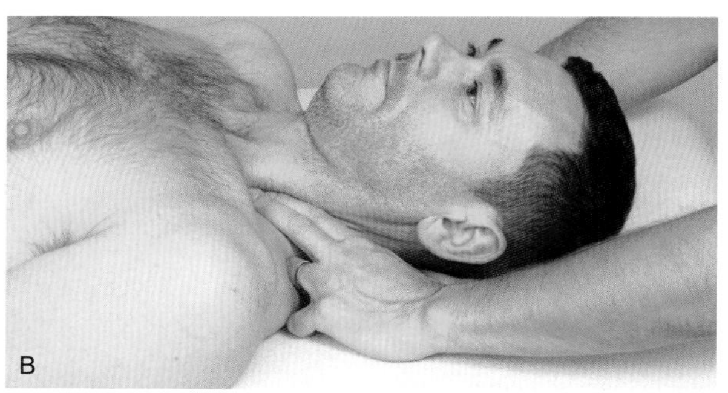

图 8.49　A 和 B：缓慢轻柔地将手指从外侧深入胸锁乳突肌，告诉客户如果他感觉不适要随时跟你说。在客户深吸气时感受指尖下方前斜角肌的收缩，以检查是否找对了位置。当客户双脚蹬床拉长颈后时锁住组织并施加阻力，客户头后部沿着床向你滑动，同时他们会将下颌拉向咽喉前方

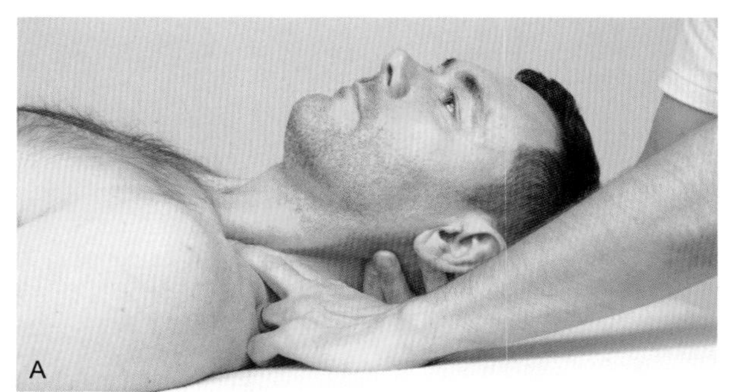

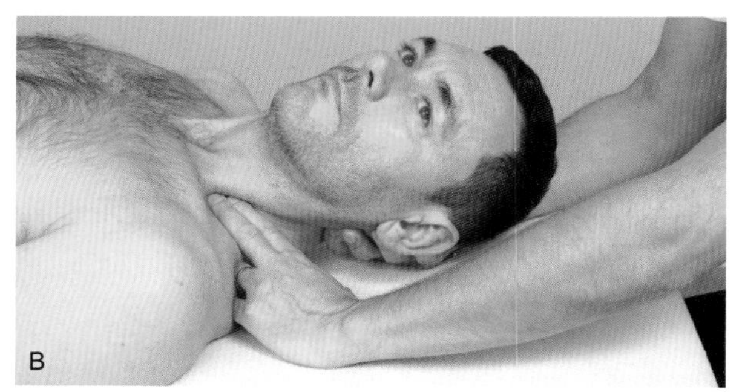

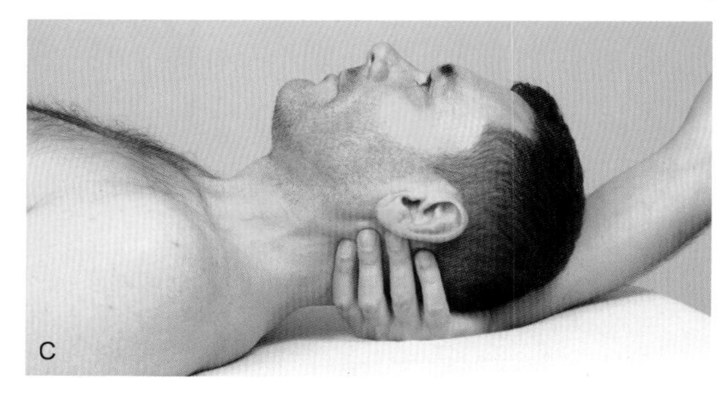

图 8.50　A 和 B：每次处理一侧前斜角肌，锁住远端的附着点并且慢慢地向同侧旋转头部并向对侧侧屈。需要注意的是，当处理斜角肌时要固定住头部和上颈椎。用辅助手按住靠近 C3 横突的位置，力量会作用在下段颈椎和斜角肌上。常犯的错误是只固定了枕骨，这将导致上颈椎和枕下肌比斜角肌移动得更多

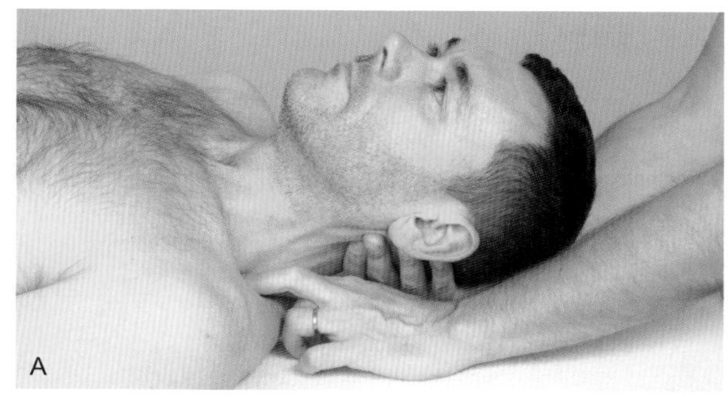

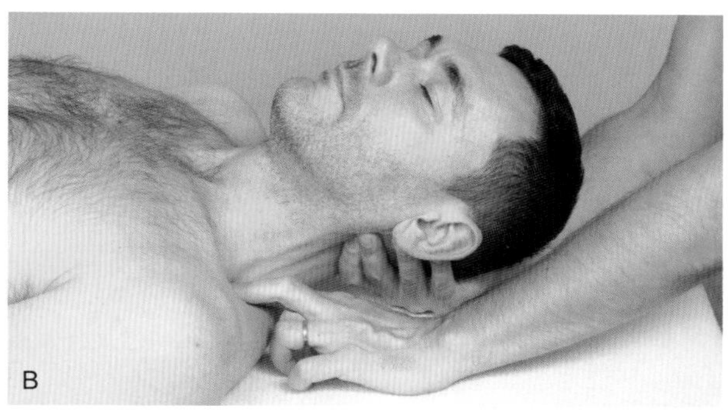

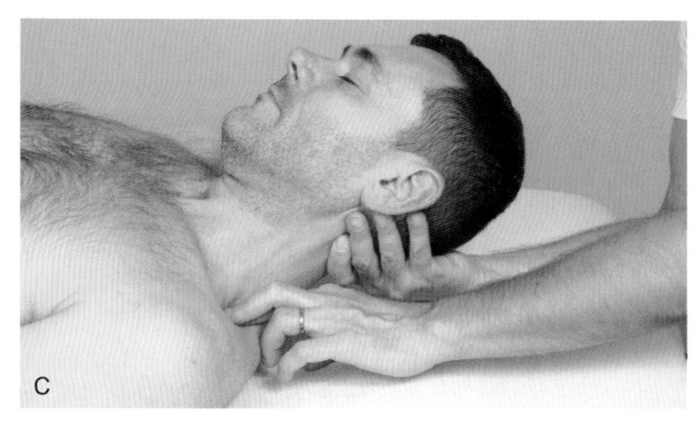

图 8.51　A~C：可以在斜方肌的下方找到中斜角肌和后斜角肌。在肌肉前缘的下方弯曲手指，你可以感觉到肌肉线条从横突向下走向肋骨。为了拉伸中斜角肌，将颈部侧屈（B）；向前屈曲对于拉伸后斜角肌比较有用（C）

要关注颈部和上肋部（斜角肌）关系，而不是肩和头的关系（斜方肌）。

斜角肌与呼吸也紧密相关。它们在吸气末时上提上肋部，但也因此会在充分呼气时限制肋骨向下移动。通常通过改善斜角肌就可以解决呼吸时上肋部运动不足的问题，但必须谨慎操作，同时也需要客户调整呼吸节律进行配合。

通过头部运动拉伸斜角肌可能对于部分客户来说有些困难，因此，可以使用更为轻柔的方式，即呼气时处理上肋骨的连接部分从而放松斜角肌。

注意：斜角肌与臂丛神经联系紧密，臂丛神经从颈部发出，通过前中斜角肌的间隙。处理这个区域之前，告诉客户出现任何的神经不适都要随时告知你。如果客户有神经不适，你就知道你施加的压力在前中斜角肌之间，这时需要改变操作位置或角度，然后重新检查。对于那些此处筋膜包绕比较严重的客户，在放松斜角肌的最初阶段，一些臂丛神经的参与是不可避免的。根据他们的症状调整施加的压力，束缚臂丛的筋膜就能够得到释放，神经症状也会逐渐消失。

高级解读

1. 在第 6 章的骨盆倾斜和重力传递测试内容我们探讨了外展肌与对侧内收肌的关系。当骨盆倾斜时，下腰部也会随之倾斜。如果下腰部不能倾斜，骨盆任何额状面的动作都会传递至胸腰联合处（图 8.52）。

你能否设计出一个测试，来提供一些关于双侧腰方肌及其上下部纤维的信息？

2a. 在图 8.53 中，你能否描述颈部相对于胸廓的倾斜模式及头部相对于颈部的倾斜模式？

2b. 按照你在上面问题 1 中发现的原理，比较腰方肌纤维（图 8.52）与中后斜角肌和枕下肌的排列方式（图 8.54）。你能否专门为中后斜角肌设计出一个侧屈的评估方案，而不牵涉其他枕下结构？

3. 尽管只依靠图片（图 8.55）解读比较难，

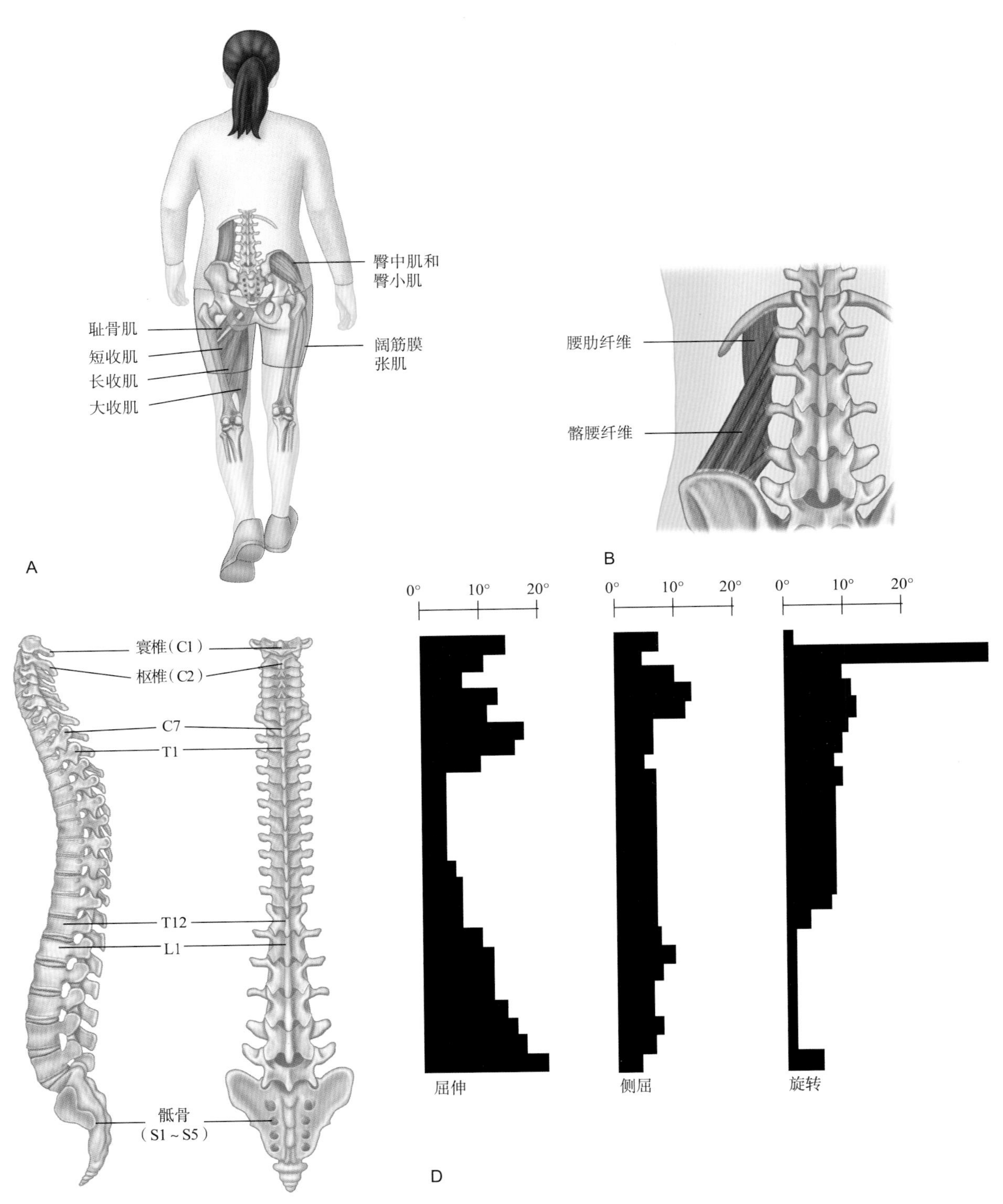

图 8.52　A~D：无论是站立还是走路，骨盆的侧倾都需要内收肌、对侧外展肌和腰方肌的适应。走路时运动的方向是自下而上的，所以这个侧倾就会被腰椎下部和腰方肌的髂腰纤维所吸收。图 8.60（A）显示了相对应的脊柱活动范围

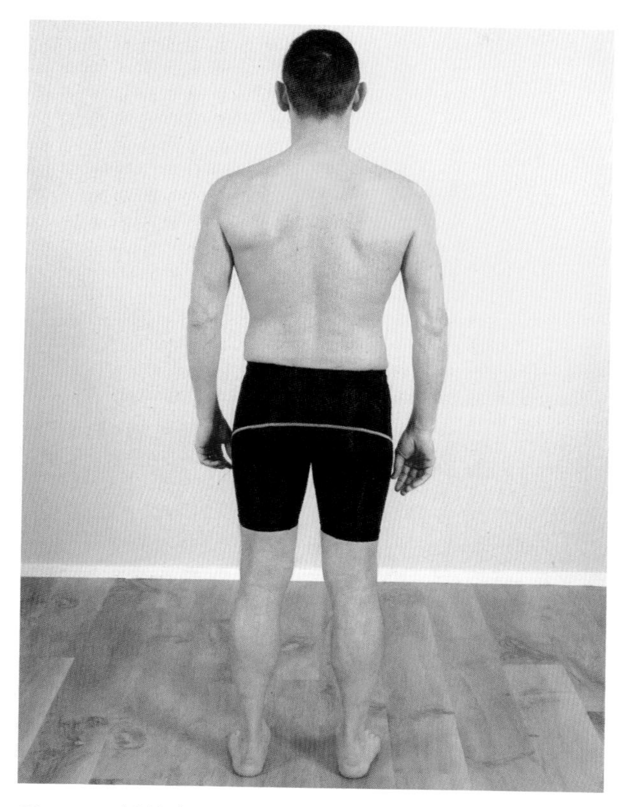

图 8.53 模特在重力转移测试中有些困难，并且在此视角下能看到一个腰部的侧凸

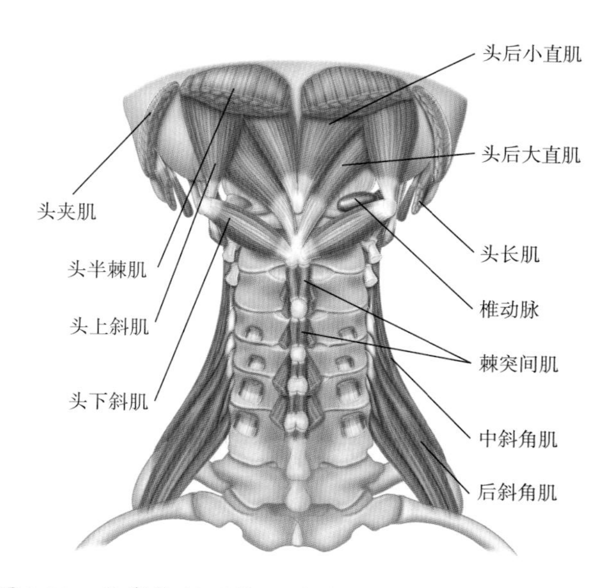

图 8.54 观察控制颈椎运动的纤维排列，可以发现中、后斜角肌和下部腰方肌的排列相似，枕下斜肌和上腰方肌的排列也是相似的（请注意不是每块枕下肌都是倾斜的）

观察一下模特的背部旋转模式。你是否能够找到一段较大较长的脊柱旋转？它的起止点在哪里？你是否能够设计一个矫正方案？

4. 乍看起来图 8.56 女模特体态相对正直，只有头部稍微前倾——你是否同意？如果不同意，那问题在哪？你是否有怀疑的地方？我们已经提到了乳突到剑突间有缩短——但你有没有想要检查其他部位？

5. 当观察图 8.57 女模特时，我们发现脊柱肌肉处于一个复杂的模式。这里先不分析，先描述一下作为职业滑水运动员的她主动姿势的各种关系。

答案

1. 让客户左右侧屈可以提供很多体侧线组织的信息（其中腰方肌属于深层的“慢车”）。可以收集肋间肌、竖脊肌和腰方肌上部纤维的信息。实际上如果想用这个方法来单独检查腰方肌，会有很多的干扰。

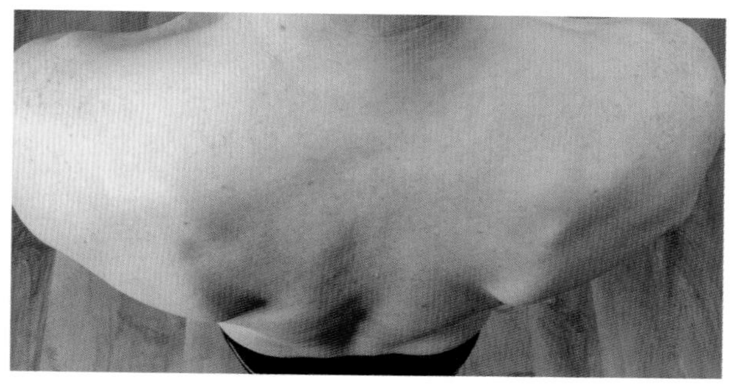

图 8.55 在现实中向下观察客户背部比用图片观察更容易些；这时找到一个清晰的解决方案比解读的精准性更重要。你能否判断出旋转动作中 3 个最重要的点，即起始端（两个中立点）和顶点（差异最大的点）。据此写下你的治疗策略

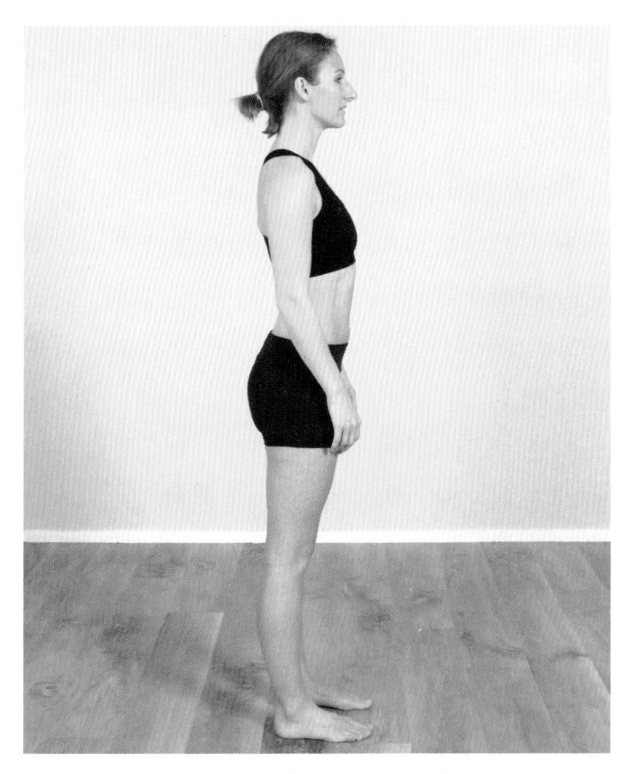

图 8.56　此图前文出现过，但现在注意观察前表线和下方的前斜角肌和枕下肌群。是否头被拉向前或者胸廓被拉起？什么动作可以评估这些有潜在问题的组织

图 8.58 所示动作也是一个自上而下的动作，头和胸部首先移动，并且比腰部移动更多，因此，第 12 肋将会远离第 3 腰椎，只有极少的运动能传递到最下端的腰椎。如果重新再看图 8.52，可以发现第 12 肋更多的是被腰肋纤维控制，因此，这个测试并不能提供多少关于腰部、髂腰纤维的信息。

如果我们想移除侧屈测试中的干扰，可以采用图 8.31 中的操作姿势，但只是进行触诊类的接触。

为了分离下腰方肌纤维，我们应用自下而上的屈膝动作（图 8.59）。弯曲的膝关节把骨盆一侧向下拉，同时使 L5 以上腰椎产生了一系列的倾斜。此动作的矢量可以看成与髂腰纤维方向

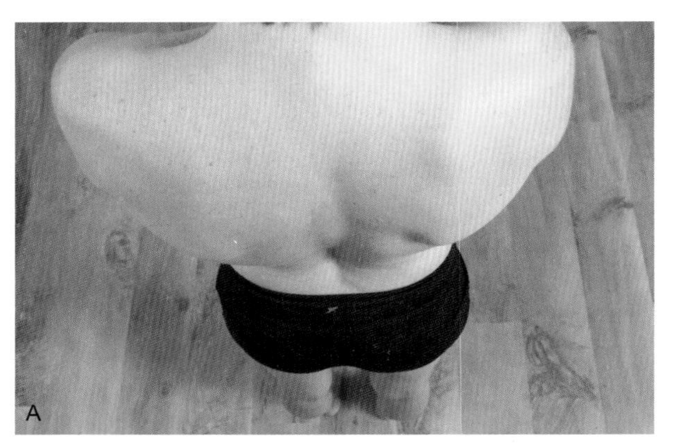

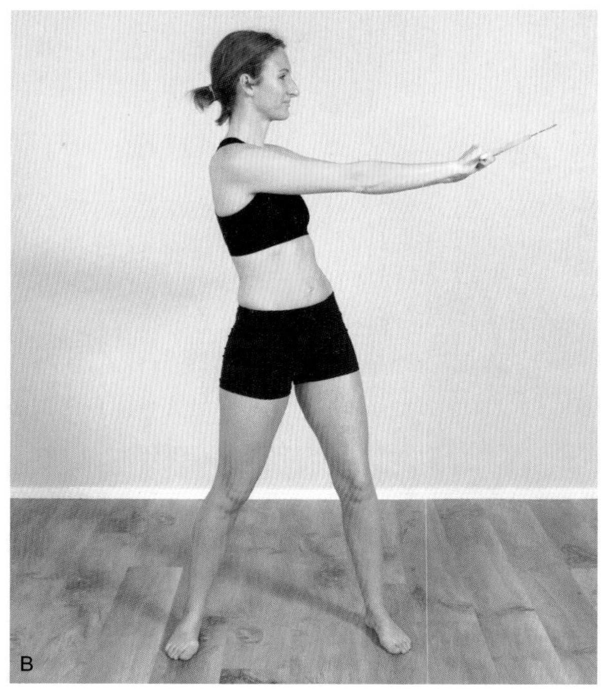

图 8.57　A 和 B：旋转和侧弯的复杂序列较小但很明显（A），当看到模特 B 常用的滑水动作时（没错，她拉的是一个衣架！），就更容易解释了。你能否分析椎体的相对位置并想象她在这个动作下力在身体上的传递效果

吻合，我们可以用这个姿势对组织进行评估和治疗。

2a．男模特是颈部相对于胸廓右倾，头部相对于颈部左倾，这种自我纠正使眼睛可以回到水平位置。所以应该考虑检查左上斜方肌（因为头部与左肩距离近，略高于右侧）、右侧中后斜角

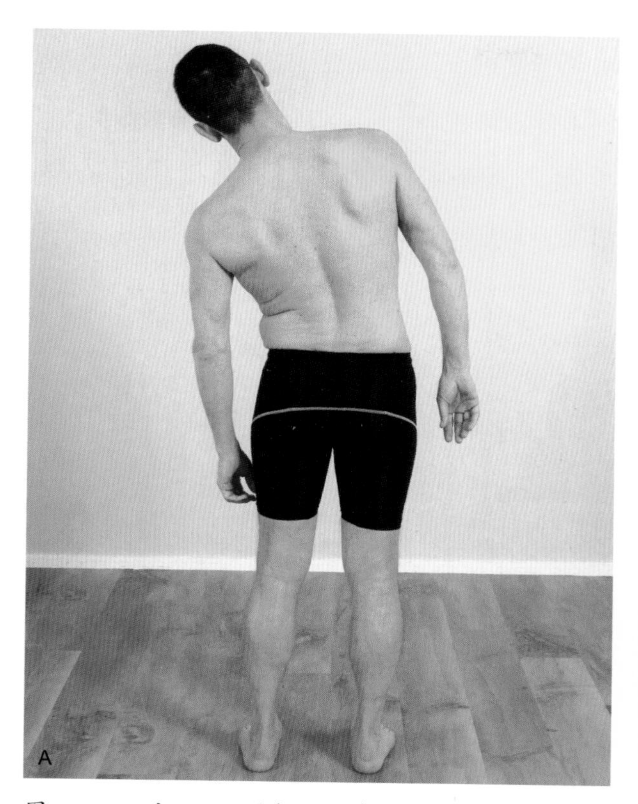

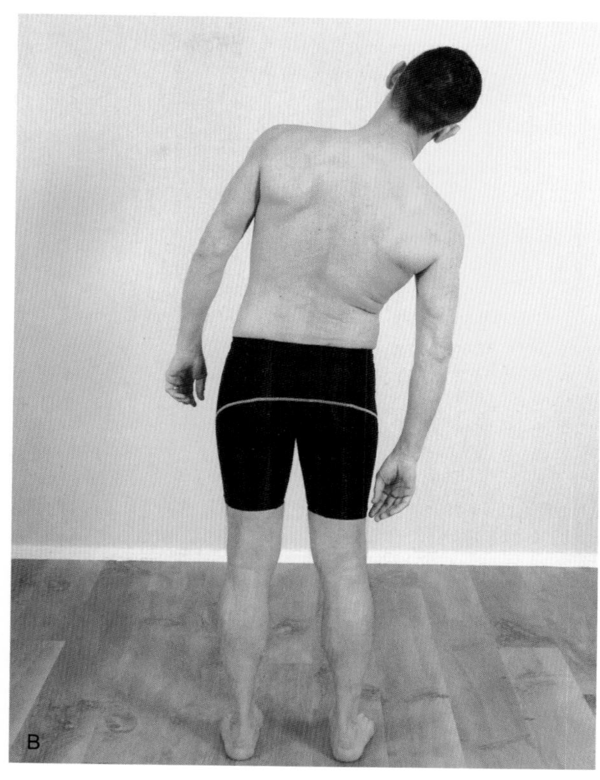

图 8.58 A 和 B：如果想用简单的侧屈动作来单独观察腰方肌的影响会出现很多干扰信息

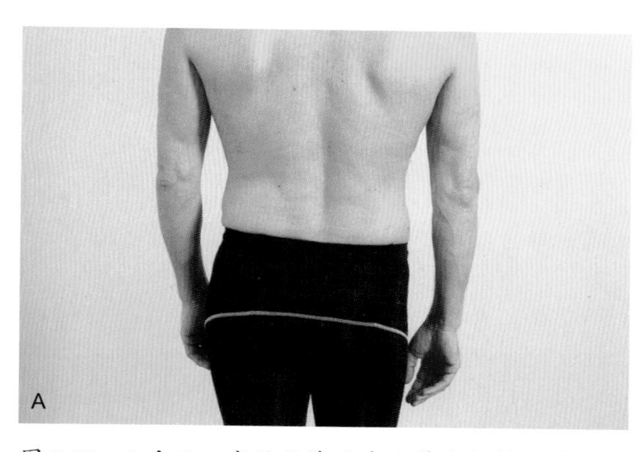

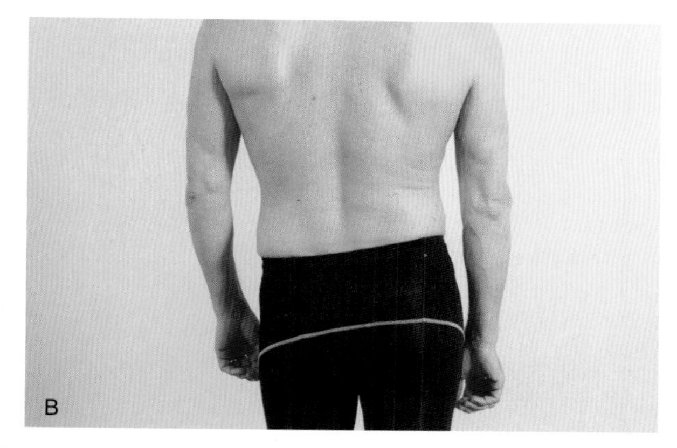

图 8.59 A 和 B：应用屈膝而产生骨盆倾斜让我们看到了下腰方肌纤维（从髂骨到 L3～S1）的适应能力。当屈曲左膝时（B），看到脊柱的弯曲比屈曲右膝时要大（A）。由此推断左侧下腰方肌纤维的受限可能更为明显。可以应用图 8.29 的方法进行治疗或者对其加以调整，在站立位置下进行操作（注意：这里也可以推测这个模特在重力转移测试中活动范围是减小的）

肌（因为颈部与右胸廓距离近）和左侧枕下肌（因为头与左侧颈部距离近）。

2b. 在问题 1 中应用同样的自下而上和自上而下的原则，我们能够评估枕下肌或者斜角肌。常见的把耳向肩部的颈椎侧屈活动度测试就是一个自上而下的测试动作（图 8.60）。

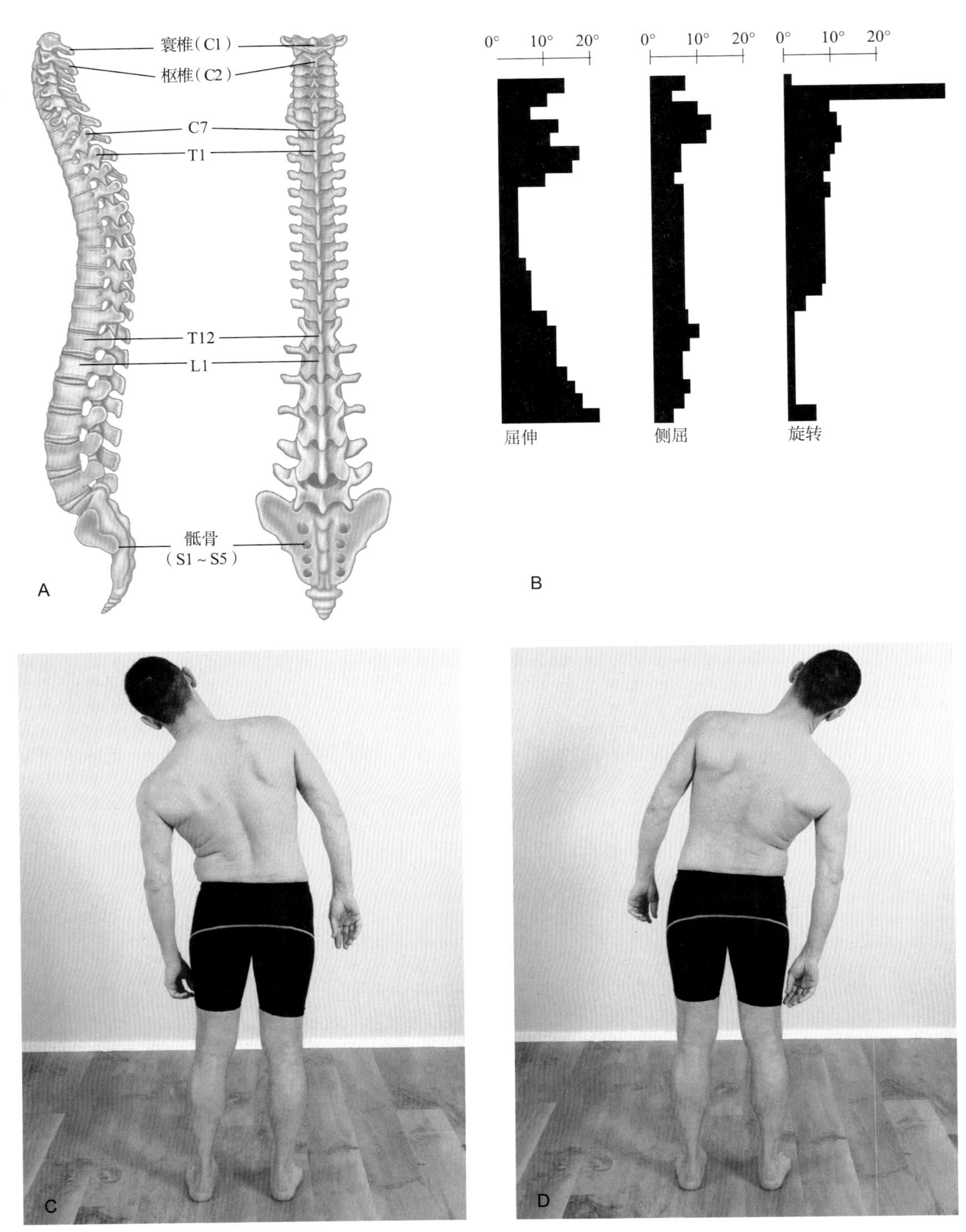

图 8.60　A~D：当观察颈椎活动度时注意到两点，即颈椎在两个平面上活动度的增加，以及上颈椎（C1，C2）的特殊性。枕寰关节拥有较大的侧屈范围，这意味着从颅骨自上而下的动作会首先影响这个部位，致使我们不能看到下颈椎的完整范围。在这个测试中，可以看到上颈椎在右侧打开的更多（完成左侧屈时），这正符合姿势评估的结果

为了测试中后斜角肌，我们可以应用图 8.51 的动作，但没有手指的参与。也可以从自下而上的动作中收集其功能信息（图 8.61）。

观察图 8.61A，可以看到上肋部远离左侧颈部（左肩看起来是被上斜方肌提起，这也是一个看清组织层次和骨间相互分离的练习）。图 8.61B 中看到下颈部倾斜的更多，相较于胸廓它更靠近中立位，同时 C3 以上出现了矫正性的侧屈。这再一次支持了我们姿势评估的结果，即右侧斜角肌、左侧枕下肌群和左侧斜方肌存在短缩。

从功能的视角来看，右侧斜角肌的短缩可以导致左侧上颈椎的撞击和（或）右侧枕下肌的过度拉长。

3．尽管很难确保解读得绝对精确，但是确实能看到脊柱有一个很强烈的左旋。它大概开始于 T11 的水平，顶点在 T9，在 T2 处回到中立位。

总体的策略应该是处理脊柱旋转肌肉，先处理右侧 L3~T9，然后处理左侧 L2~T2。你可能惊讶两侧重叠的部分太多，但别忘了需要从旋转的那节椎体以下的 3~5 个节段开始处理旋转肌。

4．观察女模特的侧面可以发现其上肋部抬高。这是胸椎后倾模式的一部分。总体效果仍然

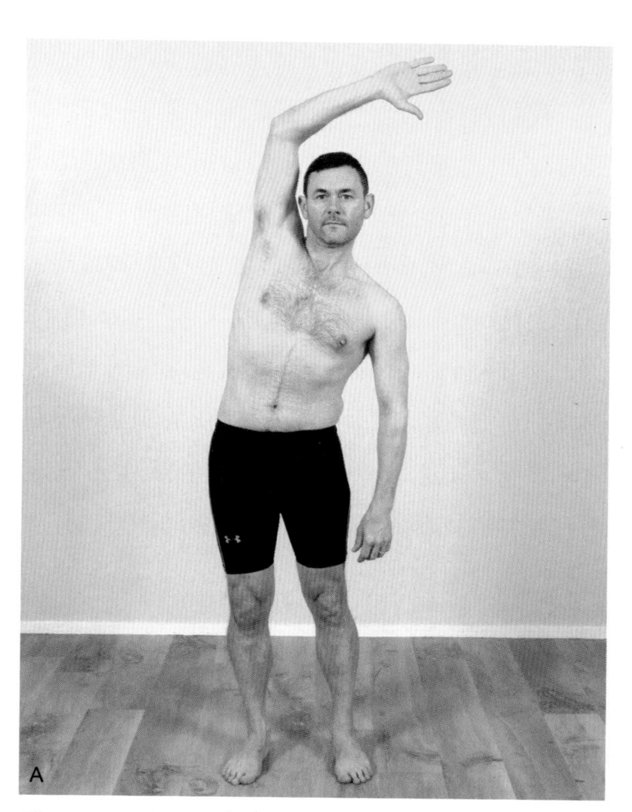

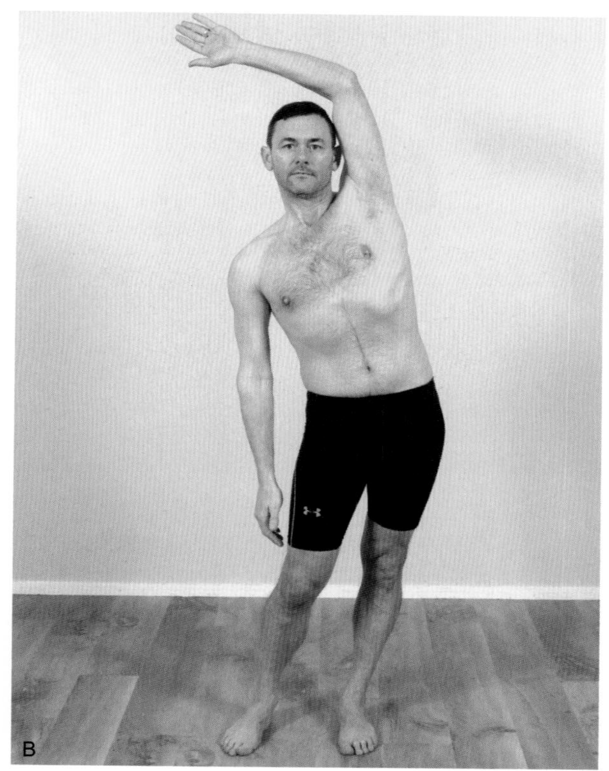

图 8.61　A 和 B：单臂摆动只是产生骨盆侧倾的方法之一。可以要求客户放松膝部，就像在腰方肌测试中一样。客户上肢举过头顶时要求其眼睛保持向前，这会使对侧胸廓向下运动。这是一个整体性动作，因而会受到双脚内外旋能力、髋关节内收外展，以及躯干与肩膀的侧屈等因素的干扰。这里我们不把它作为对斜角肌的测试，只是作为一种对可能性的暗示，学习在自下而上的动作中斜角肌短缩对功能的影响（见下文）

是头相对于胸廓向前移动，但是容易被肋骨的倾斜所掩盖。先矫正胸廓相对于地面的位置，你就会看到头部从中线处向前运动。

在前后的背部后弯测试时我们看到了脊柱伸展的效果，但是因为发起动作的是上肢，所以它是自上而下的动作方式。可以通过让肋骨在颈部下方活动来改变这个方式。图 8.62 中我们要求模特向后摆臂，仿佛要在地板上滚动某个物体（比如掷保龄球），同时眼睛盯住某个目标。向后摆臂会让上胸部和下颈部发生伸展，使前面的肋骨远离颈椎。如果前斜角肌缩短，我们可以看到颈椎中部的弯折和（或）枕下区域的压迫。

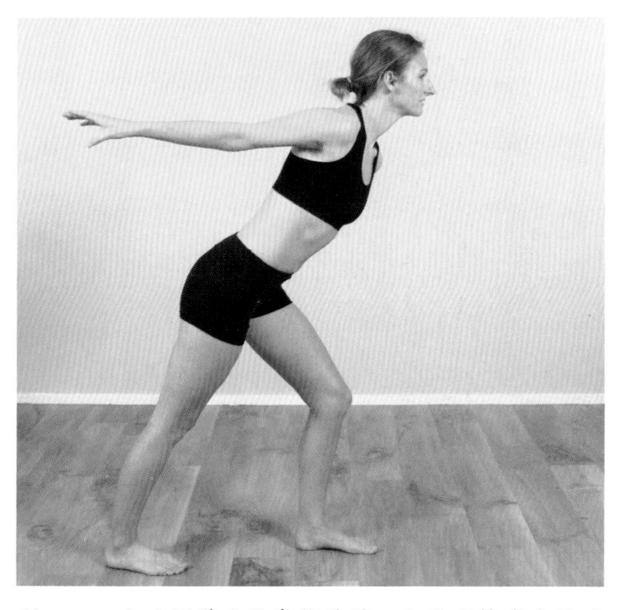

图 8.62　向后摆臂需要脊柱伸展，但是颈椎产生的动作是自下而上的。这里看到枕骨下方有一点轻微的压迫，颈椎中部有一个弯折

5. 滑水时的主动功能性姿势（图 8.57B）可以解释女模特的很多结构问题。我们看到胸廓需要后倾来抵抗前方的拉力。足部在滑板上固定，但是身体其余部分必须保持灵活（见第 4 章评估内容）。有很多压力以及压力带来的力量通过肩部和手臂，这可以导致第 7 章说到的许多受限情况，但这是一个与整个脊柱的伸展相结合的动作，是对前方拉力的一个必要的平衡。

在这个姿势下（比赛时会略有变化，但这是她常用的起始动作），骨盆向右侧旋转，这就要求从腰椎下部到胸椎逐渐左旋，从而帮助她用手臂扶住把手（这里用衣架代替）。然后其头部必须旋转保持向前，于是颈椎产生了一系列的右旋。

我们没有在下方脊柱上看到左旋，右侧竖脊肌看起来更为突出，但是我们必须要了解清楚力的失衡会影响全身。在女模特常用的滑水动作中（图 8.57B），更多的压力会穿过脊柱右侧肌肉，可能会让这里的凸起更明显一些。

这是一个复杂模式，同时还有明显的矛盾，但目的是要提醒我们必须结合客户的实际情况来考虑问题。不能单纯依赖结构或功能评估，必须通过各种方式和资源寻求尽可能多的信息以建立最全面的完整图景。

9 肩关节和手臂

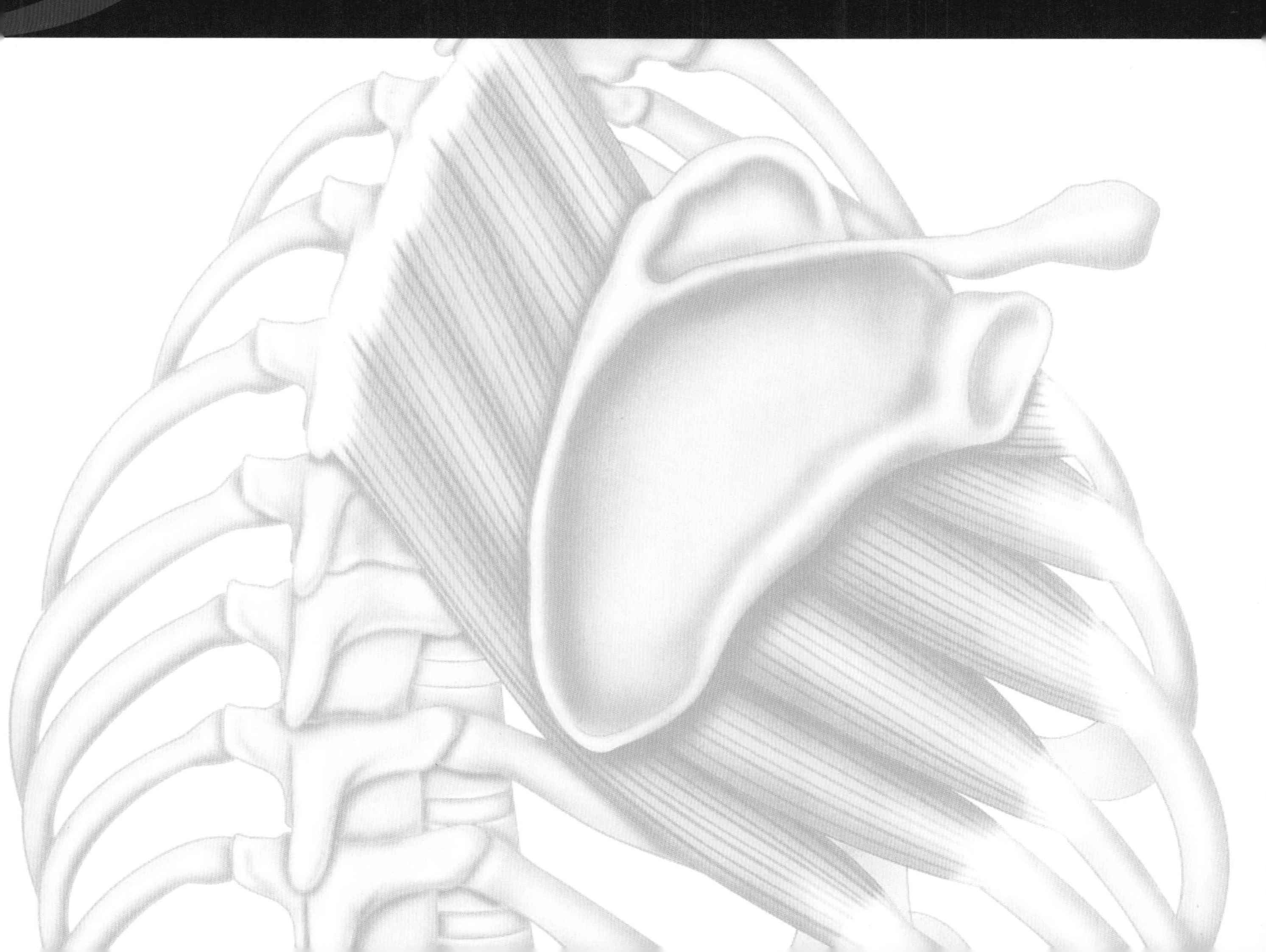

肩关节

人类的肩关节和手臂在动物界中是独一无二的。我们常听说对生拇指对人类的重要性，它使人们拥有一双巧手。但是，人类真正非凡的能力和特征却在于肩臂与身体其他部位的连接方式，而不仅是拇指。其他灵长类动物身上也可能存在类似于人类的手眼协调现象，如用芦苇获取白蚁的黑猩猩。但人类对世界的探索已扩展到语言。

语言的结构（主语—谓语—宾语）肯定是基于人类拥有改变和移动物体的双手。海豚和鲸鱼拥有和人类大小相近的大脑，但它们没有手，只有脚蹼，双眼在头的两侧，所以它们建立的语法应该与人类大不相同。

肩关节发展简史

肩关节在它的发展中经历了多次结构演变（图 9.1）。肩膀最早可能是来源于鱼两侧的胸鳍，它是鱼在水中游动的方向舵，维持着稳定平衡，而脊柱则提供了主要的推动力。当鱼爬上陆地之后（更准确地说，应该是当水位退下时，一些鱼被迫滞留陆地），那些胸鳍更靠近前胸位置的鱼能更好地适应环境，因为这个位置的胸鳍可以更有效地推动身体和操纵转向，因而在“空气”的世界维持稳定性。

从动物学角度，很容易看到低等生物发展进化的一条主线。比如两栖类，整个上肢都平贴于地面，就像人腹部趴在地上，手臂在身体两侧，手心向下。

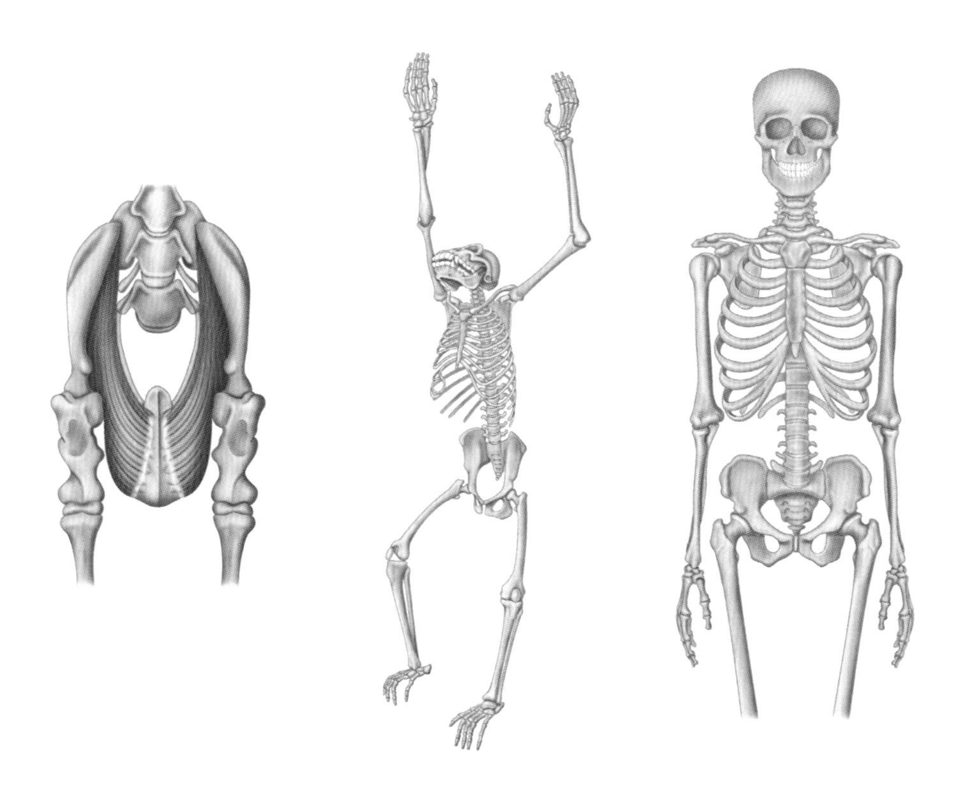

图 9.1　肩关节随历史演化——从鳍状物演变为有抗压并支撑我们大部分身体的结构，再到用张力支撑身体重量，最后到由躯干支持其重量的状态

这样就把“鳍”延伸到另一个世界，并使脊柱的活动有了更多的牵引力和杠杆效应。

短吻鳄及其近亲的手臂已经弯曲，形成了肘关节，因而上臂向两侧外伸而下臂垂直向下，“手掌”在躯干的两侧贴于地面。这样的推动效率比两栖类更高，但因为臂的外伸，它不能长时间将鳄鱼躯干撑离地面。

大多数哺乳动物的肩部前伸和屈曲都在一个平面，直臂支撑在身体下面，因而更容易将躯干推离地面。这种模式很普遍，包括马、猫、狗、狮子等都将肩部当作主要承重肢。所以这些动物的前肢一般都比后肢更直，后肢弯曲更多，从而能更好地完成强有力的推动和跳跃。它们前肢挺直，肩关节位于上方，因而可以支撑胸腔和头部的重量。

在这种模式下，胸廓实际处于悬吊状态，而“吊索”主要由连接肩胛骨内侧缘和肋骨的前锯肌及其附带筋膜组成。在这种模式下是不需要锁骨的，甚至是排斥的，比如猫，它会使肩胛尽可能地靠近身体中心。包括大猩猩在内的大多数四肢动物，胸廓的左右径都相对较窄，而前后径相对较宽。

树栖猴，也是人类的远亲，拥有同样的骨和肌肉，但是有了锁骨，从而形成了一种完全不同的支撑方式——通过用前臂悬吊在树枝上来支持体重。在这种新的模式下，肩关节远离身体中线，胸廓变宽，肩胛骨也被锁骨推得更宽，从而使肩关节的活动范围加大。手臂的筋膜通过另一种方式连接了起来，并将张力从一个部位传递到另一个部位。

对于马的肩关节，重量的传递主要是通过骨骼，软组织则起稳定支撑作用，就像人类的下肢。而对于双臂猿，张力主要是通过软组织肌腱传导（这就解释了即将要探讨的手臂软组织连接为什么和下肢明显不同，即便它们有着非常类似的骨骼和肌肉）。

人类的肩关节则以另一种模式来操纵着同样的骨骼和肌肉。它像是架在胸廓上的轭，悬吊在头和脊柱上。当需要工作时，它会在一系列姿势和动作中表现得非常敏捷，产生拉力和张力，如：抓握锤子或球拍、握住小提琴或重剑、扣上项链或蹲举杠铃、燕式跳水的入水瞬间或敲击电脑键盘。

肩关节的挤压力

虽然人类的肩关节能完成如此多的任务，但是肢体的复杂性和高度灵活性使得肩胛位置多样化，因而容易导致姿势不正——这是肩关节或颈部损伤的主要潜在原因。因此，本章将重点讲述肩胛的合适位置，这是很多功能障碍发生的关键因素。

肩胛骨只是指尖、肋骨和中轴骨脊柱之间约 12 个选择点（关节）中的一个。高度的灵活性会经常导致误用。因此，在仔细观察肩胛肌肉之前，先看看手臂的收缩力线，会发现手臂在生物力学上的长度要比看起来长得多。

马的前肢和其余骨骼之间没有正式的关节，但在人类，因为锁骨的出现，在胸骨柄顶端形成了一个中轴－四肢连接，即胸锁关节。可以将手指放在胸骨顶端并让肩带转个圈，感受一下这个浅表鞍状关节的旋转。

从这里，沿着锁骨往外到达肩锁关节（它感觉像是一个 3 cm 长的小溪谷），肩锁关节将力量传递到肩峰。如果沿着骨继续，手指（和力量）

沿着肩胛冈到肩胛内侧缘，然后沿肩胛边缘到达肩袖，并穿过盂肱关节到达肱骨。

肱骨直下到肘关节，然后又开始变得复杂。力量从肱骨直接传导至尺骨，但是尺骨和腕骨接触面小，所以力量通过骨间膜从尺骨传递到桡骨，从桡骨又到第一排的 3 块腕骨，然后到第二排的 4 块腕骨，并继续前行到达手掌（下肢与之不同的是，重量直接从股骨传至胫骨，然后到距骨，腓骨因并不承重而显得多余）。因此，骨间膜在抓球或者落地用手撑时起到了缓冲器的作用（图 9.2）。

因此，穿行于手臂的力量（来自肌肉向外的推力或外来的冲击）迂回绕行从而被吸收或分散，任何一个结构都没有负担，降低损伤概率。而肩关节的姿势异常会打破这个回路，将冲击导向没有做好准备的组织，而增加损伤的可能性。肩胛的灵活性，以及它在从肱骨到锁骨或相反方向的力量传导回路中的重要作用，使其成为恢复肩关节系统的关键因素。

肩带肌群

很明显，筋膜的长度和维系骨骼的肌肉张力决定了骨的位置，因而我们把注意力转向这些肌肉。我们将花更多的时间在肩关节的核心肌群（那些位置较深的肌肉），而少花些时间在大家都熟知的浅表的协调性肌肉，如斜方肌、背阔肌、胸肌和三角肌。

锁骨是类人猿和人类姗姗来迟的特有的结构，它仅通过 3 块肌肉与中轴骨相连，即锁骨下

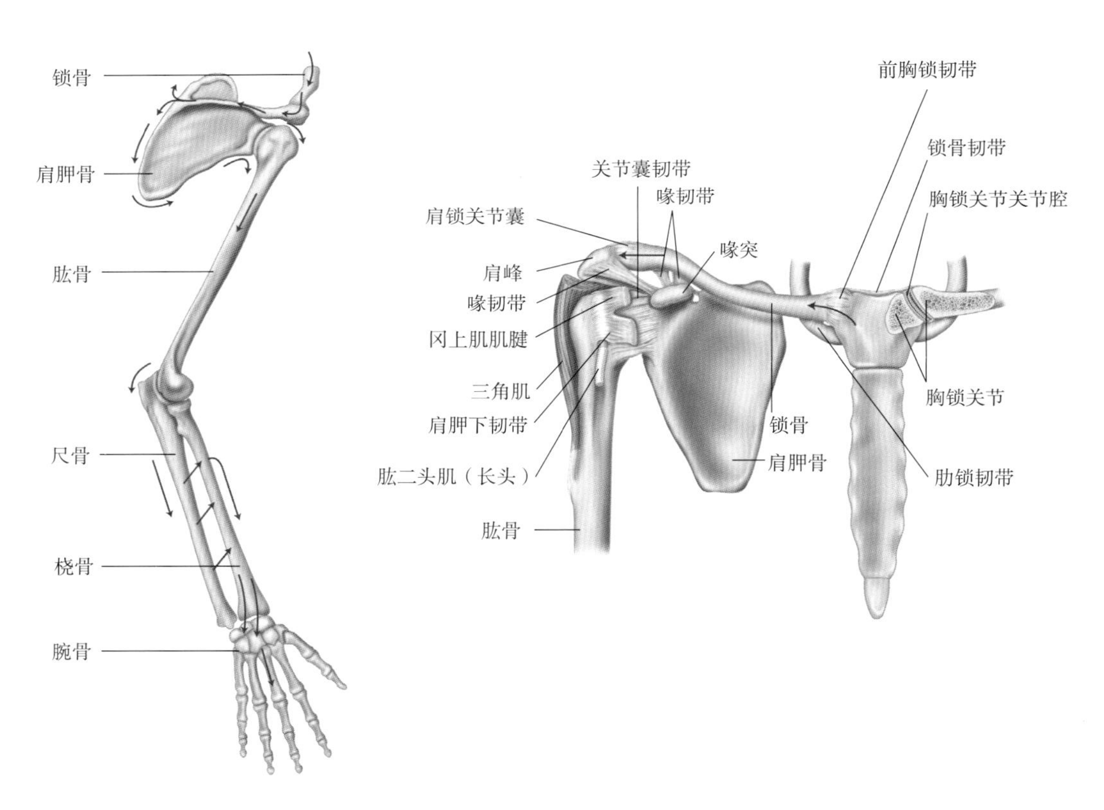

图 9.2　力量沿着肩关节和手臂上下旋绕传导，在治疗手臂压力性损伤后遗症时需要注意这点

肌、上斜方肌和胸锁乳突肌锁骨头。胸锁乳突肌锁骨头，因为它和胸锁关节轴靠得太近，所以无论是在静态姿势还是在动作中，对锁骨的位置影响非常小（图 9.3）。胸锁乳突肌的作用主要是活动颈椎和头部，实际上它的锁骨连接处和胸骨连接处一样是几乎固定的。因此，胸锁乳突肌对于肩关节来说完全可以被忽略。

斜方肌前缘却是另一种情况，它连接锁骨的远端，因而理所当然地成为肩带活动的主要动力肌。斜方肌前缘把锁骨的外侧端往上提，耸肩的过程就是这样（图 9.4）。这块肌肉的持续紧张，要么会让锁骨从前面看起来像一个典型的“V”字，要么就会把头往前拽。

锁骨下肌经常被看作锁骨的下拉肌肉，但是，你的锁骨有多少次是被下拉的？看一眼锁骨下肌就能发现，这块肌肉和锁骨的长轴几乎是平行的。这就表示锁骨下肌的主要作用是稳固关节，也就是作为一个肌肉韧带帮助肋喙韧带和肋锁韧带将锁骨栓在胸骨的浅表关节上。

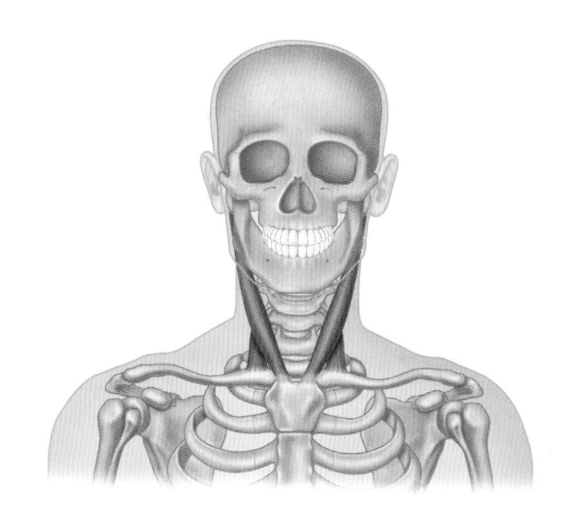

图 9.3　胸锁乳突肌对肩关节的影响很小，因为它的肌腱离胸锁关节太近

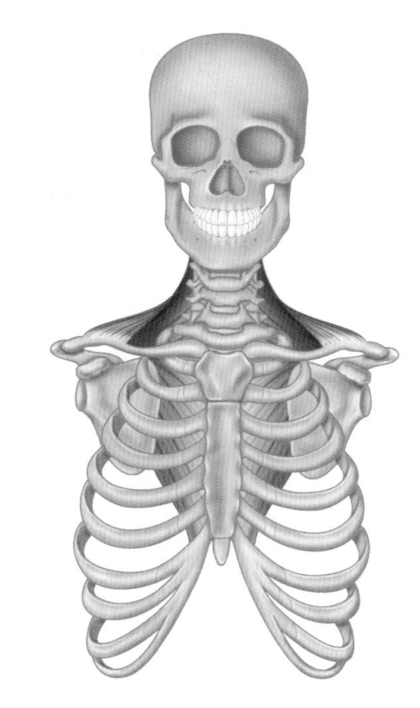

图 9.4　斜方肌前缘强有力地拉起锁骨的外侧端

锁骨下肌应该允许胸锁关节（有关节间盘，说明滑动就是其设计的一部分）轻微滑动（图 9.5）。如果肌肉过于发达或者筋膜太紧（更常见），将会看到肩胛骨随着手臂外展而上抬。如果它过于发达或过于松弛（很少见，经常是由于损伤），锁骨将变得不稳定，肩胛周围的其他肌肉将会因为代偿而变得紧张。

如果把注意力转向贴在胸廓后面活动的肩胛骨，会发现更多的来自各个方向的肌肉，肩胛骨就像车轮轴一样被很多辐条悬吊起来。这些肌肉包括肩胛提肌、小菱形肌、大菱形肌、前锯肌、微小的肩胛舌骨肌和胸小肌，有时候也包括背阔肌，以及覆盖在肩胛骨上的从三个不同方向同时牵拉的斜方肌。肩胛骨在这么多肌肉的平衡下被动地保持静止或活动，如何弄清楚这些肌肉的作用力呢？

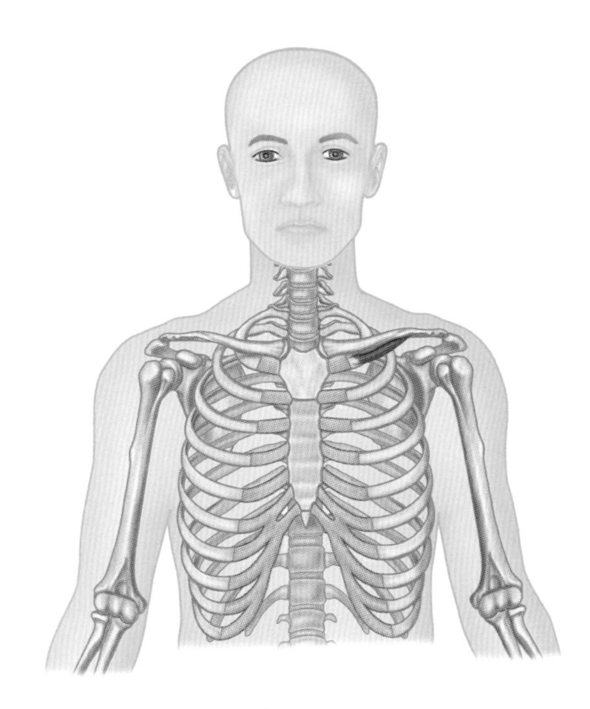

图 9.5　锁骨下肌是锁骨的栓绳

肩胛骨“X”

考虑了维持肩胛骨位置的所有肌肉之后（将在本章的后面部分介绍将肩胛骨拉向肱骨的肌肉，如肩袖肌群），能看到一个对维持肩胛骨位置起主要作用的肌肉“X”。学会了查看并治疗这个“X”的筋膜，你将很轻松地使肩胛骨回到符合生物力学的最佳位置（图 9.6）。

不同的人，肩胛骨的最佳位置也是一样的，即肩胛骨内侧缘与棘突平行，位于肋骨角的位置，从侧面看与之垂直。

“X”的两条腿之一由菱形肌和前锯肌组成。菱形肌（包括大菱形肌和小菱形肌）将肩胛骨内侧缘向上内拉向上段胸椎和下段颈椎的棘突。前锯肌则将肩胛骨骨内侧缘向下外拉向外侧肋骨。事实上，你可能会说这里只是一整块大的肌肉，即“菱形 – 锯齿”肌，而肩胛骨内侧缘则漂浮在这块大肌肉上。

如果前锯肌受力或者闭锁缩短，肩胛骨将被向外下拉（想想举重运动员或脊柱后凸的人）。这种情况，菱形肌将被过度拉长，承受离心负荷。那些菱形肌可能会布满扳机点和疼痛区域，但真正的元凶却是前锯肌，这时应该牵长前锯肌而不是菱形肌。如果菱形肌承受了向心负荷，前锯肌将会被过度拉长，肩胛骨则会移动到肋角内侧。这种情况经常（并非总是）伴有胸段曲度减小或称“平背”。

有时候可能会看到菱形肌和前锯肌同时缩短，这通常是螺旋线缩短的表现，因为“菱形 – 锯齿”肌是螺旋线的一部分。这种情况下，肩胛骨在背上的位置变高，整个肩带相对于身体好像在变小。这样的客户需要同时放松菱形肌和前锯肌。

如果肩胛“X”的一条腿包含向内上和向外

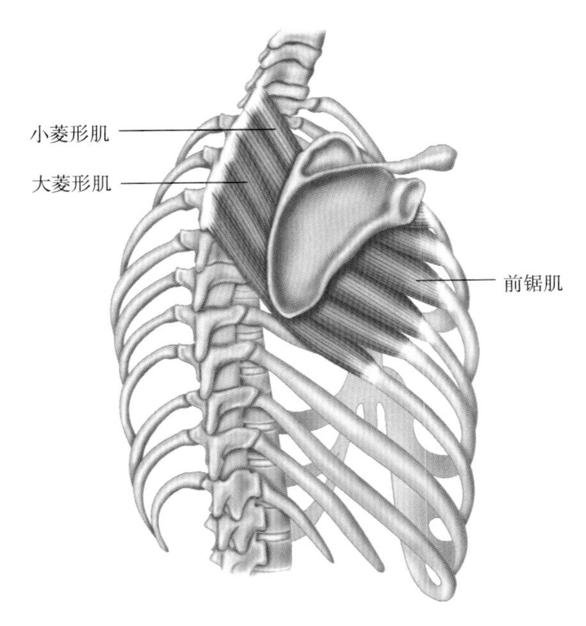

图 9.6　两块菱形肌和前锯肌实际上形成了一个筋膜带，维持着肩胛骨的位置

下的选择，那么另一条腿应该包含向内下和向外上的选择。向内下的部分很容易看到，从第 5 胸椎到第 12 胸椎的下斜方肌，在肩胛冈与肩胛内侧缘交汇的位置将肩胛骨向内下拉。背阔肌有时候也与肩胛下角存在筋膜联系，这样也有助于维持肩胛向内下（图 9.7）。

真的没有肌肉可以将肩峰向外上拉吗？没有。但是如果把肩带看作一个背包带，会发现一个小而有力的胸小肌在胸前向内下拽。这样能够对肩胛骨产生同样的作用，使肩胛骨在胸廓上向外上拉，并往前倾斜。

这些是肩带“前伸”的所有组成元素，已成功将这些组成部分分离出来，并制定出胸小肌和肩胛复合体的一般性治疗方案。

胸小肌起于上部肋骨（很多书里提到是第 3~5 肋，但实际上经常是第 2~5 肋），止于喙突，从前面吊着肩胛骨。喙突是一块拇指状的小骨，它从肩胛骨向前突出，从而提供了上肢屈肌和胸小肌的附着点。如果运转有序，胸小肌就会像栓绳一样限制浅表肌肉引起的肩胛骨旋转活动（图 9.8）。

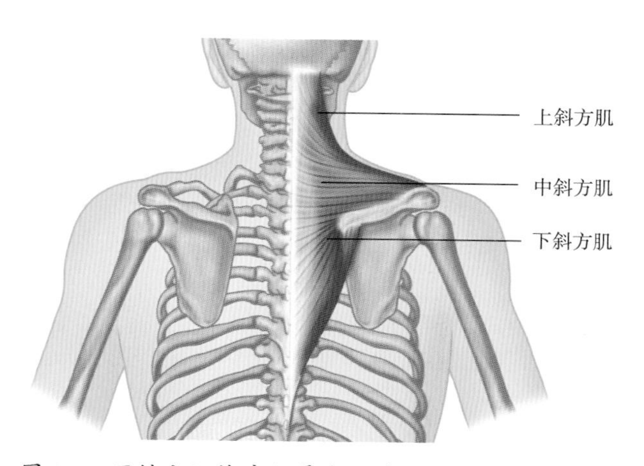

图 9.7　下斜方肌将肩胛骨内侧缘向内下拉。如果背阔肌和肩胛骨相连，也能参与其中

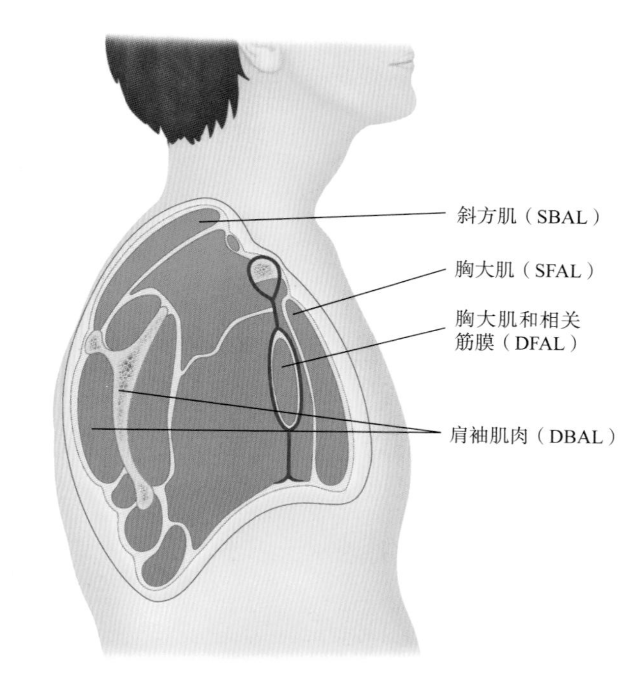

图 9.8　胸小肌将肩胛骨沿着胸廓向前拉

在两种情况下胸小肌未发挥良好作用：一是筋膜短缩（它位于胸锁筋膜之中，胸锁筋膜和上面覆盖的胸大肌大小相近）；二是肌肉收缩。这两种缩短都能影响肩关节的完全屈曲（比如那些够不到高层货架的老人），此外影响呼吸，并使肩胛骨位置向外上偏离。

从肌肉训练的角度看，肩胛骨“X”的这条腿的不平衡可以通过下斜方肌训练（如划船运动）来解决。这对于长时间开车或使用电脑的人来说是个不错的建议。笔者倾向于在训练斜方肌之前先拉伸并打开胸小肌筋膜，这样将会使斜方肌训练更容易成功，从而纠正并维持姿势。笔者的工作对象主要是西方工业化人群，对他们来说，下斜方肌过度收缩，胸小肌过度拉长的模式是非常少见的。

除了以上这四条肌肉，肩胛轴周围还有其他肌肉“辐条”。我们假设从上胸廓到对侧上胸廓有一条强有力的条带。其从前锯肌到斜方肌中束，跨过中线到对侧相同的肌肉，回到上前锯肌与上胸廓相连，形成一条从肩后跨过的条带，它在老年人中经常承受高张力。

除了这些，肩胛舌骨肌不容易触摸到，因为太小所以对肩关节的功能和位置起不到多大作用。然而，肩胛提肌却是造成肩胛紧张的常见因素。

常有客户抱怨肩的上部紧张。用手指点按肩胛提肌在肩胛骨上角的附着点时普遍都会存在疼痛。为什么这里疼痛，这是值得思考的。想知道答案，就得把身体转向侧面并查看头的位置。

如果颈部是直的而且头部在胸廓上是平衡的，那么头就能在两组轴向肌肉——头夹肌和胸锁乳突肌的作用下，以及深层小肌肉和枕骨下肌的辅助下，保持位置和旋转。

如果因为焦虑、近视或受伤而出现头前位，这些轴向肌肉就会失去平衡，不能维持头在颈部的正常位置和灵活性。这种情况下，肩部肌肉会代偿来稳定头颈位置，从而导致颈部和肩部的紧张。纠正了这个问题就可以避免颈肩肌肉出现长期的紧张，从而防止形成颈椎的退行性改变和肩关节损伤。

从侧面能看到两组胸锁乳突肌和头夹肌，以及颈部肌肉之间的平衡。但也发现了由肩部肌肉形成的另一个类似的“X”：斜方肌的边沿发挥了胸锁乳突肌的功能，而肩胛提肌在头前位的人身上就成了“防止头前移肌”，但因其一直牵拉着头部所以总是引起疲劳，其作用并非像它的名字一样是提起肩胛骨的肌肉。

对这种模式〔类似于 Janda 所说的上交叉综合征（引自 Chaitow & Fritz）〕的处理方法是释放身体前面缩短的筋膜，以便头能够回到颈部的正上方。然后应该教患者使用轴向肌肉来稳定和移动头部，而不是使用与肩关节活动同步的肩胛提肌和斜方肌（图 9.9）。

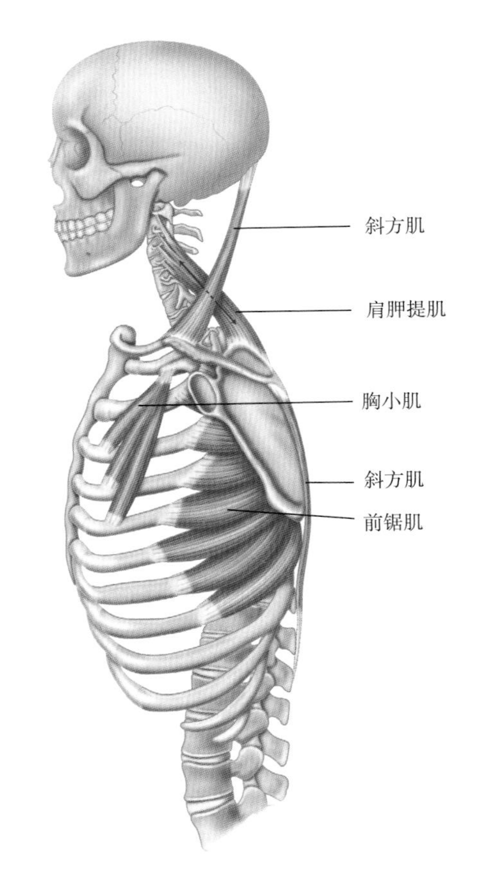

图 9.9 头部本应该是由轴向头夹肌和胸锁乳突肌支持，但实际上经常是由上斜方肌和肩胛提肌来代偿

沿着肩关节往下到指尖，我们将穿过手臂筋膜线。

如果用类似第 6 章中看待臀部肌肉的角度看待肩部肌肉，那么就能看到肩关节周围的三个类似的肌肉层。

外层的肌肉层包括斜方肌和三角肌（很快加入到臂后表线）、胸大肌、背阔肌（很快加入到臂前表线）以及胸锁乳突肌。这些肌肉共同组成肩关节周围的一个表面筋膜层并连接到肋骨、头部，甚至髋关节。他们还分别通过背阔肌和胸肌将左右肩关节在背面和前面交叉相连。

可以想象，在第一肌肉层下面存在用来固定肩胛骨的第二肌肉层——肩关节核心层，包括肩胛提肌、大菱形肌、小菱形肌、前锯肌和胸小肌，以及相关筋膜。这个肌肉层可以允许轻微的倾斜和旋转运动，确保肱骨头能在较浅的关节盂中运动。

第三肌肉层将肩胛骨连向肱骨，主要是通过下文将要讨论的旋转袖肌群，也包括大圆肌和喙肱肌。

治疗方案的基本框架应当包括对肢体肌肉层的放松，以便调节肩关节的核心与肩胛 - 肱骨的平衡，接着在新的平衡架上调整上肢的表层部分，像重新披挂幕布一样。

臂线

虽然手臂和下肢有很多类似的地方，但是因为手臂具备更好的灵活性，其解剖结构要比下肢复杂得多。为了更好地说明它的复杂性，我们将以四个筋膜链的形式描述手臂的解剖，这有点像动力链，从脊柱和肋骨出发，穿过手臂向外到达手指。还有很多手臂解剖的细节在此不能一一讲到，因为这样会造成本书的混乱。但是我们可以运用这些筋膜链看到手臂的整体结构，如果认为有必要，还可以添加更多的细节。

共有 4 条臂线——臂前表线、臂前深线、臂后深线和臂后表线——从身体中轴完全穿过手臂到达手指。它们是根据其与腋下的关系来命名的：臂前表线包括胸前的胸大肌。臂前深线包括腋窝前方、胸大肌深处的胸锁筋膜内的胸小肌和锁骨下肌。臂后深线包括腋窝后方的整个肩袖。臂后表线包括腋窝正后方的肩袖上覆盖的斜方肌。

先从臂前表线开始。将手臂向外展开，肘关节朝下，手掌向前。臂前表线就在手臂的前面（图 9.10）。臂前表线从五个指腹开始，和所有的深、浅指屈肌一起通过手掌。指屈肌通过腕管并向下进入手臂的下面（有趣的是，在这里最长的肌肉是最深的，然而在身体其他部位，最长的肌肉一般在表面，而短肌肉在深层）。

从这里把腕屈肌——尺侧和桡侧腕屈肌包括进来。它们与指屈肌一起汇合到屈肌总腱，这在肘关节内侧的肱骨内上髁处很容易看到。在靠近这个骨性标志的地方随意弹拨可以感受到一条上行到上臂的筋。这条筋是内侧肌间隔的一部分。内侧肌间隔是一条把肱二头肌、屈肌和肱三头肌分隔开的筋膜带。这是从手和指屈肌到胸大肌和背阔肌远端附着点的筋膜联系。

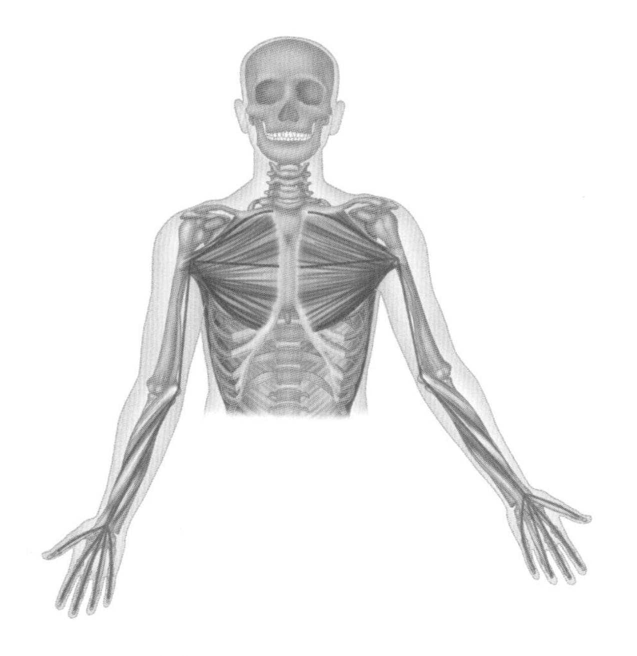

图 9.10　臂前表线

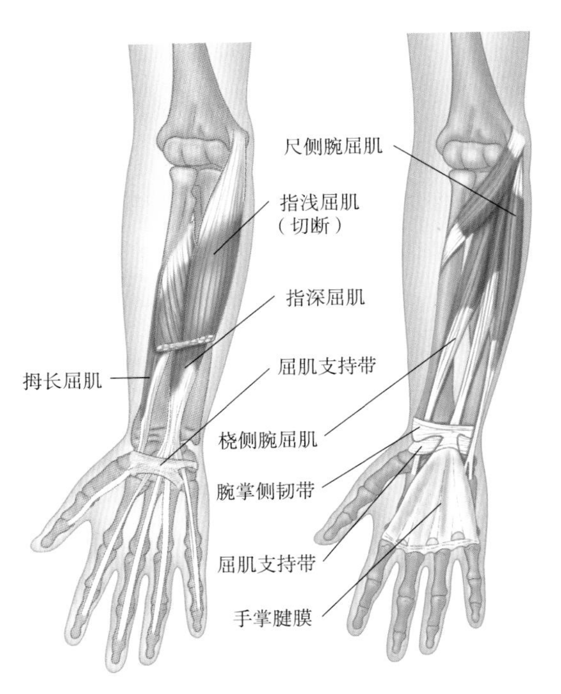

图 9.11 很多前臂屈肌（如指浅屈肌肌腱）通过筋膜连接到内侧肱骨头

你很可能会问“背上最宽大的肌肉”在前臂线上做什么，其实背阔肌与肱骨前部相连，因而和前臂线是连起来的。事实证明，背阔肌多从胚胎前部开始发育，并在发展过程中向后移行。实际上，背阔肌和胸大肌一起给了臂前表线一个非常广泛的源头，包括胸廓、背部，甚至是臀部。这使手臂的活动范围非常大，尤其是在做投掷和抓取动作时。

现在转到臂前深线，在手臂外展、肘关节朝向后方、手掌朝下时最容易看到。这条线从拇指开始，经过大鱼际到达拇指根部，沿着桡骨外侧的筋膜上行，消失在屈肌和伸肌的“肉”里，并在肘关节的内侧再次出现，与肱二头肌相连（图 9.12）。

在肘部的臂弯里找到肱二头肌的肌腱，注意，它深入手臂与桡骨相连。这个肌腱两侧的两条肌肉形成“V”字形：旋前圆肌和旋后肌。这两条肌肉也包含在这条线内，它们通过桡骨实质上控制着拇指的角度。

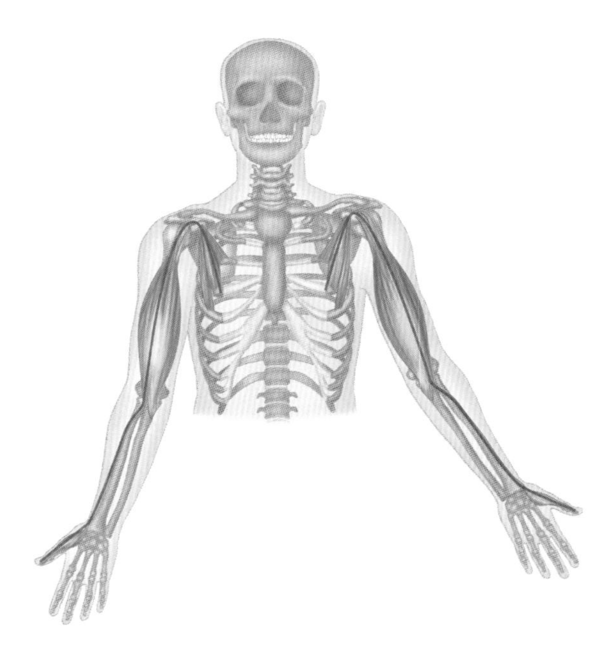

图 9.12 臂前深线

肱二头肌上行到上臂的内侧并分成两个头（图 9.13）。长头绕过肱骨头插入到肩关节的顶部（后文详述）。短头上行连接到肩胛骨喙突。肱二头肌下面覆盖了两条肌肉。肱肌只穿过了肘

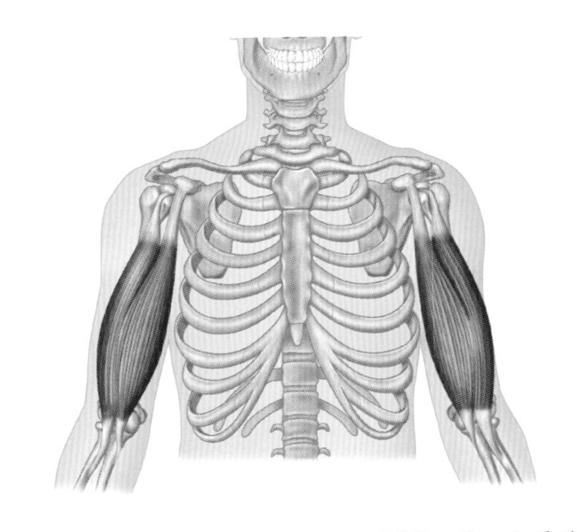

图 9.13 肱二头肌和它的两头两“脚”，是一块覆盖三条臂线的交叉肌肉，但它主要是臂前深线的组成部分

部。当抗阻屈肘时，能摸到肱肌在肱二头肌下面凸起。喙肱肌穿过了肩关节，主要功能是内收肘关节。那些站立时肘关节比腕关节更靠近躯干的人就需要治疗这块肌肉。

臂前深线的最后连接是胸小肌，它从喙突走向胸前的第 3~5 肋，在喙突处与肱二头肌和喙肱肌有很强的筋膜相连（图 9.14）。从筋膜联系看，胸小肌夹在比它大得多的、包绕了锁骨下肌的胸锁筋膜中间。文中已经讨论过了上述这些重要的肌肉。

臂前深线控制着拇指，拇指控制着抓握。臂前深线也能稳定手臂，从而把动力传递给球（或传递给我们，比如在练习双杠或翻墙时）。所以，保持这条臂线的开放和连接，以免给拇指根部造成太大的压力，这对用拇指工作（如扳机点释放）的体疗工作者非常重要。

如果说臂前深线是臂翼的前缘，控制抓握和迎击狂风，那么臂后深线就是它的补充，控制着臂翼的后缘并稳定手臂的外侧（图 9.15）。臂后深线沿着手臂的后侧进行，在手臂外展、肘关节向后、掌心向下时最容易看到。

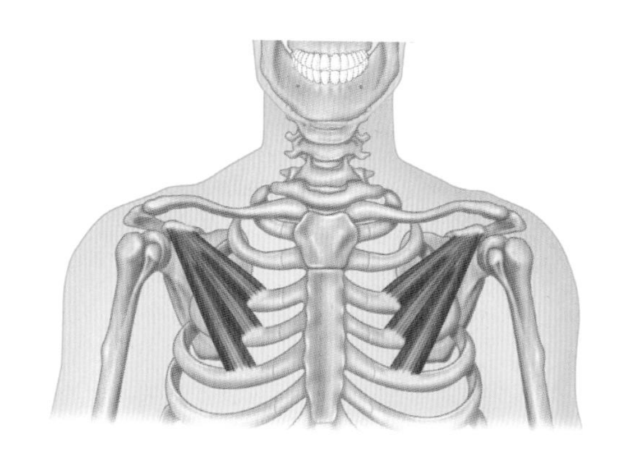

图 9.14　胸小肌，从臂前深线的尾端连向中轴，在这条线及肩关节基本功能上发挥了关键作用

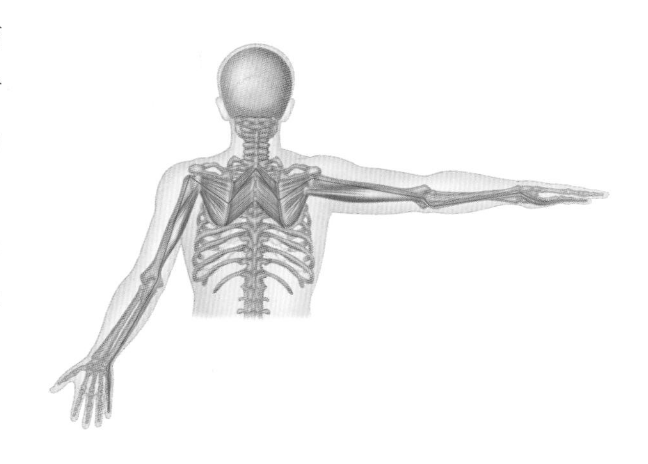

图 9.15　臂后深线

从远端开始，筋膜沿着小指通过小鱼际和手掌外侧，继续沿着尺骨筋膜上行至鹰嘴，与肱三头肌汇合。这个肌群从手臂的后面到达肩胛骨的外端。然后就是全部的肩袖“肩胛夹心三明治”部分，这条链的终端是肩胛提肌和菱形肌。

需要关注一下肩袖的结构和功能。肩胛骨本身非常薄，它只是为那些大而强壮的肌肉提供了一个宽大的附着区，这些强大的肌肉可以强化肩关节囊使手臂做出“指”的动作，就像大脑控制眼睛一样自然。

肩关节是人体最灵活的关节。如果切开肩关节囊破坏其密封真空，就可以将肱骨从肩关节盂拉出近 2 cm。这个灵活性需要相应的稳定性，因此，冈上肌、冈下肌、小圆肌和肩胛下肌的肌腱融入关节囊韧带，给关节提供支持。这个支持是可调节的，其放松可以允许肩关节充分的运动，收紧可以加强关节的稳定性。关节囊的前面部分是脆弱的，关节下面也没有肌肉加固（这就是在美式橄榄球中要戴护肩的原因）。

这 4 块肩袖肌肉覆盖了肱骨头的背侧、顶部和侧面（图 9.16）。小圆肌和冈下肌覆盖了背侧，并且辅助后侧三角肌做肱骨外旋或抑制肱骨内旋（考虑到肩关节内旋肌的数量和强度，这是一项相当重要的工作）。冈下肌有光滑的筋膜并且足够宽大，以致覆盖了整个肩胛骨的下部。但是小圆肌也不容小觑，因为这块小肌肉把肱骨拉向后方。大约在肩峰和腋后皱褶连线的中点处，在冈下肌腱下可以触摸到这块强劲的小肌肉，一般是小指或铅笔头大小。

冈上肌也被列为外旋肌，但是它的功能主要是帮助外展。它将肱骨头向下固定在关节盂，因而三角肌和斜方肌可以平稳地将肩关节外展。它位于关节的顶部，填充着肩胛冈上方的凹陷。肩关节盂大约 2 cm 深，如果想激活或拉伸冈上肌，就有必要深入这个肩凹进而作用到这块肌肉上。在体表操作几下通常不能奏效。

肩胛下肌在整个肩胛骨的前方，是这组肌肉中唯一的内旋肌肉。这是一块有多个肌腱的多羽肌，所以不要试图让它完全平滑化。但是它经常处于紧张状态，而且往往与下面的前锯肌筋膜相连，所以需要花时间去放松它，以保证肩关节发挥充分的功能。

这 4 块肌肉控制着肱骨头，就像眼球周围的 4 块肌肉控制着眼球指向你注意的物体。这个重要功能同时需要力量和灵活性。在肩袖肌肉上多花些时间有助于取得更好的治疗和预防结果。

最后一条臂线是臂后表线，可以在手臂外展、垂肘、掌心朝前时看到（图 9.17）。这条线从指尖开始沿手背和所有指伸肌一起往上，通过伸肌支持带和尺侧腕伸肌、桡侧腕伸肌一起在肱骨外上髁处汇合到伸肌总腱（图 9.18）。伸肌总腱很容易在前臂的后面靠近肘的地方摸到。

臂外侧肌间隔在外侧将屈肌和伸肌分隔开。外侧肌间隔并不容易触摸到，但是仍可从肱骨外上髁到三角肌末端将其分割出来。三角肌从肱骨三角肌粗隆延伸到锁骨外侧缘、肩峰和肩胛冈。斜方肌接着三角肌继续延伸到整个颈胸椎（从枕

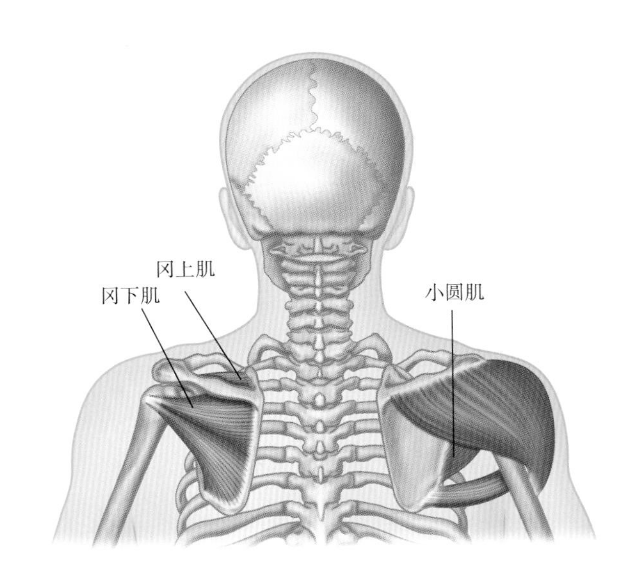

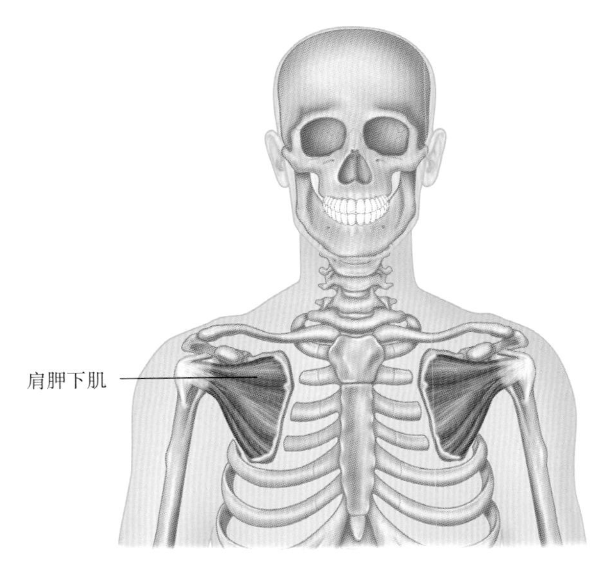

图 9.16　肩袖是 4 块肌肉“指向”手臂，就像身体将目光投向其关注的物体一样

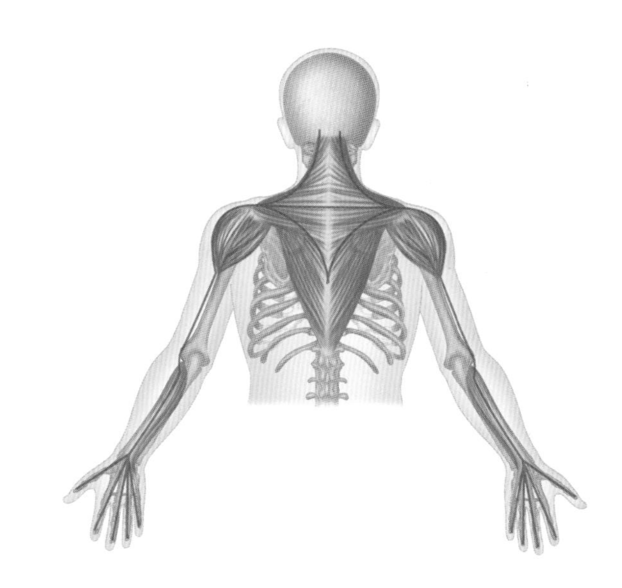

图9.17 臂后表线

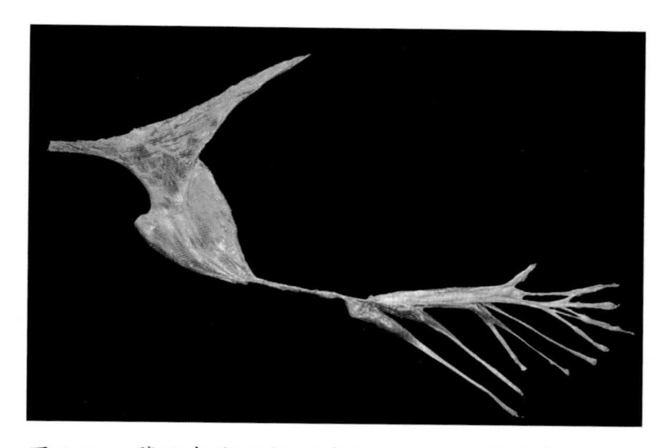

图9.18 臂后表线的解剖清楚地显示了筋膜在肌肉之间是如何连接的。多数解剖学家把手术刀瞄准于分隔肌肉。我们转变手术刀方向并查看肌肉是怎么连接的

骨到T12），从而完成整条臂线的走行。这条臂线给臂前表线提供动作补充。在反手击打网球和抬举运动时被激活。它是臂翼的顶部。

希望这些臂线能帮助读者有序地认识手臂解剖，如果它们看起来不完整，那是因为它们本来就不完整。由于手臂对稳定性和灵活性的多种需求，一些肌肉、肌肉附着点或筋膜结构必须从一条臂线跨越到另一条。在本章的结尾列举了一些"跨越"结构。

肱二头肌可能是最好的例子：它不仅有两个头，还有两个"脚"，因此在一块肌肉上有两个跨越。肱二头肌短头被纳入到臂前深线，而长头上行到肱骨头连接到冈上肌附近，因而将臂前深线和臂后深线连接到一起。在肱二头肌的"脚"端，有肱二头肌腱膜，它延伸到屈肌肌群，把臂前深线和臂前表线连接起来（方便携带重物，如手提箱）。

肱桡肌跨越了臂后表线和臂前深线，而旋前方肌在腕部连接了臂前深线和臂后深线。这些结构使手臂的许多关节在各种姿势下都能够协调配合，不论是修水龙头、和孩子玩耍，还是在海风中驾驶帆船。手臂是一个奇妙的进化结果。因为髋获得了伸展能力，使手臂能从支撑体重的工作中解放出来，能伸手和拥抱、写字或治疗。通过人类独特的方式，大脑学会了使用双手。

肩关节评估

肩带可能很难评估，因为它们有多个平面的运动。如果把这些运动逐个分解，你将会了解它们是怎样组合成你在大街上看到的各种各样的模式。

首先，它们可以上移或下移。你可以通过经常观察锁骨来判断，锁骨通常是与地面平行的。记住，在解读身体时，每个部分的关系一定是相对的，将锁骨与胸骨边缘进行对比是一个更好的办法，因为跟地面比起来，锁骨与胸廓的联系更多。如果胸廓倾斜了，那么肩带也要跟着一起倾斜，

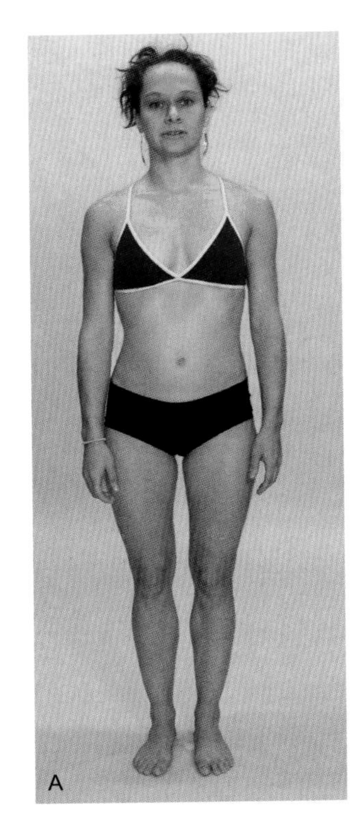

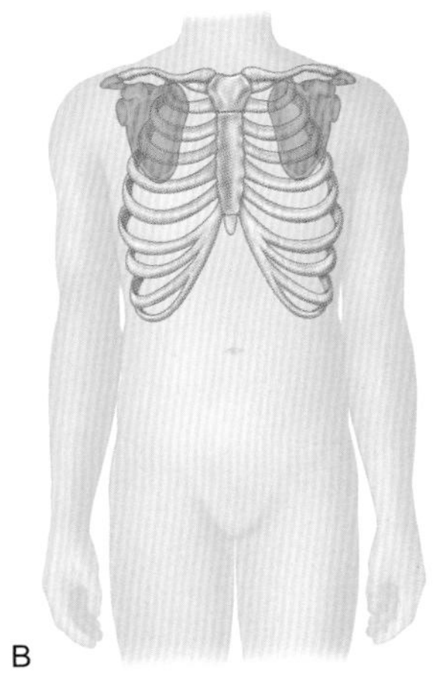

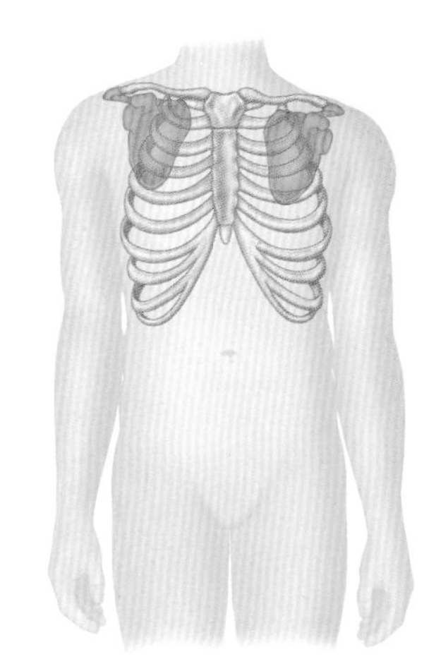

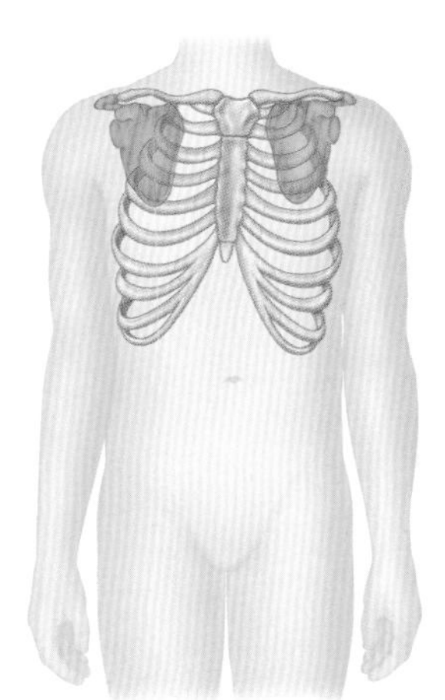

图 9.19 例如，图 A 可见：相对于地面，右边的肩带下移而左边的上移，但是观察她的胸廓时可见胸廓向右倾斜。所以主要问题就在于胸廓及其与骨盆连接的软组织，而不是肩关节的软组织。图 B 可见：两侧肩关节是平衡的，但胸廓向左倾斜，最终看到肩关节虽然与地面是平行的，但实际上相对于胸廓是向右倾斜的

才能维持锁骨和胸骨之间的 90° 直角（图 9.19）。

对于肩关节真正的上移，当然会想到解决上提肩关节的肌肉：上斜方肌和肩胛提肌的问题。也可以解决菱形肌－前锯肌带的平衡问题（上面说过的“X”的一条腿）。菱形肌帮助向上提拉肩带而前锯肌则往下拽。从背后看时很容易注意到这个模式。

对于肩关节下移应该处理锁骨下肌和其他多块肩关节下拉肌肉。但是也经常需要确保肩带得到下面胸廓的支持，因为肩关节下移的一个常见原因就是胸廓向另外一个方向的侧移。你可以自己感受一下，放松双肩，让其沉在胸腔上，然后将胸廓向一侧移动。大部分人都能感觉到没有太多胸廓支撑的肩关节会远离耳朵向下坠。

肩关节也可以前移或后移，同样可以用肩胛骨“X”的平衡来解释。前移时胸小肌和前锯肌短缩，菱形肌和下斜方肌拉长，而后移时情况正好相反。

下一个运动轴是旋转，是肩胛骨转向内侧或外侧（因胸廓而受限，所以转向外侧并不常见）。从上向下看第二位客户（图 9.20C）是一个肩胛骨内旋的案例。虽然内旋经常和肩关节前移同时发生，但它也可以和后移一起出现，见第三位模特（图 9.21）。

最后一个运动轴是倾斜。这可以通过观察肩胛骨内侧缘相对于肋骨和脊柱的角度来判断。倾斜可以发生在两个方向：内倾 / 外倾是肩胛骨内侧缘失去了与脊柱的平行关系（假设脊柱足够的直，图 9.22 和图 9.23），前倾 / 后倾则根据肩胛骨和下面肋骨之间的角度来评估（图 9.24）。

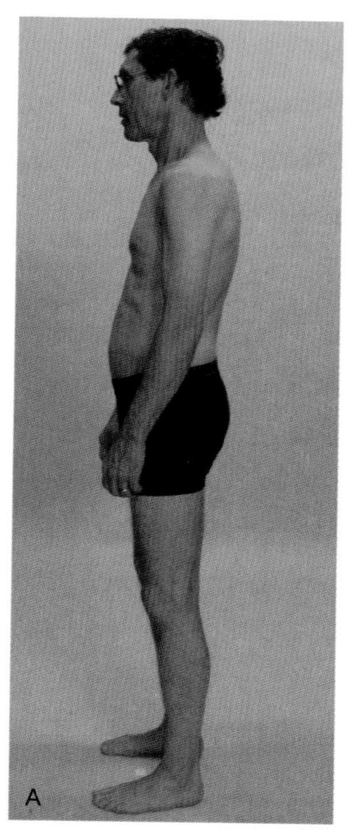

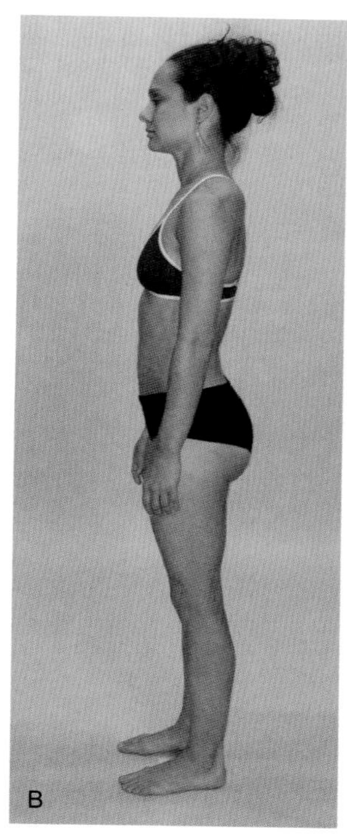

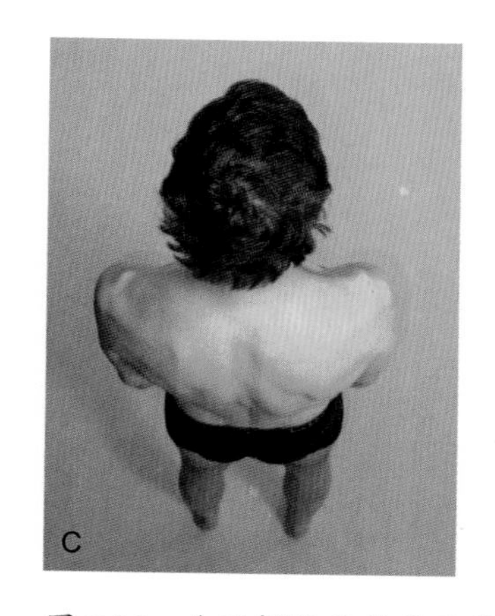

图 9.20　为了解读肩关节的前后移，需要评估肩关节和胸廓的重心之间的关系。胸廓重心大致介于胸骨下段和脊柱中间，而肩关节的重心在肩胛冈和锁骨形成的“V”字形正中。在第一位模特身上，这两个重心之间关系比较协调，但在第二位模特身上，清楚地看到肩带偏离胸廓重心向前移动了。当从上往下看时那个“V”字形尤其明显

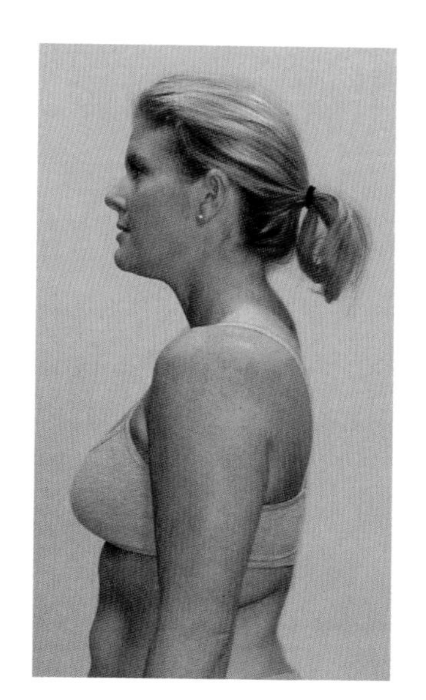

图 9.21　这个模特的肩关节后移以平衡头部前倾的重量，并且内旋以方便手臂在身体前方的使用。如果想要缓解她的肩关节问题，需要将头颈恢复到胸廓上更适合的位置

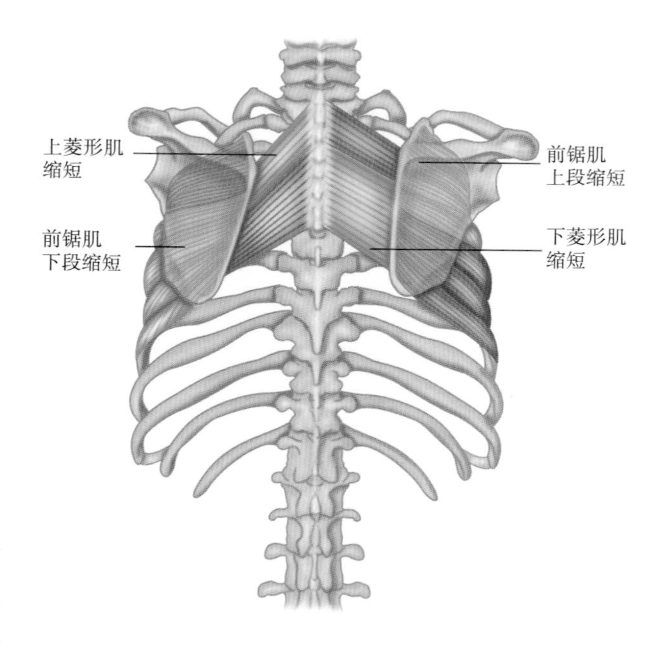

图 9.22　肩胛内倾 / 外倾，或者称为上旋 / 下旋，可以通过调整肩胛骨“X”形的各个组成部分来纠正

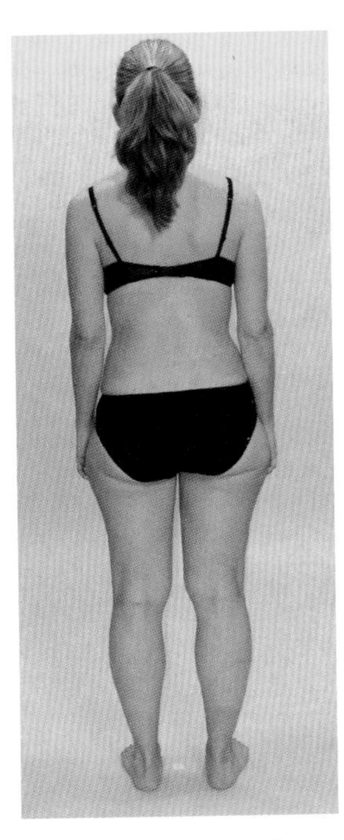

图 9.23　本例可见两侧肩胛骨的外倾，因为肩胛骨内侧缘的下段离脊柱更近。所以治疗下段菱形肌和上段前锯肌可能会有效

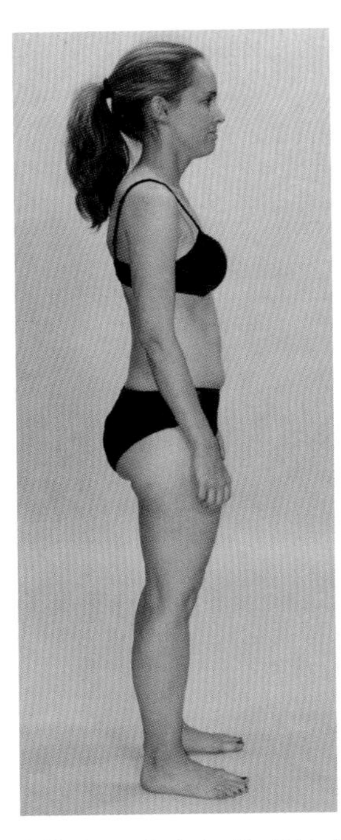

图 9.24　图中模特站立时肩胛骨有轻度前倾，并有胸廓后倾。如果纠正她的胸廓（你可以倾斜书本直到她的胸椎看起来是垂直位），也需要针对肩带前部（胸小肌）做大量的工作

肩关节和手臂的操作技术

胸大肌和胸肋筋膜（前表线和臂前表线）

站在客户的一侧，用靠近客户的手指或拳面从第 5 肋向上提起组织。你可以在胸骨的任意一侧操作。对于那些更强壮的男性客户，你可能需要同时使用两个拳头。对于女性客户，你可能只需使用 2~3 根手指，尤其是在胸罩正下方操作时（要确保你清楚地解释了你将往哪个方向操作以及为什么这样，在开始操作前要获得客户的允许）（图 9.25）。

从剑突上方开始，向上推进到连接锁骨的近端。2~3 次操作就可以覆盖胸骨表层、边沿、略靠外侧的区域，这取决于使用工具的宽度。虽然一般的上推就可以了，但你将会发现沿胸骨两侧的胸肋关节需要做很多细致的工作。

手法操作可以沿着锁骨下缘延伸到胸大肌的锁骨部分。如果你可以站在同一侧操作胸的左右侧，那就可以更轻松地把两侧都做完。

锁骨下肌（臂前深线）

锁骨下面的位置经常会受限，尤其是那些有呼吸系统问题的人。要完全打开这个地方并直接触及锁骨下肌，需要将手指置于锁骨下并让客户外旋手臂。这样就会使锁骨反向旋转并离开你的手指（图 9.26）。

如果锁骨在胸锁关节的活动受限，可能需要直接在锁骨下肌上操作。要这样做的话，可以让客户靠近床沿，离你近一些，让其上举手臂去够

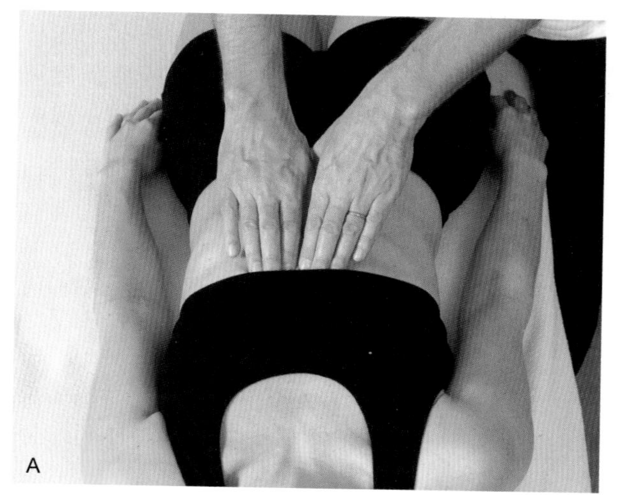

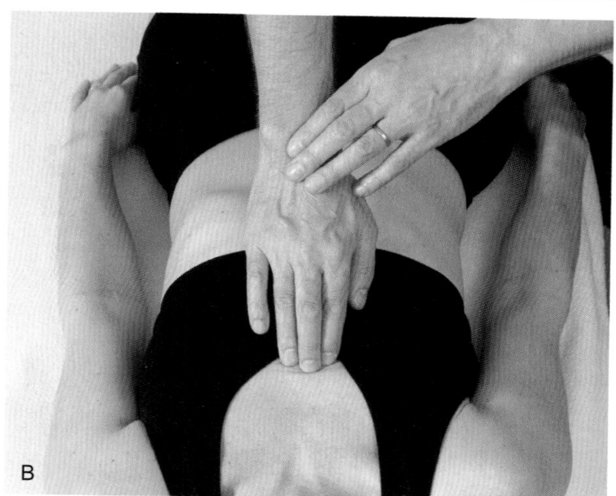

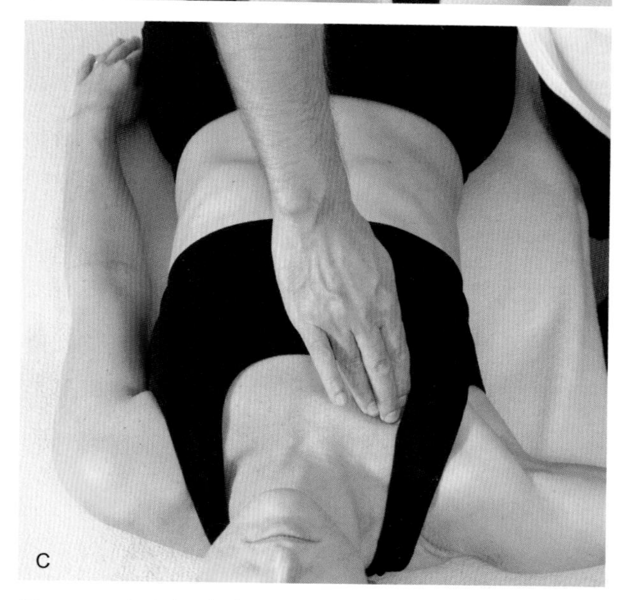

图 9.25　在上提胸骨两侧筋膜及对锁骨下的肱骨操作时，要客户的允许

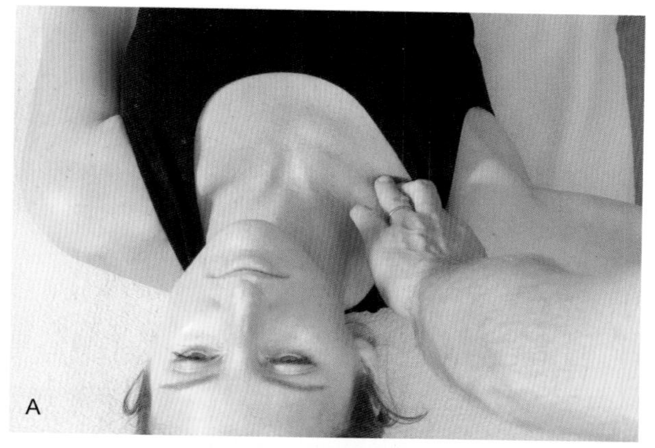

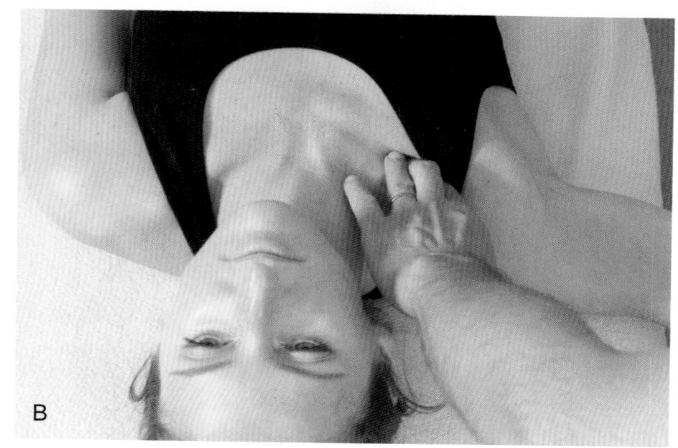

图 9.26　将手指置于锁骨下的表层组织，外旋手臂滚动锁骨以打开筋膜，为更深层的操作做准备

天花板。将手指置于锁骨下较深的地方，指腹顶住锁骨。然后叫客户缓慢地把肘关节往下压。肘关节应该往下超过床沿以完成锁骨下肌的释放（图 9.27）。

胸小肌

通常，这个区域的手法治疗不太容易被接受，所以在这个敏感区域操作时，可跪或坐在客户的患侧，这样能更加稳定，手也会更放松。再次提醒，最好是解释清楚你要操作的方向及原因，并告诉客户有任何神经感觉都要告诉你，因为在放松这块组织时容易挤压或拉伸到臂丛神经

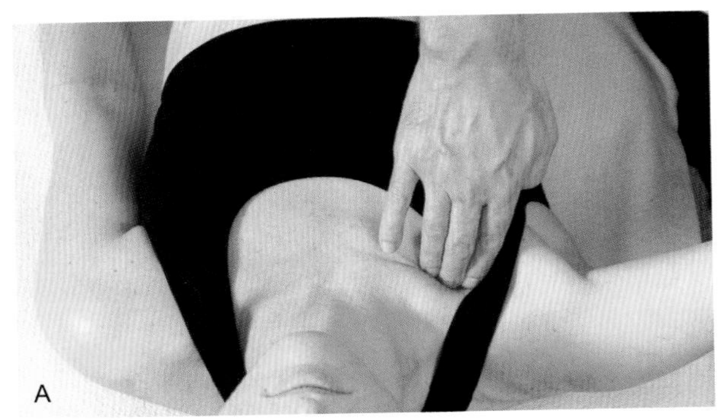

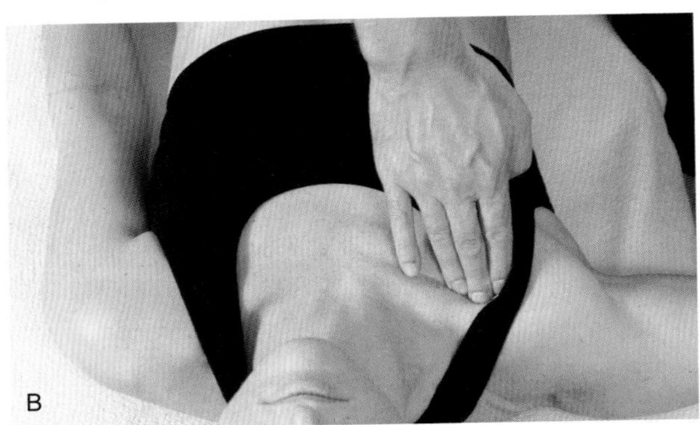

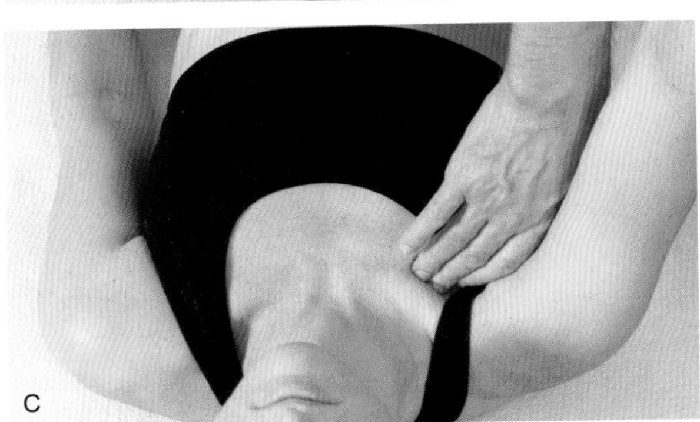

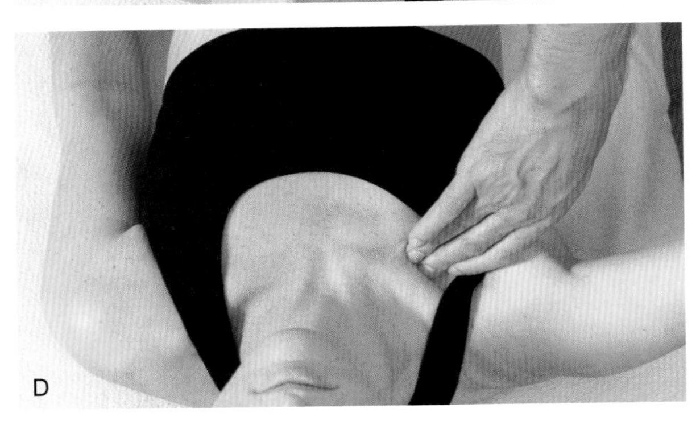

图 9.27　手臂举起，手指嵌入锁骨下肌，然后手臂向地面缓慢地水平外展

周围的筋膜。如果遇到这种情况，只需稍微收回并重新定位，或稍微调整一下操作的方向就可以。遇到这种情况尽量不要完全收回也不要恐慌。进出组织的次数太多会分散客户注意力，操作者的不快表情也会如此。

胸小肌是肩带的主要稳定肌之一。它是斜方肌下部的拮抗肌，而且在肩胛骨上至少有三个方向略微不同的拉力，这取决于它与肋骨连接的数量。胸小肌也被胸锁筋膜包绕，这有助于支持臂从神经穿过手臂的通道。

坐或跪在客户大约腰的位置，滑动手指深入到胸大肌外侧缘，指尖沿着肋骨滑动。从肩关节发力推动手指；手指尽可能地放松，这会让客户的身体组织更容易打开，避免其在这个区域有抵触。

操作者用另一只手扶住客户的手腕，让手臂略微外展以允许手指的进入，然后可以引导客户做两个动作中的一个。一旦触及胸小肌合适的肌纤维，让客户把手臂举过头顶（类似于缓慢的仰泳）或者用下斜方肌让肩胛骨沿着背部向内收、向下沉。后者有助于训练那块虚弱的、用得少的斜方肌部分，而前者多为一个直接的拉伸（图 9.28）。为了让手法集中于更加受限的部分组织，这两个运动都可以进行调整。例如，如果肩胛骨内旋更明显，那么胸小肌上叶（第 3 肋）是短缩的，重点动作就是肩胛骨的回缩。如果肩胛前倾更明显，就需要更多关注胸小肌下叶（第 5 肋），锁住胸小肌后引导客户多做肩胛骨下沉动作。

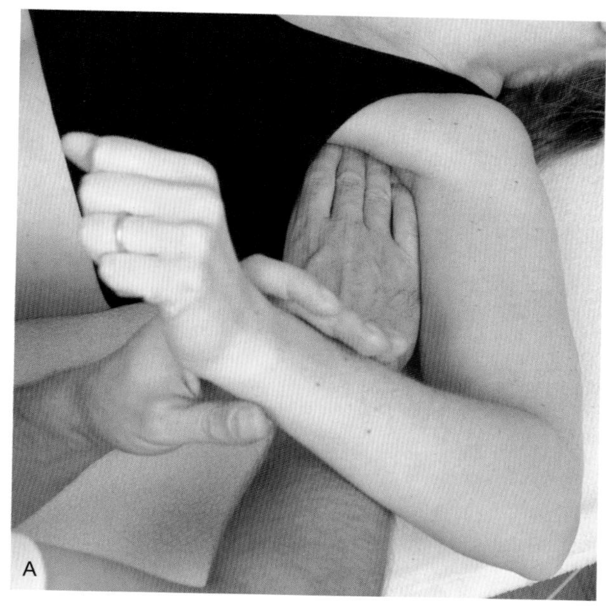

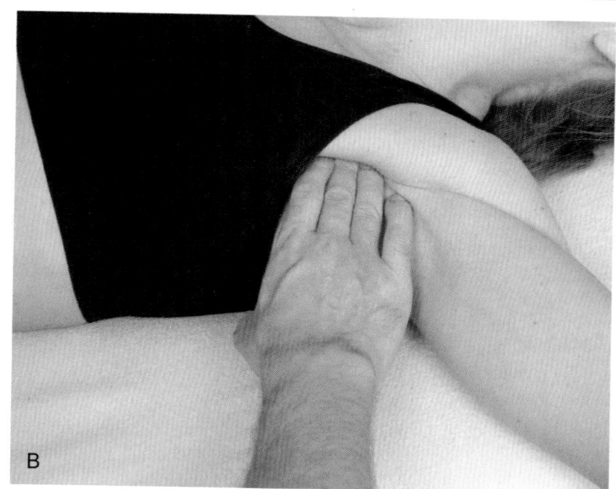

图 9.28　在胸大肌后方和胸廓之间滑动，打开锁胸筋膜到达并锁定胸小肌。然后让客户将手臂打开往后伸或把两侧肩胛骨向中间靠并向后拉伸

背阔肌和大圆肌——肩关节的自由度

肱骨和肩胛骨经常贴合得比较紧，因为（或可能导致）腋后周围筋膜的短缩（图 9.29）。这可以通过完全外展肱骨并观察和（或）感觉肩胛骨伴随肱骨外展的运动来检查（图 9.30）。如果存在受限，可以轻微地内收手臂以便让组织放松一些。将手嵌入背阔肌和大圆肌筋膜（它们构成了腋窝的后壁），注意不要拉扯皮肤，接下来被动或主动地外展手臂越过头部。

和髋关节类似，盂肱关节周围被一些扇形肌肉包绕形成一个三角形。从冈下肌接近水平的肌纤维到外侧背阔肌接近垂直的肌纤维，这里存在很多可能的拉力向量。水平纤维能够限制手臂的水平内收，背阔肌拥有更多的垂直纤维则会影响手臂的简单外展（如从侧面伸出手臂并向耳朵贴近）。

这个运动既可以在立位评估，也可以侧卧着主动或被动评估。在操作过程中，可以调整客户手臂运动的角度，以便和目标区域的纤维走向一致：目标肌纤维越接近垂直，手臂就要越贴近耳朵；而对于横向肌纤维，让客户将双臂在身前交

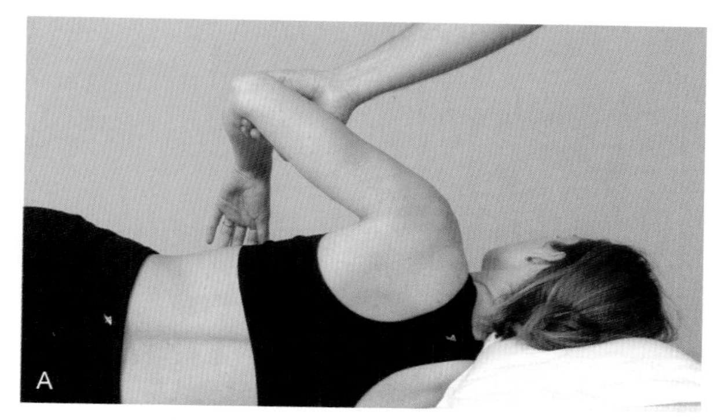

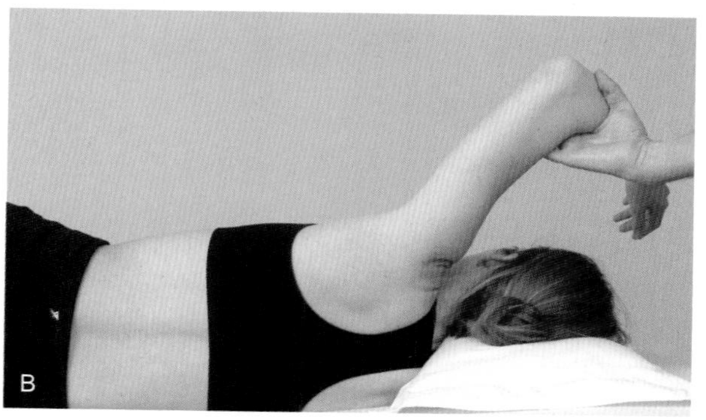

图 9.29　客户侧卧，评估躯干和受限的肱骨近端的关系。感觉一下那些过早地使肩胛骨倾斜的筋膜线

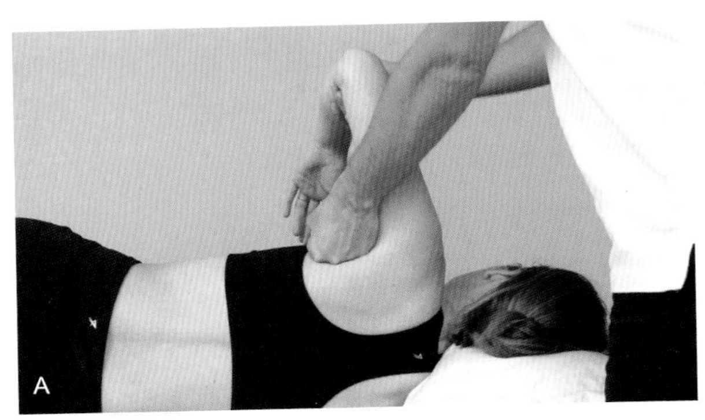

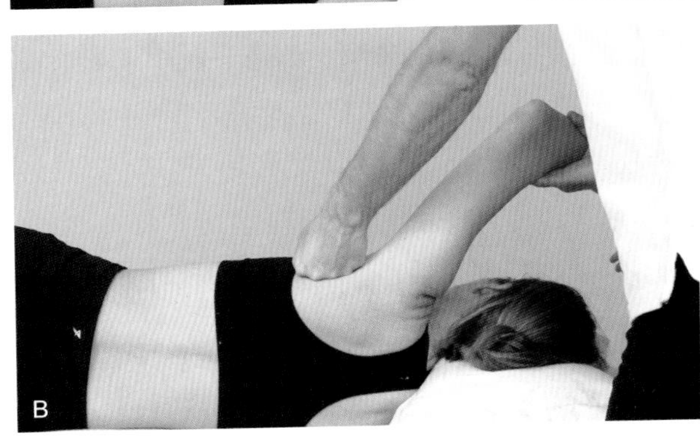

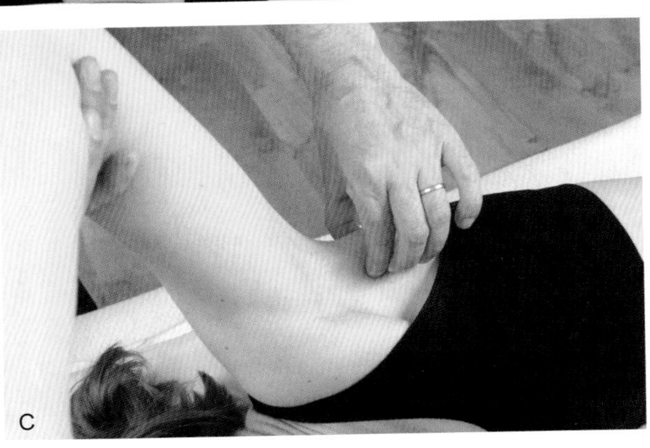

图 9.30　手臂放松，将拳面或指关节嵌入紧张的筋膜线，然后缓慢地外展肱骨进行拉伸

叉会更有效。这两个动作可以很容易被组合成一个流畅的动作序列，只需简单地改变操作的方向和位置，以及客户手臂运动的方向。使用这些技术的时候，应根据客户的筋膜组织模式灵活调整，而不要机械应用固定模式。

坐位的背阔肌释放（臂前表线）

客户坐在治疗床上，沿胸廓外侧面推挤背阔肌并让客户向外、向上、向前抬举手臂。你可以通过不同的动作组合把特别紧张的区域分离出来（图 9.31）。

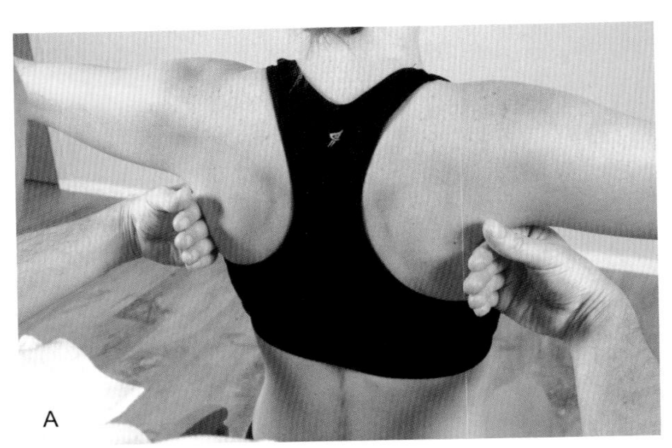

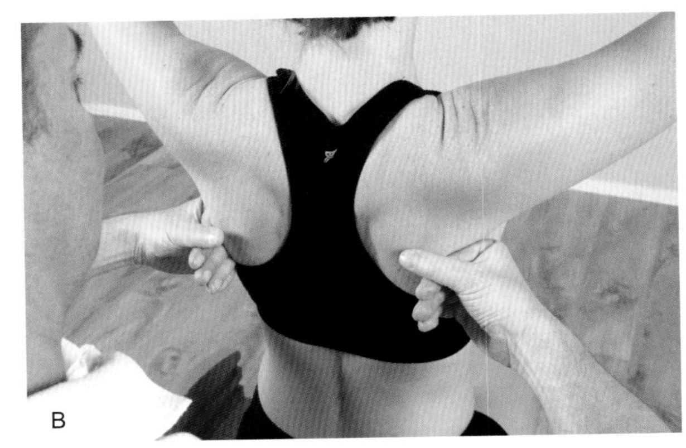

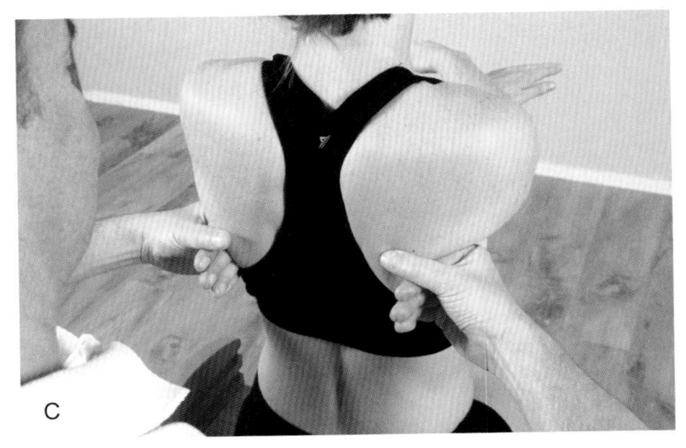

图 9.31　锁住背阔肌和大圆肌，让客户大范围地活动手臂，有助于从肩胛骨和躯干中释放肱骨

菱形肌（臂后深线）

除了军姿以外的站姿，菱形肌更多是被拉长而不是缩短，但它们的上部和下部纤维的长度可以变化。如果认同中立位时肩胛骨内侧缘应该和脊柱平行，那么，当肩胛向外侧倾斜时，菱形肌的下部纤维相对于上部就是缩短的。反之亦然。

为了把菱形肌分离出来，需要从治疗床的对侧入手，锁定相应的部分，可以从 C7~T5 的任一棘突外侧开始操作（从肌纤维最短的开始），然后推向肩胛骨内侧缘。当你从脊柱往外滑动时，让客户将手沿着大腿向下往脚的方向伸，以便打开菱形肌上部。对于菱形肌下部，可以让其将手臂外展，往头部靠近。这两个动作可以分别打开菱形肌的上部和下部（图 9.32）。

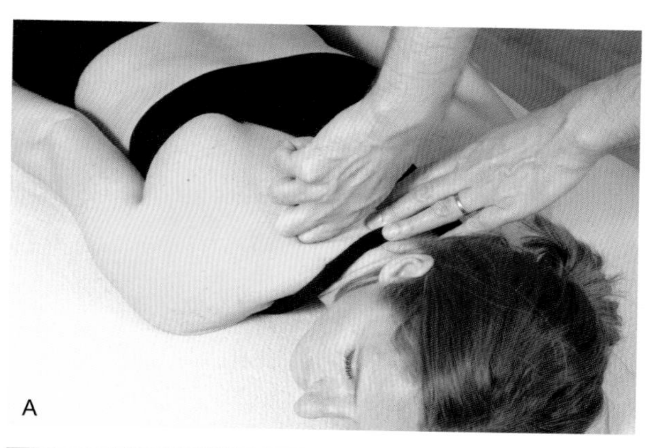

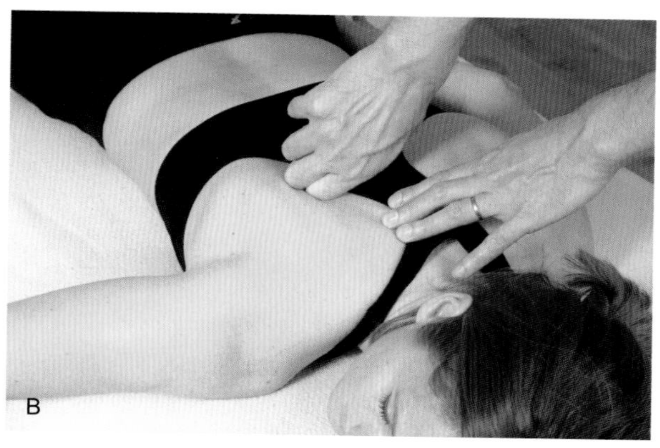

图 9.32　要打开菱形肌上部纤维，可以在操作时让客户伸手够大腿。要打开下部，可以让其手臂外展。这样做可以纠正肩胛骨内斜或外斜

对于闭锁延长的筋膜，可以使用横向穿过纤维的手法治疗。可以很容易地从头侧触及菱形肌，使用拳面或肘关节从上往下推。

前锯肌（螺旋线）

这个菱形肌的延伸部分更容易在客户侧卧或坐位时触及到。前锯肌有很多不同方向的肌纤维，因此，像其他很多肌肉一样，应该从不同的方向操作，这取决于肩带的位置。

前锯肌上部纤维几乎是水平的，将肩胛骨绕着胸廓向前拉，而下部纤维是将肩胛骨绕胸廓向下、向外并最终向前拉。

客户侧卧，用近端指骨间关节轻柔地贴着肩胛骨外侧缘，另一只手包绕肩峰，你就可以在两只手之间完全控制肩带了（图 9.33）。通过让肩胛骨向后上移动，你可以单独对下部纤维进行拉伸。将肩胛骨向后直推，使双侧肩胛骨靠近，暴露中部或上部纤维。当进行这个操作时，你对受限纤维的判断会非常准确和精细。在客户吸气的时候把肩胛固定在后移的位置。告诉客户“往我手的方向吸气”，可以进一步扩张胸廓。

坐位时，你可以两侧同时操作，用近端指骨间关节回缩肩胛骨，并让客户吸气（图 9.34）。这次，呼吸应该是“向上吸气，使胸腔上抬”。当你固定肩胛位置的时候，客户可以把双臂向前伸出并像剪刀一样交叉，这样可以增加前锯肌的拉伸。如果一侧前锯肌比另一侧受限严重，那么用一只手固定，另一只手进行主要操作。要确保

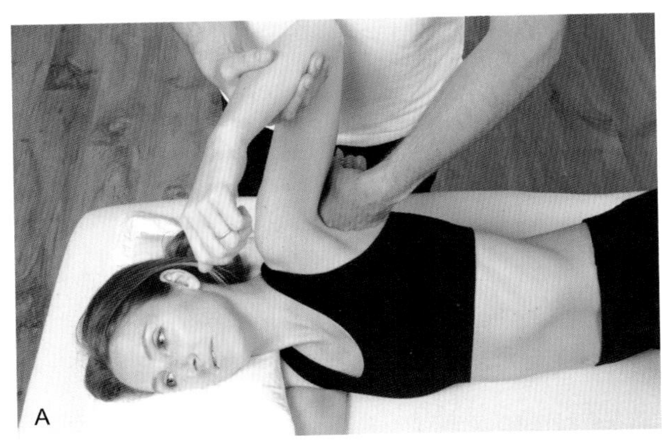

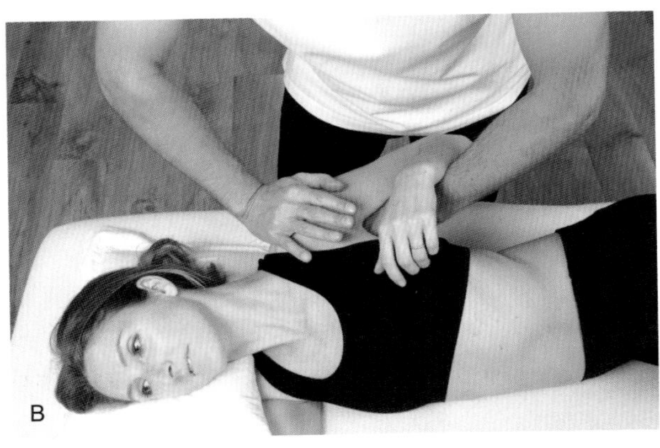

图 9.33　用近端指骨间关节轻轻地接触肩胛骨外侧缘，注意不要按压到肋骨或肋骨的边缘。把肩胛骨向后侧拉，用另一只手环绕肩峰以便对动作进行控制和引导。操作时还可以让客户吸气来增加前锯肌的拉伸

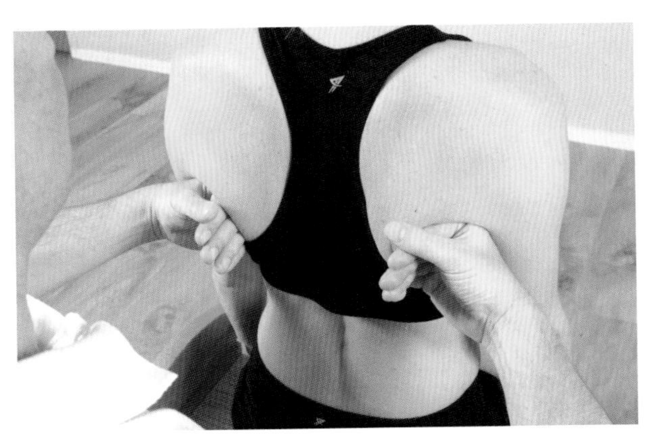

图 9.34　客户坐位，操作者跪在后面，双手挤住两侧肩胛骨的外侧缘并将它们沿着胸廓往后拉。然后让客户吸气，以打开两侧的前锯肌

你自己的手臂足够宽，肘部要架起来，拳面几乎把肩胛剥离胸廓（但是没有挤压肋骨）。同样地，力量、角度的轻微变化有助于将作用力的方向调整到相对应的纤维上。

斜方肌（臂后表线）

很多参考文献将斜方肌分成两部分（上、下）或三部分（上、中、下）。笔者更倾向于把它看作四部分，因为附着在锁骨外侧 1/3 的颈前部分和其他部分功能不同。它从身前连到身后，因而可以把头向前拉，也可以使之转向对侧。

让客户仰卧以进行这个部分的操作。一只手置于枕下引导头部的运动，另一只手用拳面轻轻抵住肩峰前面（可以很容易触摸到斜方肌前缘；你应该把手放在这个边缘的后面）。手压入位置处于表层、厚度也很薄的这块斜方肌组织后，可以让客户主动或被动地把头转向同侧并向对侧屈曲（同侧旋转，对侧屈曲），手可以沿着纤维滑动，也可以完全不动地固定住组织（图 9.35）。

后斜方肌下部的操作体位不变（仰卧），把手放在肩峰后面。头部向对侧屈曲（主动或被动，但笔者更喜欢主动）有助于打开筋膜。

中下部分斜方肌需要在客户俯卧、侧卧或坐位进行操作。和菱形肌类似，它们很少闭锁短缩，所以常需要用横向的手法来释放被拉长的肌纤维筋膜。这在客户俯卧并往前伸手（中部肌纤维）或上举过头（下部肌纤维）的时候最容易做到。

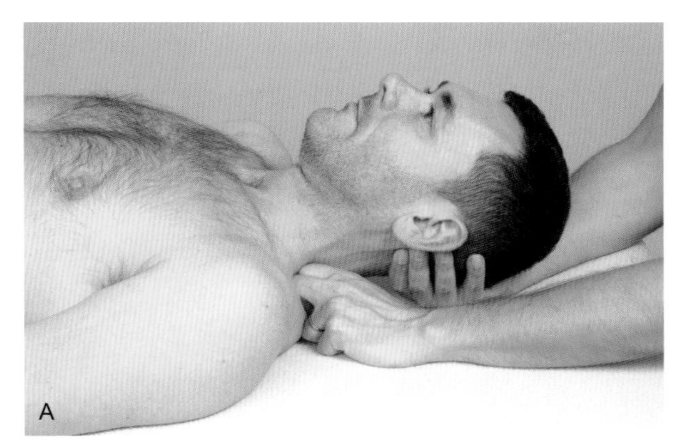

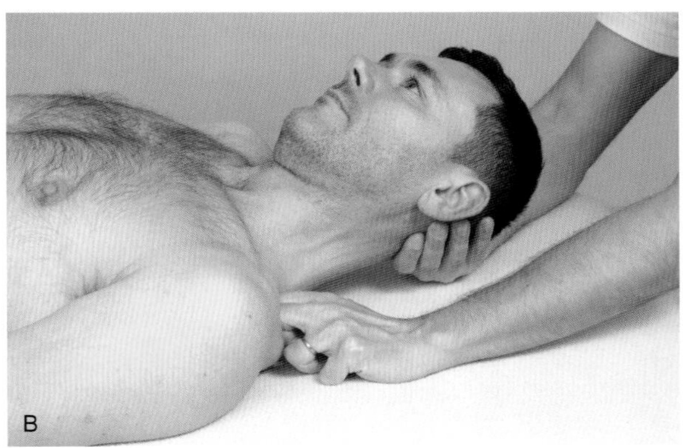

图 9.35　用柔软的拳面或指关节锁住组织，将客户的头向侧面屈曲。加上旋转和（或）屈曲可以让操作更精确

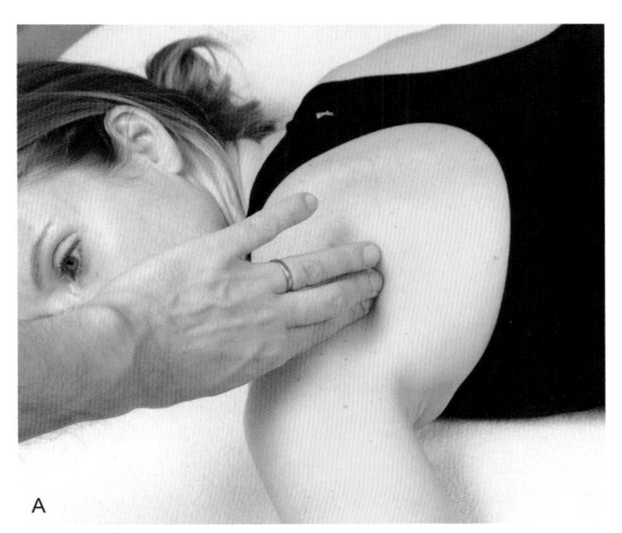

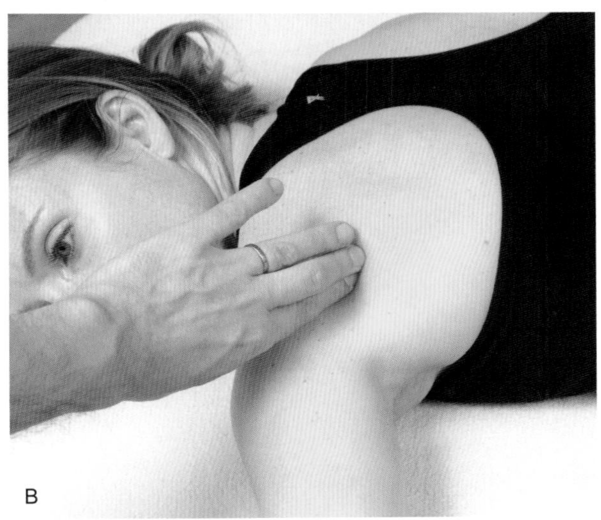

图 9.36　用指关节锁住冈下肌和小圆肌，让客户将手掌上抬转向天花板，使手臂内旋。重复几次，因为你操作的是肩胛骨后的小块扇形筋膜，它由方向略微不同的纤维组成。因为这个区域会经常出现短缩，因此应彻底释放筋膜

旋转肌群的操作技术

外旋肌——冈下肌和小圆肌（臂后深线）

客户俯卧位，让其靠近床沿，使前臂下垂，肘关节放松，置于床沿。当你锁定了肩胛冈下的这两块肌肉时，让客户保持住肘部的位置并缓慢地将手掌转向天花板。这会使手臂内旋并拉伸目标组织（图 9.36）。

内旋肌——肩胛下肌（臂后深线）

人体内有些区域很少被注意到，因为它们藏在看不到摸不着的地方。肩胛下肌就是其中之

一。触碰肩胛下肌时应注意尽量减少客户的不适。跪或坐在客户身旁，以确保姿势稳定。站着操作会增加身体的张力以维持稳定，这个张力会传递到你的手上，影响手法操作，导致操作时给客户带来不必要的不适感——所以手法要相对轻柔一些。

要触及肩胛骨前面的这块肌肉（很深），简便的方法是让客户的肩带主动来靠近你的手，而不是相反。

把手放在胸廓的侧面，肩胛骨外侧缘的前方（图 9.37A）。当你让客户把手臂交叉地伸到对侧时，另一只手握住肩峰并进行引导。这样就能使肩胛绕到你的手指上了（图 9.37C）。

轻柔按压肩峰把肩胛骨推到你的手指上，不要用手指向上、向里去推目标组织。这样在操作肩胛下肌筋膜时手指就可以尽可能地放松。一旦你安全地锁定了筋膜组织，就让客户肘部贴近躯干、然后外旋手臂，手背向你靠近（图 9.37C）。在你开始手法之前，先让他们活动肩关节，练习手臂旋转的动作。

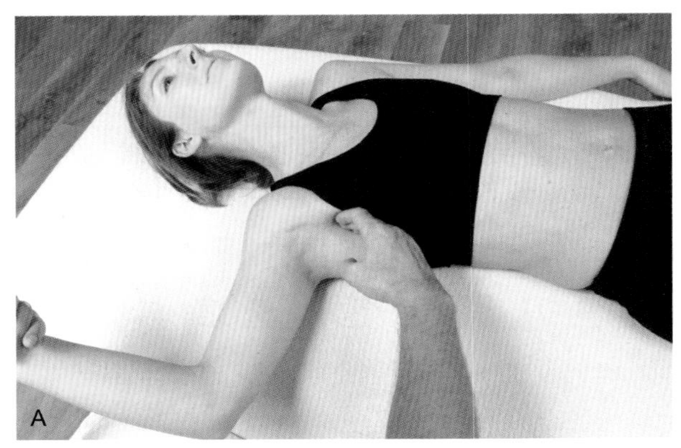

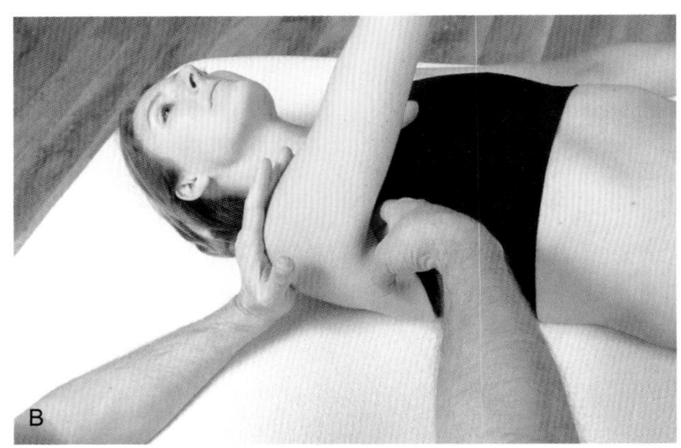

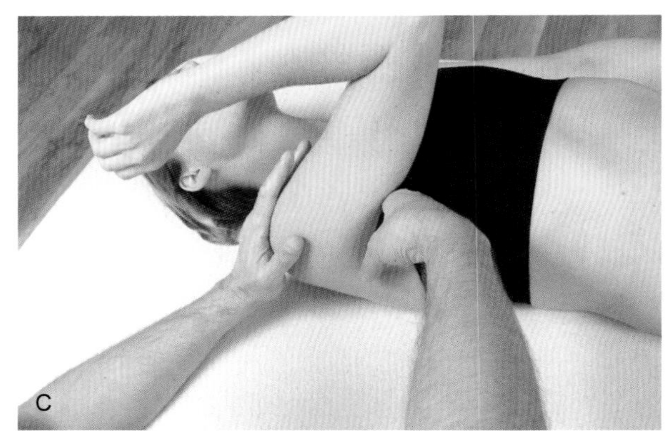

图 9.37　轻轻地把手指沉入肩胛骨前侧和胸廓之间的隔膜，打开前锯肌和肩胛下肌之间的肌间隔。让客户将手臂交叉伸到对侧以使肩胛骨前表面到达你的指尖。用另一只手推压肩峰以增加操作的力度。客户可以缓慢地外旋手臂进行拉伸

分离旋转肌

在大圆肌、小圆肌的间隔中进行手法操作对上臂和肩关节运动受限的人有效。利用肱骨的内旋和外旋来探查这个区域，以便确认这两块相邻却功能相反的肌肉。找到肌间隔就能在客户交替地进行肩关节的内旋和外旋时对小圆肌或大圆肌的筋膜进行操作，也可以在组织间隔中操作（图 9.38）。

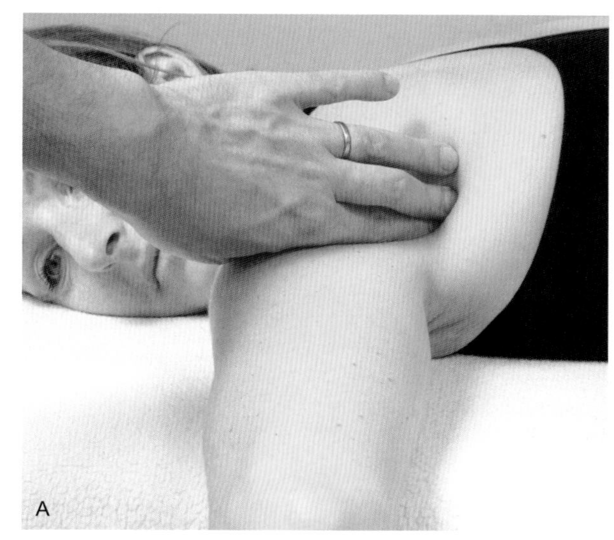

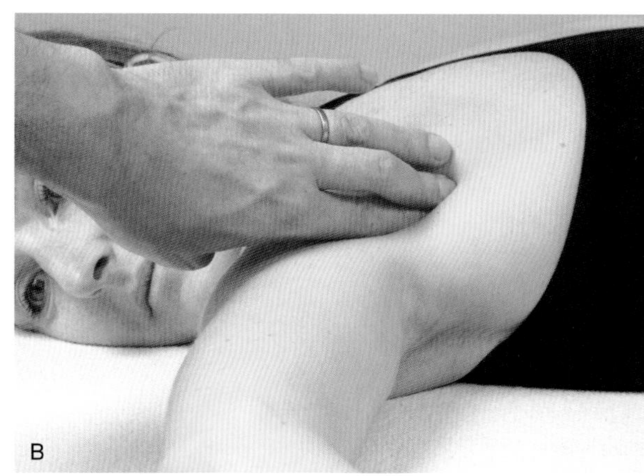

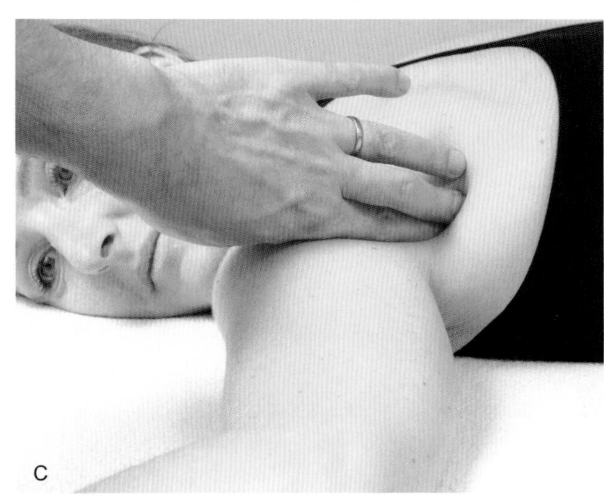

图 9.38　用盂肱关节的旋转来识别大圆肌和小圆肌的肌间隔，然后确保组织清晰、活动自如（见第 5 章腘绳肌的“间隔”）。治疗师也可以在肱骨内旋或外旋时，抗阻拉伸其中一块肌肉

外展肌——冈上肌（臂后深线）

冈上肌深藏在肩胛冈上的沟槽里，是斜方肌下面的一块肥厚的肌肉。它穿过肩峰之下、肱骨头之上，并附着在肱骨外侧，使肱骨头紧贴着肩胛盂，给手臂上提供一个外展的力量（图 9.39）。

客户可以俯卧、仰卧或侧卧，让客户把手臂轻微外展以缩短冈上肌，你再小心地把手沉到组织的深处。你要在他们缓慢地内收肘关节时把肌肉组织向内侧推。此处适合拇指操作，但是建议先试用指关节，需要保护好拇指去做一些更敏感的手法。

侧卧位外旋肌——冈下肌和小圆肌（臂后深线）

当客户把手臂从水平外展位移到水平屈曲位时（或简单地让其将胳膊向前伸），看一下客户的肱骨和肩胛骨之间的关系，观察在动作的什么时期肩胛骨开始跟随手臂运动（图 9.40）。如果手臂被外旋肌紧紧“绑”在肩胛骨上，这个受限就会使整个肩带去做更多的内旋。重塑肩带时要想获得持续的效果，则要释放这个区域的筋膜组织。

客户侧卧，上臂水平外展。用指关节接触冈下肌和小圆肌组织，另一只手扶在肩峰处来稳定肩胛。当客户手臂交叉向对侧伸时，肩峰上的示指可以做支点引导和鼓励盂肱关节的运动（图 9.41）。

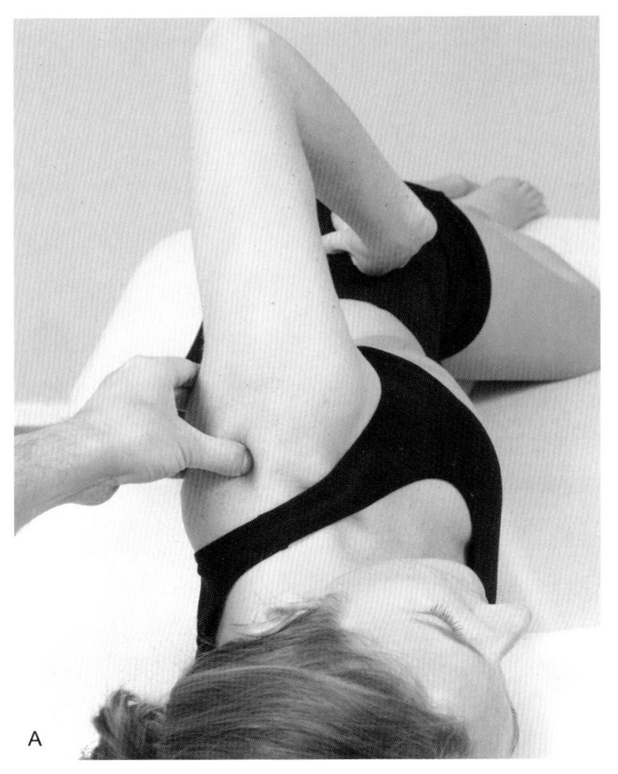

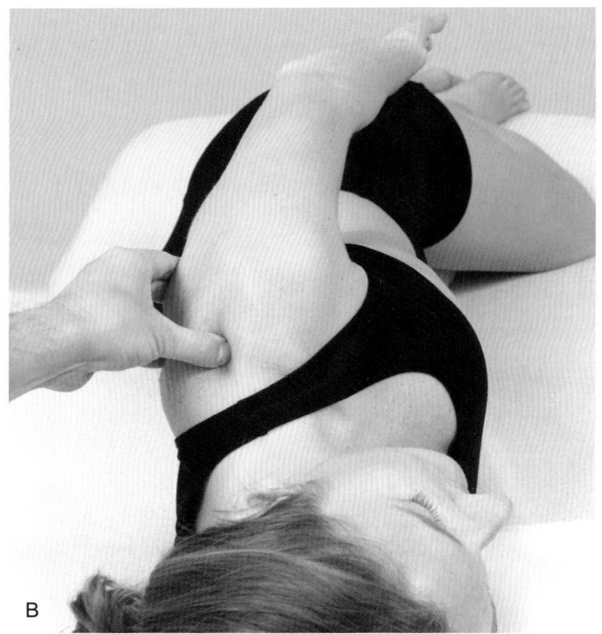

图 9.39 让客户侧卧，肘关节朝向天花板，外展手臂，以使你能深入冈上窝。然后让客户缓慢地内收手臂，手放在大腿上向下滑，这样可以使牵拉更进一步

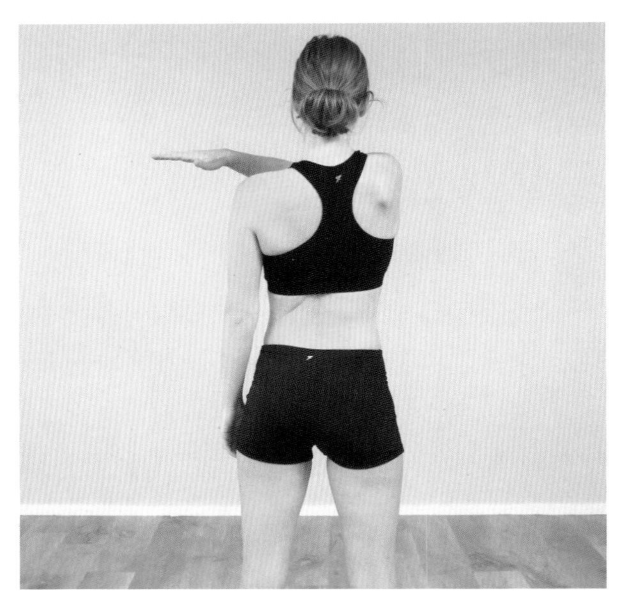

图 9.40 当客户手臂水平外展时，通过观察他的肩胛可以获得关于冈下肌和小圆肌的一些信息。肩胛骨在胸廓上的活动范围非常大。这个测试可以重复进行，如分别在手臂于颈前、脸部前交叉时，甚至置于头顶时观察。从而获得冈下肌 / 小圆肌 / 大圆肌这些扇面不同肌束的信息

打开屈肌肌间隔

指屈肌和腕屈肌经常被过度使用，也容易受到额外的压力，原因是肩带不稳定。这个区域常见的功能障碍是高尔夫球肘和腕管综合征。两者都能从肩带的治疗中受益，但这经常需要一种平衡，这个平衡可以一直追溯到胸腔和骨盆。

让客户仰卧，手伸出床沿，前臂置于床上，用柔软的拳面、手指，甚至是肘关节对屈肌肌间隔进行操作。对近端附着点的肌腱炎，推荐治疗朝着肘部方向操作，以免进一步加重组织的压力。相反方向的操作对腕管综合征和手指屈曲过度有更好的缓解作用。客户配合屈曲和伸展手腕的动作（图 9.42）。你可以要求他们尺偏或桡偏，或者直接让客户在你操作时转动手腕。

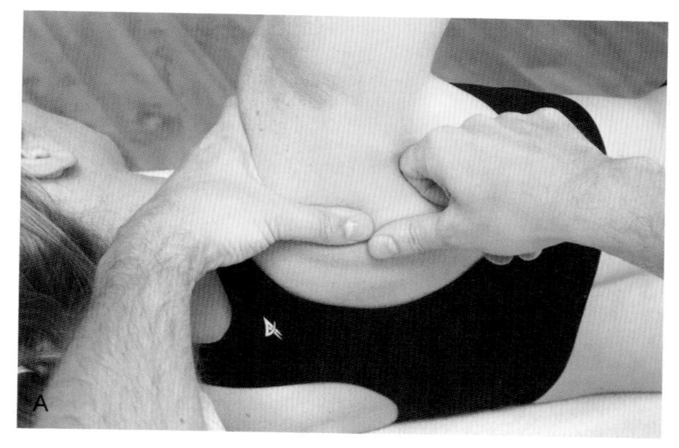

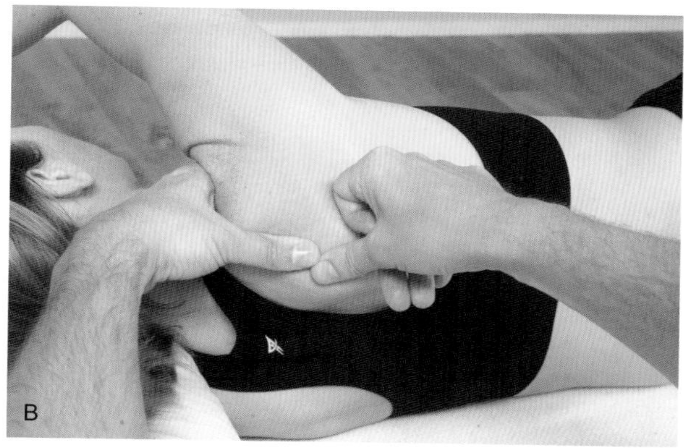

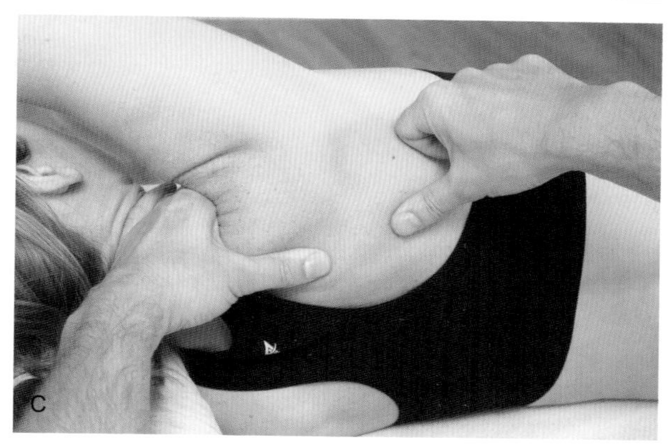

图 9.41　当客户手臂交叉到身前时，把小圆肌和冈下肌往内侧拉。不同角度的内收动作，可以利用到冈下肌和小圆肌扇面不同的纤维方向

打开伸肌肌间隔

伸肌肌群远没有屈肌那么敏感，通常可以耐受前臂或肘部更大强度的操作。客户的姿势及动作要求和屈肌相同。伸肌肌群更多地参与了网球

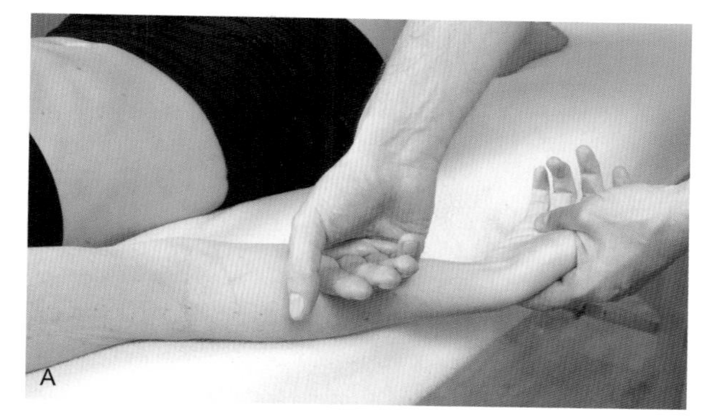

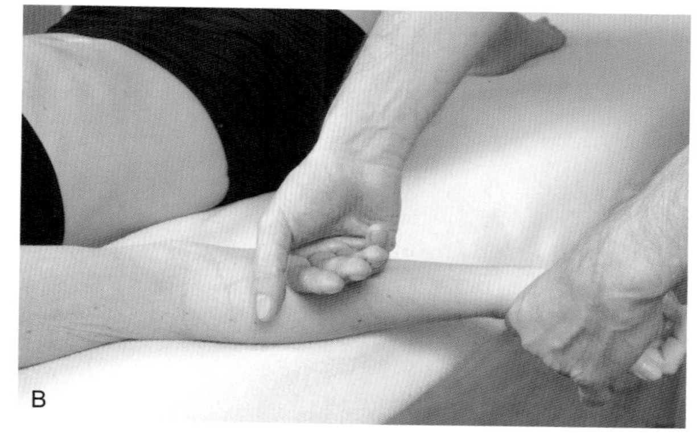

图 9.42　用拳面或前臂嵌入屈肌组织，向近端或远端滑动以打开组织，操作时客户做屈曲和伸展腕关节和手指的动作

肘（伸肌近端附着点的炎症）。同样，为了达到长期缓解的效果，治疗的目标应该是获得尽可能强大的肩带稳定性，同时配合恰当的局部操作来缓解症状（图 9.43）。

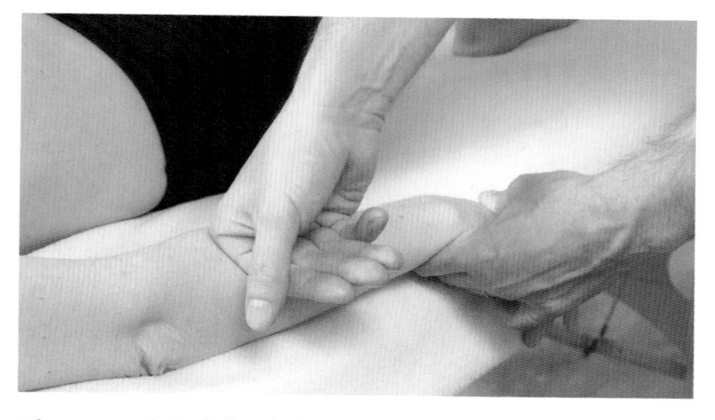

图 9.43　同上文提到的屈肌肌群一样，选用适宜的工具，缓慢地把组织向近端或远端推拉，同时让客户屈伸手腕和手指

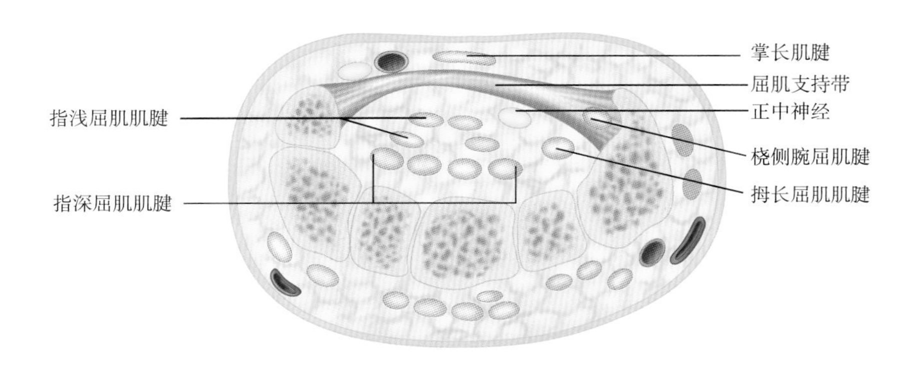

图 9.44 腕的横截面

打开腕管

腕管由一根强劲的支持带组成。这根支持带跨过腕骨沟，下面有屈肌肌腱、血管和伸肌通过（图 9.44）。当任意肌腱或滑膜鞘发炎肿胀，对任何血管造成挤压时，都会引起间隔综合征类的问题。打开这个隧道的“筋膜盖”可能会缓解一些症状。

掌面接触外侧腕骨，用拇指根部推揉手腕前侧面的同时用其余四指顶住客户手背。要尽量打开腕管的前侧面，从而拉伸腕管筋膜通道并给下面的肌腱提供更多空间（图 9.45）。

同样，还要注意肩部区域的其他部分，确保它得到了胸廓的有效支撑。一定要给客户提供合适的调养建议。另外，评估也要慎重，因为很多客户被误诊为腕管综合征，而实际上却是胸廓出口和这条通道某处的挤压问题。因此，掌握一些鉴别诊断技巧或者转诊给一个值得信任的同事以做出全面诊断，在这个区域显得尤其有用。

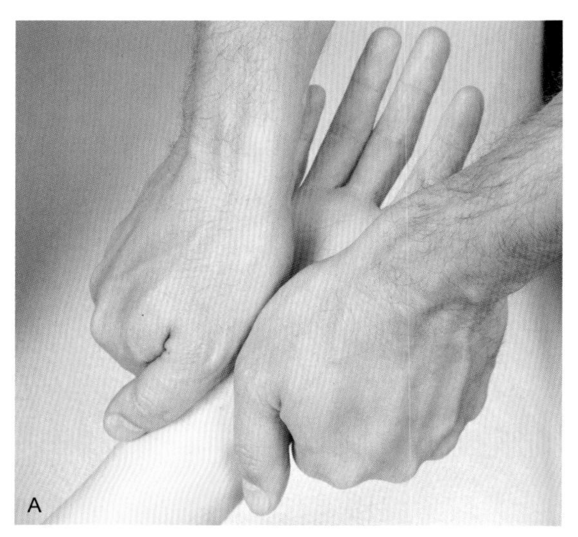

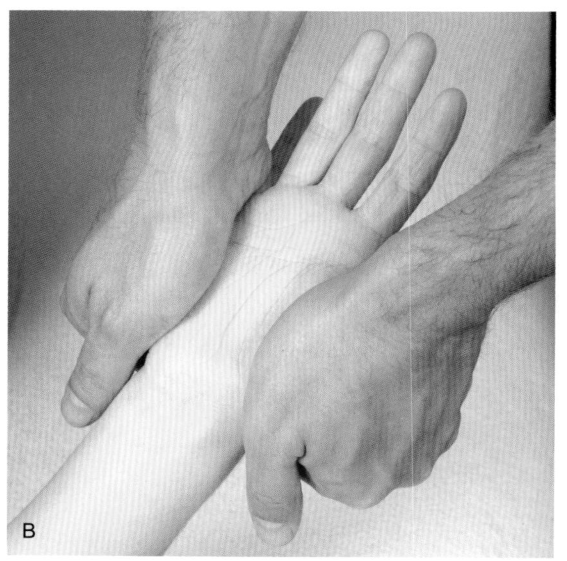

图 9.45 用大鱼际和手指握住手腕，用拇指根部向外下推压的同时，其余四指向上推压，努力打开腕管的前部

展开前臂筋膜袖

很多客户有明显的前臂旋前，这看起来像是上臂内旋，站立时手背是朝前的。这其中有前臂旋前圆肌的参与，但对前臂深层筋膜进行放松和展开也会有帮助。客户仰卧位，沿着桡侧筋膜组织操作，穿过前臂到达尺侧，操作同时让客户做手臂旋后动作（翻手掌，掌心朝上）（图 9.46）。

有时候客户可能出现相反的模式（前臂旋后），这时可以在前臂背面操作，操作的同时客户做手臂旋前动作。

释放外侧和内侧肌间隔

手臂的外侧肌间隔和内侧肌间隔分别融合到腕伸肌群和腕屈肌群，因此对这些筋膜区域进行治疗有助于改善臂线的很多固定模式。外侧肌间隔是臂后表线的一部分，而臂前表线又经过内侧肌间隔。

客户仰卧（图 9.47），手指在汇入屈肌和伸肌肌腱的近端位置找到筋膜线，然后在分离筋膜组织的同时让客户做屈伸肘关节动作。

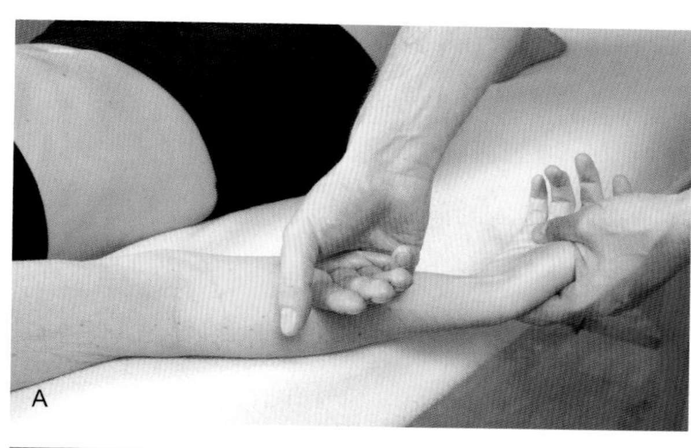

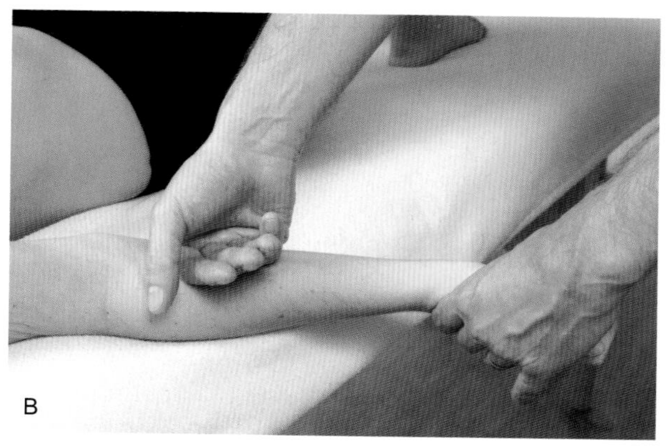

图 9.46　手指横穿前臂操作的同时客户做旋前、旋后动作

释放三角肌

三角形的三角肌参与了肱骨的内旋和外旋。记住，因为它仅仅跨越了盂肱关节，所以对整个肩带的位置几乎没有影响。

让客户侧卧，确定三角肌的哪一部分是短缩的。让客户调整手臂的位置使其短缩。将手指嵌入组织，然后让客户做相反方向的动作，见图 9.48 和图 9.49。

肱三头肌

要释放肱三头肌的浅表部分，可以让客户仰卧，手臂上举，将手指嵌入并锁住组织，让客户做屈肘动作，同时抵抗筋膜延长（图 9.50）。

那些关注低张力三头肌的治疗师可能会认同另外一种更容易加强张力的方法，这个方法需要在另外一种姿势下完成，这种姿势更方便评估肱三头肌的各部分。让客户把手支撑在头侧，可以直接支在床上（如果活动范围还不够，可以在头下垫个枕头，图 9.51B）。深层组织可以用手指操作，表层组织用柔软的拳面操作。这个姿势下，客户要做的动作是用肘部向后抬上。这将有助于打开盂肱关节后侧，放松肱三头肌长头（图 9.51C）。

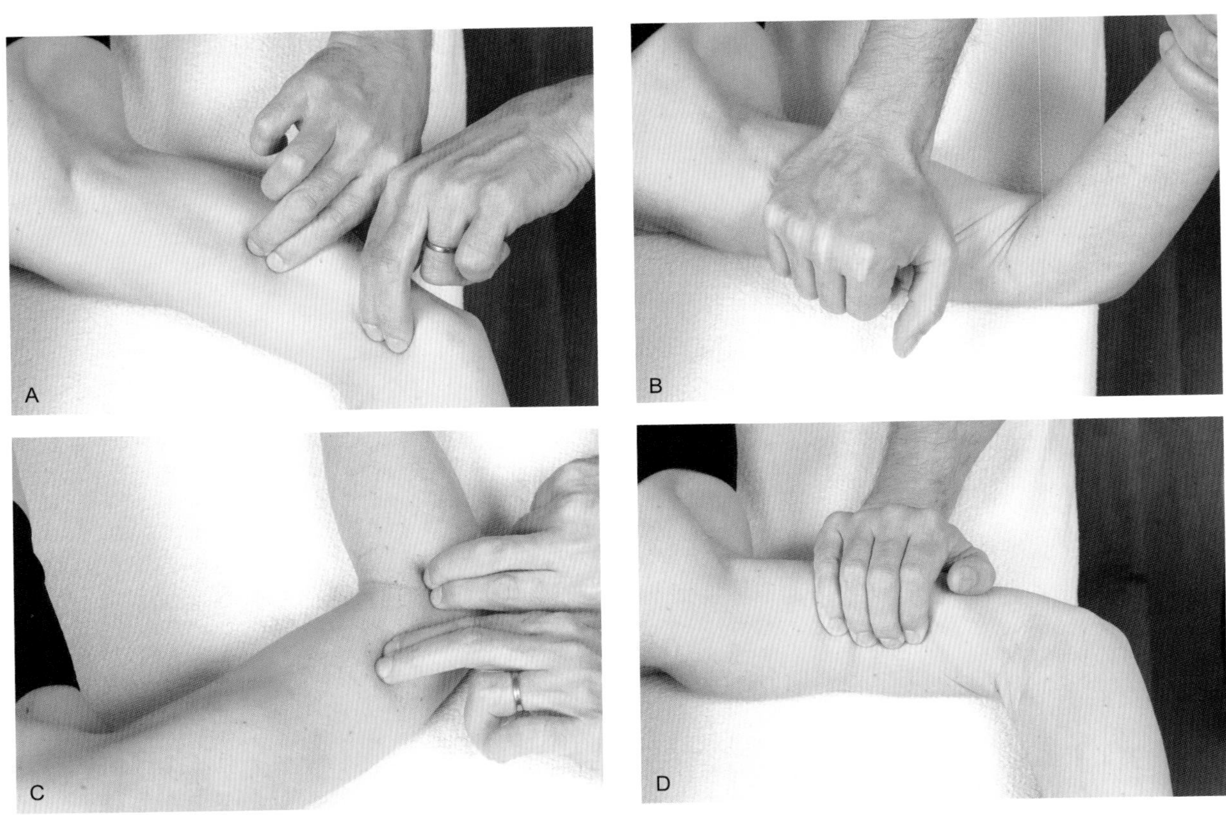

图 9.47　为到达内侧肌间隔，可以让客户外展手臂并屈肘（A）；处理外侧肌间隔时，客户手臂置于身体一侧（B）；为了调整两侧肌间隔并松解所有肱肌筋膜，需要将组织锁定在手指和掌根之间，并用另一只手缓慢地旋转手臂（C，D）

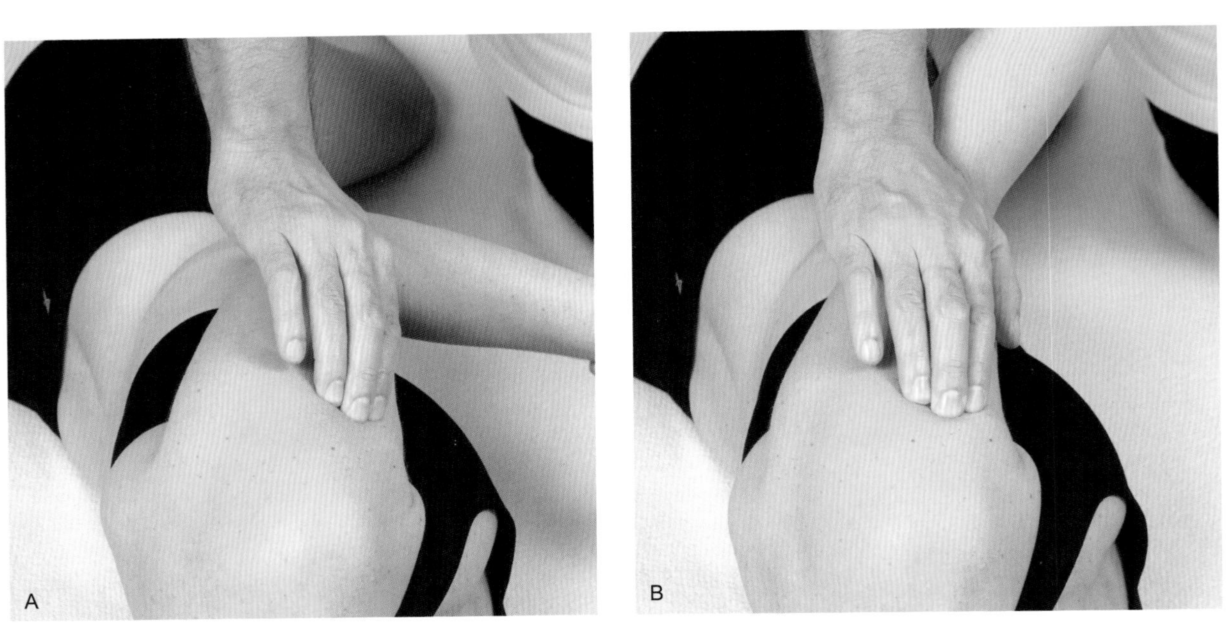

图 9.48　当客户外旋手臂时释放三角肌前束

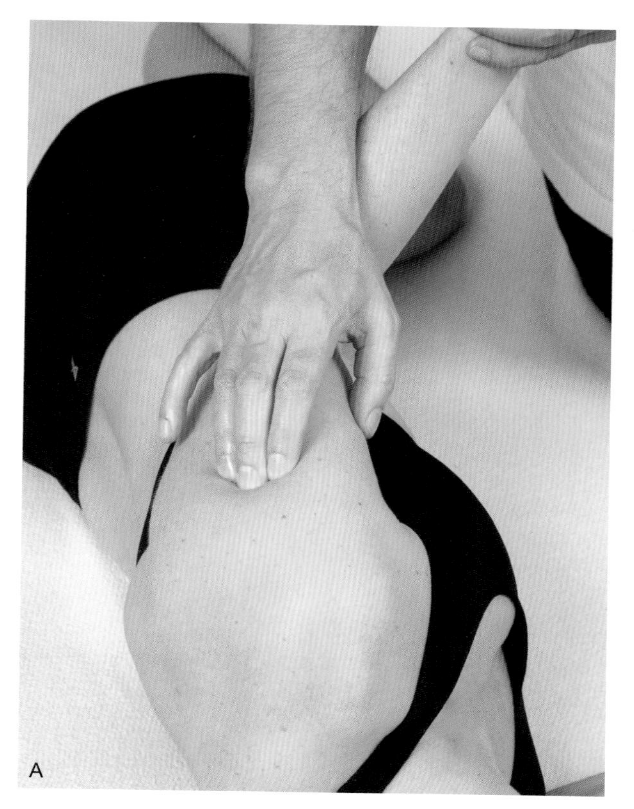

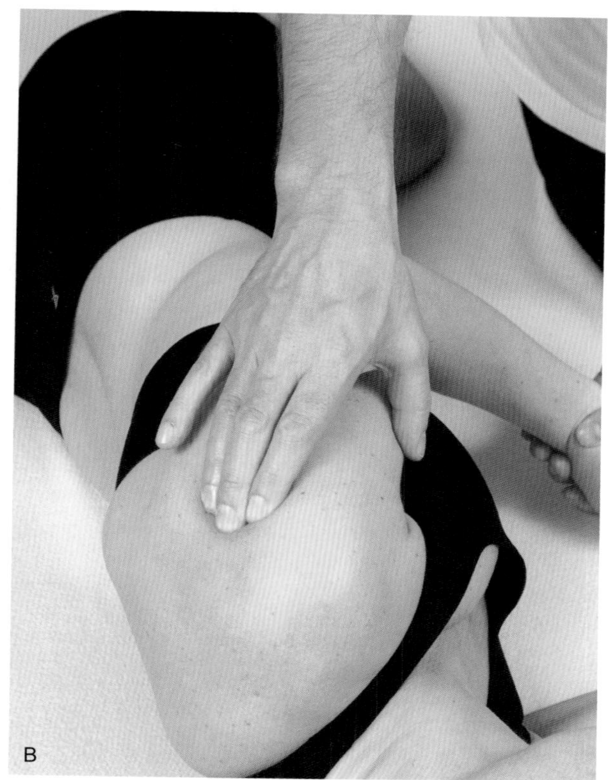

图 9.49　当客户内旋手臂时释放三角肌后束

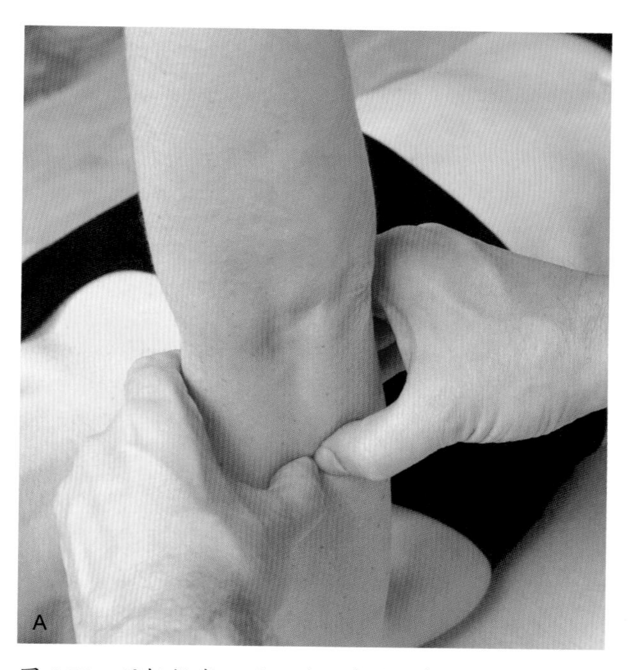

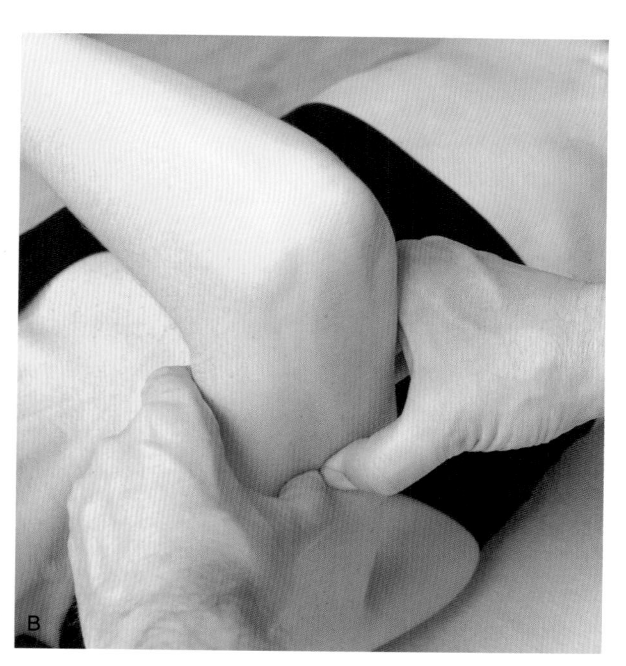

图 9.50　用拇指嵌入肱三头肌向近端推压，同时让客户做屈肘动作

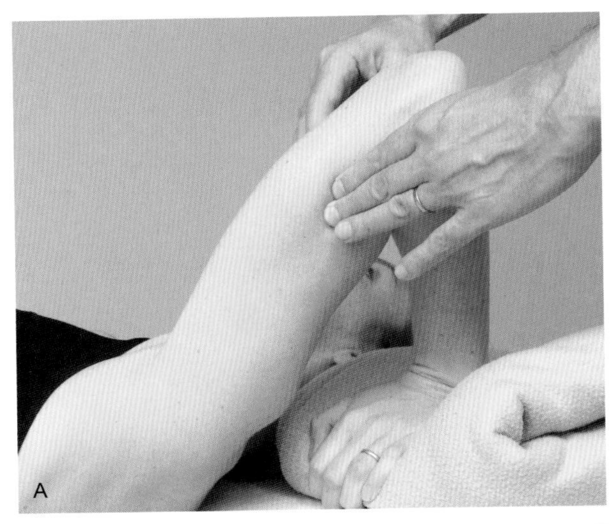

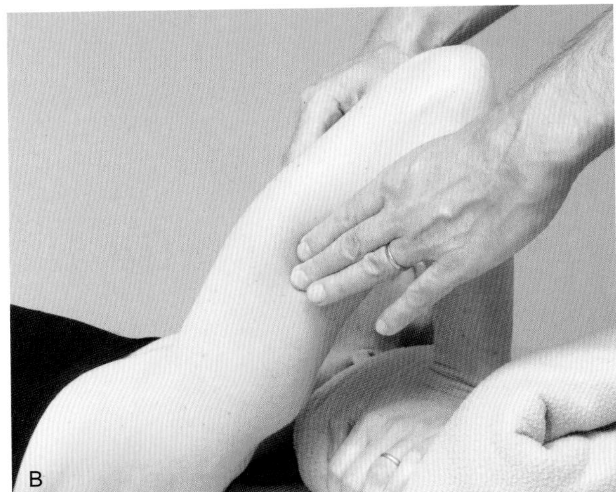

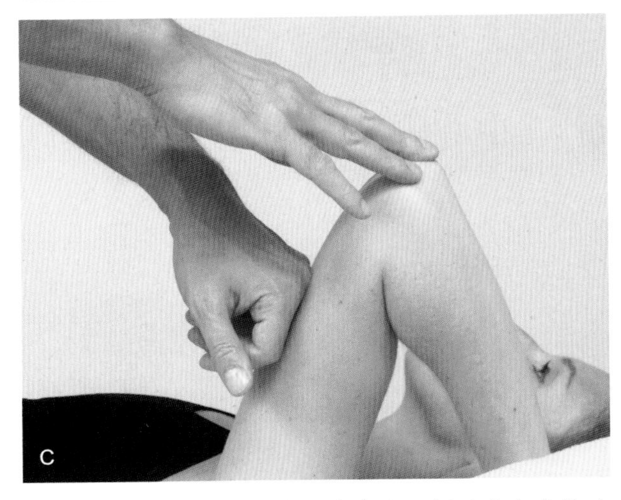

图 9.51　A~C：客户把手支撑在头一侧的床上或枕头上，治疗师用手指按压深层组织或用柔软拳面按压表层组织，同时让客户肘部上抬并放松

喙肱肌

喙肱肌经常被忽视，但是作为手臂的内收肌，它可能参与了很多受限模式，这在上臂过于靠近身体或走路时摆臂受限的人身上最为明显。喙肱肌短缩在胸部丰满的女性身上很常见，她们会用手臂稳定或者限制胸部的运动，尤其是在跑步或参加其他运动时。

要找到喙肱肌，可以把一只手的手指放在上臂的内侧，让客户内收手臂，另一只手在其肘部进行抵抗。然后告诉客户放松，治疗师就可以把手指沉到筋膜里了。接着让客户这一侧的手臂向脚的方向伸，与此同时用手指卷曲着向外下拉伸喙肱肌的肌腹（图 9.52）。

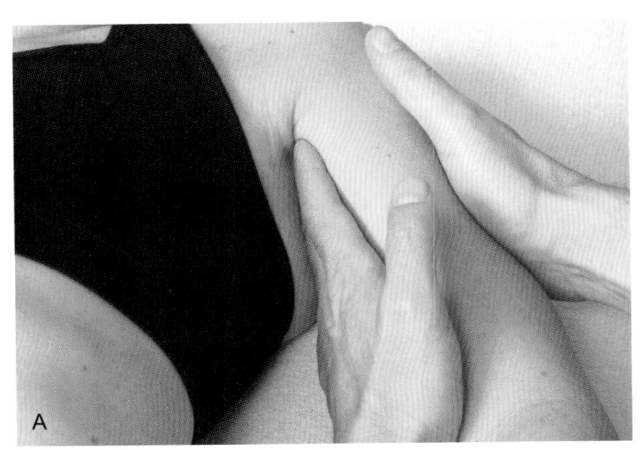

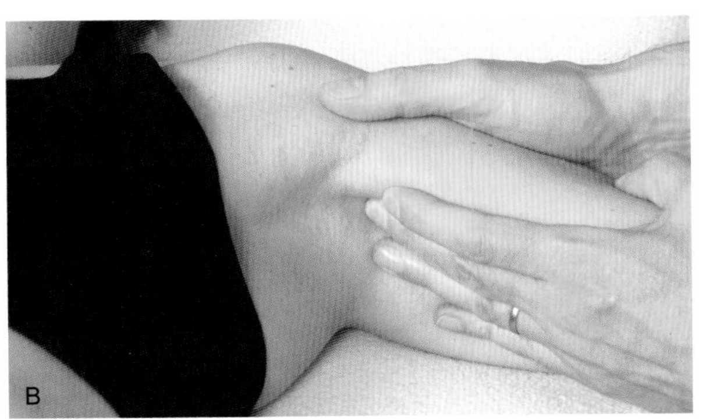

图 9.52　A 和 B：操作的手指卷曲进入喙肱肌组织并向下拉，同时请客户将手臂沿着床往下伸

肱二头肌

肱二头肌在那些长期屈肘的人身上会明显地短缩——他们看起来像是随时准备从枪套里拔出枪。用简单的按压拉伸就可以打开手臂前面所有的表层筋膜。客户平躺屈肘，治疗师沿着肱二头肌操作，同时缓慢地伸展肘关节（图 9.53）。

肱肌

虽然可以通过治疗浅表组织而使很多筋膜获得释放，但也要治疗那些深层的肌肉，尤其是单关节肌肉，因为它们往往更多地参与了模式的固化，任凭表层组织自由地活动。肘屈肌群是一个恰当的例子，很多模式都能被肱肌固化。如果要专门针对肱肌，治疗师可以将手指从肱二头肌任意一侧的肌腱入手，向内上推压，同时让客户伸展肘关节，手指抵抗肌肉组织的拉伸（图 9.54）。

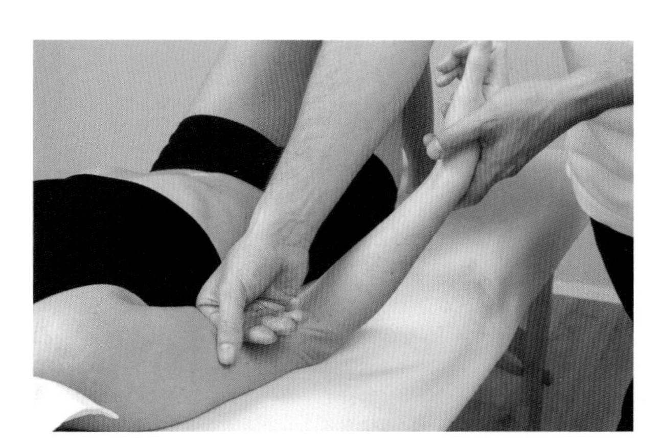

图 9.53　肘部屈曲，锁定手臂前面的肱二头肌组织，然后缓慢地拉长它

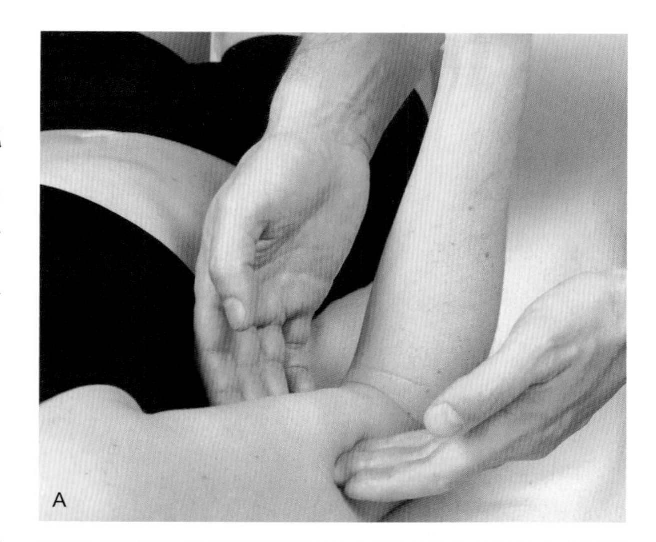

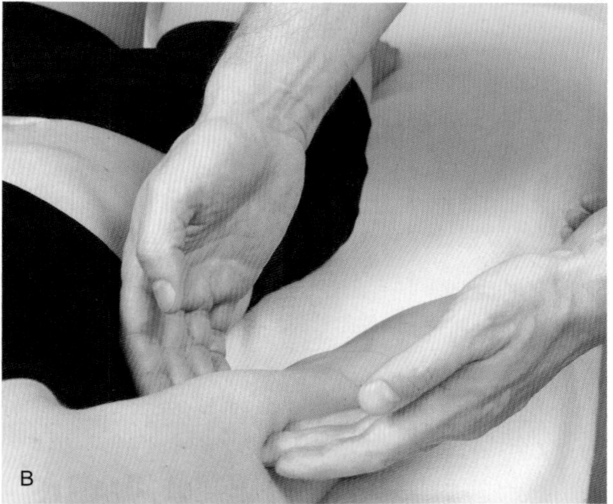

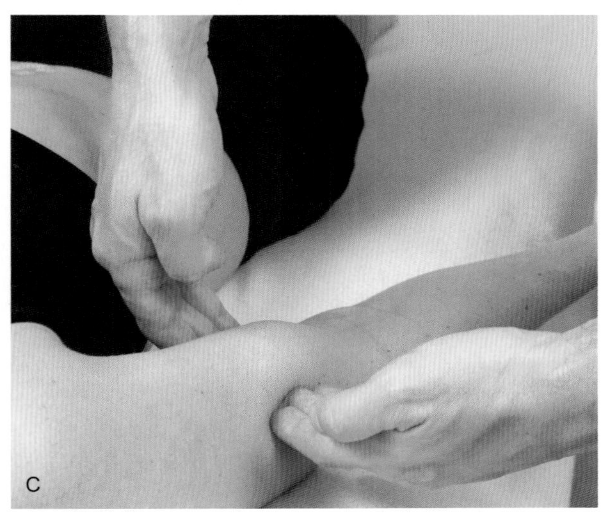

图 9.54　A~C：要触及更深层的肘屈肌群，治疗师可将手指按到肱二头肌的下方，进入到肱肌周围的筋膜

整合

只有在骨科检查和某些动作器械的领域里，手臂和肩关节的运动才是孤立的。回顾一下张拉整体结构以及本书前面的内容，就能知道手臂移动时“应该”是什么样。身体会针对上肢的摆动、伸展、推或拉做出适应性反应，首先产生适应的是肩带，然后是胸椎和其他脊椎。如果活动脊椎，则肋骨也会改变位置，这包括很多组织、关节（肋横突关节、肋椎关节），及与其相关的韧带和肌肉，还有肋间肌和胸廓内部结构的参与。如果胸廓转动，骨盆必须转动和扭转（哪怕幅度很小），以便接收和调节重力和地面反作用力。同样，如果转动骨盆，那么股骨、胫骨、双足也必须做出相应的调整。

希望你已经开始把人体看成整体张拉结构，而不是解剖书里面描述的各种零件的组合。这不是批评，在能够再次整体看待事物之前，需要对各组成部分进行定义和限制。

最后一章的高级身体解读将把手臂运动和身体其他动作结合起来。限于本文篇幅，只能讲述一部分观点，治疗师可通过对客户的治疗或参加学习班，逐步打开现实中多维的解剖世界。

高级身体解读

这些动作可以被用来快速解答姿势 / 结构问题。他看起来是否有胸肌缩短的问题？他身体前部组织是如何打开并适应动作需要的？这个动作对髋关节和双足有什么影响？

本案例中可以看到，胸廓被拉向他的左侧，伴随着腹部被打开（图 9.55）。这与图 9.56 模特相反，她更多的是髋部和下腰部的代偿性动作（从骨盆倾斜可以看出）。

前侧臂线的研究可能会对图 9.55 中的模特有益，尤其是胸肌、肋间肌、胸廓，因为我们看到组织的差别性表达的不好。虽然在前面的章节已经分析过了他的髋和足，但是可能还是会把髋部单列出来以获取更多的信息。综合这个长链动作，会发现，因为他表现出的下部和上部受限，使中部相对过度灵活。

即使忽略胸肌的参与（图 9.57），也可以看出两个模特有类似的动作模式。为公平起见，我们可以并且应该对他们完全相同的动作进行比较，头要直，都向前看或者都转向一侧。 身体

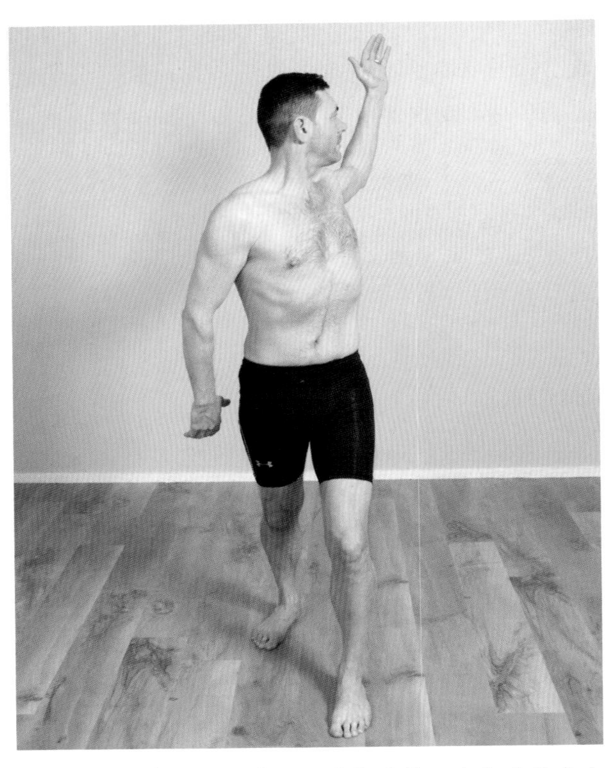

图 9.55　模特的正面展示了手向后伸。这个动作产生了穿透肩关节和腹壁组织的张力连线，应该会让骨盆产生旋转（本例中是向左），双髋产生旋转，右足的轻微旋前以及左足的旋后

解读需要观察全身动作，并把它当作一系列协调的、可预测的事件来看。这其实是一个非常复杂的过程。目前的对比只是一个有意义的开始而已。

当胸廓在头下方旋转时（图 9.56 和图 9.57），始终保持目视前方。这样能够进一步展现颈部和肩部针对“自下而上”动作做出的反应。在图 9.56 和图 9.57 中，可以看到模特右上部的肋骨向左旋转，远离了颈椎中部和右侧横突，这意味着右侧前斜角肌可以被拉长。通过转头（图 9.55 和图 9.57），不需要上部的肩和颈部组织的运动，就可以更清楚地看到 C7 以下的所有组织的活动。

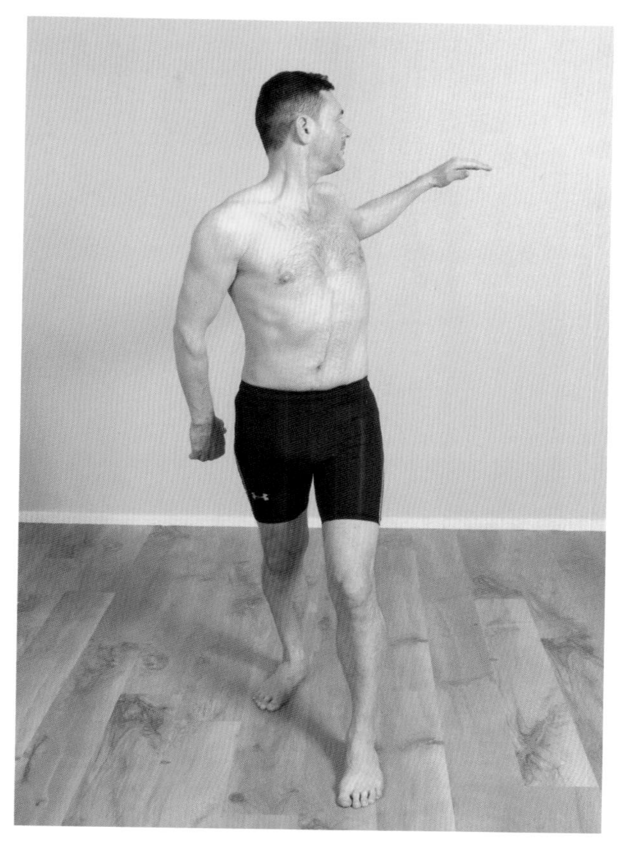

图 9.57　手放下，肘关节向后伸直，改变了从胸肌到前锯肌，以及部分螺旋线的伸展

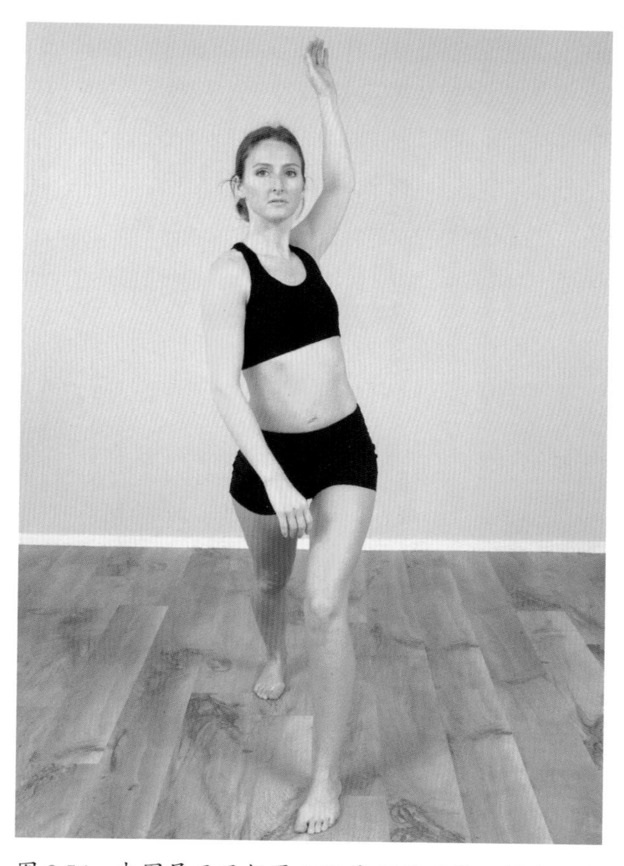

图 9.56　本图展示了与图 9.55 类似的动作，图中，女模特的头部始终保持朝前，而不是朝向举起的手。这经常会导致脊柱的额外旋转，并给前述动作带来变化

将手或肘向后伸（图 9.58A 和 B），在活动范围终末位置进行有节奏的弹性震动会募集前部组织不同的拉伸线。在手上举的时候，会更多地用到胸肌，力线更加垂直并且接近解剖列车的功能线。相比之下，肘关节向后运动会更多地用到螺旋线。

应用张拉整体的解剖模型，有助于理解每个动作都会有“波纹”传到身体的其他部位。波纹的大小可能会因动作的惯性、速度和模式而改变。但是当它在解剖结构的自然限制范围内发生时，应该可以被合理地预测到。图 9.58 中的两个动作需要肩胸（前锯肌）、胸 – 骨盆（对侧斜肌，见第 7 章）和髋关节的灵活性（见第 6 章）。

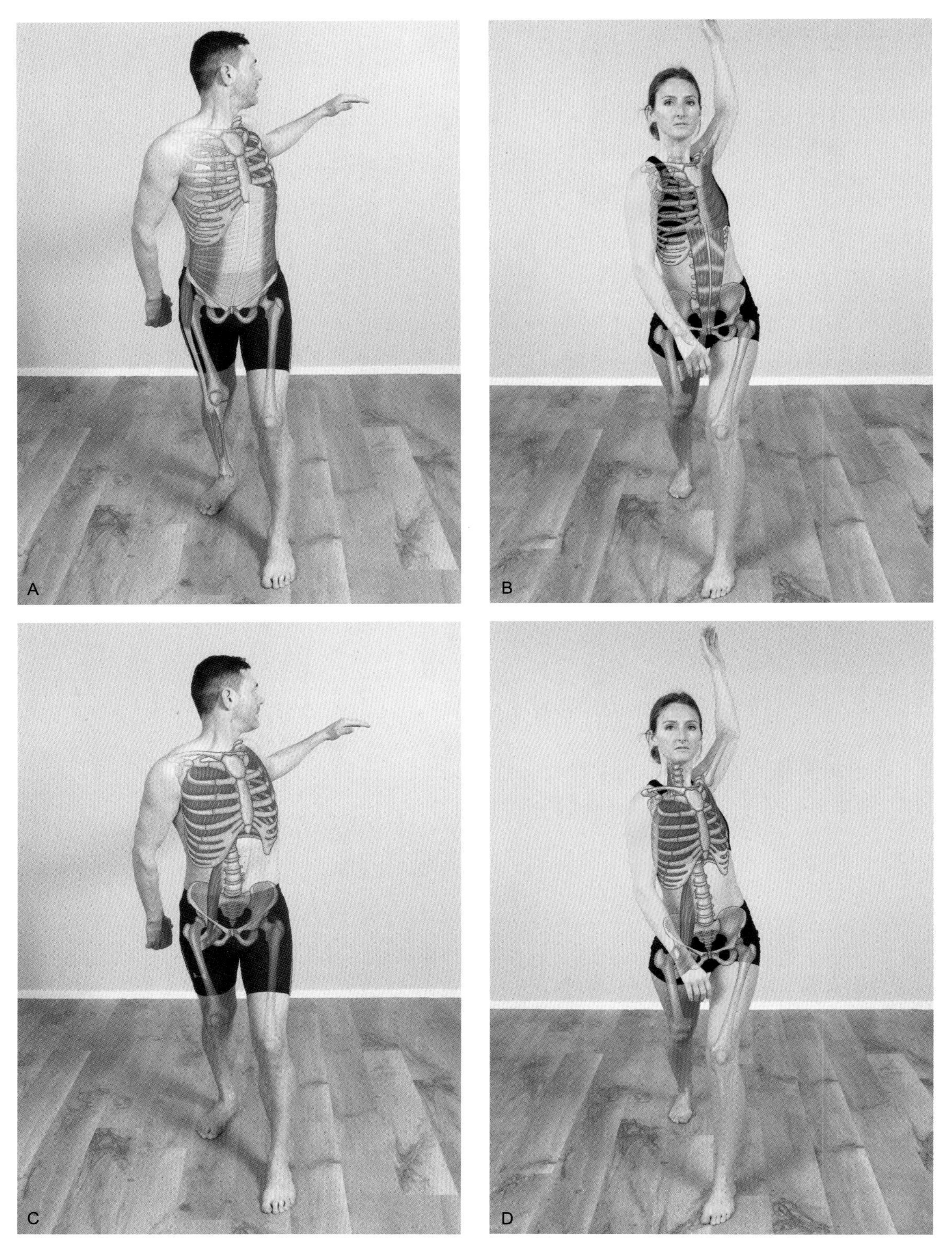

图 9.58 “真实生活”里的很多身体动作以及大部分体育运动都是长链动作，需要很多组织的协调。图 A 和 B 中可以看到力线应该穿行在相对浅表的组织。但是在力量分布不均的地方就需要研究一下局部的深部组织，如图 C 和 D 中展示，这些组织用来稳定所经过的几个关节

可以从另一个层面理解张拉整体。两种动作都需要一定的胸廓扭转。这需要肋间肌（第 7 章）和多裂肌（第 8 章）能够打开，肋横突关节、肋椎关节和脊柱关节突（第 8 章）等相关关节也要能够打开。

髋关节（第 5、6 章）和双足（第 4 章）也将必须对此旋转做出反应。如果希望身体的各部分能够一起工作，那么它应该不仅仅能够站直成一条线，还应该能够作为一个整体行动，每个部分都根据需求而做出合理的动作。

需要用一个屈曲、旋转的动作来平衡上述动作的伸展、旋转需求（图 9.59 和图 9.60）。这个动作展示了肩和髋是怎样配合的，两者之一受限会迫使另一个产生过度的动作。尤其是很多运动项目，需求经常会随惯性而增加。

无论是动作最大的区域，还是身体固定部位和运动部位之间的各个节段，都需要进行评估（本案例中，足和右手都需要分别进行评估）。因此，治疗师需要一个词语来理解通过足（第 4 章），经过膝关节（第 5 章）到髋关节（第 6 章），并经过腹部和胸廓（第 7 章），然后到脊柱（第 8 章）和肩带（第 9 章）的一连串反应。

这个动作中的“快车”——跨关节组织是解剖列车中的后功能线（图 9.59A），但也需要深层更短的组织具有灵活性（图 9.59B）——右侧冈下肌、右侧斜方肌、右侧肋间内肌、左侧肋间外肌、左侧多裂肌、左侧梨状肌和其他深部侧向旋转肌（图中有一部分被遮盖）。

训练眼力才能观察出动作的复杂性，不仅是活动范围，还要关注动作的质量，这不是一个简

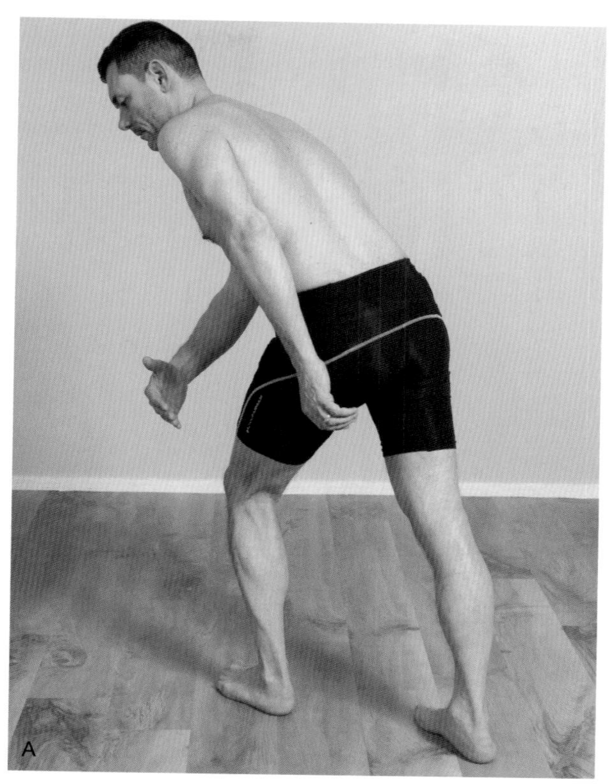

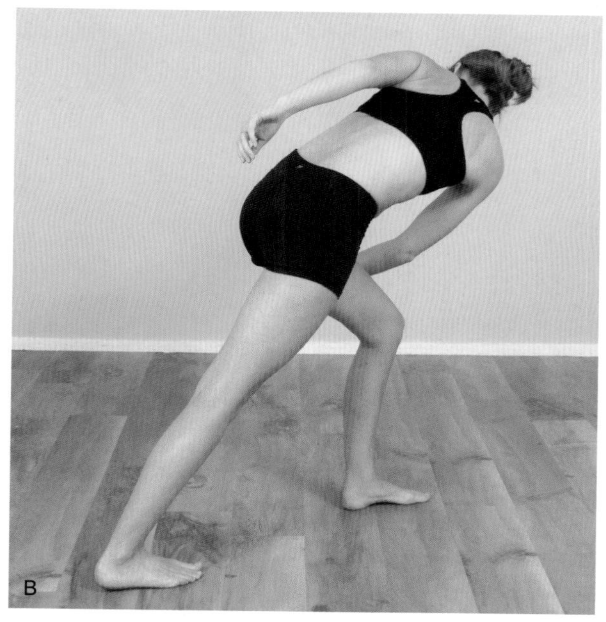

图 9.59　通过向外前的伸够，可以评估客户的一些屈曲和旋转能力。在这种情况下，两个模特都是向左旋转并伴随不同程度的前屈

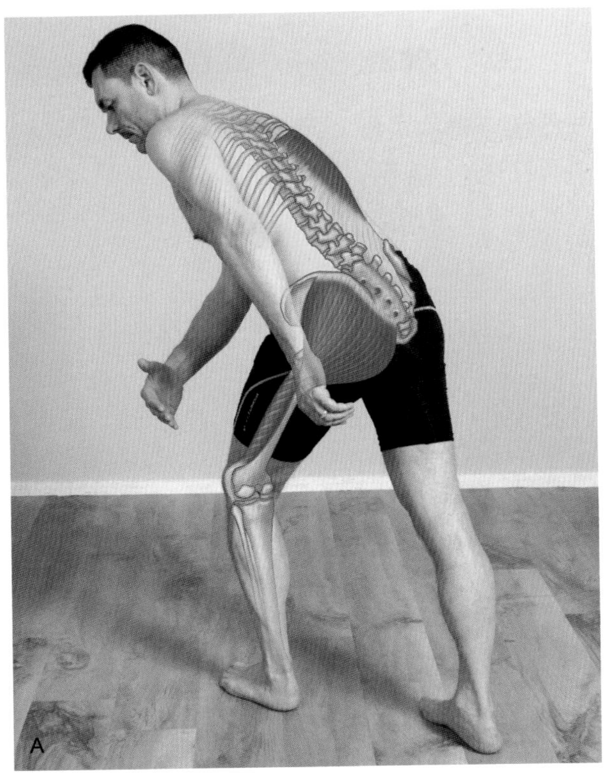

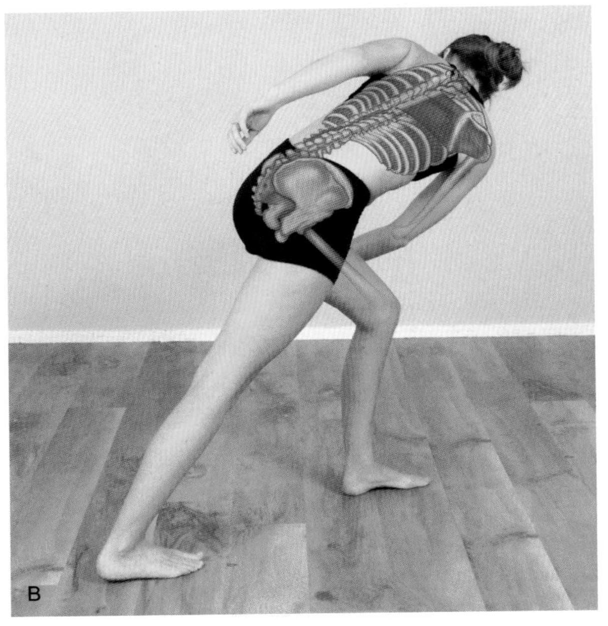

图 9.60 A 为后功能线——右侧背阔肌和胸腰筋膜到左侧臀大肌到左侧股外侧肌；B 为右侧冈下肌、右侧斜方肌、右侧肋间内肌、左侧肋间外肌和左侧多裂肌、左侧梨状肌（看不到太多）

单的过程。人类的动作如此复杂，这是值得庆幸的，虽然在本例中也有些令人沮丧。笔者在一本书的有限框架中努力构建一个合理的完整的技术体系，一开始是结构性的，然后是通过筋膜构建的功能性平衡。

希望读者去实践本文中的这些想法、观念、技术和评估。每个客户都是独一无二的，他们会有自己的结构特点以满足独特的动作需求。尽可能地去发现精彩但又令人无奈的未知领域，从而揭示客户所表现的独特的动作模式。只有这样，治疗才能有针对性。

一些部位，由于操作的危险性和解剖结构的复杂性，将作为后期高级内容的技术部分。其他的徒手治疗技术，如关节软组织推按、颅骨或内脏释放技术，和本书所讲的技术不冲突，但不在本书讨论范围内。

从瑜伽、普拉提再到运动训练等诸多动作训练方法，通过改善神经肌肉力量和协调性（也能支持筋膜的平衡）而有助于促进结构的平衡，这些经常可以与本书的理念结合使用。希望本章节对读者有帮助，但要清楚，本书中的观念只是反映了人类平衡系统的一部分。

这里再重复一遍，操作技术需要进行分解并以线性的方式依次展开。在实践中，希望读者能够灵活地应用，以适应自己的身体，在客户身上可能需要做一些调整。不断练习是熟练并提高效率的可靠途径。

准确的身体解读，会让您在追求完整功能时更关注客户的身体（最高权威），而不是跟着书本走。对那些能通过视频更好地学习的人，可以通过网站和教育机构学习。我们的课程已经遍及全球，通过学习这些课程可以让大家自信地运用这些技术。本书用来给参加课程的学生当备忘录。而且，它对不能前去参加课程的人也会有帮助。

如果您看到了这里，说明您肯定有兴趣让其他人活得更轻松并减少他们的疼痛。祝您好运，并在从事这个有价值的工作中掌握好的技能。

附录 1

解剖列车线

单个肌筋膜线可以看成是附着点连着附着点、一头连着另一头的一维的张力线。它们也可以被看成是包绕更大区域表浅筋膜的二维的筋膜平面，还可以被看成是组合构建整个肌肉骨骼系统的三维肌肉和结缔组织，就像本书所说的那样。

肌筋膜线摘要

遵从这些规则，可以构建 12 条肌筋膜线，普遍应用于静止和运动时的人体。

- 前表线
- 后表线
- 体侧线（两侧）
- 螺旋线
- 臂线（4 条）
- 功能线（3 条——前、后、同侧）
- 前深线

前三个是主线，因为其在身体的前、后、左、右四个方向差不多是直上直下的。

前表线

前表线分布在身体的两侧，从脚背一直到颅骨，包含了胫骨前肌、股四头肌、腹直肌、胸骨筋膜和胸锁乳突肌等肌肉和相关筋膜，直到头颅的帽状腱膜。依据肌肉和张力的不同，前表线分成了两段，足趾到骨盆一段，骨盆到头颅一段。

在立位髋关节伸展时，这两段的力线可以连为一体（图 1）。

在前表线，快肌纤维占主导。前表线的功能是屈曲脊柱和髋关节、伸膝和踝背屈。在立位，前表线使颈椎下部屈曲，却使颈椎上部过度伸展。前表线维持着膝和踝的伸展，保护着腹腔的脏器，并为提举那些向前越过重力线的骨骼组织提供张力支持，如耻骨、胸廓和面部。当然，它还平衡着后表线的拉力。

人类面对打击或袭击的一个普遍反应——惊恐反应——可以看成是前表线的短缩。这条筋膜线的慢性短缩（创伤后很常见）使前侧被下拉、后背紧张，因而引发很多姿势性疼痛模式。

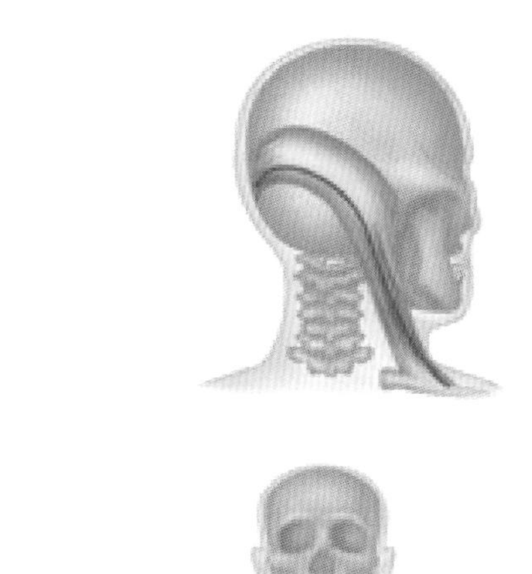

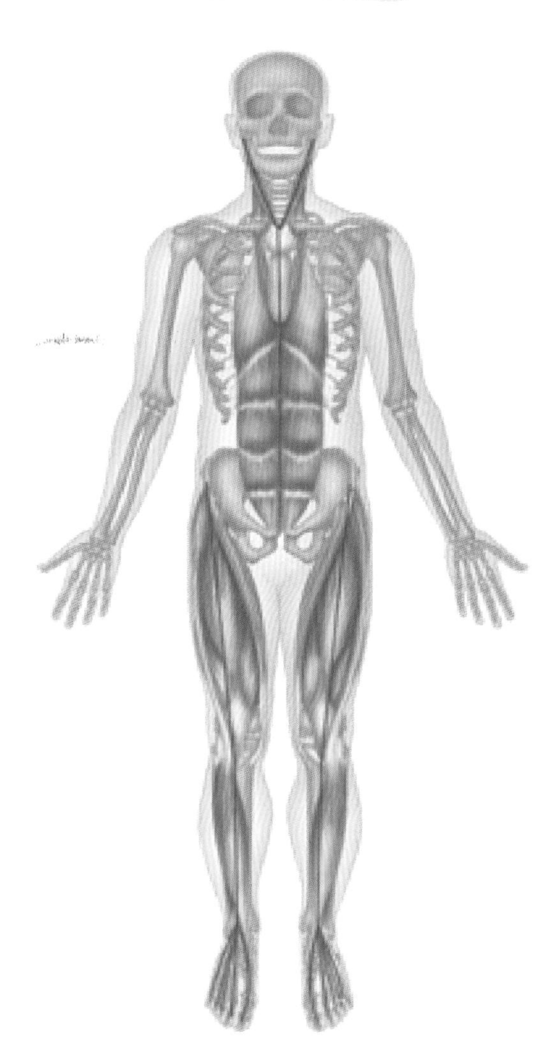

图 1　前表线（SFL）

后表线

后表线从足趾下出发，绕过足跟，向上穿过后背，越过头颅到达它的终点——眉处的眶上嵴。和前表线一样，它也分成两段，一段是足趾到膝关节，另一段是膝关节到头颅。膝关节伸直时，这两段可以连成一体。它包括足底组织、小腿三头肌、腘绳肌、骶结节韧带、竖脊肌和颅顶筋膜。

后表线的运动功能是伸展脊柱和髋关节、屈膝和踝跖屈。后表线从最初使蜷曲的胎儿抬起眼睛，逐步发展到使整个身体直立（图 2）。

姿势功能方面，后表线维持着身体的直立，跨越了一系列的原生和次生的骨骼曲线（头颅和跟骨包含在原生曲线，膝关节和足弓包含在次级曲线）。这就导致后表线筋膜比前表线筋膜更厚实（下肢和脊柱都有强大的肌肉）。

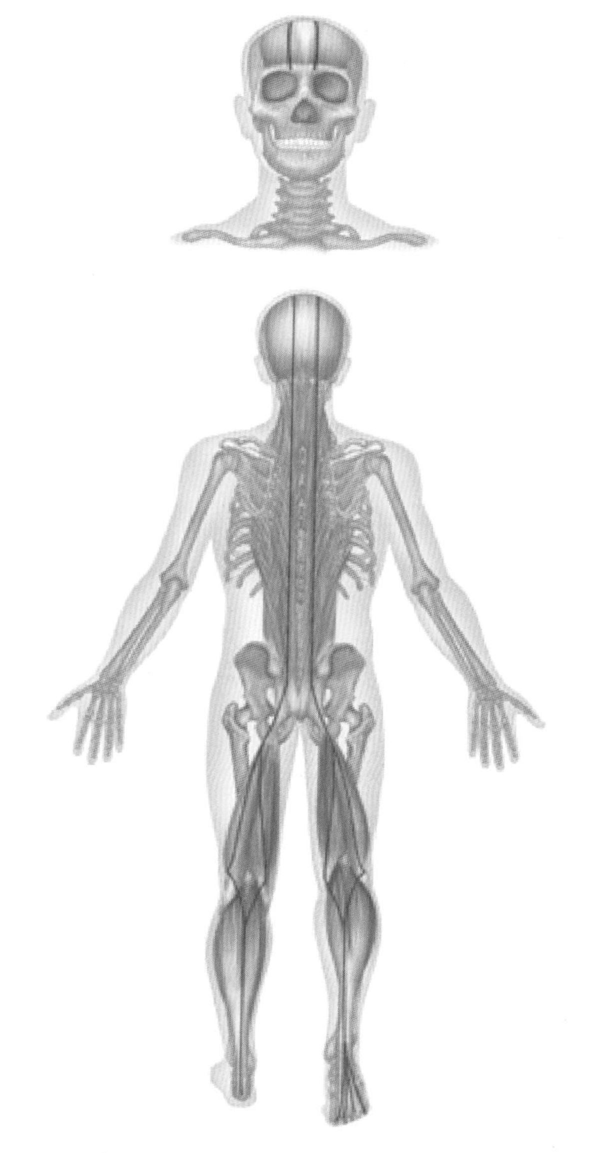

图 2　后表线（SBL）

运动功能方面，体侧线使脊柱侧屈、髋关节外展及足外翻，还可以作为躯干侧屈和旋转运动的可调节的“刹车”。

姿势功能方面，体侧线像帐篷的拉绳一样平衡着身体的左右两侧。在人类动作中，体侧线控制运动而不是发起运动，它控制着人类特有的屈－伸运动，限制着浪费能量的左右运动。

体侧线

体侧线穿行在身体两侧，从足内侧和外侧中点开始，绕过外踝，向上穿过小腿和大腿的外侧面，沿躯干侧面像编织纹一样上行，直至头颅上的乳突（图 3）。

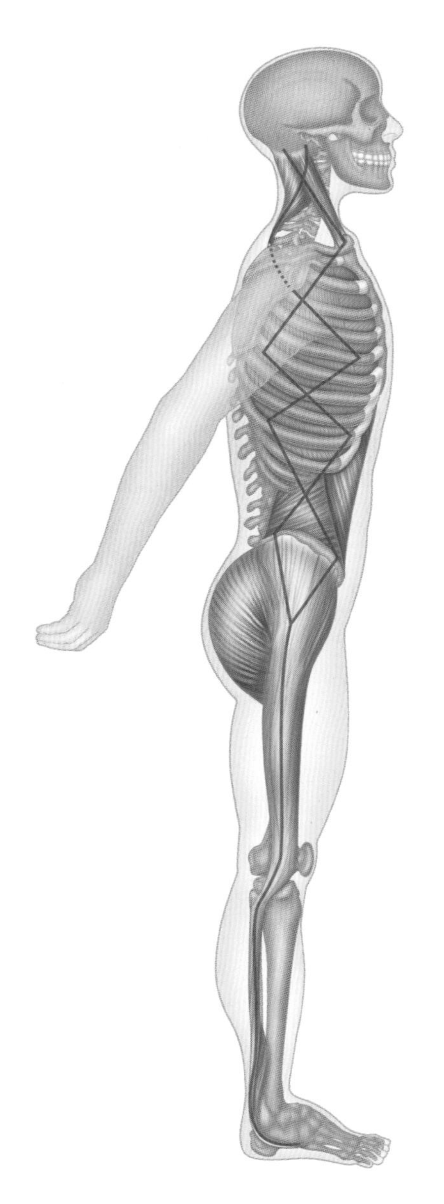

图 3　体侧线（LTL）

螺旋线

螺旋线缠绕着三侧的主线，呈螺旋状环绕着躯干，另外一段环绕着下肢，从髋到足弓再回到背部。它从一侧头颅出发，穿过背部中线到对侧肩部，接着从身体前面穿过，到达同侧的髋、膝和足弓，并向上返回沿身体背部到达头部（图 4）。

运动功能方面，螺旋线发动并调节身体的旋转。螺旋线和基本线还在很多功能动作中相互影响。

姿势功能方面，螺旋线以双螺旋的形式环绕身体，这有助于维持脊柱的长度和各个方向的平衡。螺旋线连接足弓，调节着膝关节和骨盆的位置。螺旋线经常代偿脊柱或骨盆核心的深层旋转。

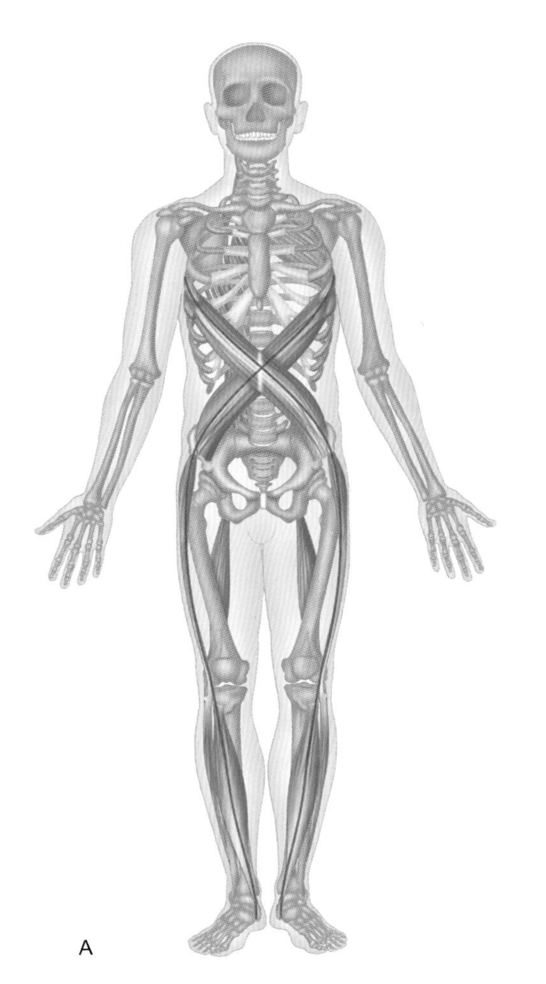

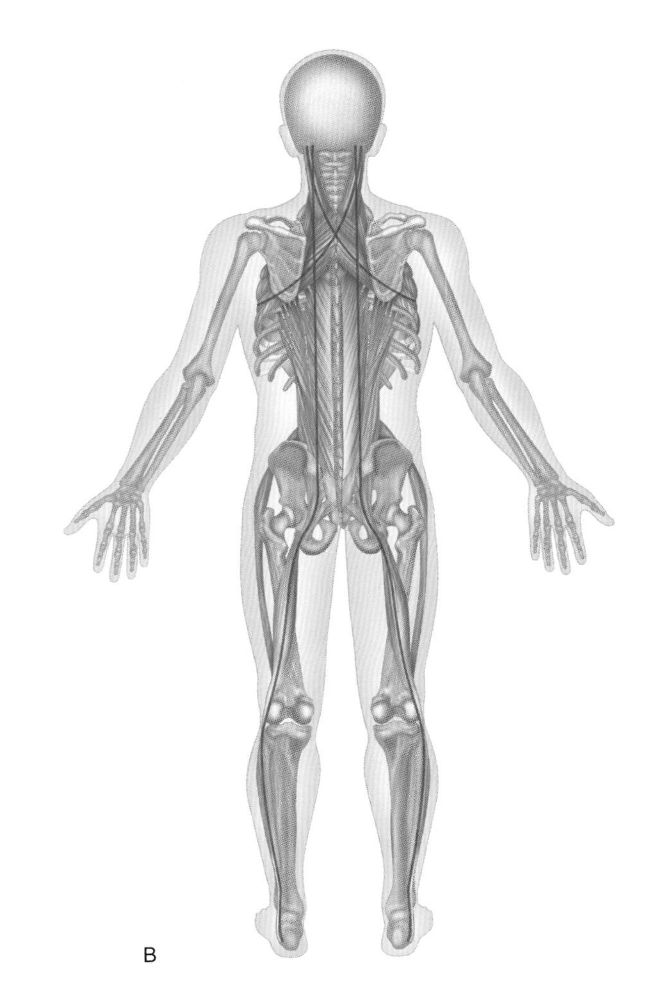

图 4　螺旋线（SPL）:（A）前面观;（B）后面观

臂线

- 臂前表线（SFAL）
- 臂后表线（SBAL）
- 臂前深线（DFAL）
- 臂后深线（DBAL）

这四条臂线沿躯干的前面或后面走向指尖。根据与肩关节平面的关系来命名，并且与下肢的四条筋膜线走向大致相同。这些筋膜线与其他线尤其是体侧线、功能线、螺旋线和前表线形成无缝连接（图 5）。

在运动功能方面，臂线把双手置于恰当的位置以便完成前面的任务 – 检查、操作或者应对环境。臂线牵动手臂的 10 个以上的关节才能把东西拿过来、推出去，或推拉以及稳定身体，抑或简单地抓住某个物体，对它进行观察和调整。

臂线对姿势的影响是间接的，因为它们不属于躯干轴向结构。但考虑到肩关节和手臂的重量，肩关节静止或运动时的位置变化将影响其他筋膜线。反过来，躯干结构的位移也会影响手臂在特定任务中的效率，可能会使它们更容易受伤。

除了从躯干到手的四条筋膜线外，还有很多交叉肌肉使这些筋膜线相互连接，为手臂提供了额外的支持并保持稳定，与下肢相比手臂更加灵活。

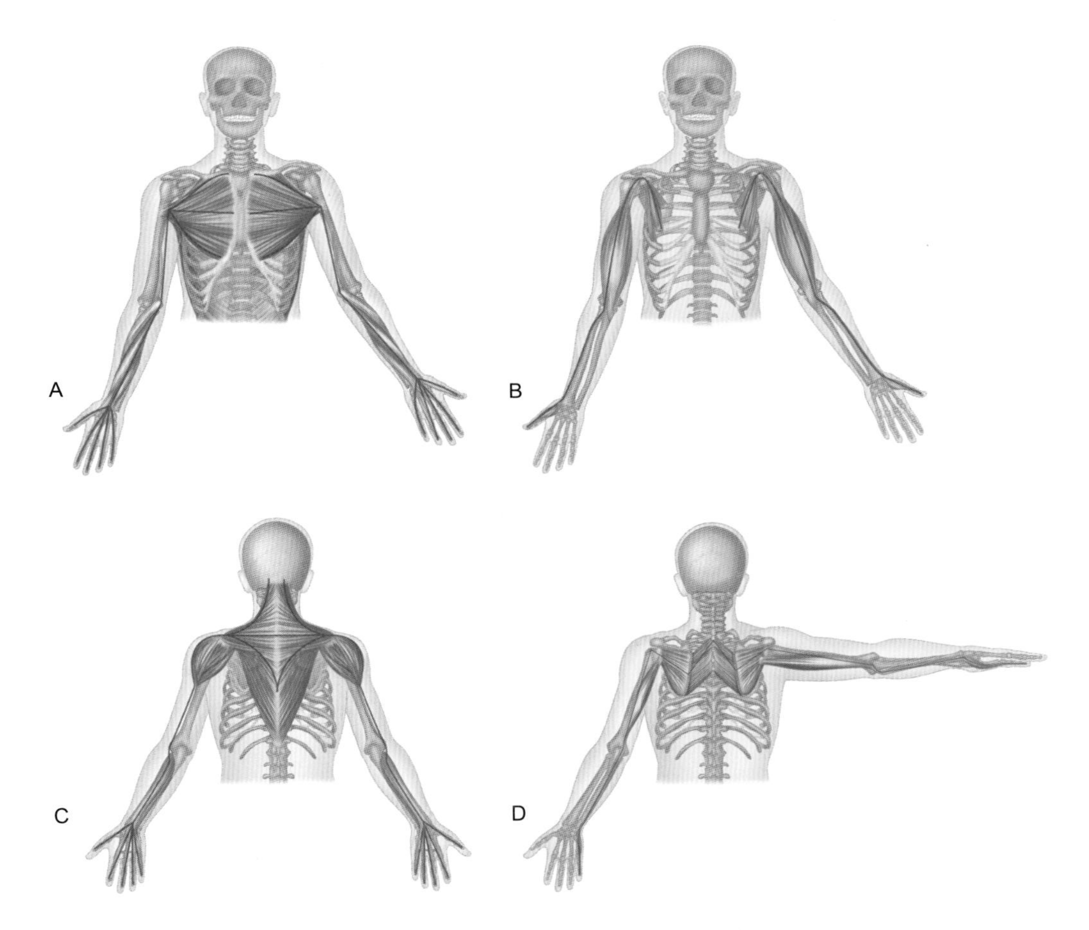

图 5　四条臂线：（A）臂前表线；（B）臂前深线；（C）臂后表线；（D）臂后深线

功能线

- 前功能线（FFL）
- 后功能线（BFL）
- 侧功能线

前、后功能线汇合了两侧的肩带，穿过身体的前面和背面，从一侧肱骨通向对侧的股骨（图6）。侧功能线将肱骨连向同侧的膝关节内侧。

功能线在大量运动之中发挥作用，从步行一直到极限运动。它们可以把手臂的杠杆延长到对侧下肢，如划皮艇、投掷棒球或板球（或反之亦然，如射门式踢球）。像螺旋线一样，功能线也是螺旋形的，因而可以发动强有力的旋转运动。但其姿势功能极为有限。

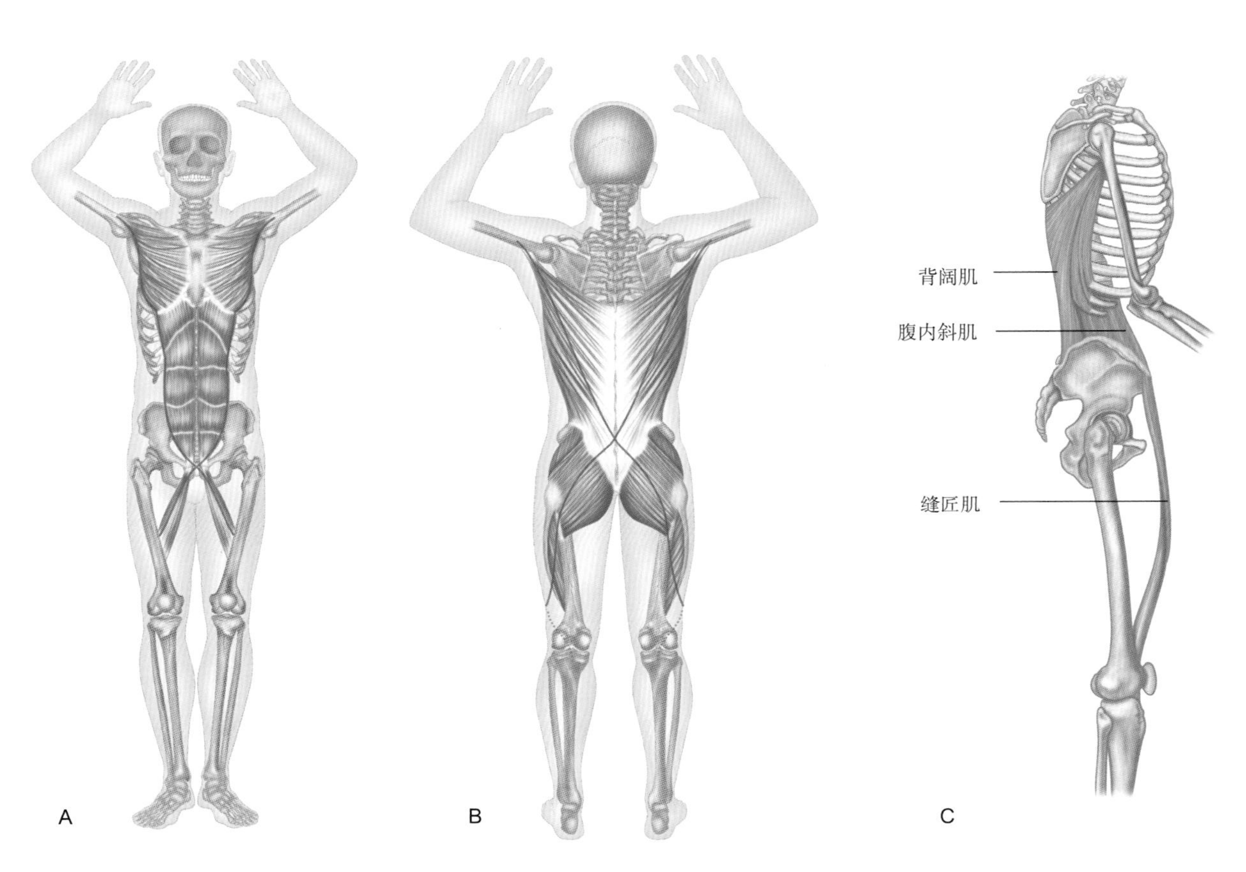

图6　功能线：（A）前功能线；（B）后功能线；（C）侧功能线

前深线

前深线形成了一个复杂的核心体，它从内足弓出发，沿着下肢内缝上行，进入骨盆，继续沿脊柱前面上行到颅骨和下颌。这条核心线在前表线和后表线之间，也在两条体侧线之间，周围被螺旋线和功能线包绕。这条线包括骨骼的许多更隐蔽的支持肌肉，并且由于它的位置靠里，因而是所有筋膜线中密度最大的一条（图 7）。

结构上，前深线与足弓、髋关节、腰椎支撑和颈椎平衡都有紧密的联系。功能上，它把呼吸的起伏（膈肌控制）和行走的节奏（腰大肌主导）连接到一起。在躯干上，前深线和自主神经节紧密联系，因而参与了腹腔的交感神经 – 副交感神经的平衡。

前深线对姿势、运动和姿态的重要性再怎么强调都是不过分的。理解前深线对运用几乎任何手法或运动治疗方法都很有必要。因为前深线的很多运动功能比表层筋膜还要多，所以前深线的功能障碍很少能在一开始就被发现。但是这些功能障碍会逐渐引发更大的问题。适当恢复前深线功能是避免后期的结构和运动治疗最好的预防措施。

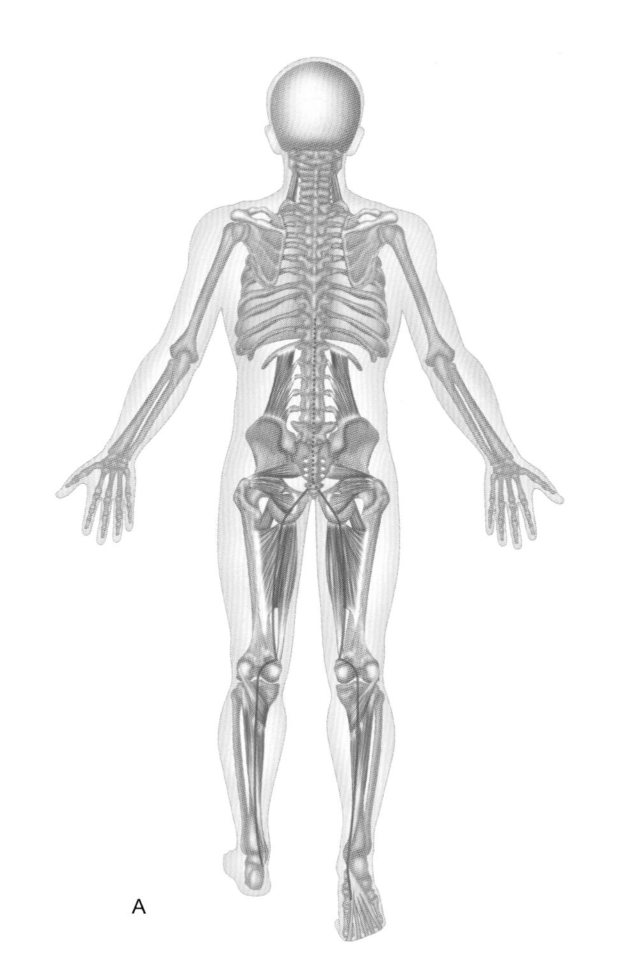

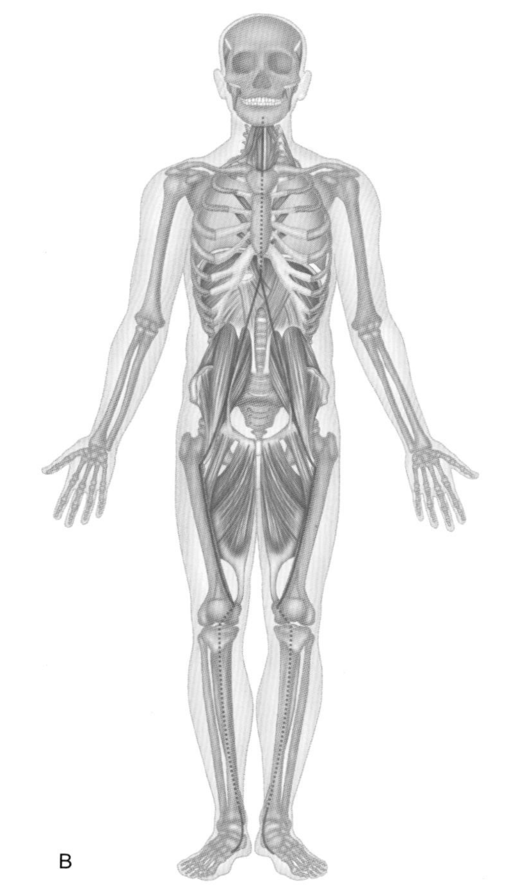

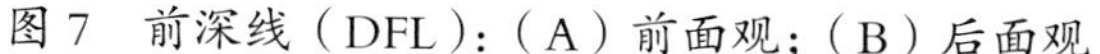
图 7　前深线（DFL）：（A）前面观；（B）后面观

附录 2

禁忌证

本书中介绍的技术和观点对于大多数客户都是可以安全使用的，前提是手法治疗师对人体有充分的了解。当然也存在一些情况是不适合使用这些技术的，或者至少应该进行调整才能适合客户的需求。

了解手法接触对客户的影响是非常重要的。这包括机械的、生理的、心理的或精神的影响，并且会随着治疗师的操作风格和客户的体质不同而有所变化。治疗师对潜在的病理学和肌筋膜释放技术的生物学、心理学效应理解得越透彻，就越能更好地合理应用这些技术。

大多数的局部禁忌证属于常识，能帮助治疗师决定什么时候应该避开某个区域。对切口、伤口、骨折和瘀伤、皮疹或破溃的湿疹（仅举几例）的区域进行大强度的操作可能不适合。避开疼痛或限制区域而在身体其他部位操作，对于减少代偿的发生很有帮助。操作时治疗师应该更多地注意客户的姿势和结构支撑。

列一个适应证和禁忌证的明确清单可能会有些用处，但最终作用有限，这跟操作者的知识背景有关。一项操作，一位治疗师可谨慎应用，第二位则认为要禁用，而对第三位而言又认为是适应证。

对于什么时候使用肌筋膜技术，这通常和培训的深度和风格有关。举个例子，如果操作者精通脊柱滑脱，那么本书的观点可能会对你治疗患者有价值。如果你正在翻阅医学词典或对相关解剖没有清楚的认识，那么最好不要操作。

在这些前提下，我们制定了一份禁忌证指南，同时提醒你不要超越专业背景界限。这里要感谢 Schleip 博士同意使用他的成果。如果对肌筋膜治疗存有疑虑，就要向有经验的同事或客户的私人医生寻求下一步建议。现在有很多网上论坛和线上参考资料，这些都是有价值的信息来源。

筋膜释放技术需要消耗客户大量的体能。某些条件因素可能会妨碍客户配合治疗，因此，要留意那些有纤维肌痛、慢性疲劳综合征和 EB 病毒类病症的客户。治疗可能是有用的，尤其是解决呼吸问题，但可能需要实施更浅、更轻的操作。

同样地，年老的客户可能需要一个合适的调整，取决于他们的力量水平和组织健康情况。如果有骨质疏松症，那么追求结构的改变最好是慢一点，用几个月的时间里用力学变化来重建骨小梁以适应新的模式，而不是几天或几周的时间。任何大而快的变化都会改变力量通过骨骼的路径，如果没有足够的时间进行骨质重构，骨骼就会变得脆弱。当实施有压力的操作时，任何潜在的骨骼脆弱问题（确诊的或怀疑的）都要考虑到。

目前有很多身体症状正在被纳入到体疗领域，但这些可能需要特殊治疗。如果操作者水平较高，之前被列为禁忌证的临床表现也可以考虑实施治疗，例如恶性肿瘤治疗中及治疗后的体疗。现在很多参考书和培训班都关注这些问题。

恶性肿瘤经常被列为禁忌证，这是为了保护治疗师，以免在出现肿瘤扩散时治疗师会因为体疗对身体循环的作用而被问责。

同样地，给孕妇提供体疗也存在反对意见，因为有可能导致流产或早产。对这两种情况都必须谨慎（这里并不是说妊娠是一种疾病），要尊重人体，但是灵活地应用体疗可能对客户非常有帮助。

对于已经妊娠（或可能妊娠）的妇女而言，不宜进行深层的腹部体疗。随着孕期延长，身体会经历很多预备性或者代偿类的变化，操作者可以帮助其缓解。

其他领域包括神经病学和心理学的问题，也可能被列为禁忌或慎用，这取决于治疗师的培训水平及其在相关领域的专业水平。

动脉硬化：这是动脉的硬化。需要谨慎，因为经常会伴有粥样硬化和高血压的情况。进展期不实施体疗。如果客户因为心血管问题在用药，那么需要医师审核才能做体疗。阿司匹林和其他稀释血液的药物（如华法林和肝素）会显著增加组织瘀伤的风险。

动脉粥样硬化：这是动脉壁上血小板聚集的情况。需要谨慎，要防止血栓脱落（参照下文的“栓塞或血栓”）。

自身免疫性疾病：免疫系统制造出针对自身组织的抗体。不要给炎症重的组织做手法。

a. 红斑狼疮——免疫系统攻击结缔组织，主要是皮肤、肾脏、关节和心脏。进展期是禁忌证。

b. 类风湿关节炎——免疫系统攻击关节和相关肌肉、肌腱、韧带和血管。炎症期禁止操作（注：对于骨关节炎，深层体疗可能更有效）。

c. 硬皮病（“硬化的皮肤”）——表现为胶原纤维聚集在器官周围（聚集在小肠周围时可以导致吸收的问题）和皮肤真皮层，也可以表现为关节不断僵硬伴随肌肉的无力。炎症期是禁忌证。

d. 强直性脊柱炎——脊柱周围组织的炎症导致骶骨和脊柱之间的结缔组织固化。不要在急性期针对疼痛和炎症区域做手法治疗。

躁郁症（躁狂抑郁症）：躁狂症阶段禁止使用深层体疗，会增加极端情绪的波动。

边缘性心理疾病：谨慎对待那些处于神经衰弱和精神病之间的客户。有报道说深层体疗可以引发精神病发作。确诊的精神病在大多数情况下都是禁忌证，而且必须在精神科医生指导下操作。

恶性肿瘤：结缔组织经常可以通过包裹肿瘤细胞而成为恶性肿瘤扩散的屏障。深层体疗理论上可以导致癌细胞转移（通过血液循环或淋巴系统转移到身体其他地方）。实际上，大多数恶性肿瘤已被证实不会因为体疗而转移，但是非霍奇金淋巴瘤是个例外，因而它是禁忌证。如果客户有 5 年的健康证明，手法治疗一般都不会有问题。特别要注意腹部的肿块或腹股沟及腋窝的淋巴结（腹部的肿块可能是硬的粪便。让客户关注一下：如果 3 天后没有变化，应建议他去门诊做进一步检查）。

对于乳房切除术后的患者，要与医师确认一下这个区域（包括手臂）是否适合按摩。有时候增加这个区域的淋巴流动并不明智。腋下或腹股沟淋巴结因为肿瘤分期的原因被清除（或淋巴结被清扫或照射）后，该区域的淋巴系统缺乏抵抗力。任何可能刺激该区域循环的干预措施（如深层按压、强力按摩和热应用等）都能导致淋巴水肿的形成或加重。

脑瘫：一个关于脑瘫和 Rolfing® 治疗的研究显示，Rolfing®（一种筋膜释放方法）对轻、中度脑瘫病例可能有帮助；而对于严重病例可能会加重病情。最新的科学研究表明，结缔组织受限是脑瘫患者的一个重要因素（比之前认为的更重要），如小腿三头肌的组织短缩常会导致足背屈和活动度严重受限，进而限制步行能力。

结缔组织疾病：这包括慢性骨髓炎、红斑狼疮和硬皮病等疾病。不要实施深层治疗。

糖尿病：注意肌肉组织的状况和敏感度的降低。不要在最近注射过胰岛素的位置实施深部手法，因为这会加速胰岛素的吸收。注意防止瘀伤，糖尿病患者易出现。

栓塞或血栓

a. 静脉血栓经常聚积在两肺，造成肺栓塞。

b. 动脉血栓可以聚积在冠状动脉造成突发心脏病；在大脑会造成脑卒中；也可发生在肾脏；在下肢导致静脉炎。

对有血栓形成的患者，深层体疗经常被禁止，因为有血栓脱落的风险。如果客户在服用抗凝药物，需要医师审核才能开始影响循环系统的深层体疗。这种预防凝血的措施在肺栓塞或安装了格林菲尔过滤器的患者身上更是得到大力提倡（格林菲尔过滤器是安装在腔静脉用来防止血栓到达肺部的过滤装置）。

癫痫：避免换气过度。如果患者运动受限，也要避免手法治疗。

头痛：有些类型的头痛会因为在头、颈和肩部周围进行体疗而加重。这在偏头痛急性期患者中非常常见，可能是因为感染和（或）中枢神经系统的过度刺激。如果患者之前有过按摩治疗的经历，他们经常能够告知针对上半身的治疗是否有效。紧张性头痛（常为双侧性）更容易获得好的疗效。

心脏病：体疗对心脏病患者一般都是有益

的，但限制运动的患者应慎重（指甲发绀者不要做体疗）。

血管瘤：这是一种先天性良性肿瘤，由新生的血管构成。血管瘤有很多类型，常见于皮肤，有时候也见于大脑和内脏。如果存在已知的内脏血管瘤（如肝脏血管瘤），则不要在腹部进行深层体疗，以免发生腹腔内出血。

疱疹：不要触碰感染区域。这也适用于其他潜在的皮肤感染情况，包括疣。

高血压（极高危）：不要让患者屏住呼吸治疗。对高血压没得到控制的患者进行深层体疗需要有医师指导（深层体疗经常引起血压升高）。

排泄系统受损：谨慎对待结肠造瘘术、念珠菌感染和肾脏、肝脏组织。小心操作并在组织之间留出更多的空间。

椎间盘问题：在非急性期操作，要注意避免使用剪切运动和极端弯曲，避免使稳定的系统出现失代偿。在急性期，虽然体疗有助于增加椎间隙以便突出组织回缩并解决一些二次代偿，但是要非常小心，不要只治疗病变的节段，因为局部的肌肉痉挛可能对脆弱组织或突出的椎间盘起到重要的保护作用。过早地放松这个肌肉支撑可能会使患者陷入危险之中。

宫内节育器（IUD）：对那些使用宫内节育器避孕的女性客户要谨慎使用任何深层的腹部操作。这有可能会引起宫内节育器发生位移从而导致并发症。

月经期：如果客户有明显的月经量多表现，骨盆、腹部和大腿区域的深层体疗甚至是按摩（月经前后）都可能会促进血液循环并增加月经量。如果约定的治疗日期和月经期冲突，那就取消一次治疗或只进行轻柔的操作。

神经系统疾病：任何系统性的神经系统炎症性疾病都是禁忌证，如慢性炎性脱髓鞘性多发性神经根神经病（CIDP）。

镇痛药：镇痛药可以降低敏感度并增加组织或神经损伤的可能性，因而务必要谨慎（包括感觉异常）。

妊娠：孕妇不宜进行深层体疗。注意：强有力的筋膜操作导致流产的风险在孕期前 3 个月最大（特别是 10 周左右，尤其是在骨盆、腹部、内收肌、内侧腿或足部的操作）。孕期越往后，流产风险越小，但对反射点的刺激可能会引起早产。如果你客户是孕妇，可以让她们签署知情同意书，注明知道可能的风险并坚持要做深部体疗。孕妇体疗是一个专门的按摩领域，经验丰富的治疗师可以进行。

感染性病灶：避免给这类客户做体疗，因为有可能导致感染扩散。

特殊的鼻部疾病：对于定期使用可卡因者和鼻息肉及鼻部重建手术者的局部操作要谨慎。

牙周脓肿：此类客户要避免进行口内的操作。

静脉曲张：避免接触曲张的静脉。

扭伤：肌筋膜治疗可能会加重局部红肿。

以下患者不适合深层体疗

- 动脉瘤。
- 骨折或急性软组织损伤。要待其完全愈合后 6 周到 3 个月。
- 可的松治疗。等待 2~3 个月。
- 发热。
- 血友病。
- 霍奇金病（淋巴系统恶性肿瘤）。
- 感染性疾病。也有一些例外，如艾滋病

可在医疗监护下进行。

- 炎症性疾病，如肌腱炎和滑囊炎。急性期是禁忌证；炎症消退后可以在周围进行操作。
- 肠漏症。
- 白血病。
- 骨质疏松症。常见于绝经后妇女。
- 静脉炎。操作风险和栓塞、血栓形成相同（见上文）。
- 新鲜瘢痕组织（包括常规或整形手术）。直到瘢痕过程结束（一般至少术后 6 周）才能在这些部位操作。

注意事项

注意以下事项，除非你有医学治疗的合法许可：

1．不要开药方，维生素 C 也不行。

2． 不要给任何状态贴标签或命名；不要下诊断（但可以参考医师的诊断）。

3．谨慎对待那些在做心理治疗或接受医师治疗的客户（需要让他们的心理医生或内科医生知道他们在进行体疗）。

总之

在操作之前要询问客户的病史（包括使用的药物）。如果有疑虑，就应该请医师指导。

参考文献及延伸阅读

参考文献

Aston, J.: 2006. Lecture notes

Barral, J.-P. & Mercier, P.: 1988. *Visceral Manipulation*. Eastland Press, Seattle

Blazevich, A.: 2011. 'The stretch-shortening cycle (SSC).' In Cardinale, M., Newton, R. &Nosaka, K., *Strength and Conditioning: Biological Principles and Practical Applications*.Wiley-Blackwell, Oxford, pp. 209–222

Bogduk, N., Pearcy, M. & Hadfield, G.: 1992. 'Anatomy and biomechanics of psoas major.' *Clinical Biomechanics*; 7:109–119

Chaitow, L. (ed.): 2014. *Fascial Dysfunction: Manual Therapy Approaches*. Handspring Publishing, East Lothian, esp. chs 1 & 5

Chaitow, L. & Fritz, S.: 2006. *A Massage Therapist's Guide to Understanding, Locating and Treating Myofascial Trigger Points*. Churchill Livingstone, Edinburgh

Cooperstein, R. & Hickey, M.: 2016. 'The reliability of palpating the posterior superior iliac spine: a systematic review.'*Journal of the Canadian Chiropractic Association*; 60(1):36–46

Darwin, C.: 1965. *The Expression of the Emotions in Man and Animals*. University of Chicago Press, Chicago

Earls, J.: 2014. *Born to Walk*. Lotus Publishing, Chichester

Engell, S.,Traino, J.J., Fox, J.R., Lengevin, H.M. & Konofagu, E.E.: 2016. 'Differential displacement of soft tissue layers from manual loading.' *Clinical Biomechanics*; 33:66–72

Franklyn-Miller, A., Falvey, E., Clark, R., Bryant,A., Brukner, P., Barker, P., Briggs, C. & McCrory, P.: 2009. 'The strain patterns of the deep fascia of the lower limb.' In Huijing, P.A., Hollander, P., Findlay, T.W. & Schleip, R. (eds), *Fascia Research II: Basic Science and Implications for Conventional and Complementary Health Care*. Elsevier, Edinburgh

Fuller, R.B. &Applewhite, E.: 1982. *Synergetics: Exploration in the Geometry of Thinking*. Prentice Hall, New York

Horwitz, A.: 1997. 'Integrins and health.' *Scientific American*; May:68–75

Huijing, P.A.: 2009. 'Epimuscular myofascial force transmission between antagonistic and synergistic muscles can explain movement limitation in spastic paresis.'In *Fascia Research II: Basic Science and Implications for Conventional and Complementary Health Care*. Elsevier, Munich

Huijing, P.A. & Baan, G.B.: 2008. 'Myofascial force transmission via extramuscular pathways occurs between antagonistic muscles.'*Cells, Tissues, Organs*; 188:400–414

Hungerford, M.: 1999. Lecture notes

Ingber, D.: 1998. 'The architecture of life.' *Scientific American*; January:48–57

Ingber, D.: 2006. 'Mechanical control of tissue morphogenesis during embryological development.' International Journal of Developmental Biology; 50:255–266

Kendall, F. & McCreary, E.: 1983. *Muscles, Testing and Function*, 3rd edn. Lipincott,Williams and Wilkins, Baltimore

Komi, P. (ed.): 2011. *Neuromuscular Aspects of Sport Performance*. Blackwell, Chichester

Lederman, E.: 2015. 'Aprocess approach in manual and physical therapies: beyond the structural model.'*CPDO Online Journal* (2015), May, pp. 1–18. www.cpdo.net. http://www.cpdo.net/Lederman_A_Process_model_in_Manual_and_Physical_Therapies.pdf (accessed 18 May 2016)

Lieberman, D.: 2011. *The Evolution of the Human Head*. Belknap Press, Cambridge, MA

McKenzie, J.: 1955. 'The foot as a half-dome.'*British Medical Journal* 1:1098

McKeon, P.O., Hertel, J., Bramble, D. & Davis, I.:

2015. 'The foot core system: a new paradigm for understanding intrinsic foot muscle function.' *British Journal of Sports Medicine*; 49(5):290–299

McNerney, S.: 2011. 'Abrief guide to embodied cognition: why you are not your brain.' http://blogs.scientificamerican.com/guest-blog/a-brief-guide-to-embodied-cognition-why-you- are-not-your-brain/ (4 November 2011) (accessed 18 May 2016)

Maupin, E.W.: 2005. *A Dynamic Relation to Gravity, vol. 1: The Elements of Structural Integration*. Dawn Eve Productions

Montagu, A.: 1987. *Touching: Human Significanceof the Skin*, 3rd edn. Harper and Row, New York

Myers,T.: 1999. *Body to the Third Power*. Self-published

Myers,T.: 2009a. *Anatomy Trains*, 2nd edn. Churchill Livingstone, Edinburgh

Myers,T.: 2009b. 'Extensor coxae brevis.'*Journal of Bodywork and Movement Therapies*; 12(3):62–68

Myers,T.: 2014. *Anatomy Trains*, 3rd edn. Churchill Livingstone, Edinburgh

Myers,T.: 2015. *Anatomist's Corner*.Anatomy Trains Publishing,Walpole, ME, pp. 69–76

Nelson-Jones, R.: 1995. *Theory and Practice of Counselling*, 4th edn. Sage, London

Netter, F.H.: 1989. *Atlas of Human Anatomy*, 2nd edn. Icon Learning Systems, New Jersey

Palmer, D.D.: 2010. *Chiropractic: A Science, an Art and the Philosophy Thereof*. Kessinger Publishing LLC,Whitefish,MT

Pert, C.: 1997. *Molecules of Emotion: Why You Feel the Way You Feel*. Prentice Hall, New York

Preece, S.J.,Willan, P., Nester, C.J., Graham-Smith, P., Herrington, L. & Bowker, P.: 2008. 'Variation in pelvic morphology may prevent the identificationof anterior pelvic tilt.' *Journal of Manual and Manipulative Therapy*; 16(2):113–117

Scarr, G.: 2014. *Biotensegrity*. Pencaitland: Handspring

Schleip, R.: 2003. 'Fascial plasticity – a new neurobiological explanation: parts 1 and 2.' *Journal of Bodywork and Movement Therapies*; 7(1):11–19 and 7(2):104–116

Schultz, L. & Feitis, R.: 1996. *The Endless Web*. North Atlantic Books, Berkeley

Schwind, P.: 2006. *Fascial and Membrane Technique: A Manual for Comprehensive Treatment of the Connective Tissue System*. Churchill Livingstone, Edinburgh

Stecco, C.: 2015. *Functional Atlas of the Human Fascial System*. Churchill Livingstone, Edinburgh

Stecco, L. & Stecco, C.: 2014. *Fascial Manipulation for Internal Dysfunction*. Piccini, Padua

Stecco, C., Pavan, P.G., Porzionato,A., Macchi,V., Lancerotto, L., Carniel, E.L., Natali, A.N. & De Caro, R.: 2009a. 'Mechanics of crural fascia: from anatomy to constitutive modelling.'*Surgical and Radiological Anatomy*; 31:523–529

Stecco,A., Macchi,V., Masiero, S., Porzionato, A., Tiengo, C., Stecco, C., Delmas,V., & De Caro, R.: 2009b. 'Pectoral and femoral fasciae: common aspects and regional specialisations.'*Surgical and Radiological Anatomy*; 31:35–42

Still,A.T.: 1910. *Osteopathy: Research and Practice*. Journal Printing Co., Kirksville, MO

Travell, J. & Simons, D.: 1992. *The Trigger Point Manual, vol. 2: The Lower Extremities*. Lipincott, Williams and Wilkins, Baltimore

van derWal, J.: 2009. 'The architecture of the connective tissue in the muscukloskeletal system – an often overlooked functional parameter as to proprioception in the locomotor apparatus.'*International Journal of Therapeutic Massage and Bodywork: Research, Education and Practice*; 2(4).American Massage Therapy Association

Wakayama,A., Nagano,A., Hay, D. & Fukashiro, S.: 2005. 'Effects of pre-tension on work and power output of the muscle-tendon complex in dynamic elbow flexion.'*European Journal ofApplied Physiology*; 94(3):339–347

Wilke, J., Krause, F.,Vogt, L. & Banzer,W.: 2016.

'What is evidence-based about myofascial chains: a systematic review.' *Archives of Physical Medicine and Rehabilitation*; 97:454–461

Wolff, J.: 1892. *Das Gesetz der Transformation der Knochen*. Hirschwald, Berlin

延伸阅读

Acland, R.D.: 1996. *Atlas of Human Anatomy* (DVD). Lippincott,Williams and Wilkins, Baltimore

Agur, A.M.R. & Dalley, A.F.: 2004. *Grant's Atlas of Anatomy*. Lippincott,Williams and Wilkins, Baltimore

Albinus, B.S., Hale, B.R. & Coyle,T.: 1989. *Albinus on Anatomy*. Dover Publications, New York

Alexander, F.M.: 2001. *The Use of the Self*. Orion, London

Alexander, R.M.: 2010. *The Human Machine*. Columbia University Press, New York

Aston, J.: 1998. *Aston Postural Assessment Workbook: Skills for Observing and Evaluating Body Patterns*. Psychological Corporation, San Antonio

Barlow, W.: 1973. *The Alexander Technique*.Alfred A. Knopf, New York

Barnes, J.F.: 1990. *Myofascial Release: A Comprehensive Evaluatory and Treatment Approach*. Myofascial Release Seminars, Paoli

Barral, J-P.: 2001. *Manual Thermal Diagnosis*. Eastland Press, Seattle

Barral, J.-P. & Mercier, P.: 2000. *Visceral Manipulation*, revised edn. Eastland Press, Seattle

Becker, R.O. & Selden, G.: 1998. *The Body Electric*. Quill, New York

Beil, A.: 1997. *Trail Guide to the Body*. Books of Discovery, Boulder

Berman, M.: 1990. *Coming to Our Senses: Body and Spirit in the Hidden History of the West*. Bantam Books. New York

Bond, M.: 1997. *Balancing the Body: Self-help Approach to Rolfing Movement*. Inner Traditions, Rochester

Bonner, J.T.: 1990. *On Development: Biology of Form*. Harvard University Press, Cambridge, MA

Busquet, L.:1992. *Les Chaines Musculaire, Tomes 1–1V*, Freres, Mairlot, Maitres et Cles de la Posture. Editions Frison-Roche, Paris

Cailliet, R. & Fechner, L.G: 1996. *Soft Tissue Pain and Disability*. F.A. Davis Company, Philadelphia

Calais-Germain, B.: 1993. *Anatomy of Movement*. Eastland Press, Seattle

Chaitow, L.: 1980. *Soft Tissue Manipulation*.Thorsons, Wellingborough

Chaitow, L.: 1996. *Palpatory Skills*. Churchill Livingstone, Edinburgh

Clemente, C.: 1987. *Anatomy: A Regional Atlas of the Human Body*, 3rd edn. Lea and Febiger, Philadelphia

Cohen, B.B.: 1993. *Sensing, Feeling and Action*. North Atlantic Books, Berkeley

Cottingham, J.T. & Brown, M.: 1989. *Healing Through Touch: A History and a Review of the Physiological Evidence*. Rolf Institute, Boulder

Dart, R.: 1950. 'Voluntary musculature in the human body: the double-spiral arrangement.' *British Journal of Physical Medicine*; 13(12NS):265–268

Dawkins, R.: 1990. *The Selfish Gene*. Oxford University Press, Oxford

Dawkins, R.: 2006a. *The Blind Watchmaker*.W.B. Norton, New York

Dawkins, R.: 2006b. *Climbing Mount Improbable*.W.B. Norton, New York

Ellenberger,W. et al.: 1966. *AnAtlas ofAnimalAnatomy forArtists*. Dover Publications, New York

Fast, J.: 1970. *Body Language: The Essential Secrets of Non Verbal Communication*. MJF Books, New York

Feitis, R. (ed.): 1985. *Ida Rolf TalksAbout Rolfingand Physical Reality*. Rolf Institute, Boulder

Feitis, R. & Schultz, L.R. (eds): 1996. *Remembering Ida Rolf*. North Atlantic Books, Berkeley

Feldenkrais, M.: 1991. *Awareness Through Movement: Easy-to-do Health Exercises to Improve Your Posture,*

Vision, Imagination and Personal Awareness. Harper Collins, New York

Feldenkrais, M.: 1994. *Body Awareness as Healing Therapy: The Case of Nora*. Harper & Row, New York

Feldenkrais, M.: 2005. *Body and Mature Behavior: AStudy of Anxiety, Sex, Gravitation and Learning*. North Atlantic Books, Berkeley

Fuller, B. & Marks, R.: 1973. *The Dymaxion World of Buckminster Fuller*. Anchor Books, New York

Gellhorn, E.: 1970.The emotions and the ergotropic and trophotropic systems. *Psychologische Forschicht*; 34:48–94

Gershon, M.D.: 2001. *The Second Brain*. Harper Collins, New York

Gorman, D.: 2002. *The Body Moveable*.Ampersand Press, Toronto

Gray, H. &Williams, P.L.: 1995. *Gray's Anatomy*, 38th edn. Churchill Livingstone, Edinburgh

Grey,A., Wilber, K. & McCormack, C.: 1990. *Sacred Mirrors*. Inner Traditions, Rochester,VT

Grundy, J.H.: 1982. *Human Structure and Shape*. Noble Books, Chilbolton, Hampshire

Hanna,T.: 1968. *Somatics: Reawakening the Mind's Control of Flexibility, Movement and Health*. Perseus Books, Jackson

Hanna,T.: 1993. *Body of Life: Creating New Pathways for Sensory Awareness and Fluid Movement*. Healing Arts Press, Rochester,VT

Hatch, F. & Maietta, L.: 1991. 'Role of kinesthesia in pre- and perinatal bonding.'*Pre- & Peri-Natal Psychology*; 5(3), Spring. Further information from:Touch in Parenting, Rt 9, Box 86HM, Santa Fe, NM 87505

Hildebrand, M. & Goslow, G.: 2001. *Analysis of Vertebrate Structure*, 5th edn. John Wiley and Sons, New York

Iyengar, B.K.S.: 2001. *Light on Yoga*.Thorsons, London

Johnson, D.: 1977. *The Protean Body: A Rolfer's View of Human Flexibility*. Harper Collins, New York

Kapandji, I.: 1982. *The Physiology of Joints*, 5th edn, vols 1–3. Churchill Livingstone, Edinburgh

Kessel, R.G. & Kardon, R.H.: 1979. *Tissues and Organs: TextAtlas of Scanning Electron Microscopy*.W.H. Freeman, San Francisco

Kurtz, R.: 1990. *Body Centered Psychotherapy: The Hakomi Method*. Liferhythms, Mendocino, CA

Juhan, D.: 1987. *Job's Body*. Station Hill Press, Tarrytown, New York

Latey, P.: 1979. *The Muscular Manifesto*. Privately published, UK

Latey, P.: 1997. 'Themes for therapists'series. *Journal of Bodywork and Movement Therapies*; 1: 44–52, 107–116, 163–172, 222–230, 270–279

Leonard, C.: 1998. *The Neuroscience of Human Movement*. Mosby, St. Louis, MO

Levine, P.: 1997. *Waking the Tiger: Healing Trauma – The Innate Capacity to Transform Overwhelming Experiences*. North Atlantic Books, Berkeley

Lockhart, R.: 1970. *Living Anatomy: a Photographic Atlas of Muscles in Action*. Faber and Faber, London

Lowen, A.: 2006. *The Language of the Body: Physical Dynamics of Character Structure*. Bioenergetics Press, Alachua

McMinn, R.M.H., Hutchings, R.T., Pegington, J. &Abrahams, P.H.: 1993. *ColorAtlas of Human Anataomy*, 3rd edn. Mosby Year Book, St. Louis

Maitland, J.: 1995. *Spacious Body*. North Atlantic Books, Berkeley

Mann, F.: 1974. *Acupuncture: The Ancient Art of Chinese Healing*. Random House, New York

Margules, L. & Sagan, D.: 1995. *What is Life?* Simon and Schuster, New York

Masters, R. & Houston, J.: 1978. *Listening to the Body: The Psychophysical Way to Health and Awareness*. Delacorte Press, New York

Milne, H.: 1998. *The Heart of Listening: Visionary Approach to Craniosacral Work*, vol. 1. North Atlantic Books, Berkeley

Mollier, S.: 1938. *PlasticheAnatomie*. J.F. Bergman,

Munich

Morgan, E.: 1994a. *The Descent of the Child: Human Evolution from a New Perspective*. Oxford University Press, Oxford

Morgan, E.: 1994b. *Scars of Evolution: What Our Bodies Tell UsAbout Human Origins*. Oxford University Press, Oxford

Myers,T.: 1997. 'The anatomy trains.'*Journal of Bodywork and Movement Therapies*; 1(2) and 1(3)

Myers,T.: 1998/1999. 'Kinesthetic dystonia.'*Journal of Bodywork and Movement Therapies*; 1998, 2(2):101–114, 2(4):231–247; 1999, 3(1):36–43, 3(2):107–116

Noble, E.: 1993. *Primal Connections*. Simon and Schuster, New York

Oschman, J.L.: 1997. *Readings in the Scientific Basis of Bodywork*. NORA, Dover, NH

Oschman, J.L.: 2000. *Energy Medicine: The Scientific Basis*. Churchill Livingstone, Edinburgh

Pedrelli, A., Stecco, C. & Day, J.A.: 2009. 'Treating patellar tendinopathy with fascial manipulation.' *Journal of Bodywork and Movement Therapies*; 13(1):73–80

Platzer,W.: 1986. *ColorAtlas and Textbook of Human Anatomy*, 3rd edn revised, vol. 1. Georg Thieme Verlag, Stuttgart

Polhemus,T. (ed.): 1978. *The Body Reader: Social Aspects of the Human Body*. Pantheon Books, New York

Radinsky, L.B.: 1987. *The Evolution of Vertebrate Design*. Chicago University Press, Chicago

Reich,W.: 1949. *Character Analysis*. Simon and Schuster, New York

Rolf, I.P.: 1977. *Rolfing*. Healing Arts Press, Rochester, VT

Rolf, I.P.: 1978. *Ida Rolf Talks About Rolfing and Physical Reality*. Rolf Institute, Boulder, CO

Romer, A. & Parsons,T.S.: 1986. *The Vertebrate Body*, 6th edn.Thomson Learning, NewYork

Schleip, R.: 1992. *Talking to Fascia, Changing the Brain*. Rolf Institute, Boulder, CO

Schneider, G.: 1975. *Fasciae: Applied Anatomy and Physiology*. Kirksville College of Osteopathy, Kirksville, MO

Simons, D.,Travell, J. & Simons, L.: 1998. *Myofascial Pain and Dysfunction: The Trigger Point Manual*, vol. 1. Lippincott,William and Wilkins, Baltimore

Singer, C.: 1957. *AShort History ofAnatomy and Physiology From the Greeks to Harvey*. Dover, New York

Smith, F.F.: 1989. *Inner Bridges:AGuide to Energy Movement and Body Structure*. Humanics New Age, Atlanta, GA

Smith, J.: 1998. *Shaping Life*.Yale University Press, New Haven, CT

Stecco, C., Porzionato,A., Lancerotto, L., Stecco,A., Macchi,V., Day, J.A. & De Caro, R.: 2008. 'Histological study of the deep fasciae of the limbs.'*Journal of Bodywork and Movement Therapies*; 12(3):225–230

Still, A.T.: 1991. *Early Osteopathy in the Words of A. T. Still*.Truman State University Press, Kirksville, MO

Stirk, J.: 1988. *Structural Fitness*. Elm Tree Books, London

Sultan, J.: 1986. 'Toward a structural logic: the internal-external model notes on structural integration,'86:12–18 (available from Dr. Hans Flury, Badenerstr 21, 8004 Zurich CH)

Sweigard, L.: 1998. *Human Ideokinetic Function*. University Press of America, New York

Vesalius, A., Saunders, J.B. & O'Malley C.: 1973. *The Illustrations from the Works of Andreas Vesalius of Brussels*. Dover Publications, New York

资源

Kinesis 上有很多资源可以用来补充或方便读者进一步学习。下面列举了其中一部分，所有的资料都可以在线上购买。全球有很多探索筋膜解剖、解剖列车、身体解读和筋膜释放技术的工作室。如果你有兴趣将这些信息进行整合，那么你可能也会对完美的结构整合项目（运动 – 筋膜整合）感兴趣，它把 Rolf 技术和 Thomas Myers 的解剖列车结合在一起，为空间医学工作提供了一个综合的框架。

关于课程、工作室和可购买产品的进一步信息可以在以下网站获得。

《解剖列车》图书

本书描绘了“经线”式的肌筋膜解剖，展示了肌肉是如何通过筋膜带相互连接的。第 4 版补充了很多更新内容，包括筋膜研究的重要新发现：解剖列车肌筋膜线解剖图谱是基于解剖列车理念的“结构整合策略”的新附件及肌筋膜线和针灸经络的比较绘制的。

Body Reading 101™

一套 3 碟装 DVD（可以作工作手册用）包含了教程和案例分析。有 30 多位客户的站姿评估和 12 位客户的步态分析，还有呼吸评估和坐姿评估。这套 DVD 让你在获得 Thomas Myers 那样的专业眼光之前可以磨炼眼力、增进理解。

或参阅《身体解读》图书中文版。

解剖列车展示：Dissecting the Myofascial Meridians

本套 3 碟装 DVD 采用实时课堂视频和照片，展现了手法和运动治疗领域的第一手资料。这是 21 世纪关于手法和运动治疗中筋膜解剖的独特视角，从文艺复兴时期的第一次解剖到现在都从未被发现。

《解剖列车》DVD

本套 10 碟装 DVD 包含了筋膜线理论和解剖以及技术教程，展示了解剖列车每条筋膜线的筋膜平面和筋膜释放技术。其中 8 张 DVD 介绍筋膜技术，分别针对该书第 3 章至第 9 章内容。另外两张 DVD 介绍了筋膜张拉整体并概述了筋膜线的解剖。每张 DVD 时长 1.25 小时，为 NCBTMB 的 A 类。视频中 Tom 用小班辅导课的形式展示这些技术，有学生提问、Tom 的手法纠正和客户的反馈，这些都能帮你轻松自信地使用这些技术。

Anatomises Corner

这是 Thomas Myers 在 2000 ~ 2005 年间发表在 *Massage and Bodywork* 上的文章集。这本书有 204 页，有全彩色插图和 29 篇有关解剖概念史、细胞与筋膜、结构体疗、解剖游离、腰大肌系列和能力解剖等主题的文章。

以上内容和其他更多的项目可以访问 www.anatomytrains.co.uk（欧洲订单）或 www.anatomytrains.com（其他国家）购买。

筋膜释放蜡

一种特制的媒介，可在上面模仿筋膜释放技术的操作，访问 www.songbirdnaturals.co.uk 购买。

其他

www.somatics.de

一个为从业者和其他感兴趣的人提供有关筋膜研究和文章的平台。

www.deeptissuemassagemanual.com

这是 Art Riggs 的主页，他是一名很有才华的从业者和导师。本网站是肌筋膜释放技术及其实践的非常好的资源，包括非常有趣的通讯月报。

www.fasciaresearch.de

持续关注德国乌尔姆大学的筋膜研究项目，乌尔姆是 Robert Schleip 博士和其他一些先驱者的家乡。

www.theiasi.org

结构整合国际协会为结构整合从业者提供各种继续教育课程。